왈드만 통증시리즈

PHYSICAL DIAGNOSIS OF PAIN

통증원인 진단법

An Atlas of Signs and Symptoms

역자 이영진　　저자 Waldman

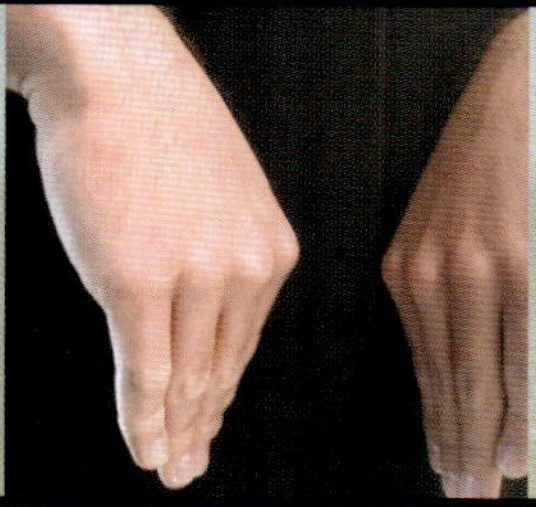
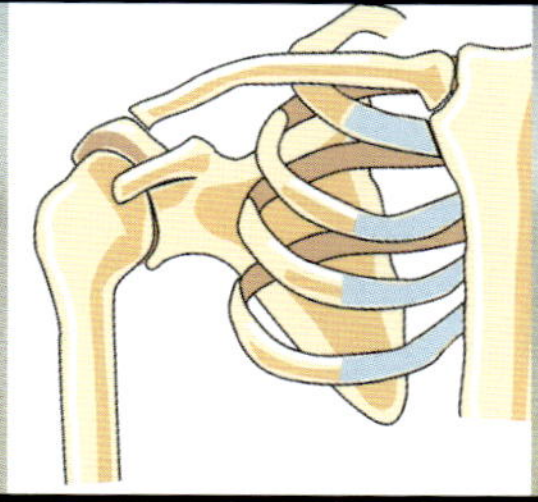
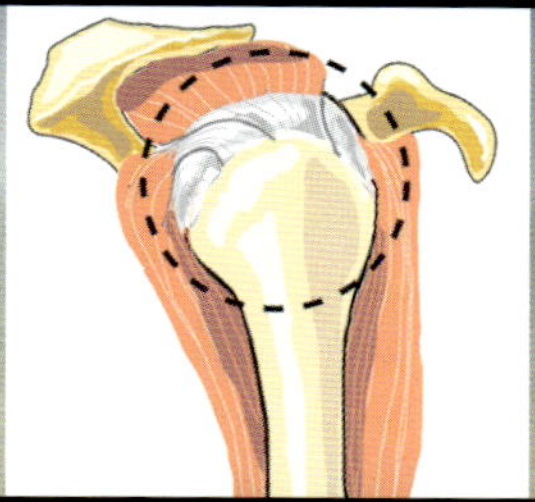
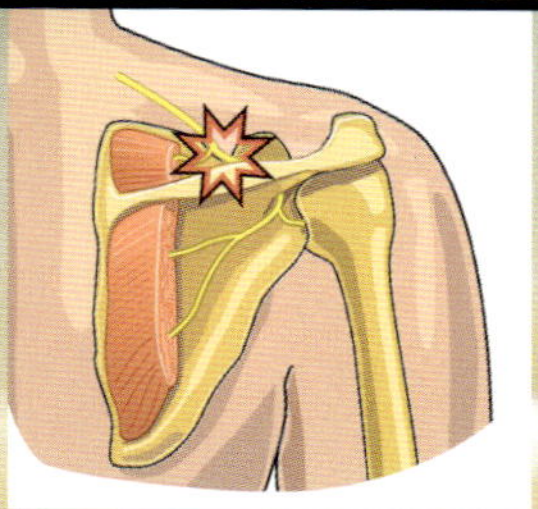
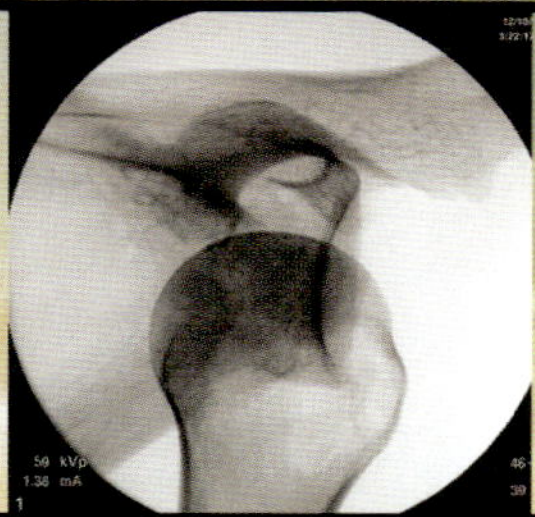

SAUNDERS
ELSEVIER

도서출판 정담

This edition of ***Physical Diagnosis of Pain*** by ***Steven D. Waldman*** is published by arrangement with Elsevier Inc., New York, New York, USA

Translated by JUNGDAM Publishing Co.
Printed in Korea

저자서문

가수인 Jim Croce가 자신의 팬들에게 자연에 대항하여 죄를 짓지 말도록 계속 반복하여 가르침을 준 것처럼, 현 세대의 통증의사들은 통증이란 주관적인 반응이므로 양적으로 그를 평가하려는 시도는 전부 실패할 것이라는 경고를 반복하여 받아왔다. 통증 전문가 혹은 환자의 입장에서 볼 때에 다행스럽게도 통증의 수수께끼를 풀려고 노력하는 모든 이들이 이러한 반복된 진언을 항상 마음에 둔 것은 아니다.

Tony Yaksh의 기초과학적 발견으로부터 Wall & Melzack의 관문조절 이론, Winnie의 감별적 신경블록에 이르기까지 임상의들은 주관적인 것들의 객관화에 노력을 기울여왔다. 이들을 포함한 많은 이들의 기여로 통증에 대해 더 이해하게 되었지만, 우리는 아직도 환자들의 통증을 객관화하여 진단하는 간단한 검사법이 무엇인지 모른다.

통증 전문가로서 우리는 점점 더 나은 치료계획을 만들기 위하여, 또 오래된 "아스피린 두 알을 먹고 충분한 수면을 취하는"식의 방법보다 현재의 값비싼 치료법들이 왜 더 나은지를 정당화하기 위한 압박감을 받고 있다. 최근에 이러한 압박감은 두 가지로 나타나고 있다. 첫 번째는 모든 통증치료자들은 그들의 치료를 증거 중심 의학에 근거해야 한다는 것이며, 두 번째는 객관화의 노력이 알고리즘 같은 형식으로 만들어져야 한다는 요구이다. 인체 면역결핍 바이루스가 겉으로는 AIDS라는 양식으로 나타나는 것처럼, 통증을 객관화하려는 노력의 산물도 그런 양식으로 일정한 형태로 만들어져야 한다는 것인데, 이는 마치 의학적 필요성을 부정하는 것과 같다. 의료비를 지불하는 지불자들은 개개인별 환자의 처치 필요성을 부정하기 위하여 객관적 자료가 부족함을 주장하기도 한다. 다행히도 AIDS를 치료하는 의사가 이 난치병을 치료하기 위한 점점 증가하는 많은 방법들을 갖게 되는 것처럼, 통증전문의들은 환자를 위한 치료를 부당하게 부정하는 것들에 대항하기 위한 수많은 치료법들을 갖게 되었다. 이 중 중요한 것 중의 하나가 이학적 검사이다.

전공의 시절 나의 은사께서는 "모든 방법이 다 실패한 경우에는 환자를 진찰하라!' 고 항상 교훈을 주시곤 하였으며, 본 책도 바로 이런 맥락에서 쓰여지게 되었다. 각 장들은 모두 특정한 해부학적 구조별로, 증상을 가진 환자 중심으로 기술이 되었다. 정확한 진단에 기초하지 않은 치료법은 통증과 기능을 회복시키지 못하고, 단지 증상적이 완화만을 제공할 뿐이다.

다양한 도해와 칼라사진을 넣어서 임상의들이 흔한 혹은 흔하지 않은 각종 통증증후군들을 빠르게 이해하고 습득할 수 있도록 하였다. 또한 각종 X선, CT, MRI 이미지는 통증의 원인이 되는 병리소견을 쉽게 이해하는데 도움을 줄 것이다. 본 책을 숙지함으로써 임상의들은 보다 더 성공적으로 통증을 진단하고 현재의 소위 "객관화"의 요구에 부응하는 객관적인 정보를 제시할 수 있을 것으로 생각된다. 끝으로 본 책이 독자들에게 통증환자를 치료하는데 유용한 한 도구가 되기를 희망한다.

STEVEN D. WALDMAN, MD, JD

미주리-캔사스 대학, 마취과학 임상교수

역자서문

환자를 보는 임상의들이 습득해야 할 가장 중요하고 기초가 되는 것은 단연코 환자로부터 직접 얻어지는 이학적 검사법이다. 전공의 시절도 그렇고 전문의 시절도 마찬가지로, 이러한 이학적 검사에 능숙하지 않은 채로 습득한 첨단의학 지식들은 사상 누각일 뿐이다.

병력 청취나 이학적 검사법의 기초가 튼튼한 의사는 날이 갈수록 진단과 치료가 향상되지만, 그렇지 않은 의사는 1년 뒤나 5년 뒤나 별 진보가 없다. 대부분의 의학분야에서 이학적 검사에 의한 진단이 중요하겠지만, 통증은 특히 더 그러하다.

통증 환자를 잘 치료하는 의사와 그렇지 않은 의사의 가장 큰 차이는 약을 잘 쓰느냐도 아니고 인터벤션을 능란하게 하는 시술의 차이도 아니며, 다만 진단을 얼마나 정확하게 했느냐의 차이이다. 물론 이미 언급한 대로 그 중 가장 중요한 것이 이학적 검사이다.

통증의 진단을 빠르고 정확하게 습득할 수 있도록 쓰여진 본 책을 온 몸으로 직접 환자로부터 직접 익히고 익혀서 성공적인 통증 치료에 활용되기를 희망하는 바이다.

2006. 9.

이 영 진

포천중문의대 척추-통증 만성통증센터

CONTENTS

Section 3
팔꿈치 The Elbow

SECTION

1

경추

The Cervical Spine

CHAPTER

1 경추의 기능해부학

Functional Anatomy of the Bony Cervical Spine

경추 (The vertebrae of the cervical spine)

경추의 병변으로 인한 수많은 통증환자에서 경추의 기능적 해부학과 특징적 역할을 완전히 이해하려면, 제일 먼저 하나의 기능적 단위로서 작동하는 흉추나 요추와는 달리 경추는 두 개의 서로 다른 기능적 단위로 되어 있는 구조임을 이해하여야 한다. 그 첫 번째 기능단위는 후두골-제 1경추 단위 및 제 1경추-제 2경추 단위이다(그림 1-1, 1-2). 이들은 구조적으로는 머리의 안정지지 역할을 하면서 동시에 정밀한 동작을 하기 위하여 눈, 귀, 코, 목이 정확히 움직이도록 머리 운동을 조정하는 기능도 한다. 이들은 손상 받기 쉬운 구조이며 염증성 관절병이 잘 오고 노화로 인한 퇴행성 변화도 흔하게 오는 구조이다.

두 번째 기능단위는 경추의 모양을 형성하며 흉추나 요추의 기능단위와 아주 유사하고 일차적으로는 머리를 구조적으로 지지하며 이차적으로는 머리부위에 있는 감각기관의 위치배정에 보조역할을 한다(그림 1-3A~C). 이들은 하부 5경추와 그들간의 추간판으로 구성되며 임상에서 보는 흔한 통증 병변의 대부분의 원인이 이들 구조에서 기인한다(제 15장 참조).

경추의 운동성 (The mobility of the cervical spine)

경추는 전체 척추 중에서 가장 가동범위가 넓어서 모

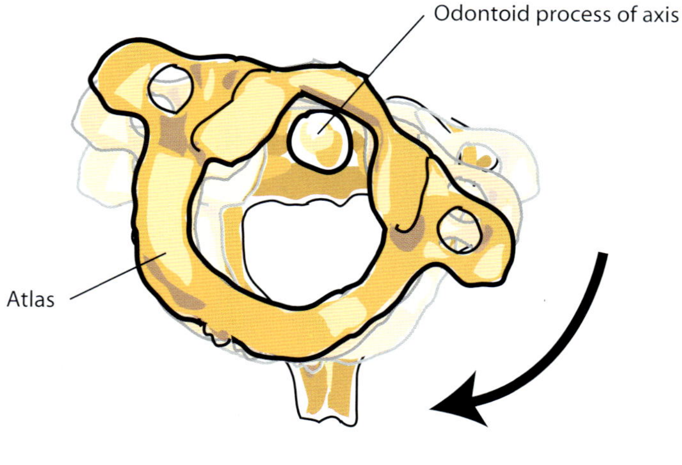

■ 그림 1-1. 후두 - 제 1경추 단위(Atlanto-occipital unit)

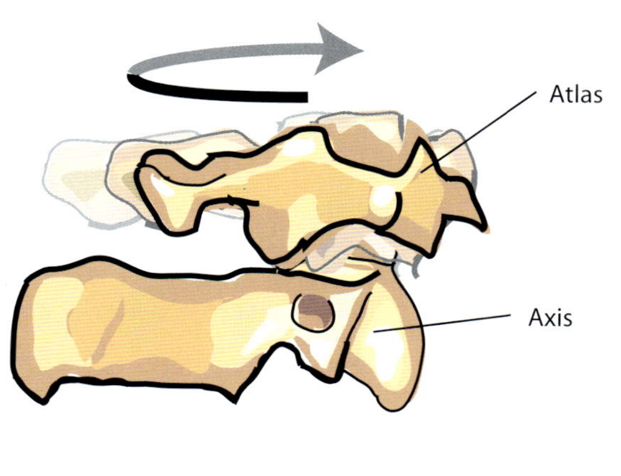

■ 그림 1-2. 제 1 - 제 2경추 단위(Atlantoaxial unit)

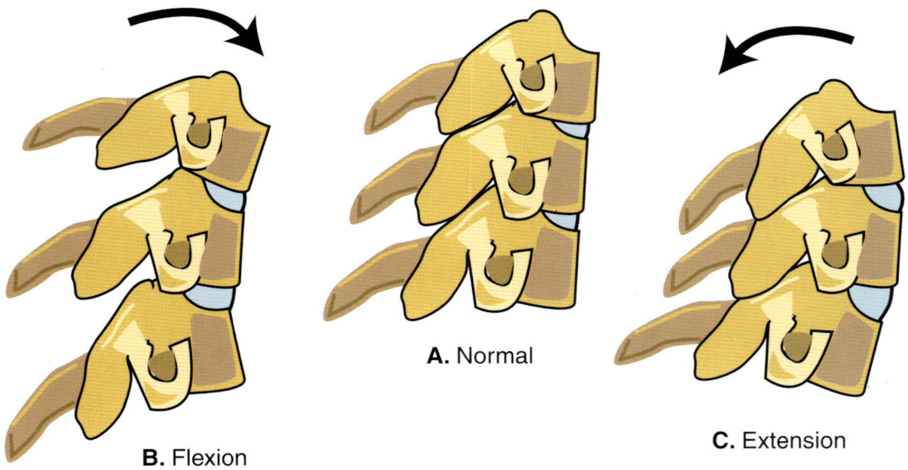

■ 그림 1-3. 경추의 기능적 단위
A: 정상 B: 굽힘 C: 폄

든 면에서 운동이 가능하다. 가장 큰 운동이 일어나는 부위는 후두골-제 1경추 관절에서 제 3경추부위까지이다. 경추의 움직임은 전체 경추와 주위근육의 동시다발적인 기능에 의해 일어나는 것이며 이중 제 1, 2경추는 회전, 굴곡, 신전, 측굴곡 운동에 가장 기여를 한다. 경추를 구부릴 때는 척추관은 길어지고 척추공은 커지며 추간판의 전방부가 압박된다(그림 1-3B). 경추를 신전시킬 때에는 척추관이 짧아지고 척추공은 작아지며 추간판의 후방부가 압박된다(그림 1-3 C). 측굴곡이나 회전시에는 동측 척추공은 작아지고 반대측은 커진다. 정상인에서는 이러한 변화로 기능장애나 통증이 생기지 않지만 병변이 있는 경우에는 신경이 눌리고 통증이나 기능장애가 온다.

경추척추관(The cervical vertebral canal)

경추척추관은 척수의 보호 통로와 신경근의 출구 역할을 한다. 경수(cervical cord)는 사지로 가는 신경섬유도 통과되는 구조이므로 흉수나 요수에 비해 척추관내에서 차지하는 볼륨이 크다. 따라서 손상이 있는 경우에 뇌척수액의 충격흡수 효과가 적어지며 뼈나 디스크에 의해서 척수가 눌릴 가능성이 다른 부위보다 높다. 퇴행성변화나 디스크탈출에 의한 이러한 경수의 잠식은 오랜 시간에 걸쳐 서서히 진행되므로 신경학적 징후가 미미하여 진단이 늦어지는 경우가 허다하다.

경추관은 깔대기 모양이며 1, 2경추 부위에서 가장 공간이 넓고 점점 좁아져서 C5-C6 부위에서 가장 좁다. 따라서 이 부위가 경추에서 기인한 많은 통증의 발생근원이 되는 것은 별로 놀라운 일이 아니다. 남자에서 척추관 공간은 삼각형 모양이지만 사람마다 다양한 차이가 있다. 척추관 공간이 삼각꽃무늬 모양(trefoil)에 가까울수록 경추관을 좁게 하는 병변에 의한 신경근병(radiculopathy)이 잘 생기며 경추의 가동운동에 더 제한이 많다.

목신경과 경추와의 관련성
(The cervical nerves and their relationship with the cervical vertebrae)

목신경은 일차 감각신경 전달을 맡는 후신경근 섬유와 일차 운동신경 전달을 맡는 전신경근 섬유로 구성된다. 척수에서 나오는 전, 후신경섬유는 서로 합쳐져서 각각의 신경근이 되어 척추관공(intervertebral foramen)을 빠져나오며 작은 분지들을 낸다. 이들 중 전방부 가지는 전방 Luschka 가관절(pseudo joint)과 디스크의 섬유륜을 지배하며 후방부는 신경이 빠져 나오는 두 척추간의 후관절에 분포한다. 이들 구조에 분포하는 신경가지들은 통증감각을 전달하는 역할을 한다. 이는 디스크 탈출에 의해 눌린 신경이 목통증의 유일한 원인으로 보는 정통의학적인 관점과는 다르게 다양한 부위가 통증유발 병소임을 지지하는 해부학적 구조들이다. 척추관 구멍에서 빠져나온 신경은 완전히 하나의 신경근으로 합쳐져서 횡돌기로 구성된 보호홈통을 지나 전후방으로 주행하며 머리, 목, 상지에 분포한다(그림 1-4).

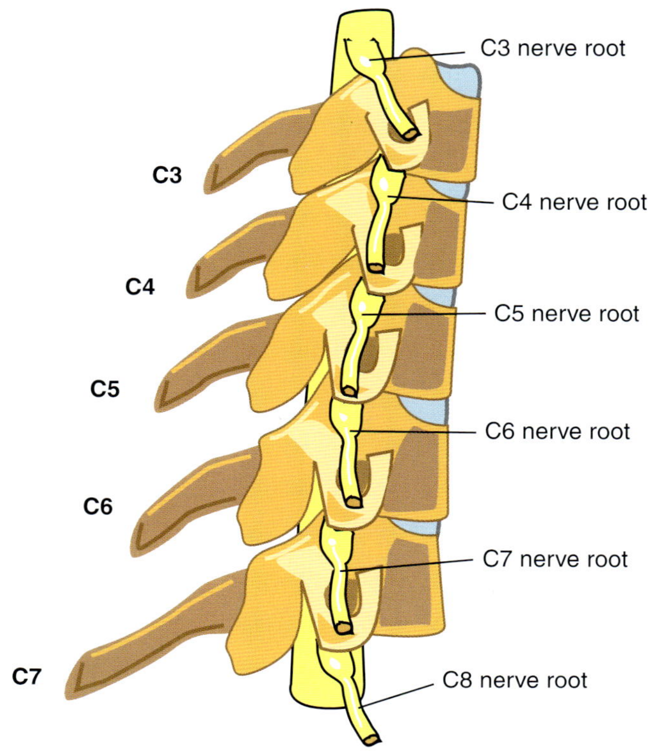

■ 그림 1-4. 경추와 경추신경

임상적 의의 (Implication for the clinician)

경추는 그 구조와 기능면에서 정말로 놀라운 해부학적 구조물이다. 제 1, 2경추 부위는 인체의 생존과 안전에 매우 중요한 부위이지만 경추성 두통 및 긴장성 두통을 제외하고는 임상에서 흔히 보는 경추 요인의 대부분의 통증 병소로 기여하지는 않는다. 반면에 하부 5경추 부위는 경추신경근병(radiculopathy), 경추후관절 증후군을 위시한 수많은 통증의 병소가 생기는 부위이다.

CHAPTER 2

경추 디스크의 기능해부학

Functional Anatomy of the Cervical Intervertebral Disc

경추 디스크는 두 가지 기능이 있다 하나는 충격흡수 기능이고 두 번째는 경추를 지나가는 신경과 혈관구조가 목움직임시 포획(impingement)이 되지 않도록 조화된 경추운동을 가능하게 하는 것이다. 이 들 두 기능은 디스크 구조자체의 기능일 뿐 아니라 그것에 영향을 주는 물리학적 법칙이기도 하다.

디스크가 정상적인 기능을 하다가 병변에 생기면서 불기능 상태로 되는 것을 이해하려면 우선 디스크를 액체가 차있는 밀폐된 용기로 생각하는 것이다. 이 용기의 가장 외부의 꼭대기와 바닥은 종판(end plate)이라고 불리는 비교적 유연성이 적은 유리질(hyaline) 연골로 되어 있는 구조로 구성된다. 양옆은 종판에 타이트하게 밀착되어 있는 서로 교차로 엮어진 섬유탄력성 기질로 구성된다. 이를 섬유륜(annulus)라고 부르며 이들은 디스크의 양옆을 꽉 채우고 있다(그림 2-1). 그물모양으로 엮어진 섬유륜의 구조로 인해 아주 강한 구조인 동시에 유연성도 가지고 있어서 경추의 가동운동 동안에 디스크가 탄력있게 눌리는 것이 가능하다(그림 2-2).

디스크 구조의 내부는 수핵이라고 불리우는 점액다당질의 젤 같은 물질로 구성된 구조가 있다. 이 수핵은 압박되지 않으며 디스크에 가해진 압력을 주위로 전달하는 역할을 한다. 정상에서는 수핵구성 물질은 디스크내 양압을 형성하여 위아래 척추가 분리되어 있도록 하여 척수와 신경근을 보호한다. 경추가 움직이는 동안에도 디스크내 다른 부위는 이완 혹은 수축이 되더라도 눌리지 않는 성질을 가진 수핵은 일정한 디스크내 압력을 유지하도록 한다.

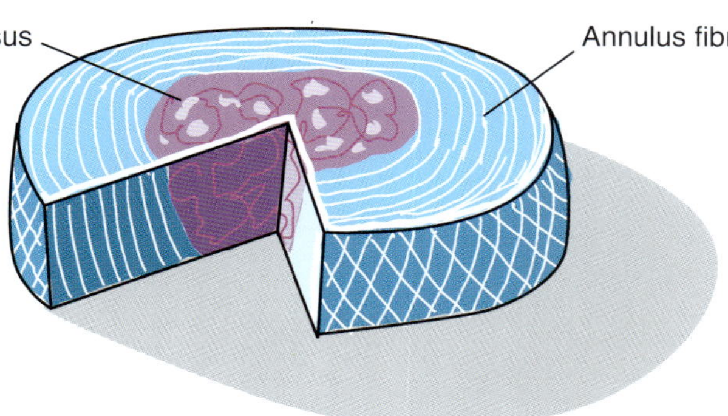

■ 그림 2-1. 용액으로 가득 찬 밀폐된 용기로 생각할 수 있는 경추디스크

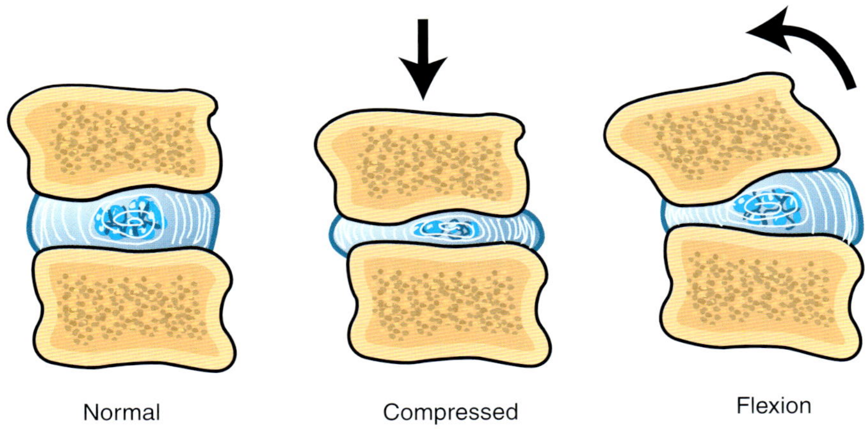

■ 그림 2-2. 경추 가동운동시 디스크의 유연성

나이가 들수록 디스크는 혈류가 줄며 디스크 안으로 물을 흡수하는 능력이 감소되므로 충격흡수 기능과 조화로운 경추가동운동 기여 기능이 줄어든다. 이러한 문제들은 섬유륜의 퇴행변화가 추가되면 더 악화되어 디스크 벽이 돌출되기도 하고 디스크에 가해진 압력을 균일하게 분산시키는 수핵의 기능도 감소된다. 더 진행되면 섬유륜이 파열되기도 하고 수핵이 탈출되기도 하여(제 3장 참조) 임상에서 흔히 보는 목통증의 원인이 된다(제 15장 참조).

CHAPTER 3

디스크 병변의 명명
Nomenclature of the Diseased Cervical Disc

CT나 MRI 도입 이전에 사용하던 진단명, 방사선과 의사나 임상의사간의 통증의 초점을 보는 시각의 차이로 인해 경추 디스크 관련 질환을 기술하는 용어에는 혼란스러운 면이 있다. 또한 임상적으로도 후관절이나 디스크가 서로 별개의 통증의 원인이 될 수 있는 구조임을 무시하는 관점으로 부적절한 진단명을 붙임으로써 잘못된 치료계획이 수립되는 오류도 존재한다. 따라서 척추통증 환자를 위한 적절한 진단과 치료를 위해서는 임상의와 방사선과 의사들이 각각 사용하는 용어들을 표준화할 필요가 있다. 다음에 기술하는 분류체계들은 방사선과 의사와 임상의가 같은 용어를 사용함으로써 올바른 의사소통이 이루어지도록 해줄 것이다. 이 용어들은 또한 디스크가 척추통증의 유일한 원인일 수가 있으며 MRI 판독에 사용된 용어를 본 임상의가 디스크 요인의 통증 평가를 위해 수술 전에 디스크조영술을 고려하도록 하는 시각도 갖게 할 것이다. 경추에서 임상적으로 중요한 병변의 90% 이상은 5-6경추 및 6-7경추 사이에서 발생한다.

정상 디스크 (The normal disc)

제 2장에서 기술한 바와 같이 정상디스크는 중앙에는 젤과 같은 수핵과 이를 둘러싸고 있는 촘촘한 섬유탄력성의 섬유륜으로 구성되어 있다. 디스크의 꼭대기와 바닥은 연골질의 종판이 있으며 인접 척추와 붙어있다. MRI를 해

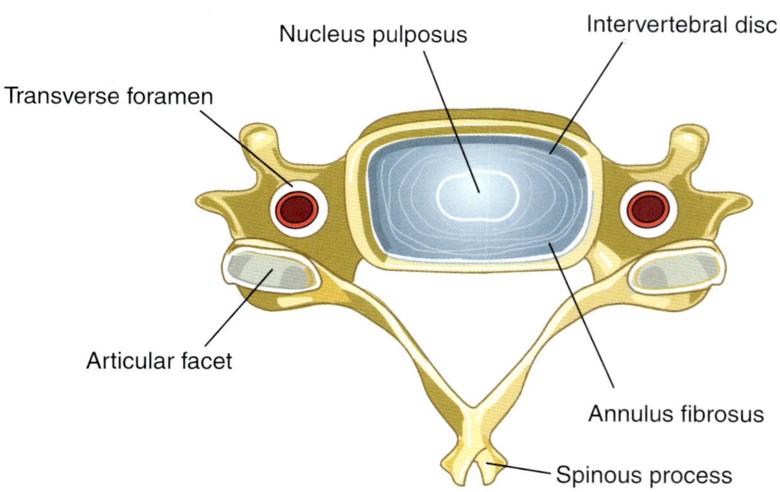

■ 그림 3-1. 정상 경추디스크

보면 T1 이미지에서는 저신호강도로, T2 이미지에서는 고신호강도로 나타난다. 정상에서는 디스크의 가장자리는 인접 척추체의 경계를 넘어가지 않는다(그림 3-1).

퇴행이 된 디스크 (The degenerated disc)

나이가 들수록 디스크의 수핵과 섬유륜은 구조적, 생화학적 변화가 와서 MRI상 소견이 바뀌며 그 고유기능도 달라진다. 이는 정상적인 노화과정이지만, 경추손상, 감염, 흡연에 의해 가속화될 수 있으며 심해지면 증상이 유발된다. 수핵은 적정수준의 습도를 유지하는 기능이 감소하며 수핵내의 젤과 같은 성분의 일관성을 유지하는데 필요한 적절한 프로테오글리칸(proteoglycan)을 유지하는 기능도 감소한다. 수핵기질 내에 퇴행성 균열이 생기며 일부가 콜라겐으로 대치되어 충격흡수 기능과 유연성이 더 감소된다. 더 진행되면 물리적으로 일정한 압력을 유지하면서 인접 척추를 분리하는 기능이 감소되며 증상이 생기면서 기능이 더욱 떨어진다.

섬유륜은 그물처럼 촘촘하게 형성된 섬유탄력조직의 모양이 깨지면서 작은 파열이 생긴다(그림 3-2). 일단 파열이 생기면 노출된 콜라겐 섬유가 육아조직의 성장을 자극하여 디스크성 통증(discogenic pain)의 원인이 된다. 이 균열은 MRI의 T2 영상에서 고신호강도의 선모양으로 보이며 디스크조영술 소견과 잘 일치된다. 이러한 섬유륜 파열은 디스크내 전기열성형술(electrothermal annuloplasty)로 치료하면 호전된다. 이 치료법은 요추부위에서는 통증성 섬유륜 파열의 표준치료법으로 되어 있으며 흉추와 경추에서의 효과에 대해서는 임상연구가 진행중이다(그림 3-3, 3-4).

디스크 팽륜의 확산 (The diffusely bulging disc)

퇴행변화가 더 진행되면 섬유륜이 더 균열되며 수핵내 수분유지 정도가 감소되어 디스크내 압력이 감소되면 디

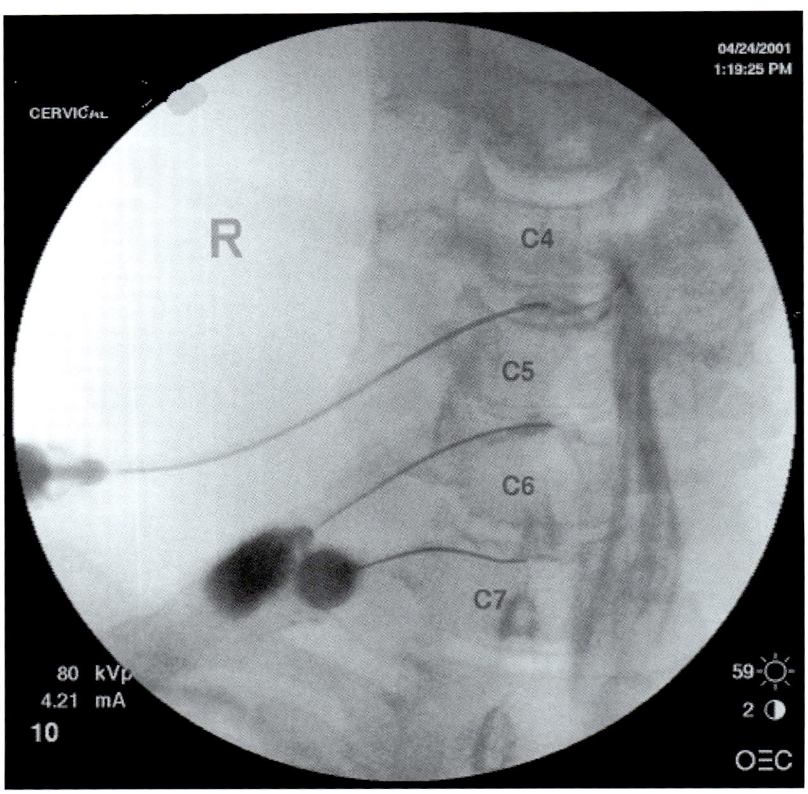

■ 그림 3-2. 경막외 조영술에서 디스크 섬유륜의 완전 파열을 보임

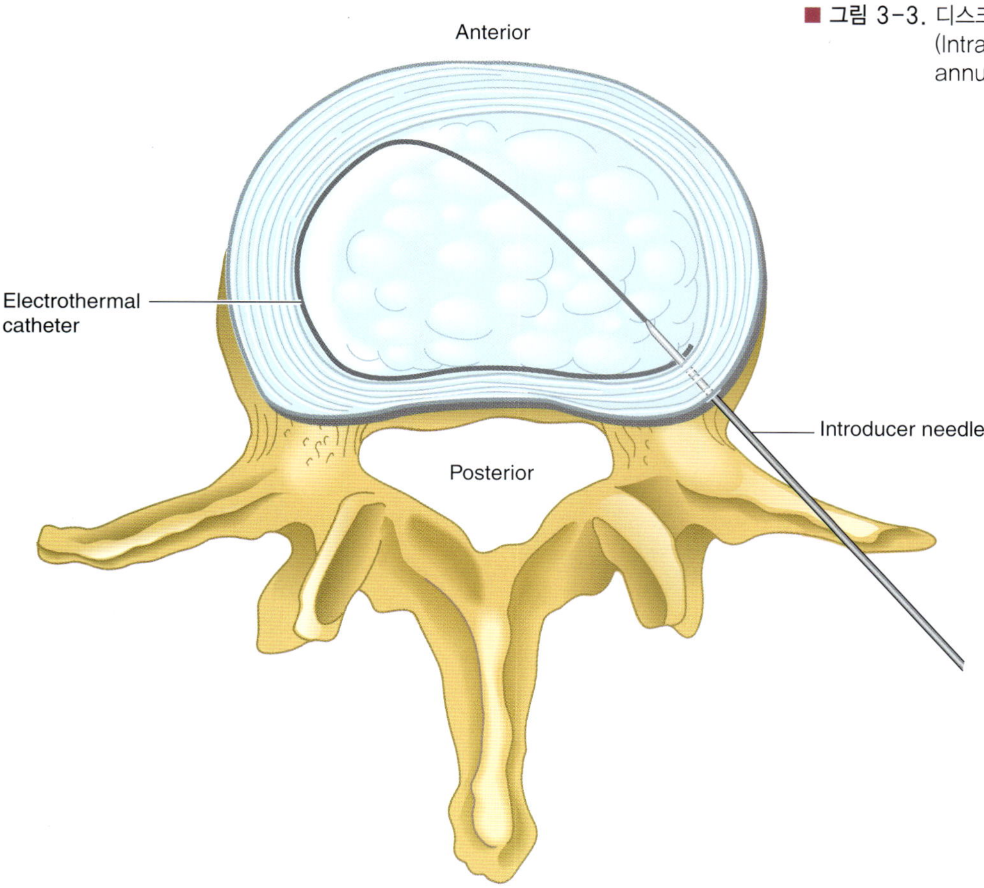

■ 그림 3-3. 디스크내 전기열 섬유륜성형술의 모식도 (Intradiscal electrothermal annuloplasty)

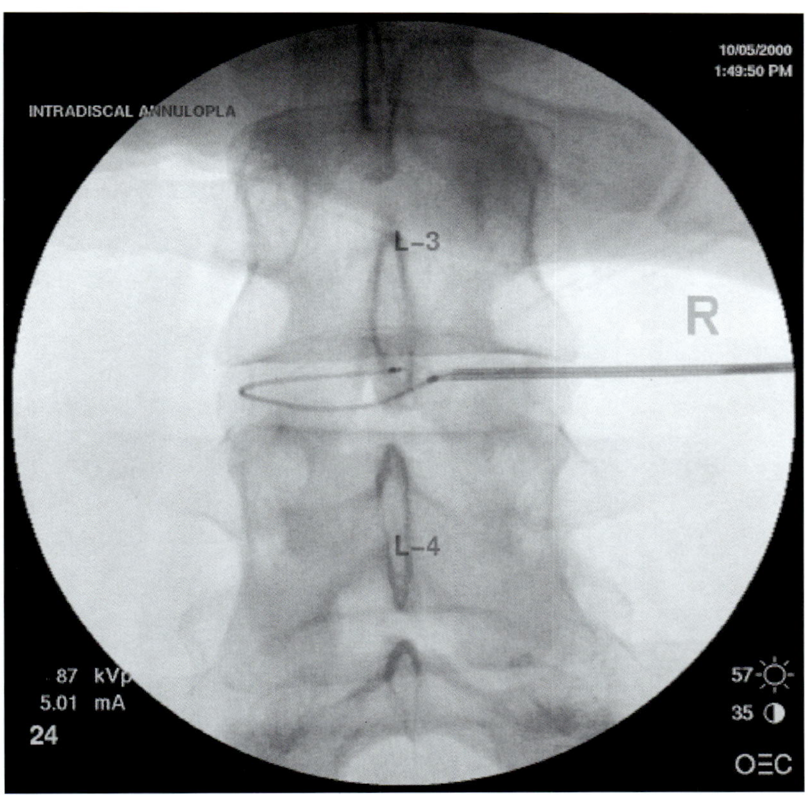

■ 그림 3-4. 디스크내 전기열 섬유륜성형술의 영상

스크 공간이 좁아지고 임상적 증상이 생기게 된다. 디스크 공간이 점점 더 좁아지면 전, 후종인대가 덜 팽팽해지고 척추체의 가장자리를 넘어 디스크가 팽륜 된다(그림 3-5A, 3-5B). 이렇게 되면 뼈나 디스크가 신경을 누르게 되며, 디스크성 통증(discogenic pain) 외에 눌린 신경에 의한 통증이 추가되고 MRI에서 잘 확인할 수 있다.

부분 디스크돌출 (The focal disc protrusion)

섬유륜과 수핵이 점점 더 퇴행되면, 수핵을 완전히 압박해주는 섬유륜의 기능이 소실된다. 섬유륜 벽의 일부가 약해지면서 수핵이 척추관내 또는 통증에 민감한 조직부위로 돌출된다(그림 3-5C). MRI의 T1, T2 영상에서 다

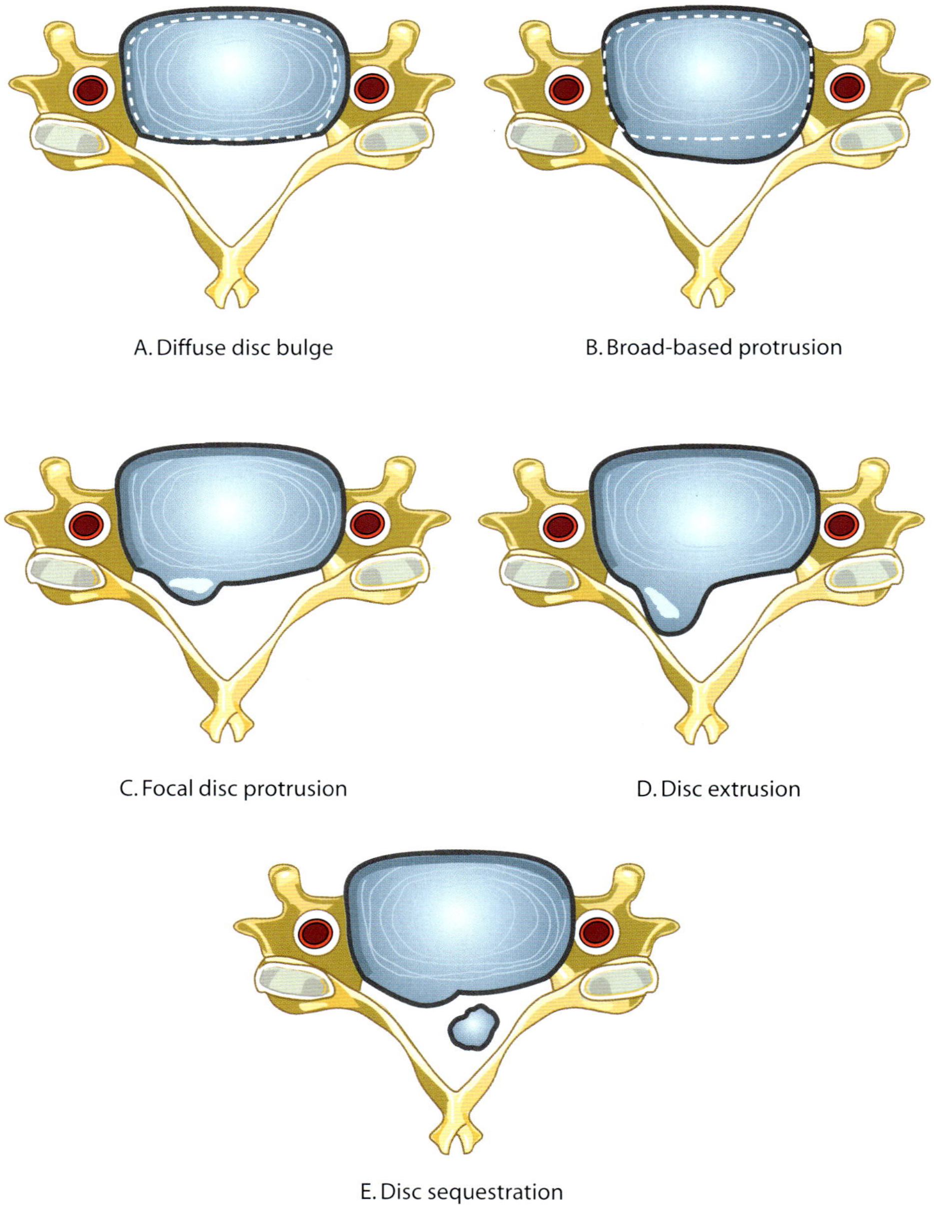

■ 그림 3-5. 다양한 형태의 드스크퇴행

잘 관찰된다. 만일 통증에 민감한 부위로 돌출이 되지 않는 경우에는 무증상일 수 있으며 또는 디스크성 통증처럼 나타날 수도 있고 또는 돌출부위가 척추관이나 신경공내로 될 때에는 방사통 양상을 보이기도 한다.

부분 디스크 분출(The focal disc extrusion)

이 경우는 디스크 물질이 종종 위나 아래로 움직여서 신경근을 누르거나 신경근 주위에 염증반응을 유발하므로 임상증상 유발이 흔하다. 이러한 화학적 자극은 많은 환자에서 극심한 통증의 원인이 되며 T2 영상에서 고신호 강도로 보일 수 있다. 디스크 돌출이나 분출은 원래의 디스크 물질 위치와 연결이 되어 있는 점은 유사한 점이다(그림 3 -5D).

격리된 디스크(The sequestered disc)

디스크 일부가 분리되어 떨어져 나오면 이를 격리된 디스크라 한다(그림 3-5E). 이것은 종종 위나 아래로 이동하여 신경근 밑에 끼이거나 척추와 후종인대 사이에 끼이게 된다. 심한 통증을 유발하고 종종 수술적 제거가 필요하기도 하다. T1 조영 사진에서 종종 영상증강 소견을 보이며, 염증반응을 유발하므로 T2 영상에서 고강도의 가장자리테 모양(peripheral rim)으로 보인다. 경추의 진찰은 그 전방, 후방, 측방 시진으로부터 시작된다. 우선 정상적인 후만커브(lordotic curve)가 있는지를 관찰한다(그림 4-1, 2). 정상적인 커브가 소실되거나 일직선 모양으로 변해있으면 통증에 의한 척추주위근육의 경직을 시사한다. 이는 측방 방사선 이미지에서 확인할 수 있다. 다음으로는 사경증의 경우처럼 목이나 머리의 위치를 관찰한다. 다음으로는 대상포진 같은 피부의 수포병변이 있는지, 종괴 등이 있는지를 본다.

CHAPTER

4 경추의 시진

Visual Inspection of the Cervical Spine

경추의 진찰은 그 전방, 후방, 측방 시진으로부터 시작된다. 우선 정상적인 전만커브(lordotic curve)가 있는지를 관찰한다(그림 4-1, 2). 정상적인 커브가 소실되거나 일직선 모양으로 변해 있으면 통증에 의한 척추주위 근육의 경직을 시사한다. 이는 측방 방사선 이미지에서 확인할 수 있다. 다음으로는 사경증의 경우처럼 목이나 머리의 위치를 관찰한다. 다음으로는 대상포진 같은 피부의 수포병변이 있는지, 종괴 등이 있는지를 본다.

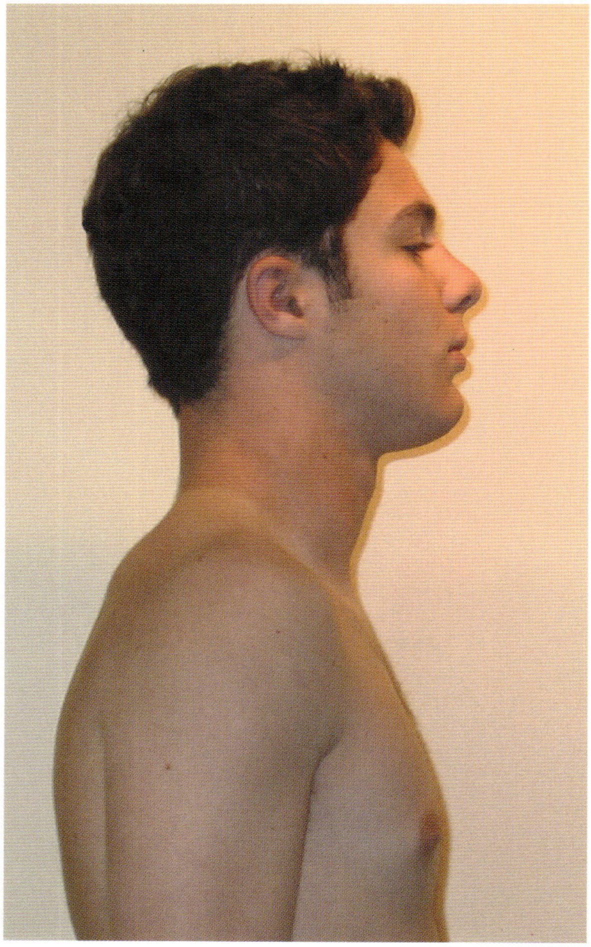

■ 그림 4-1. 정상 경추모양

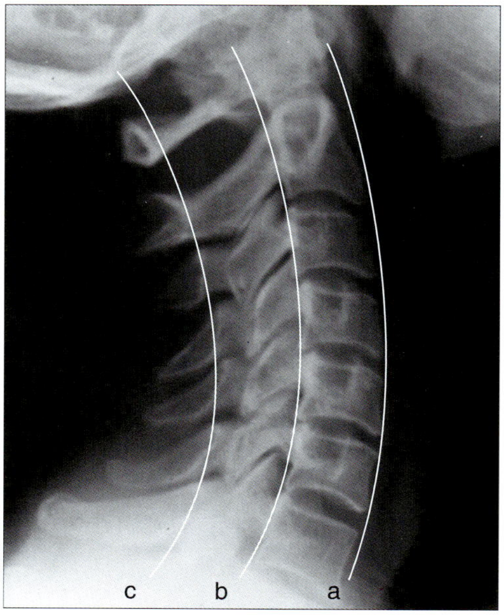

■ 그림 4-2. 척추체의 전방 연결선(A), 후방 연결선(B), 추궁의 전방연결선(C)들이 부드러운 아취모양을 하는 것이 정상이다.

CHAPTER 5

경추의 촉진

Palpation of the Cervical Spine

경추의 촉진시 우선 연조직의 이상 여부를 확인해야 한다. 전방에서는 갑상선(갑상선 종대, 갑상선염, 낭종), 종괴 등을 확인한다(그림 5-1). 외측에서는 흉쇄유돌근의 경직이나 종괴가 있나 본다(그림 5-2). 후방경추에서는 심한 퇴행성 변화를 시사하는 뼈의 이상이나 종괴 등을 확인한다. 특히 육종(sarcoma)을 포함한 척추 주위 근육의 종괴는 항상 염두에 두고 촉진을 하도록 한다. 손상 후에는 척추주위 근육의 경직이 흔히 관찰된다(그림 5-3). 후

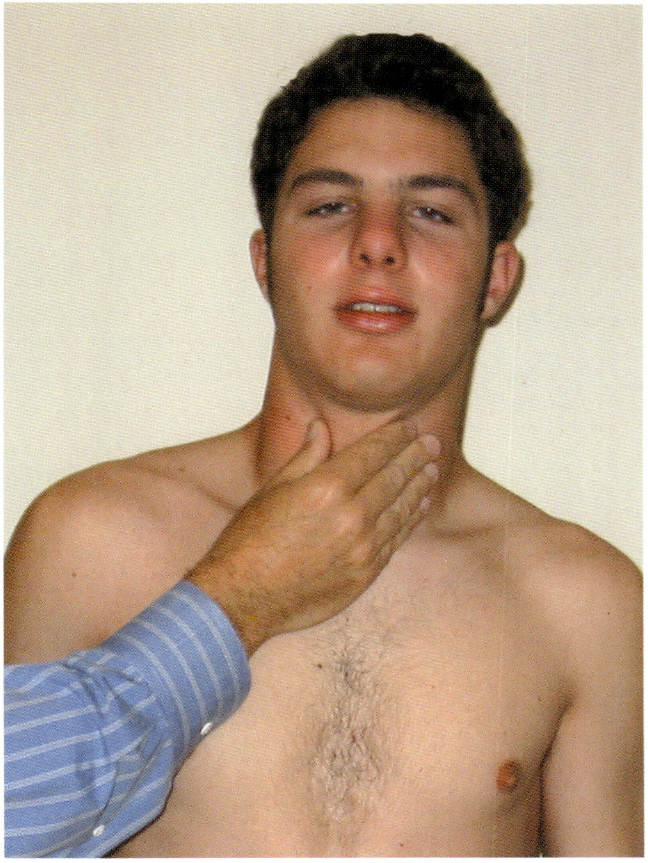

■ 그림 5-1. 전방 경추 촉진

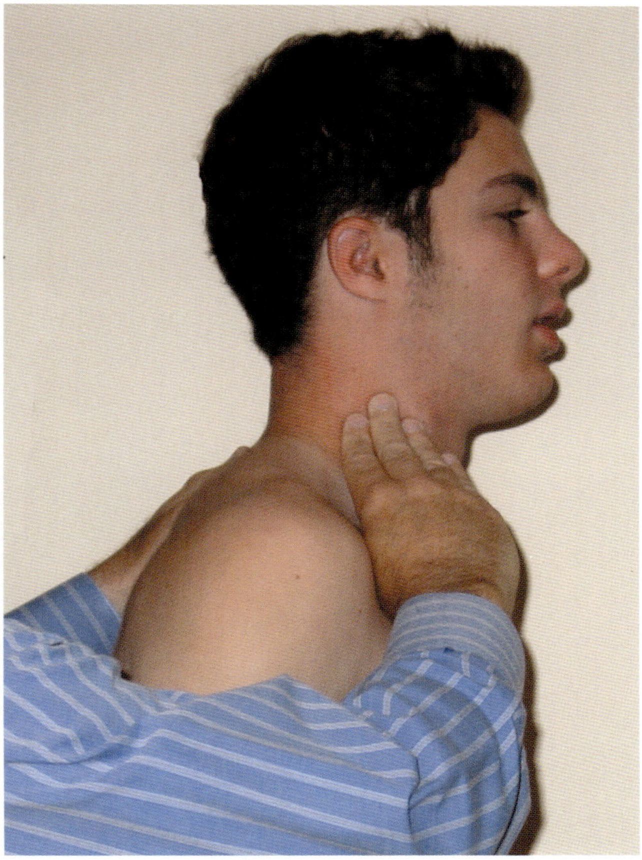

■ 그림 5-2. 측방 경추 촉진

방 척주 주위 근육을 주의 깊게 촉진하면 섬유근육통을 시사하는 근막유발점(myofascial trigger point)을 확인할 수도 있다. 특히 유발점을 촉진할 때에 점핑징후는 섬유근육통(fibromyalgia)의 특징적인 소견이다(그림 5-4). 근육의 넓은 부위에서 압통이 나타나는 것은 다발성근염이나 루푸스 같은 콜라겐혈관 질환을 시사하며 확진을 위하여 이에 적합한 임상검사를 해야 한다.

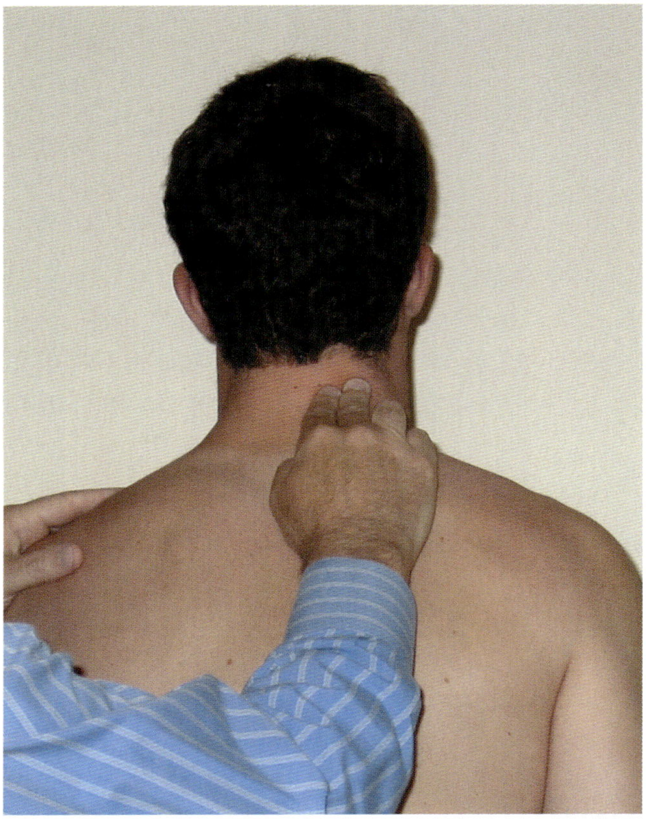

■ 그림 5-3. 후방 경추 촉진

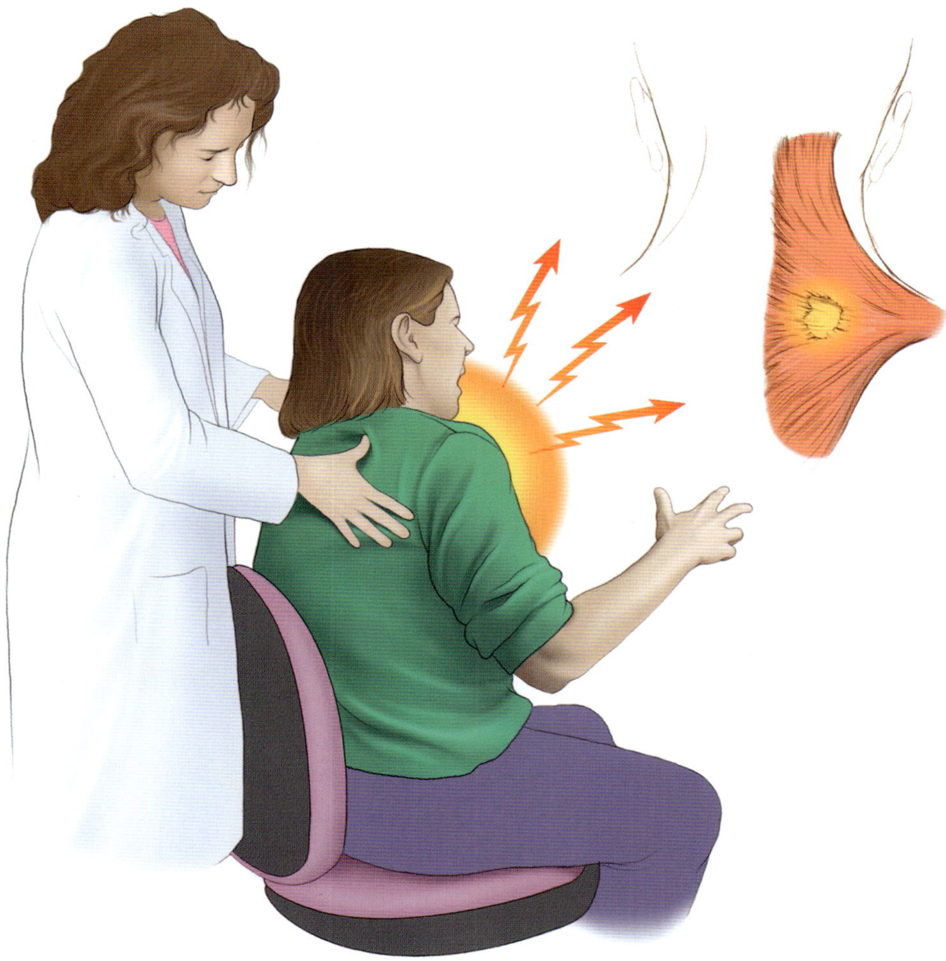

■ 그림 5-4. 유발점 촉진시 나타나는 점프(jump) 징후

CHAPTER

6 경추의 진찰: 가동운동

Physical Examination of the Cervical Spine: Range of Motion

제 1장에서 기술한 바와 같이 경추는 후두골-제 1경추 및 제 1-2경추간 관절 때문에 매우 다양하고 넓은 가동운동을 갖는다. 사실 경추 운동의 대부분은 상부 3분절에서 일어난다. 정상에서는 전체 경추가 조화롭게 일치된 운동을 하지만, 병변이 있는 경우에는 한 레벨에서의 이상으로 다른 레벨에서의 기능장애를 유발한다.

굴곡과 신전 (Flexion and extension)

가동운동 평가에 앞서 우선 환자를 중립자세로 서도록 한다(그림 6-1). 환자에게 목을 앞으로 구부려보도록 하면서 가동운동의 제한이나 부드럽고 동시에 일치되게 움직이는지를 관찰한다. 만일 통증이나 이상 분절이 존재하면 이상소견이 관찰된다. 정상에서는 부드럽게 턱이 가슴에 닿아야 한다. 이후 다시 중립자세로 가도록 한 후에, 뒤로 신전시키도록 하면서 마찬가지로 관찰을 한다(그림 6-2A,B). 경추의 문제를 보상하기 위해서 흉추를 움직이지 않도록 주의 깊게 보아야 한다.

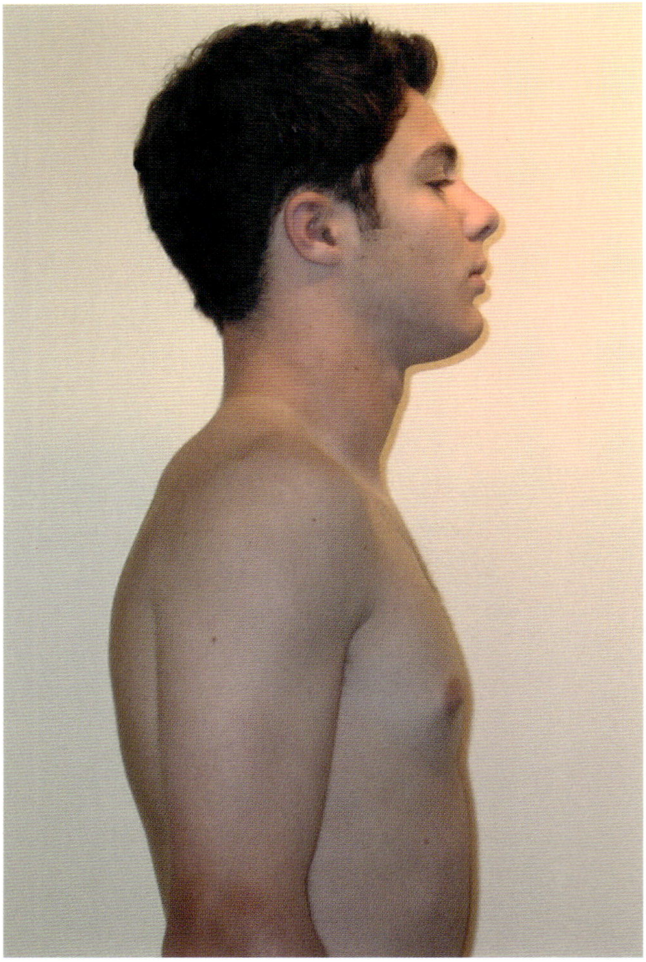

■ 그림 6-1. 중립자세(Nuetral Position)

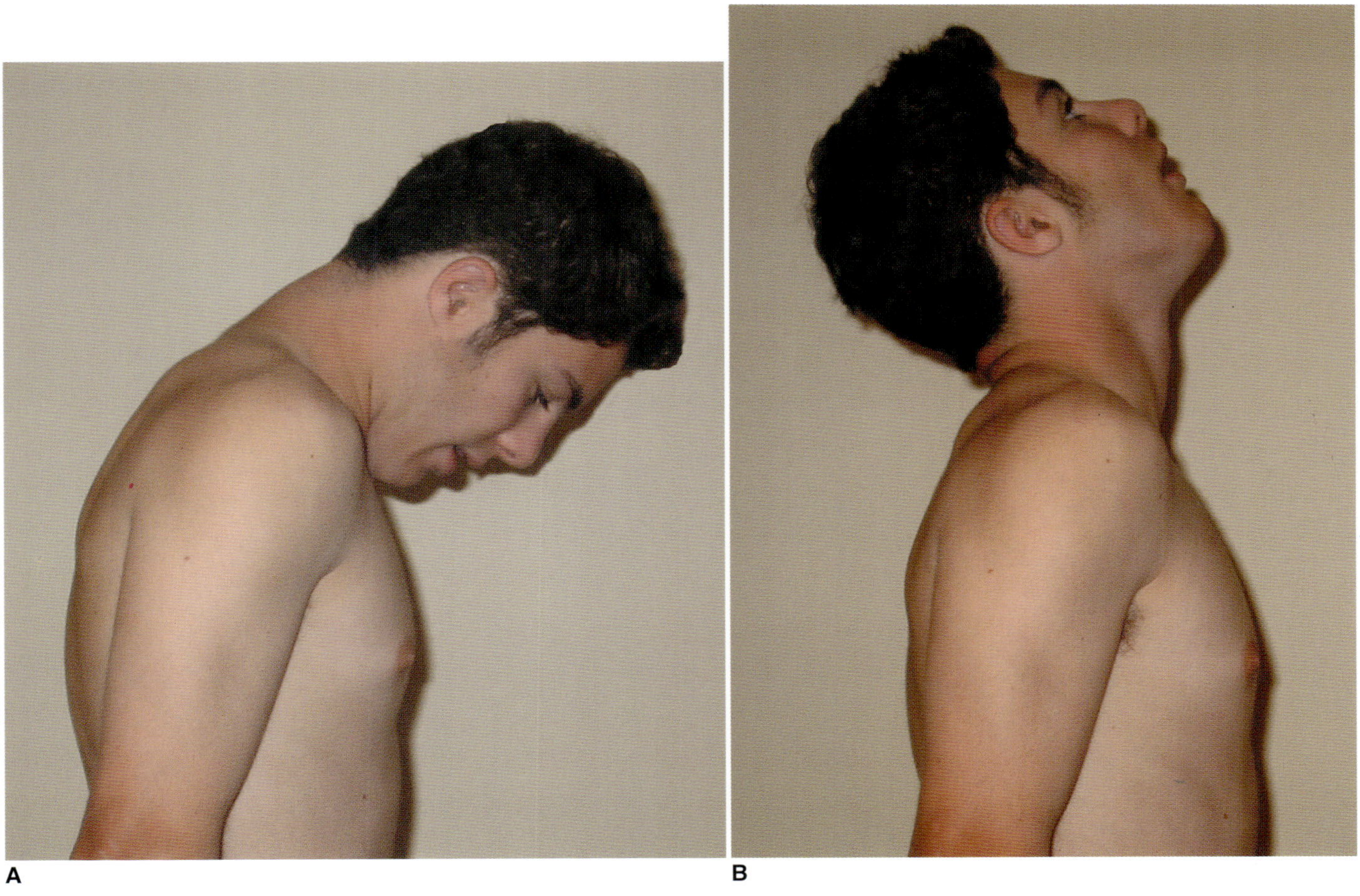

■ 그림 6-2. A. 굴곡자세 B. 신전자세

회전과 측굴곡 (Rotation and lateral bending)

중립자세에서 좌우로 최대한 목을 회전하도록 하면서 가동운동의 제한이나 부드럽고 동시에 일치되게 움직이는지를 관찰한다. 만일 통증이나 이상 분절이 존재하면 이상 소견이 관찰된다(그림 6-3). 다시 중립자세로 한 후 좌우로 측굴곡운동을 하도록 한다(그림 6-4). 경추의 문제를 보상하기 위해서 흉추를 움직이지 않도록 주의 깊게 보아야 한다.

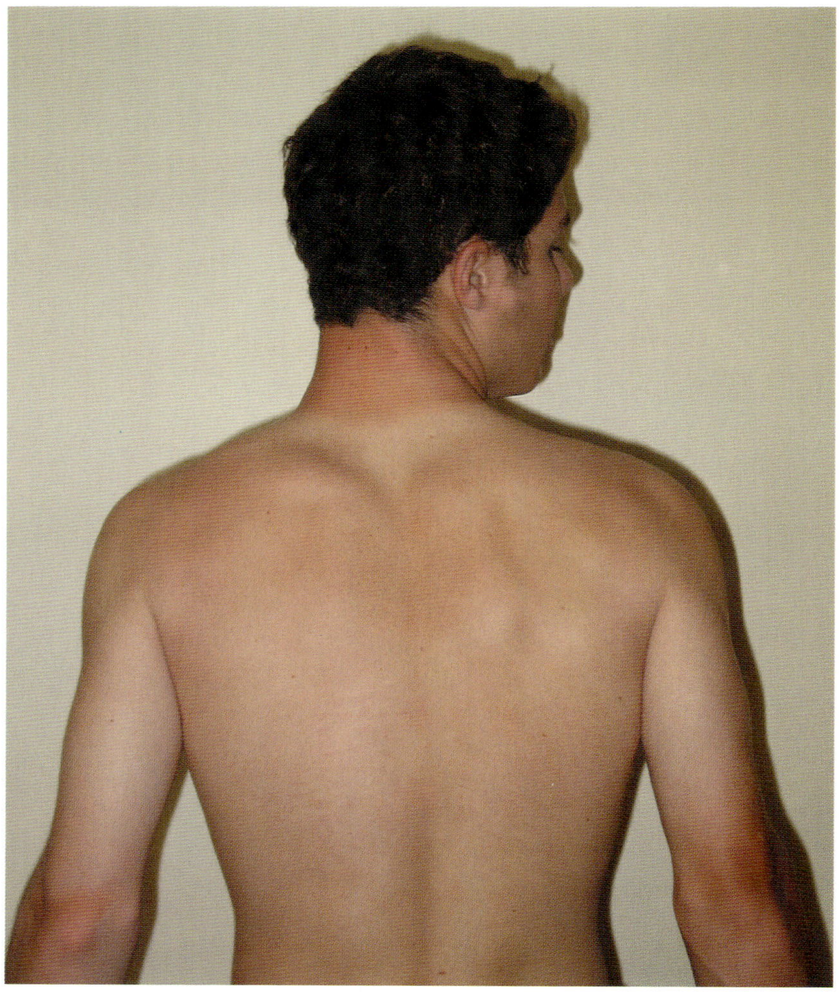

■ 그림 6-3. 회전운동

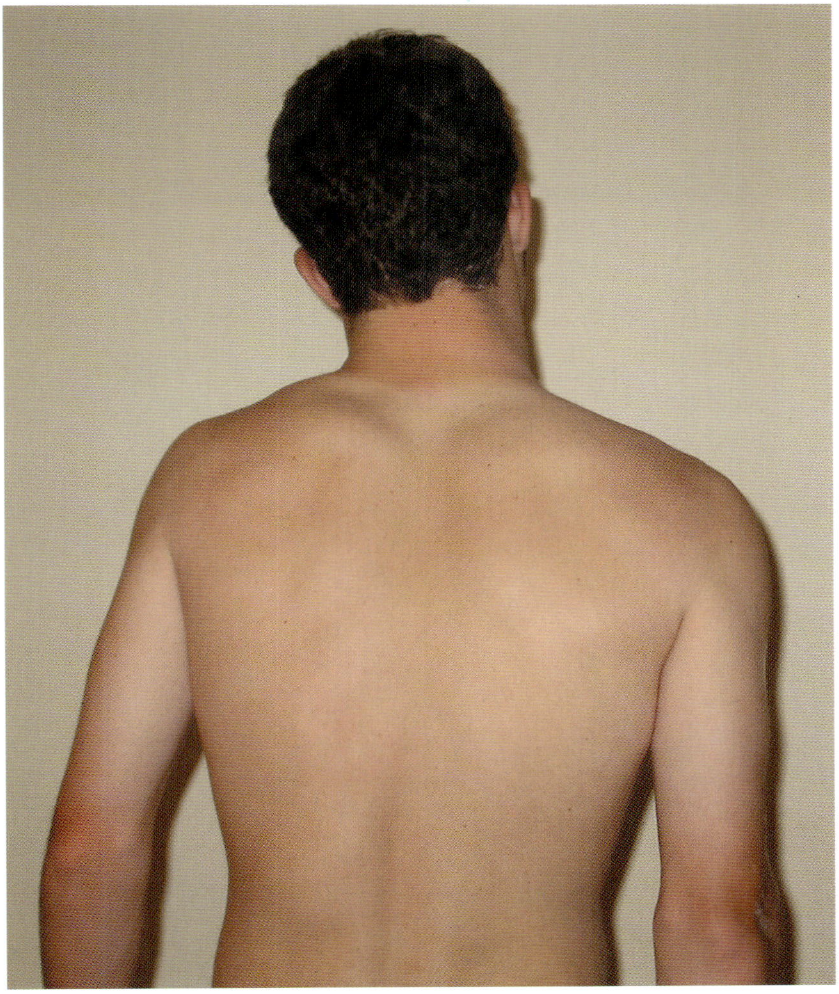

■ 그림 6-4. 측굴곡운동

CHAPTER

7 경추 피부분절

The Cervical Dermatome

인체의 피부, 근육, 심부 구조물의 신경분포는 발생학적으로 태아 초기에 결정이 되며 놀랍게도 사람간에 서로 차이가 거의 없다. 척수의 각 분절과 해당 척수신경은 일관된 관련성을 갖고 있으므로 통증의 패턴, 근력약화, 건반사 양상에 따라 이상이 있는 분절을 평가할 수 있다.

그림 7-1은 통증이 있는 환자에서 이상 분절을 평가하기 위한 피부분절 차트이다. 일반적으로 원위부 근육보다는 근위부 근육에서, 등쪽근육 보다는 앞쪽근육이 상부경추 분절에 의해 지배된다. 국소부위의 근육이나 관절 통증을 호소하는 경우에 통증은 원인은 통증부위가 아닌 그 부위를 지배하는 경추신경인 경우가 있음을 알고 있어야 한다.

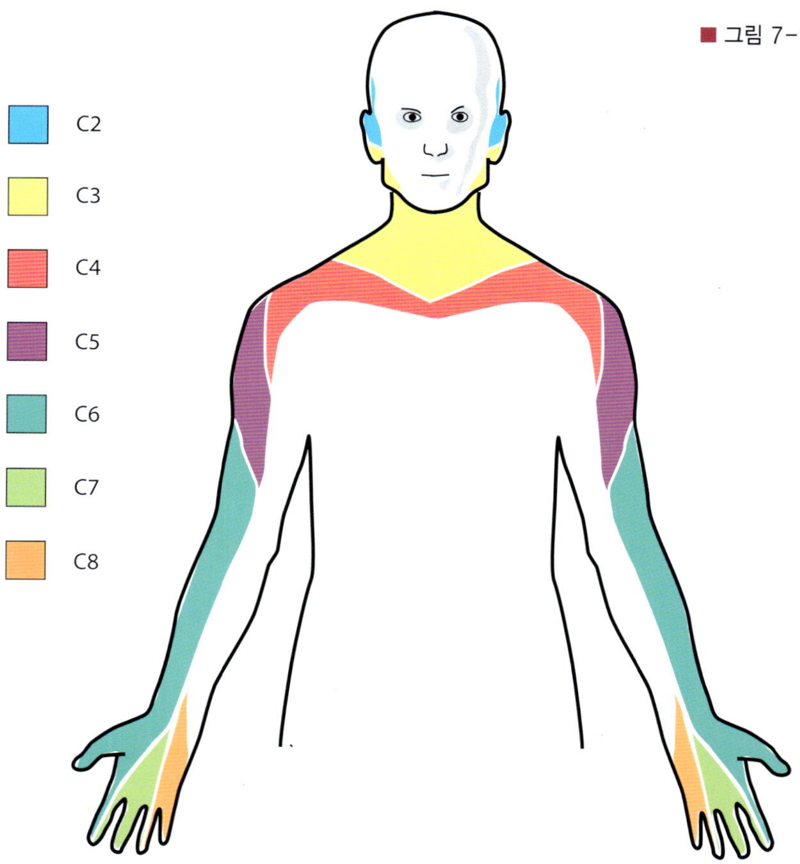

■ 그림 7-1. 피부분절

임상의가 또 알고 있어야 하는 것은, 만일 관절이나 건 부착부위 같은 심부 조직에서 통증을 느끼는 경우에는 비교적 일관되게 분포하는 피부분절(dermatome)이나 근육분절(myotome)이 아닌 다른 분포로 통증이 존재함을 알고 있어야 한다. 즉 이런 경우에는 그림 7-2와 같은 또 다른 신경분포인 골분절(sclerotome)에 따라 통증원인을 평가해야 한다. 골분절에 의해 나타난 이상분절의 레벨은 피부분절이나 근육분절 평가에 의해 나타난 이상 분절 레벨보다는 대개 몇 레벨 높거나 낮은 부위이다.

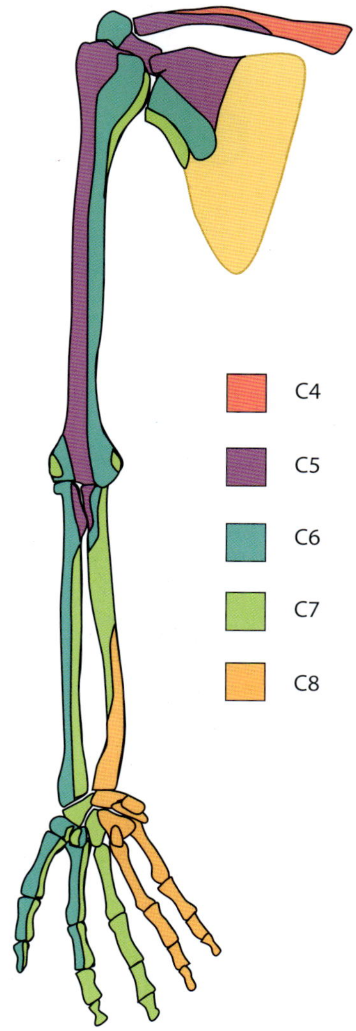

■ 그림 7-2. 골분절(sclerotome)

CHAPTER

8 C5 신경진단

The C5 Neurologic Level

특정 경수나 경추신경의 이상을 진찰을 통해 진단하는 근거는 해당 레벨의 이상이 존재하는 경우에는 비교적 일정한 패턴으로 기능장애, 감각이상, 통증이 나타난다는 것이다. 완전한 것은 아니지만 상지의 해당 신경분포를 고려하면 환자가 호소하는 이상의 평가를 좀 더 정확하게 빠른 시간에 할 수 있다. 여기에 MRI 소견에서 얻은 신경해부학적 이상, 근전도에서 확인된 신경생리학적인 이상소견을 종합하면 환자가 호소하는 증상의 병변 레벨이 어디인지 보다 정확한 진단이 가능하다.

C5 피부분절(dermatome)의 검사는 상지외측의 근위부에서의 감각검사로 가장 정확히 수행할 수 있다(그림 8-1). 이 해부학적 부위에서 감각이 감소하면 척수내병변, 디스크탈출 등에 의한 C5 신경근 이상, 혹은 말초신경인 액와신경의 병변이 흔한 원인들이다. 이를 감별하려면 근력검사, 건반사 변화, 영상학적 검사나 근전도 검사가 도움이 된다.

C5 근육분절(myotome) 검사는 삼각근 검사가 가장 정확하다. 삼각근의 대부분을 지배하는 신경은 C5이며 일부 C6가 지배하기 때문이다. 대부분의 환자에서 삼각근의 외전운동은 C5의 기능이므로 근력검사는 다음과 같은 방법으로 시행한다; 선 자세에서 팔꿈치는 90도로 구부리고 어깨를 외전시키도록 하면서 검사자는 저항을 준다(그림 8-2). 만일 환자가 근육이 아닌 어깨의 병변 때문에 이 검사가 불가능하면 일차적으로 C5의 지배를 받는 이두근을 검사한다.

이두건반사는 C5 신경에 의해 이루어진다. 환자에게 힘을 빼도록 하고 검사자의 팔 위에 환자 팔을 올려놓고서 햄머로 이두건을 톡 치면서 그 반응으로 등급을 정한다(그림 8-2). 건반사가 소실되거나 감소하면 C5 분절의 이상, 반면에 항진되면 척수내 병변을 시사한다.

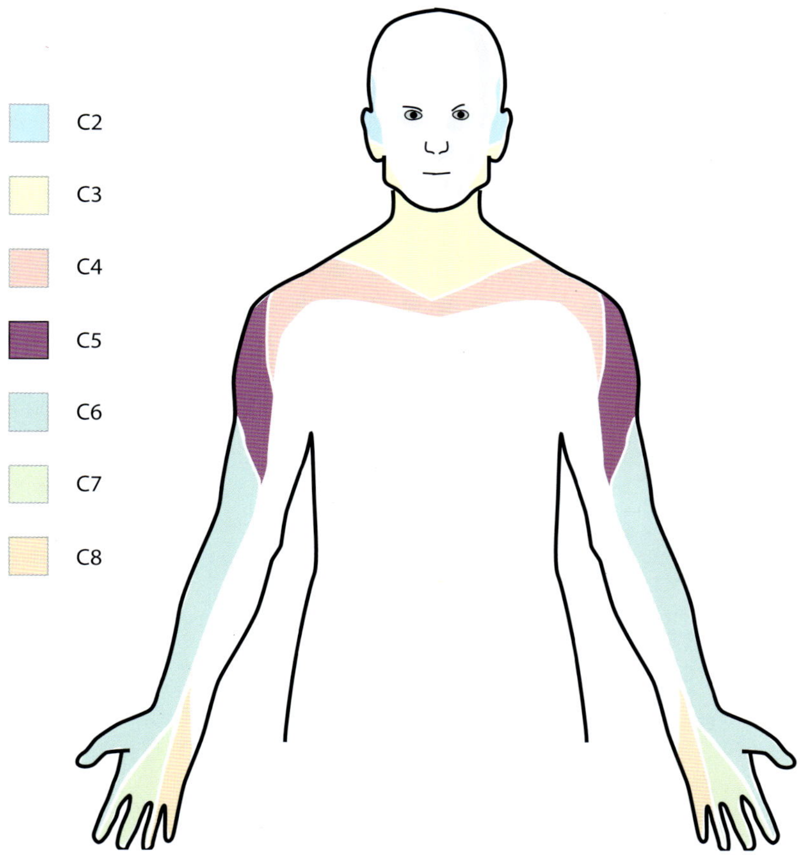

■ 그림 8-1. C5 피부분절의 분포

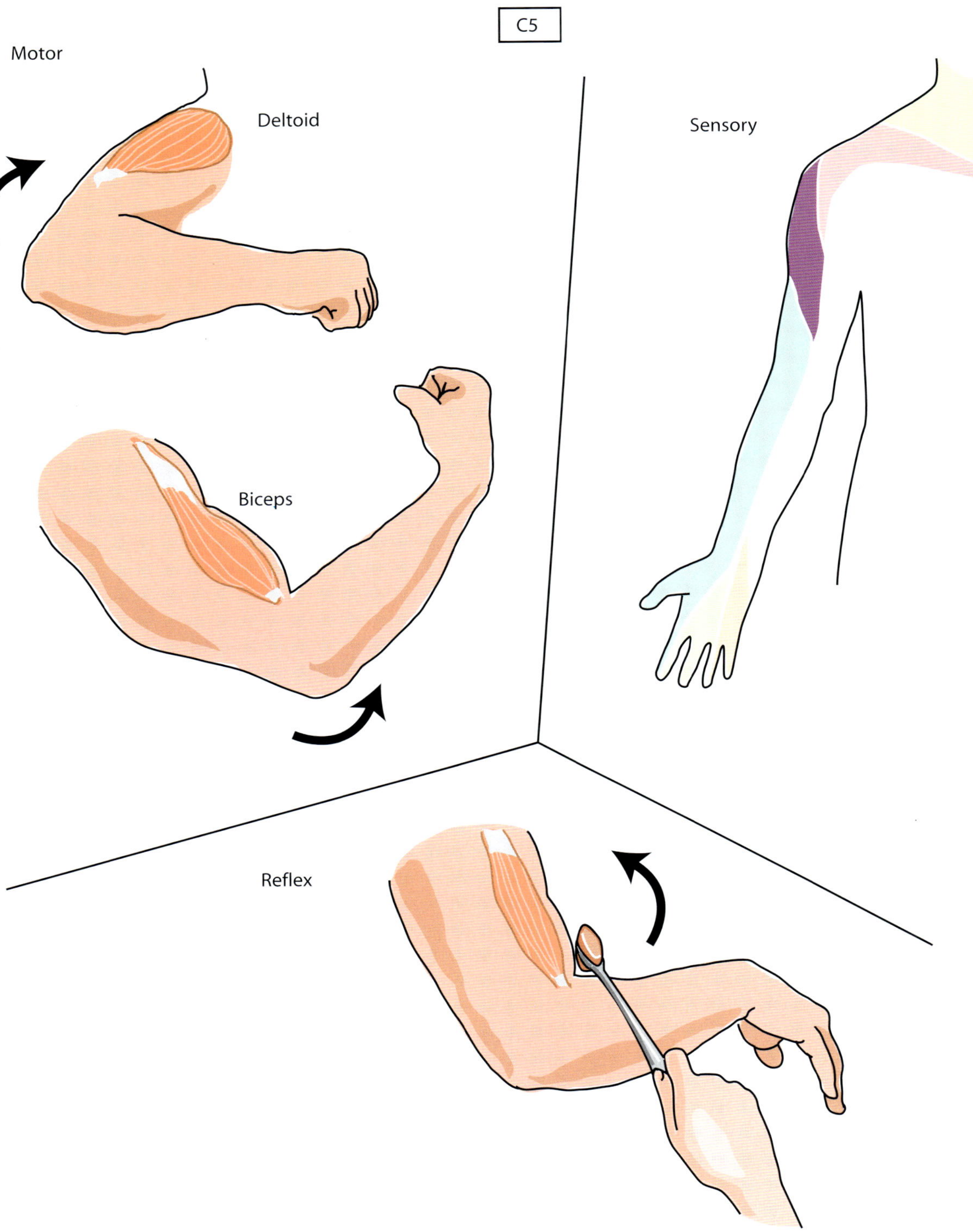

■ 그림 8-2. C5 근육분절의 통합 검사

CHAPTER

C6 신경진단 9

The C6 Neurologic Level

특정 경수나 경추신경의 이상을 진찰을 통해 진단하는 근거는 해당 레벨의 이상이 존재하는 경우에는 비교적 일정한 패턴으로 기능장애, 감각이상, 통증이 나타난다는 것이다. 완전한 것은 아니지만 상지의 해당 신경분포를 고려하면 환자가 호소하는 이상의 평가를 좀 더 정확하게 빠른 시간에 할 수 있다. 여기에 MRI 소견에서 얻은 신경해부학적 이상, 근전도에서 확인된 신경생리학적인 이상소견을 종합하면 환자가 호소하는 증상의 병변 레벨이 어디인지 보다 정확한 진단이 가능하다.

C6 피부분절(dermatome)의 검사는 상지외측의 원위부에서의 감각검사로 가장 정확히 수행할 수 있다(그림 9-1). 이 해부학적 부위에서 감각이 감소하면 척수내병변, 디스크탈출 등에 의한 C6 신경근 이상, 혹은 말초신경인 액와신경의 병변이 흔한 원인들이다. 이를 감별하려면 근력검사, 건반사 변화, 영상학적 검사나 근전도 검사가 도움이 된다.

C6 근육분절(myotome) 검사는 엄지쪽 손목신전근 검사가 가장 정확하다. 이근육의 대부분을 지배하는 신경은 C6이며 새끼손가락쪽 손목신전근은 C7이 지배하기 때문이다. 근력검사는 다음과 같은 방법으로 시행한다; 앉은 자세에서 손가락을 살짝 구부려서 손가락 신전근이 작용하지 않도록 한다. 이 자세에서 검사자는 저항을 주면서 환자에게 엄지쪽으로 손목을 신전하도록 한다(그림 9-2).

만일 C6 근분절은 이상이 있고 C7 근분절은 정상이면 환자는 손목신전시 새끼손가락 방향으로 신전운동을 하게 된다.

상완요골근(brachioradialis) 건반사는 C6 신경에 의해 이루어진다. 환자에게 힘을 빼도록 하고 검사자의 팔위에 환자 팔을 올려놓고서 햄머로 상완요골근건을 톡 치면서 그 반응으로 등급을 정한다(그림 9-2). 건반사가 소실되거나 감소하면 C6 분절의 이상, 반면에 항진되면 척수내 병변을 시사한다.

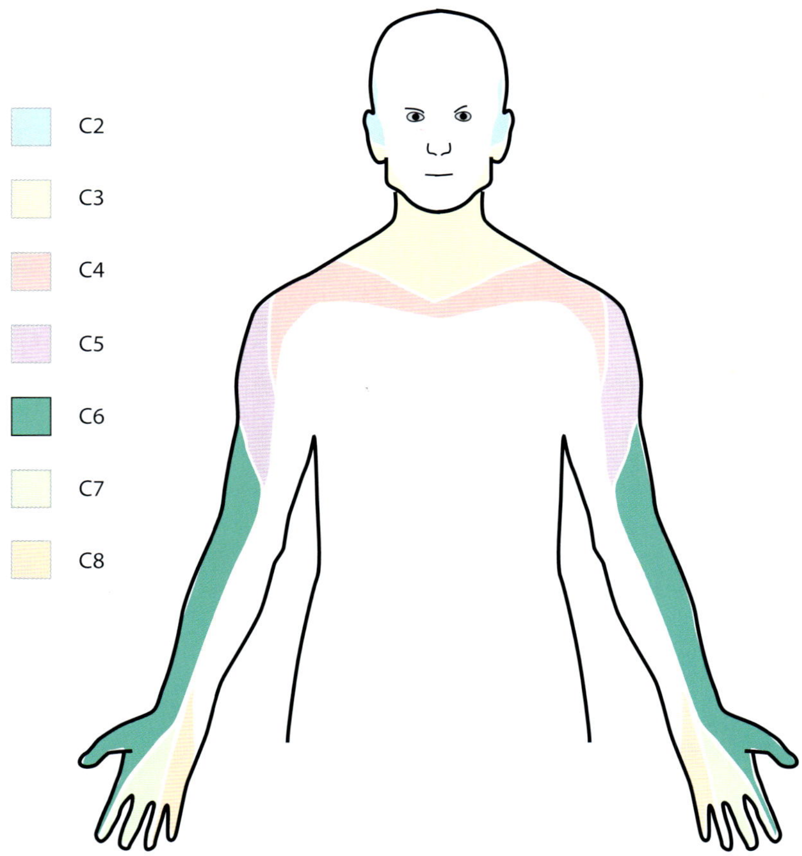

■ **그림 9-1.** C6 피부분절의 분포

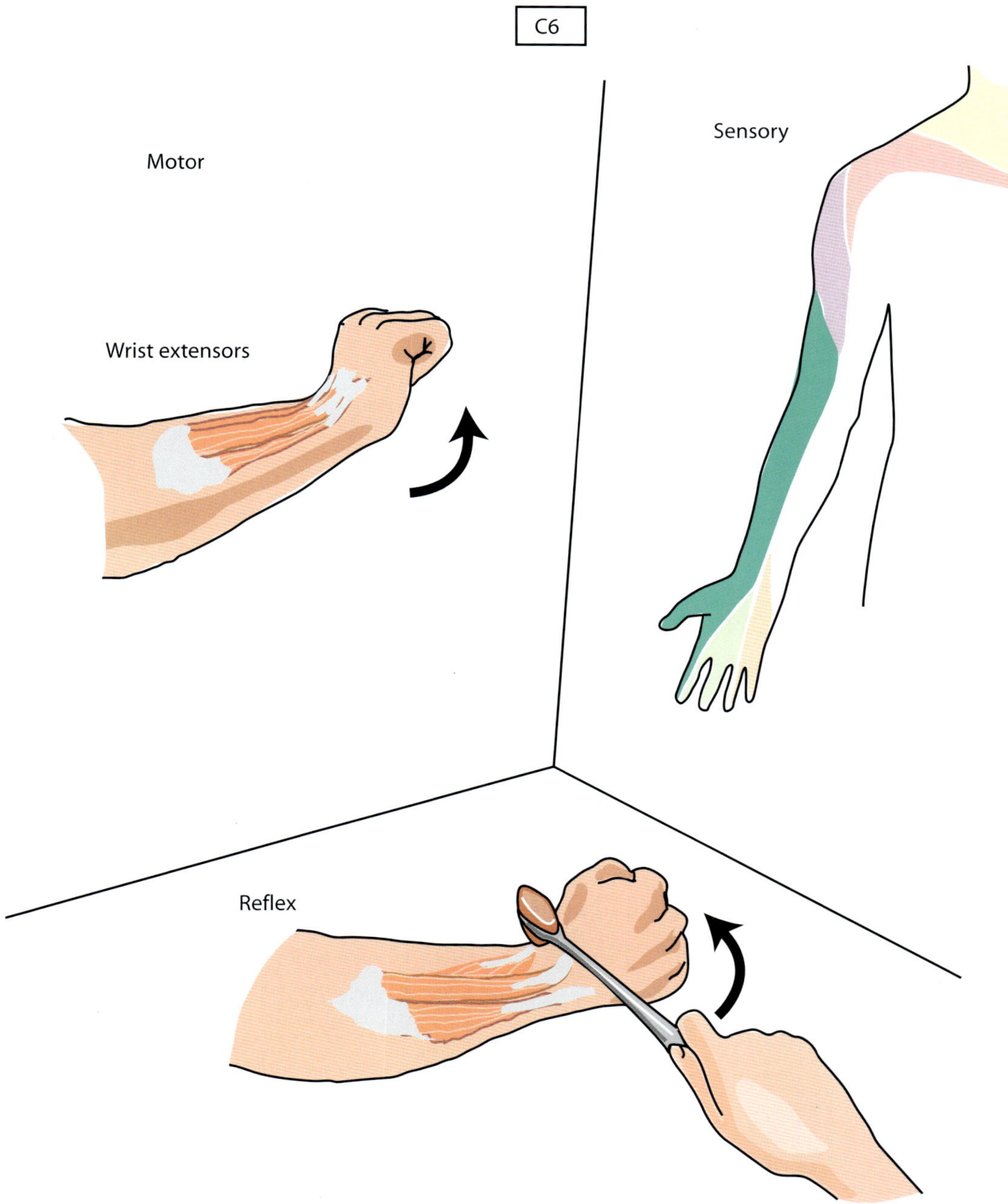

■ **그림 9-2.** C6 근육분절의 통합 검사

CHAPTER

10 C7 신경진단

The C7 Neurologic Level

특정 경수나 경추신경의 이상을 진찰을 통해 진단하는 근거는 해당 레벨의 이상이 존재하는 경우에는 비교적 일정한 패턴으로 기능장애, 감각이상, 통증이 나타난다는 것이다. 완전한 것은 아니지만 상지의 해당 신경분포를 고려하면 환자가 호소하는 이상의 평가를 좀 더 정확하게 빠른 시간에 할 수 있다. 여기에 MRI 소견에서 얻은 신경해부학적 이상, 근전도에서 확인된 신경생리학적인 이상소견을 종합하면 환자가 호소하는 증상의 병변 레벨이 어디인지 보다 정확한 진단이 가능하다.

C7 피부분절(dermatome)의 검사는 가운데 손가락의 감각검사로 가장 정확히 수행할 수 있다(그림 10-1). 한가지 염두에 둘 것은 환자마다 차이가 있어서 일부에서는 C6나 C8 신경의 지배를 받기도 한다. 이 해부학적 부위에서 감각이 감소하면 척수내병변, 디스크탈출 등에 의한 C7 신경근 이상, 혹은 말초신경인 액와신경의 병변이 흔한 원인들이다. 이를 감별하려면 근력검사, 건반사 변화, 영상학적 검사나 근전도 검사가 도움이 된다.

C7 근육분절(myotome) 검사는 엄지쪽 손목굽힘근(flexor carpi radialis) 검사가 가장 정확하다. 손목신전근은 C7의 지배를 받으며 새끼손가락쪽 손목굽힘근(flexor carpi ulnaris)은 C8의 지배를 주로 받는다. 근력검사는 다음과 같은 방법으로 시행한다; 앉은 자세에서 손가락을 펴서 손가락 굽힘근이 작용하지 않도록 한다. 이 자세에서 검사자는 저항을 주면서 환자에게 엄지쪽으로 손목을 구부리도록 한다(그림 10-2). 만일 C7 근분절은 이상이 있고 C8 근분절은 정상이면 환자는 손목구부림시 새끼손가락 방향으로 굴곡운동을 하게 된다.

삼두근 건반사는 C7 신경에 의해 이루어진다. 환자에게 힘을 빼도록 하고 검사자의 팔 위에 환자 팔을 걸쳐놓고서 햄머로 삼두근건을 톡 치면서 그 반응으로 등급을 정한다(그림 10-2). 건반사가 소실되거나 감소하면 C7 분절의 이상, 반면에 항진되면 척수내 병변을 시사한다.

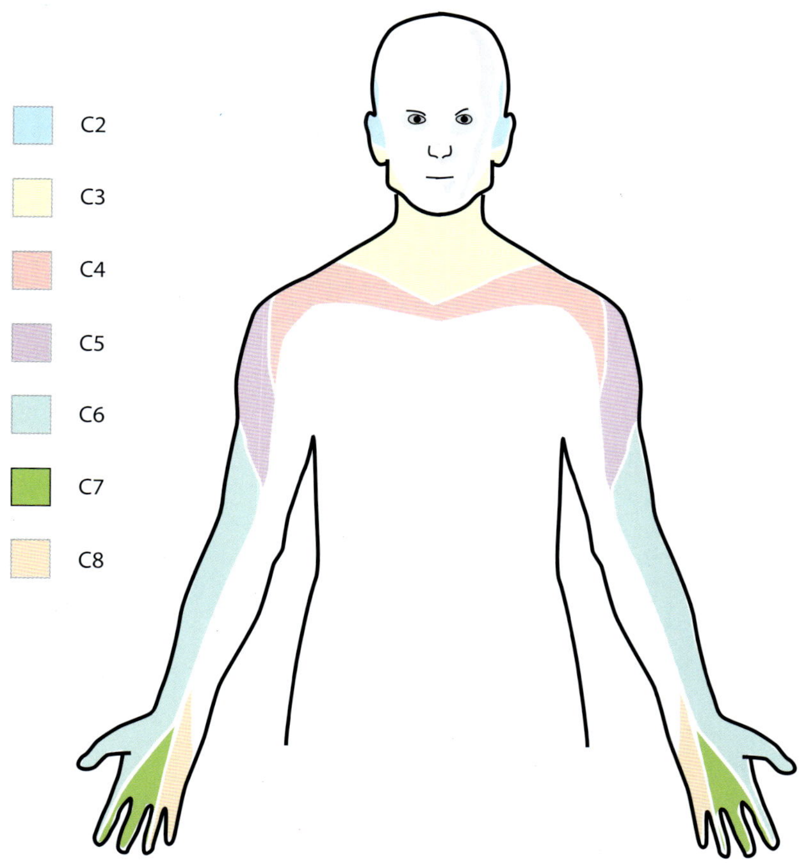

■ 그림 10-1. C7 피부분절의 분포

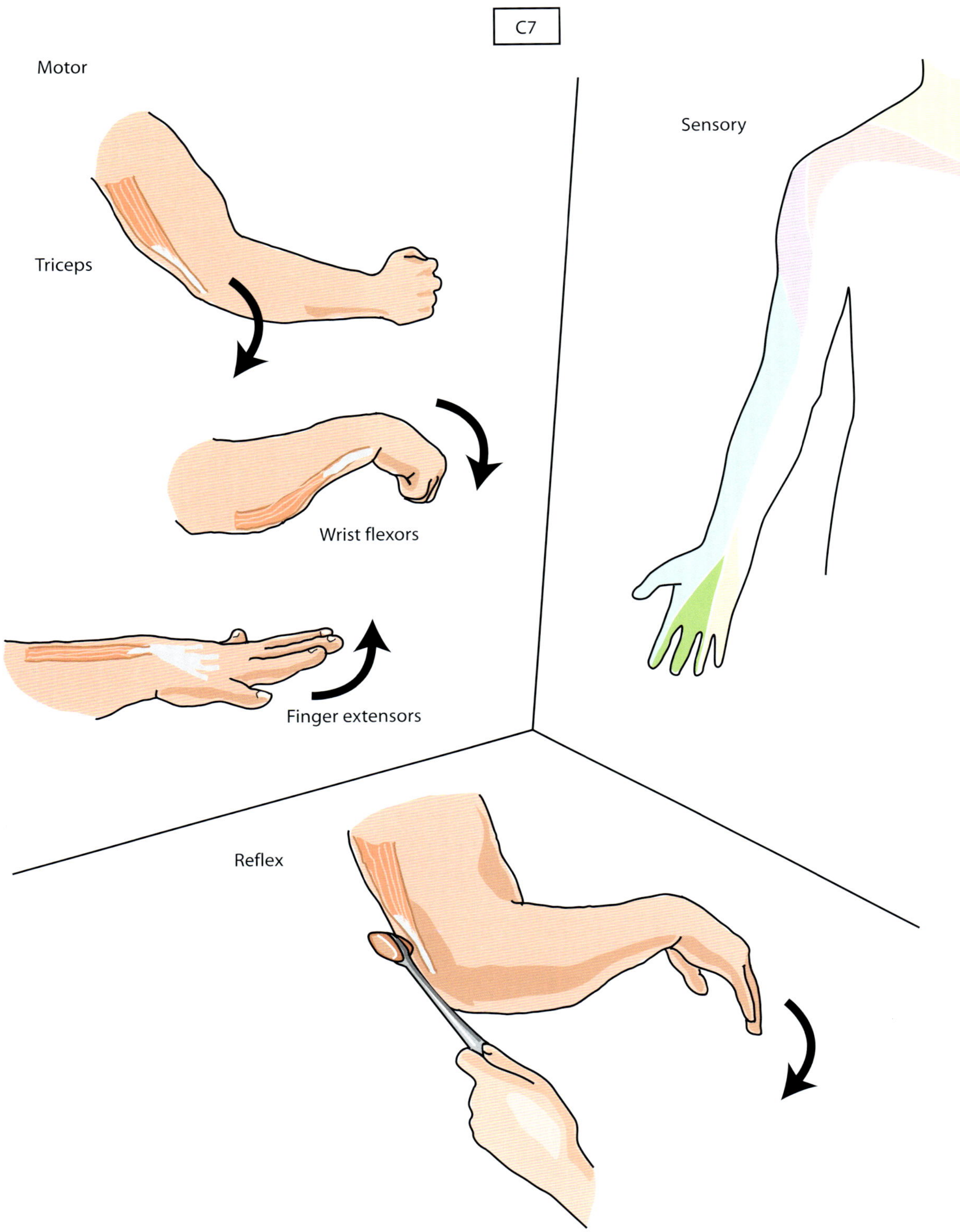

■ **그림 10-2.** C7 근육분절의 통합 검사

CHAPTER 11

C8 신경진단

The C8 Neurologic Level

특정 경수나 경추신경의 이상을 진찰을 통해 진단하는 근거는 해당 레벨의 이상이 존재하는 경우에는 비교적 일정한 패턴으로 기능장애, 감각이상, 통증이 나타난다는 것이다. 완전한 것은 아니지만 상지의 해당 신경분포를 고려하면 환자가 호소하는 이상의 평가를 좀 더 정확하게 빠른 시간에 할 수 있다. 여기에 MRI 소견에서 얻은 신경해부학적 이상, 근전도에서 확인된 신경생리학적인 이상소견을 종합하면 환자가 호소하는 증상의 병변 레벨이 어디인지 보다 정확한 진단이 가능하다.

C6 피부분절(dermatome)의 검사는 새끼손가락의 외측 감각검사로 가장 정확히 수행할 수 있다(그림 11-1). 환자마다 신경지배의 차이는 있지만 대부분의 환자에서 C8 신경근의 분지인 척골신경(ulnar nerve)이 이 부위의 감각을 지배한다. 이 해부학적 부위에서 감각이 감소하면 척수내병변, 디스크탈출 등에 의한 C8 신경근 이상, 혹은 말초신경인 액와신경의 병변이 흔한 원인들이다. 이를 감별하려면 근력검사, 건반사 변화, 영상학적 검사나 근전도 검사가 도움이 된다.

C8 근육분절(myotome) 검사는 네 번째 손가락의 굽힘근(flexor digitorum sublimus) 검사가 가장 정확하다. 본 근육을 포함하여 손가락 굽힘근의 주 신경지배는 C8이다. 근력검사는 다음과 같은 방법으로 시행한다; 앉은 자세에서 2, 3, 5번째 손가락을 편 자세로 안정시키고 검사자는 저항을 주면서 환자에게 네 번째 손가락을 구부리도록 한다(그림 11-2).

C8 신경분절에 의해 수행되는 건반사는 없다.

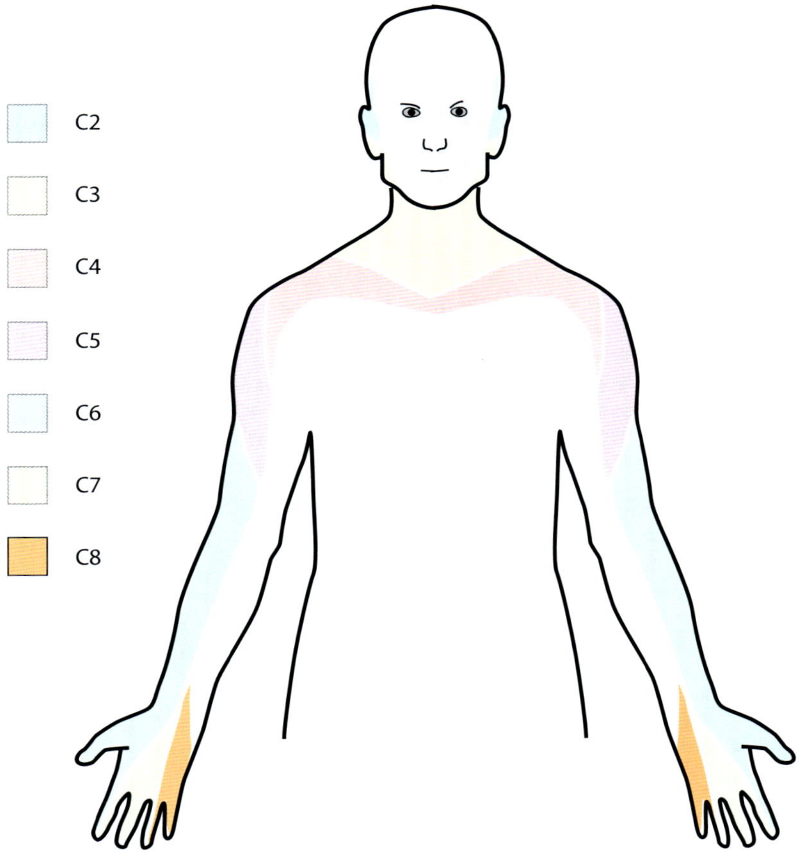

■ 그림 11-1. C8 피부분절의 분포

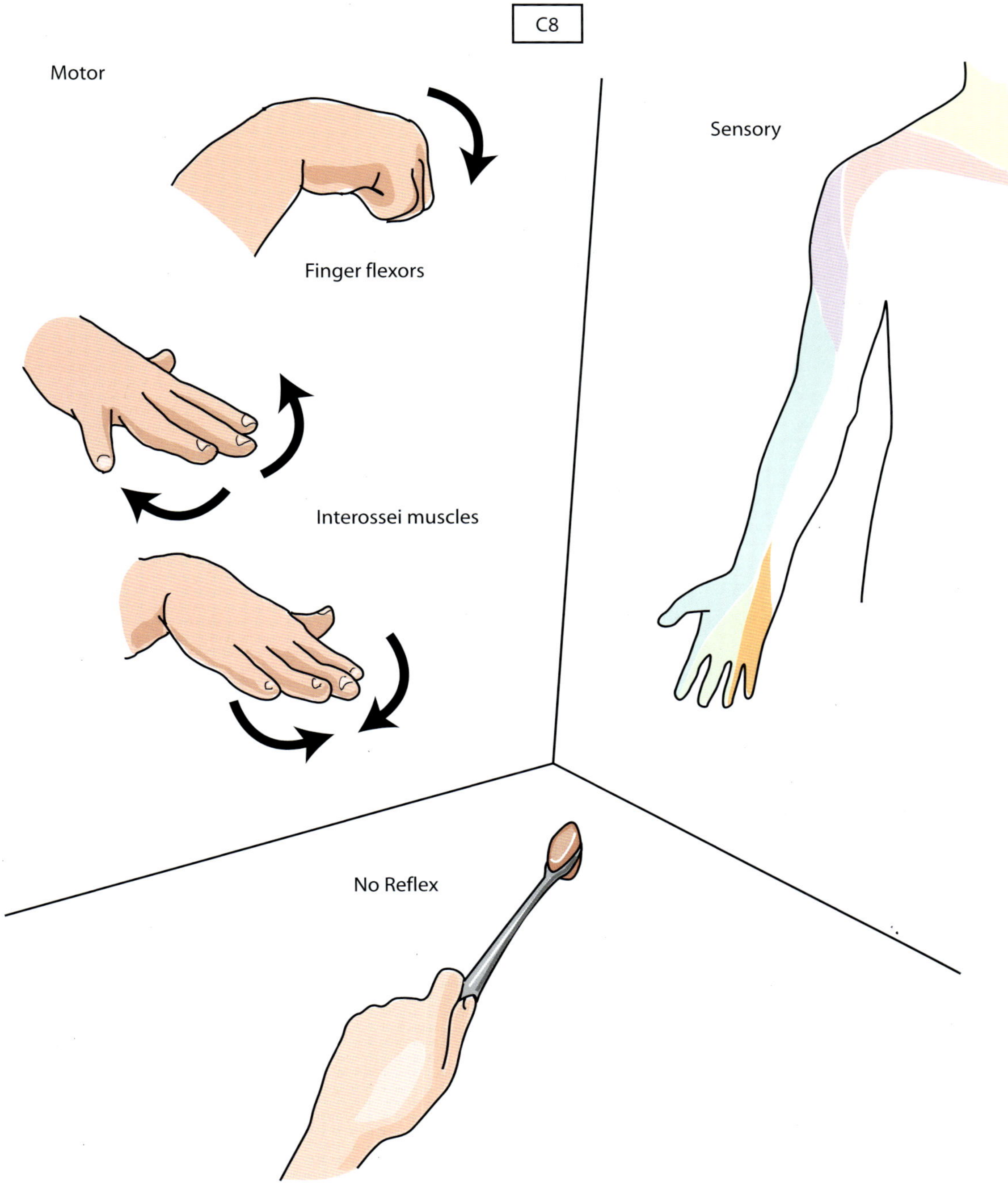

■ **그림 11-2.** C8 근육분절의 통합 검사

CHAPTER

12 척추증이나 디스크탈출로 인한 경추신경근증에서 Spurling Test

The Spurling Test for Cervical Radiculopathy Secondary to Herniated Disc or Spondylosis

선 자세에서 검사자는 환자의 뒤에 서서 증상을 호소하는 쪽으로 목을 구부리면서 신전을 하도록 한다(그림 12-1). 이 자세에서 신경공이 좁아지면서 신경근이 더 눌려 통증이 심해지면 양성이다.

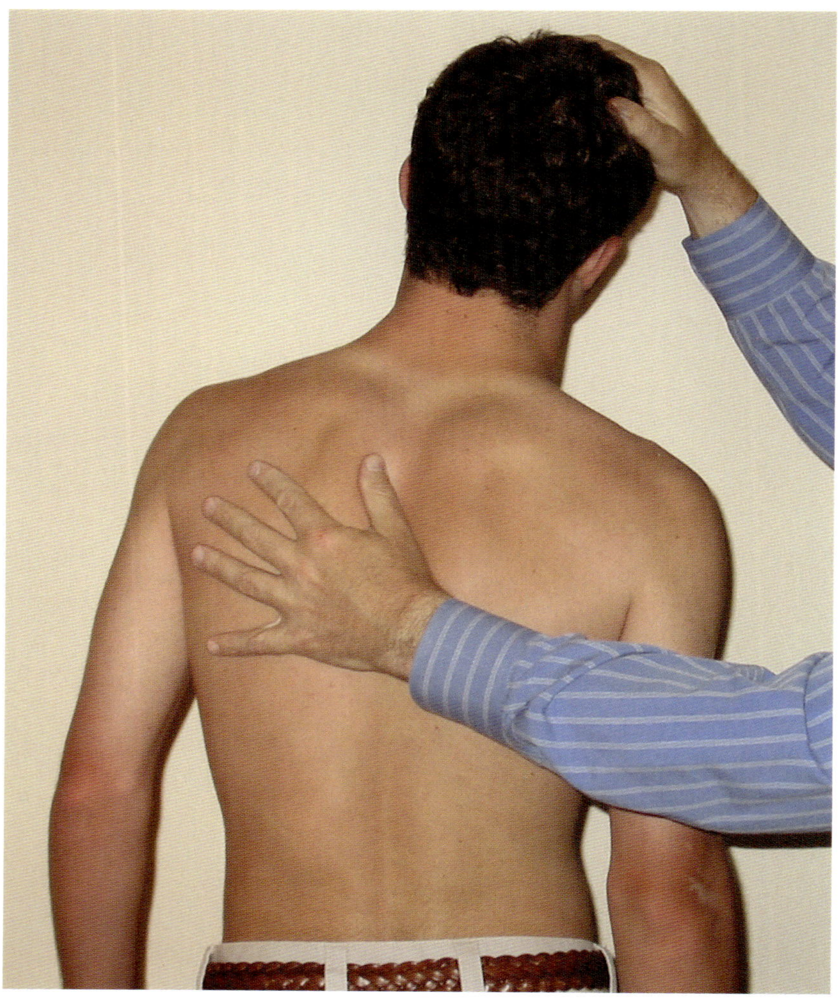

■ 그림 12-1. Spurling test

CHAPTER 13

축부하검사

The Axial Loading Test for Cervical Discogenic Disease

선 자세에서 검사자는 환자의 뒤에 서서 목을 중립자세로 유지한 채 환자의 머리꼭대기로부터 하방 정중앙 축 방향으로 누르듯이 힘을 준다(그림 13-1). 증상을 호소하는 쪽으로 목을 구부리면서 신전을 하도록 한다(그림 12-1). 이 자세에서는 경추디스크가 압박되어 신경근이 눌리므로 목이나 상지로 방사통이 생기면 양성이다.

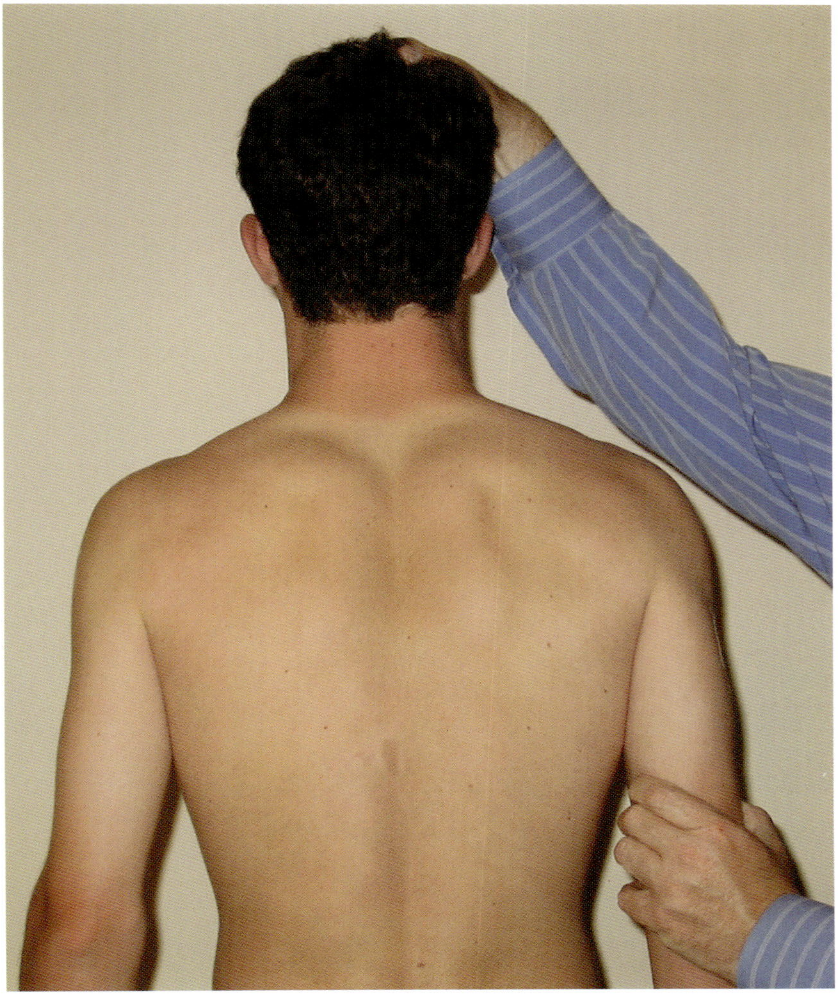

■ 그림 13-1. Axial loading test

CHAPTER

14 경수병증을 위한 Hoffmann test

The Hoffmann Test for Cervical Myelopathy

Hoffmann 검사 또는 반사는 경수증(myelopathy) 환자 진단에 유용하다. 척수 긴 신경경로(long tract)의 압박이 본 검사의 이론적 근거이다. 환자를 편안한 자세로 앉게 하고 손을 검사자의 손위에 편하게 걸쳐놓도록 한다. 이 자세에서 환자 가운데 손가락의 손톱을 가볍게 튕겨주면서 환자의 엄지와 검지 손가락이 구부러지면 양성이다(그림 14-1).

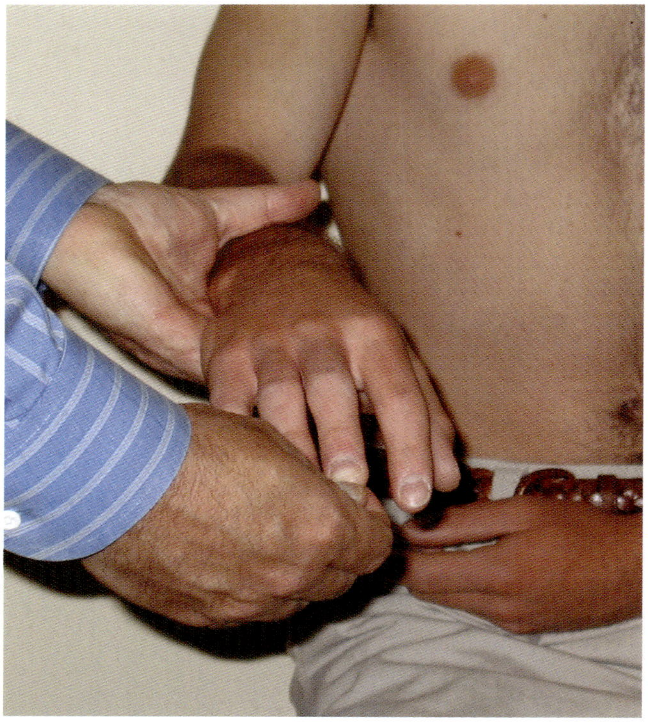

■ 그림 14-1. Hoffmann 검사

CHAPTER 15

경추에서 기인하는 통증 병변들

Painful Conditions Emanating from the Cervical Spine

우선 환자 경추와 피부분절을 검사하여 감별진단의 범위를 좁히고 그에 맞는 임상검사를 선택하도록 한다. 이 과정을 좀 더 정확 신속히 수행하기 위하여 경추에서 발생하는 흔한 통증의 원인들을 알고 있어야 한다. 경추의 병변들은 서로 그 특징이 중복되고 또 어깨병변과도 관련이 되지만, 표 15-1의 병변들을 알고 있으면 보다 정확한 진단을 내리는데 도움이 되고 흔하진 않지만 목통증과 상지통증의 원인이 되는 병변들을 놓치지 않는다. 목과 어깨통증에서 가장 흔히 소홀히 되며 잘못된 치료를 하게 되는 경우는 표에서 마지막 3범주의 병변들이다. 따라서 항상 이들 질환에 대한 감별을 잊지 않고 있어야 한다.

표 15-1. 목과 상지통증 원인들

Localized Bony, Disc Space, or Joint Space Pathology	Primary Shoulder Pathology	Systemic Disease	Sympathetically Mediated Pain	Referred from Other Body Areas
Vertebral fracture Primary bone tumor Facet joint disease Localized or generalized degenerative arthritis Osteophyte formation Disc space infection Herniated cervical disc Degenerative disc disease Whiplash injuries Primary spinal cord pathology Osteomyelitis Epidural abscess Epidural hematoma	Bursitis Tendinitis Rotator cuff tear Impingement syndromes Adhesive capsulitis Joint instability Muscle strain Muscle sprain Periarticular infection not involving joint space	Rheumatoid arthritis Collagen vascular disease Reiter's syndrome Gout Other crystal arthropathies Charcot's neuropathic arthritis Multiple sclerosis Ischemic pain secondary to peripheral vascular insufficiency Ankylosing spondylitis	Causalgia Reflex sympathetic dystrophy Shoulder/hand syndrome Dressler's syndrome Intrathoracic tumors	Thyroiditis Eagle's syndrome Hyoid syndrome Malignancy of the retropharyngeal space Brachial plexopathy Fibromyalgia Myofascial pain syndromes such as scapulocostal syndrome Parsonage-Turner syndrome (idiopathic brachial neuritis) Thoracic outlet syndrome Entrapment neuropathies Pneumothorax Subdiaphragmatic pathology such as subcapsular hematoma of the spleen with positive Kerr's sign

SECTION

2

어깨

The Shoulder

CHAPTER

16 어깨관절의 기능적 해부학

Functional Anatomy of the Shoulder Joint

어깨는 여러 면에서 특수한 관절이다. 단단한 뼈구조로 인해 고유한 안정적인 구조를 가지고 있는 무릎이나 엉치관절과는 달리 어깨는 인대, 힘줄, 근육, 특히 관절순(labrum)과 회전근개(rotator cuff)들이 복합적으로 모여서 이루어진 불안정한 구조를 갖고 있다. 안정성은 적은 대신에 넓은 가동범위를 하는 것도 특징이다. 무릎이나 엉치처럼 체중을 지탱하는 관절은 아니지만 과다한 가동운동을 하므로 큰 기계적 힘을 받는 관절이다. 일상생활에서 흔히 하는 동작인 머리위로 물건을 들어올리기, 휘둘러 던지기 같은 동작은 이러한 기계적 부하를 더 과중시켜서 어깨관절이 반복적인 동작에 의한 손상을 받기 쉽게 만든다.

어깨진찰로부터 올바른 정보를 얻기 위해서는 그 기능적 해부학을 잘 알아야 한다. 기능적인 면의 해부학을 잘 이해하려면 우선 어깨가 무릎 같은 단일관절과는 달리 다음 4개의 관절이 서로 상호유기적으로 작동하는 관절임을 알아야 한다.

- 흉쇄관절(sternoclavicular joint)
- 어깨돌기-쇄골관절(acromioclavicular joint)
- 어깨상완관절(glenohumeral joint)
- 견갑흉곽관절(scapulothoracic joint)

이 중 어깨상완관절은 어깨관절의 주된 가동성에 기여하며 다른 각 관절들은 상호적으로 작용하여 어깨의 다양한 가동운동을 가능하게 한다. 이러한 특징적인 가동운동

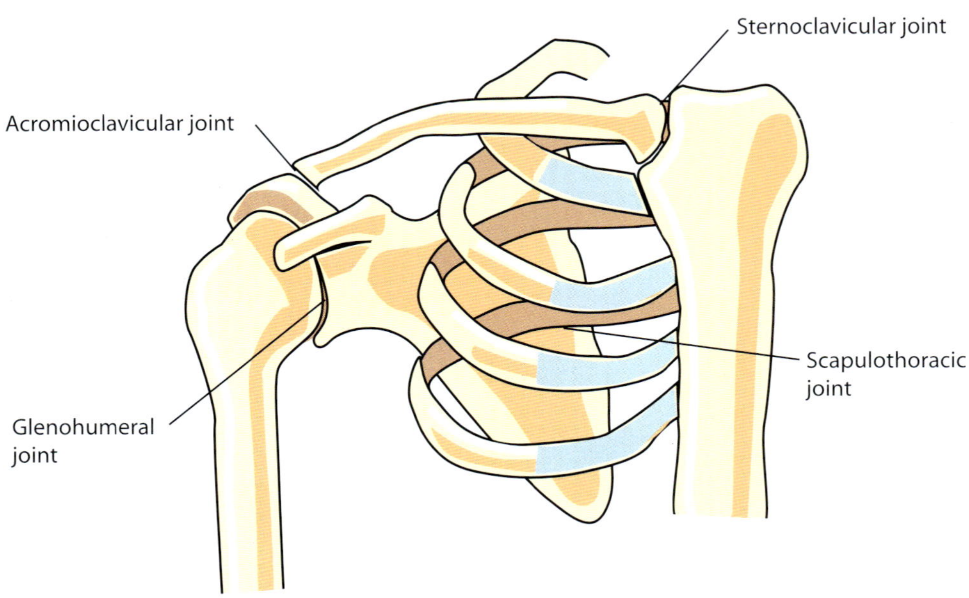

■ 그림 16-1. 어깨의 4가지 관절

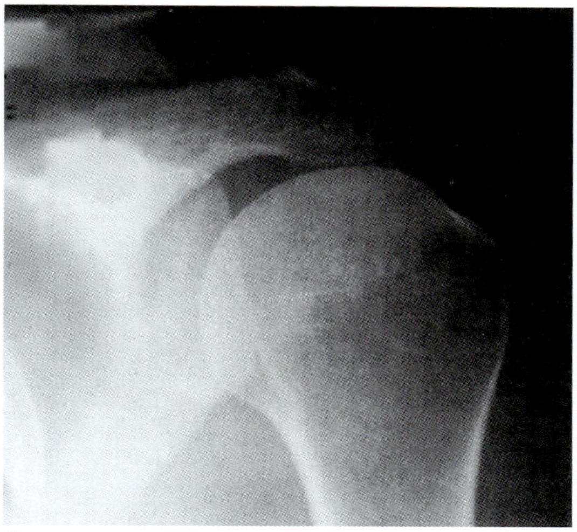
A

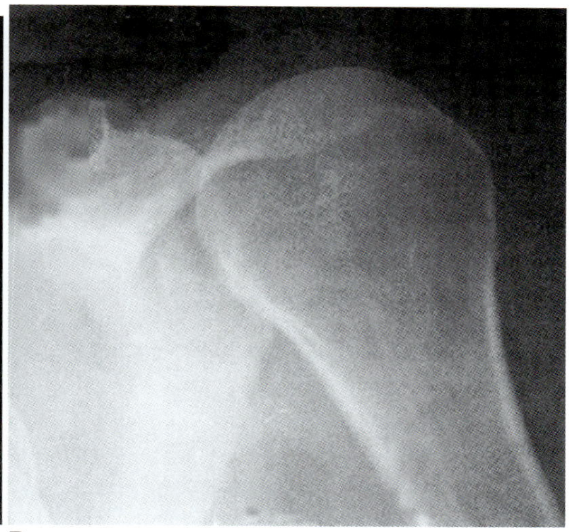
B

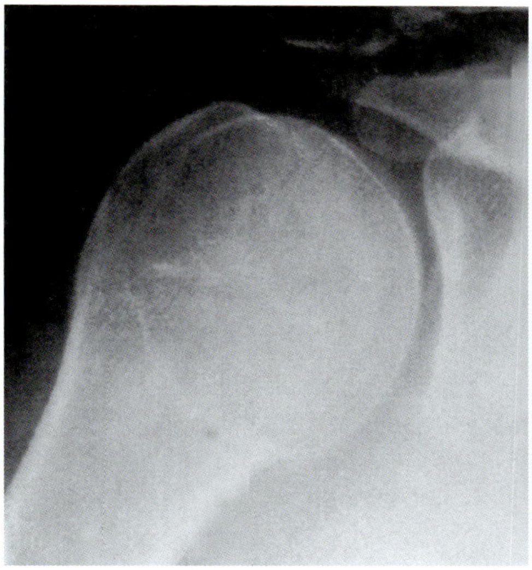
C

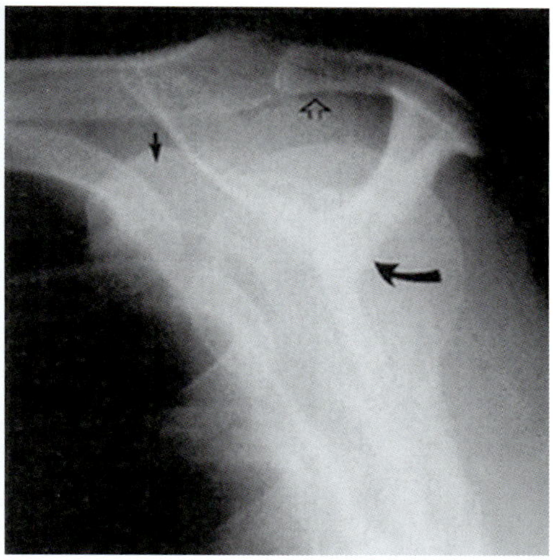
D

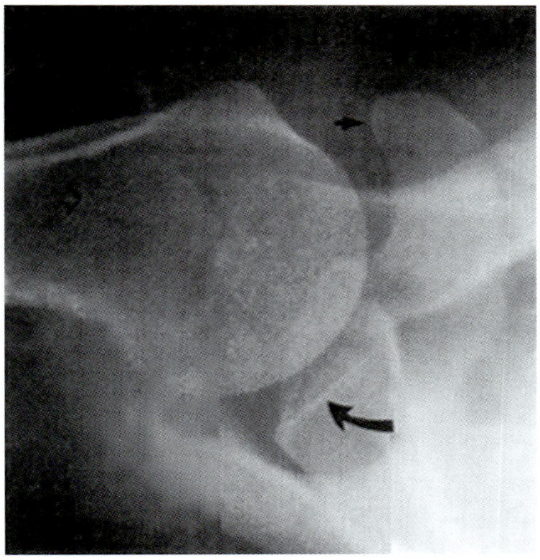
E

■ 그림 16-2. 어깨의 4가지 관절
어깨의 정상 AP사진
상완골의 외회전위치(A), 내회전위치(B)에서 어깨관절(glenohumeral joint)이 비스듬히 위치한 구조임을 알 수 있다. 상완대결절(greater tuberosity)은 외회전 자세에서는 사진의 외측에 보이지만 내회전 자세에서는 상완골두와 겹쳐서 보인다. 어깨의 Grashey view (C) 어깨관절(glenohumeral joint)이 잘 보이게 한 oblique AP로, 환자를 촬영 쪽으로 40도 몸을 돌려서 찍는다. Transcapsular (D) view, Axillary view (E) 어깨돌기(acromion, 속이 빈 화살표), 부리돌기(coracoid, 작은화살표), 어깨관절와(glenoid fossa, 큰 화살표)가 보인다.

은 상완골두와 관절순와(glenoid fossa)의 물리적 특성에 의해 더욱 강화가 된다. 대부분의 관절에서는 그 관절면은 서로 상호보완적으로 모양이 잘 짝을 이루지만, 어깨관절에서는 상완골두는 훨씬 크고 둥그런 모양인데 비하여 이를 수용하는 관절와는 훨씬 작고 얕으며 달걀모양을 한다(그림 16-3). 이러한 관절면의 어울리지 않는 짝 때문에 어깨는 특징적인 가동운동을 하는 것이지만, 동시에 그로 인해 안정성도 떨어지고 손상을 받는 기능해부학적인 원인도 된다. 이러한 이유로 어깨는 인체에서 가장 흔히 탈구가 되는 큰 관절이다.

MRI와 관절경의 도입으로 인하여 정상인과 환자에서 어깨의 기능적 해부학이 더욱 명확히 알려지게 되었다(그림 16-4). 이로 인해 임상의는 진찰을 통해 얻은 정보와 MRI, 관절경에서 발견된 정보를 종합하여 더욱 정확한 진

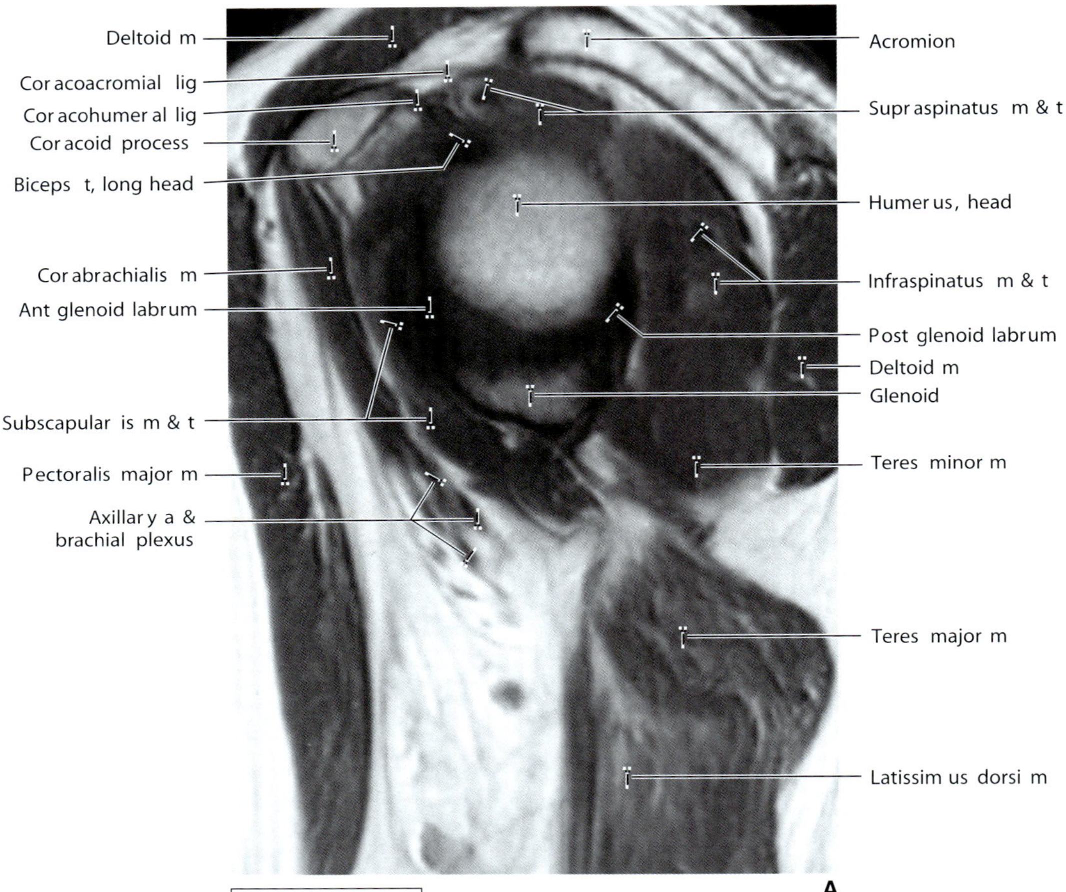

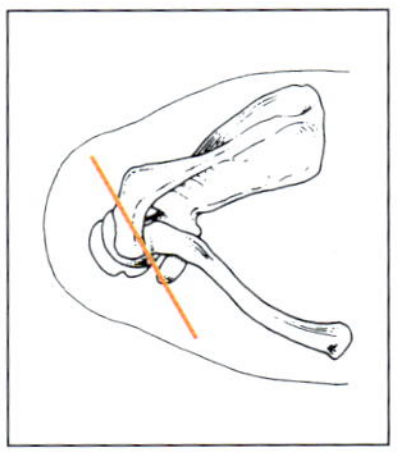

■ 그림 16-3. 어깨 시상면(sagittal view)

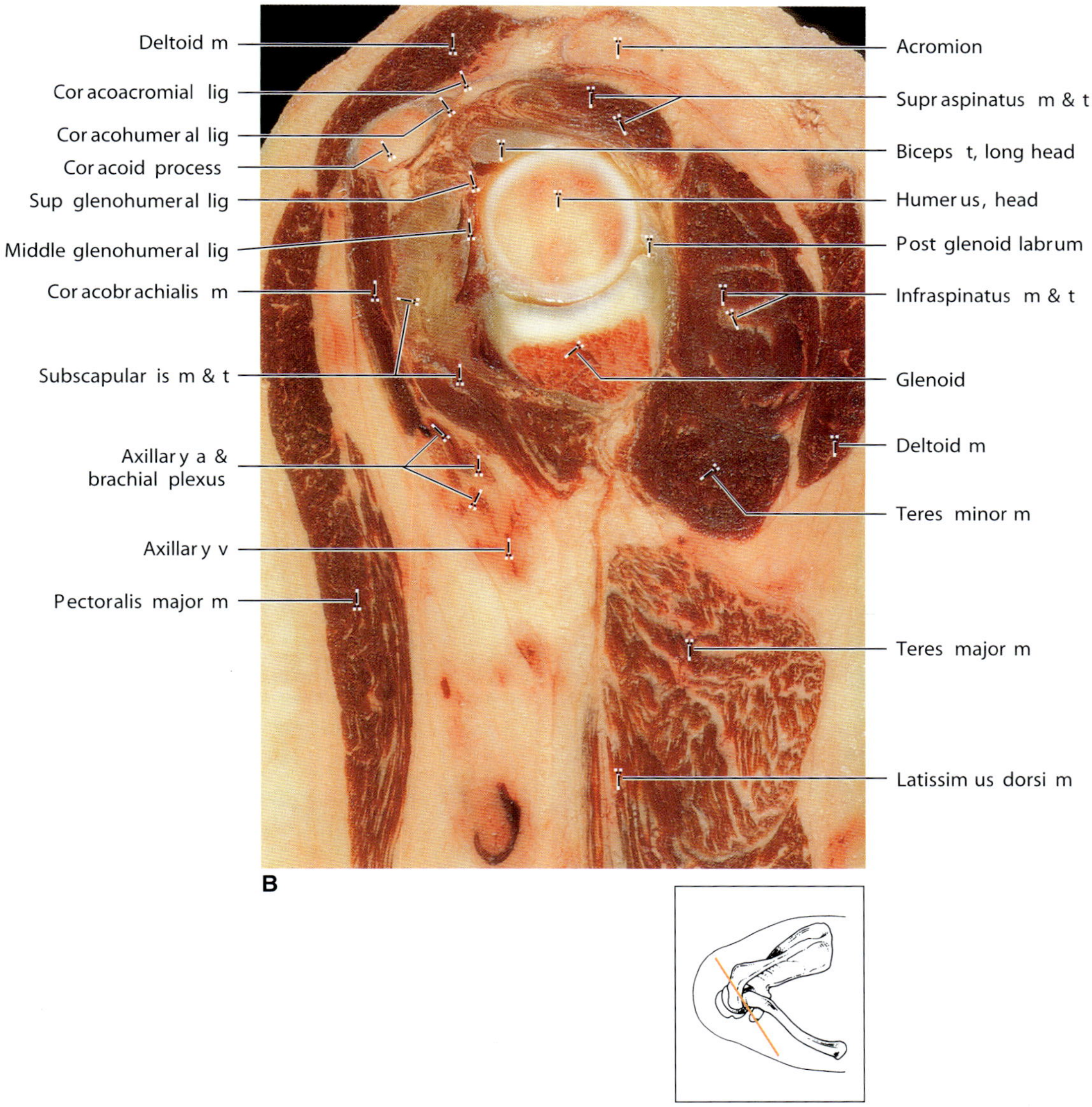
Deltoid m
Coracoacromial lig
Coracohumeral lig
Coracoid process
Sup glenohumeral lig
Middle glenohumeral lig
Coracobrachialis m
Subscapularis m & t
Axillary a & brachial plexus
Axillary v
Pectoralis major m
Acromion
Supraspinatus m & t
Biceps t, long head
Humerus, head
Post glenoid labrum
Infraspinatus m & t
Glenoid
Deltoid m
Teres minor m
Teres major m
Latissimus dorsi m
B

■ 그림 16-3. (계속)

단을 할 수 있게 되었다. 앞으로 다음 장들에서 기술될 내용들은 이러한 정보들에 관해 임상의에게 유용한 지식들을 기술한 것이며 이를 통해 어깨통증이나 장애환자들을 더욱 정확하게 치료할 수 있도록 도움을 줄 것이다.

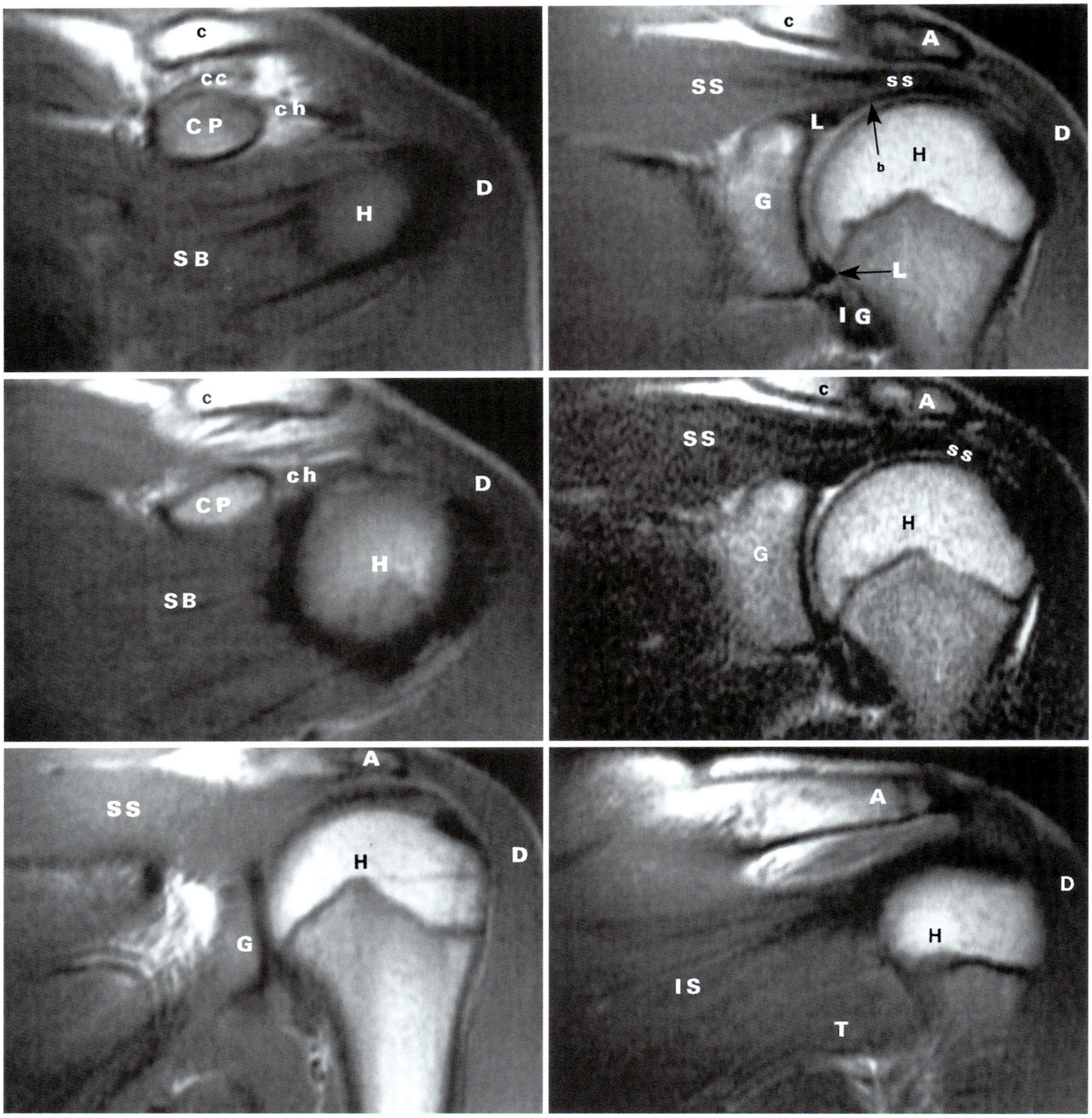

■ 그림 16-4. 좌측 어깨의 비스듬관상면 MRI 영상

CHAPTER 17

어깨의 시진

Visual Inspection of the Shoulder

진찰의 첫 단계는 어깨관절과 주위조직의 관찰이다. 속옷이나 셔츠를 입을 때에 불편감이 있다면 어깨기능 이상이 있다는 유용한 단서가 된다. 예를 들어 브래지어를 착용하거나 풀르기가 불편한 것은 어깨앞쪽의 불안정, 유착관절낭염, 또는 다른 문제가 있음을 시사한다.

어깨 시진은 상의를 완전히 벗긴 상태에서 한다. 손상에 의한 힘줄의 파열이나 만성적인 회전근개 파열을 포함한 급성 혹은 만성 어깨병변 존재를 시사하는 어깨근육의 위축, 종창, 발적, 점상출혈 등이 있는지 어깨 전방, 측방, 후방에서 관찰한다. 어깨돌기-쇄골관절(acromioclavicular joint)의 비대칭이 있는지 주의 깊게 관찰한다. 통증이나 불안정한 관절임을 시사하는 관절의 과다한 신장(overprotraction) 등에 의한 어깨와 목, 흉곽과의 위치관계를 관찰한다(그림 17-1). 전방톱니근(anterior serratus)이나 긴흉곽신경(long thoracic nerve)의 이상을 시사하는 견갑골이 떠있는 상태(winging)나 견갑골부위 위축(wasting)이 있나 본다. 이상의 초기 소견에 근거하여 다음 단계의 진찰을 좀 더 정확히 할 수 있으며 적절한 X선검사나 MRI 검사를 시행할 수 있다.

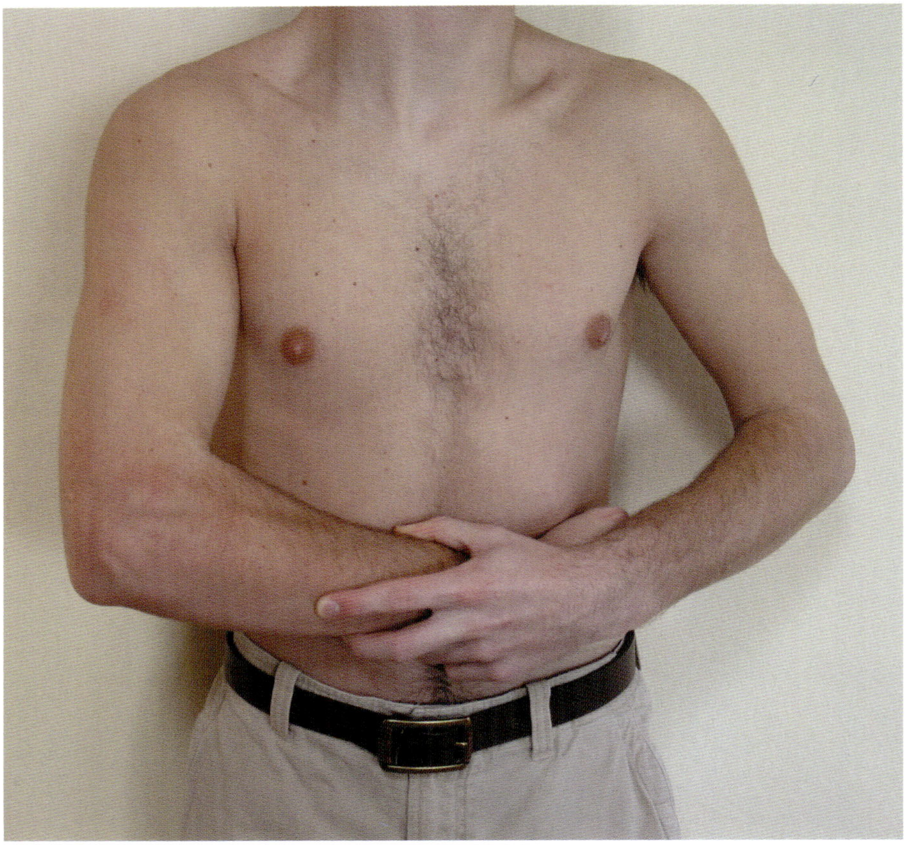

■ 그림 17-1. 목이나 흉곽에 대한 어깨위치의 관찰

CHAPTER 18

어깨의 촉진

Palpation of the Shoulder

어깨통증 및 기능장애 호소환자에서 시진 다음으로는 촉진을 한다. 체온 등의 정확한 평가를 위하여 옷을 벗기도록 한다. 어깨의 전, 옆, 외측과 겨드랑이에서 덩어리, 종창, 온도상승, 관절삼출액, 골극(bone spur) 등이 있나 만져본다.

어깨통증의 흔한 원인이 되는 점액낭염 진단을 위해 특히 어깨돌기밑 점액낭(subacromial bursa)과 삼각근밑 점액낭(subdeltoid bursa)을 자세히 촉진한다(그림 18-1). 또 긴 이두근의 힘줄과 회전근개의 힘줄 부착부위 촉진도 매우 중요하다. 관절의 불안정성과 마찰음(crepitus)은 힘줄의 염증, 유착성 관절낭염, 또는 관절염 존재를 시사한다. 어깨쪽으로 연관통(referral pain)을 유발하는 점프징후(jump sign)를 특징으로 하는 근막 통증유발점이 있는지를 확인하기 위하여 목, 견갑골주위, 견갑하근 주위를 촉진한다. 이상의 촉진에서 나오는 이상소견에 따라 보다 정밀한 2차 검사 등을 시행하도록 한다.

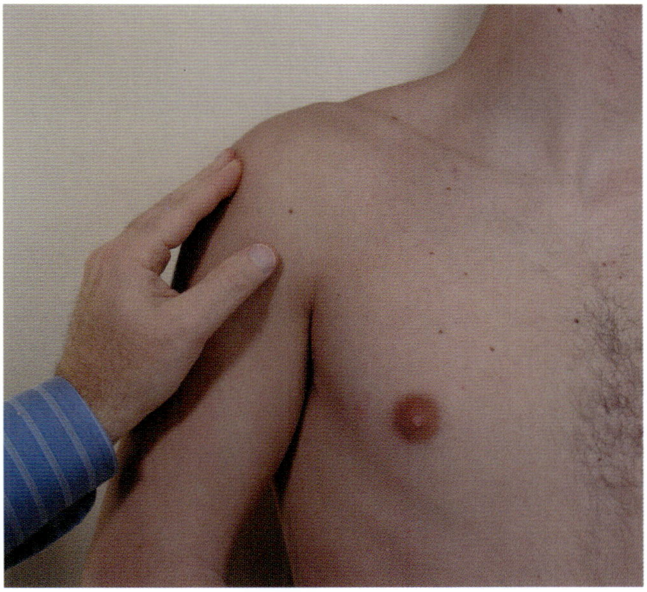

■ 그림 18-1. 어깨의 촉진

CHAPTER

19 외회전

External Rotation of the Shoulder

외회전의 정확한 평가와 미세한 병변을 놓치지 않기 위하여 우선 환자팔을 완전히 내전시킨 다음 다시 최소 90도 정도 외전시킨다. 앉은 자세에서 팔을 완전히 내전시킨 다음에 환자에게 그림처럼 천천히 외회전하도록 한다(그림 19–1). 최대한의 외회전 자세에 도달하면 팔을 위 방향이 아닌 뒤 방향으로 움직여보도록 한다. 이 때에 환자가 움직임이 비대칭인지 혹은 불안(apprehension)해 하는지를 보도록 하며 만일 있다면 이는 어깨의 병변 존재를 시사한다. 이어서 팔을 천천히 외전하도록 하고 바로 이어서 최대한 멀리 외회전하도록 한다(그림 19–2). 정상에서는 팔이 바닥에 평행하도록까지 외회전이 가능하다. 가동운동 제한이나 통증이 있다면 어깨병변 존재를 시사한다.

본 검사가 다 양성이면 좀 더 정확한 병변확인을 위하여 Neer포착검사나 전후방 불안정 확인을 위한 불안검사, X선 검사, MRI 등을 시행한다.

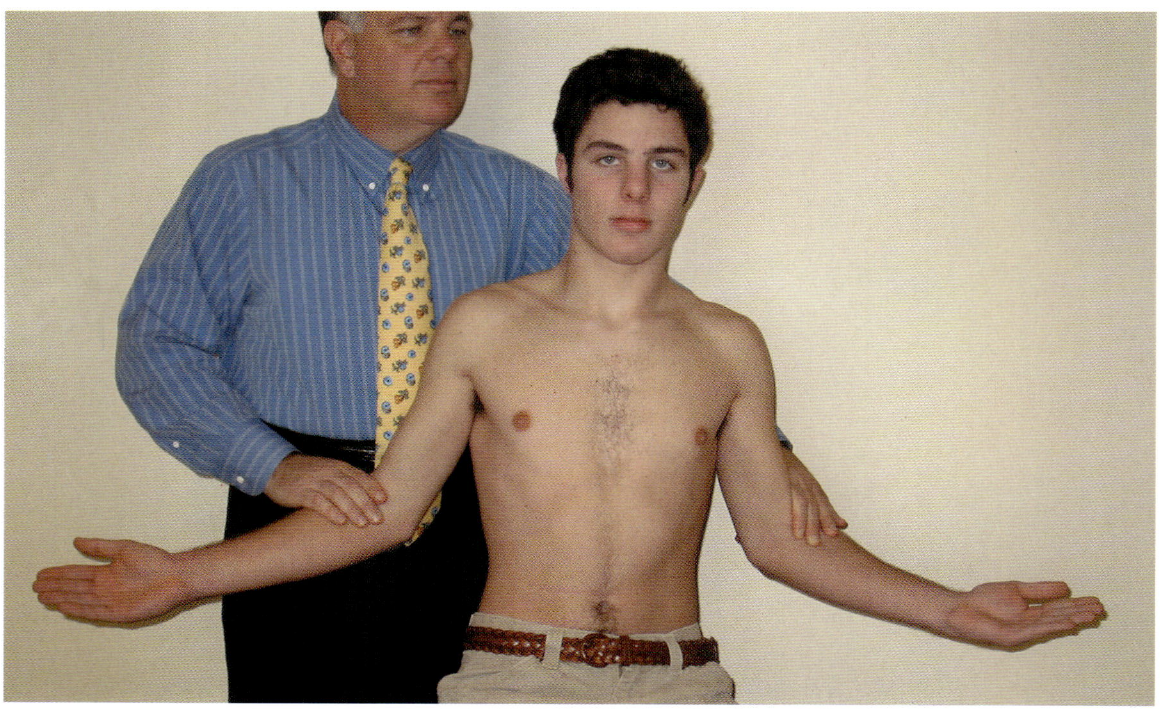

■ 그림 19–1. 팔을 완전히 내전시킨 자세에서 어깨외회전

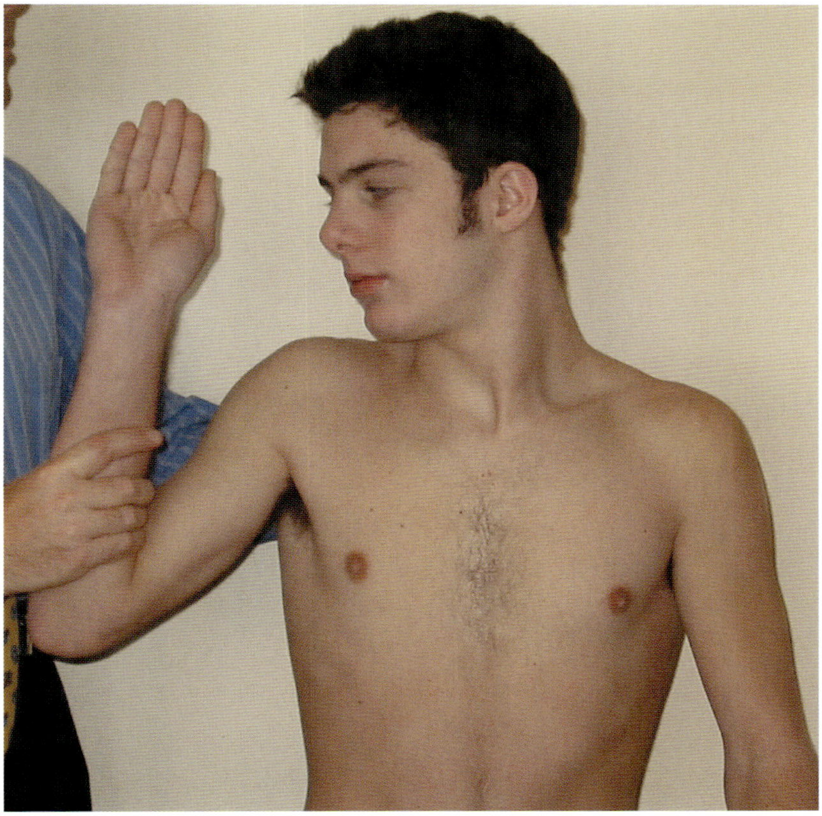

■ 그림 19-2. 팔을 90도 외전시킨 자세에서 어깨외회전

CHAPTER

20 내회전

Internal Rotation of the Shoulder

우선 최대한 내전이 되게 하면서 팔을 뒤로 돌려 손등이 등에 닿도록 하고 엄지는 쭉 펴서 엄지끝이 닿을 수 있는 가장 높은 극돌기를 확인한다(그림 20-1). 반대편에서 반복시행하며 운동제한이나 통증이 있으면 일차적인 어깨병변 존재를 시사한다. 본 검사가 다 양성이면 좀 더 정확한 병변확인을 위하여 Neer 포착검사나 전후방 불안정 확인을 위한 불안검사, X선 검사, MRI 등을 시행한다.

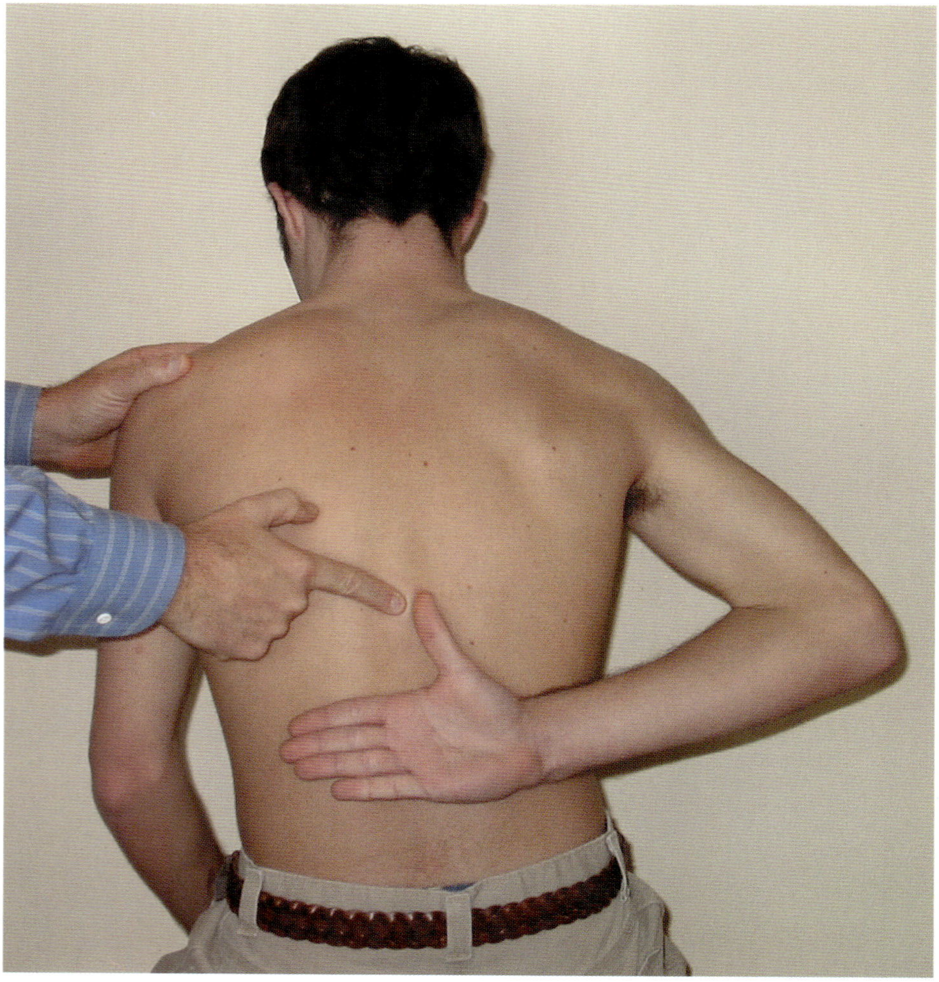

■ 그림 20-1. 어깨의 내회전

CHAPTER 21

팔교차 내전검사

Crossed-Arm Adduction of the Shoulder

본 검사는 특히 어깨 후방의 병변, 예를 들면 유착성 관절낭염, 점액낭염, 건이상(tendinopathy) 등을 확인하는데 유용하다. 앉은 자세에서 팔을 천천히 가슴을 가로질러 반대편으로 내전되도록 한다. 통증이 있는 경우에는 머뭇거리거나 움직임이 부자연스럽다(그림 21-1). 반대편 팔에서 반복한다. 정상이나 아주 경미한 병변만 존재하는 경우에는 어렵지 않게 반대편 삼두근을 잡을 수 있다.

본 검사가 다 양성이면 좀 더 정확한 병변확인을 위하여 Neer 포착검사나 전후방 불안정 확인을 위한 불안검사, X선 검사, MRI 등을 시행한다.

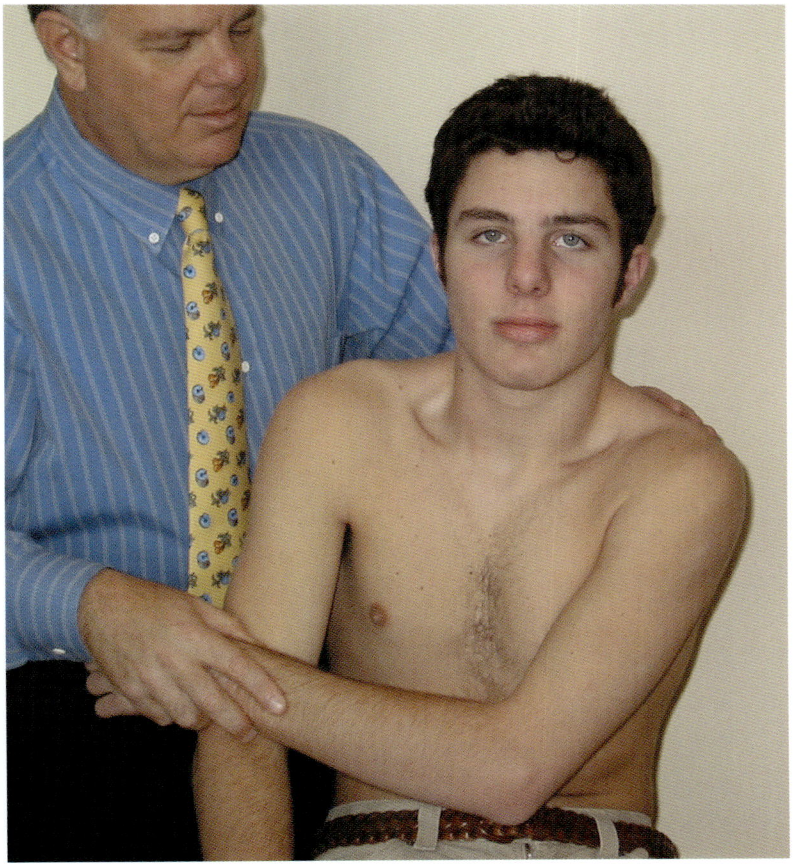

■ 그림 21-1. 팔교차 내전검사

CHAPTER

22 외전

Abduction of the Shoulder

본 검사는 건의 이상, 점액낭염, 포착 증후군 같은 어깨병변을 확인하는데 유용하다. 선 자세에서 환자에게 팔을 할 수 있는 데까지 뒤로 펴도록 하면서 비대칭, 불안, 가동제한 등을 관찰한다(그림 22-1). 이어서 환자에게 어깨를 완전히 외전하도록 하면서 역시 비대칭, 가동제한 등을 본다(그림 22-2).

본 검사가 다 양성이면 좀 더 정확한 병변확인을 위하여 Neer 포착검사나 전후방 불안정 확인을 위한 불안검사, X선 검사, MRI 등을 시행한다.

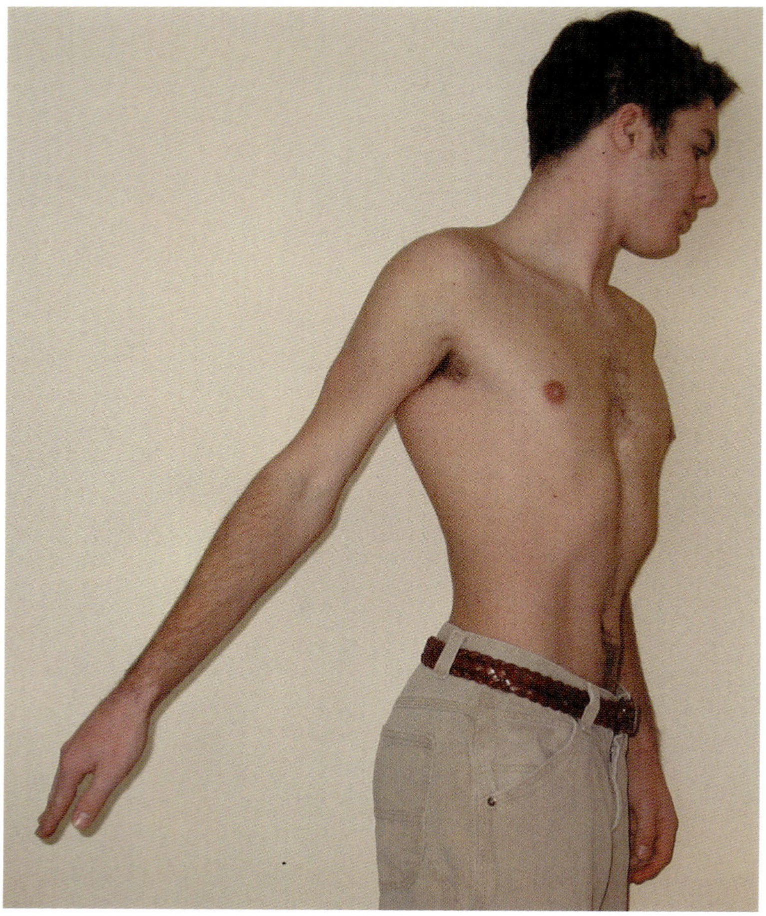

■ 그림 22-1. 팔을 가능한 멀리 등 뒤로 뻗으면서 어깨를 외전하도록 한다.

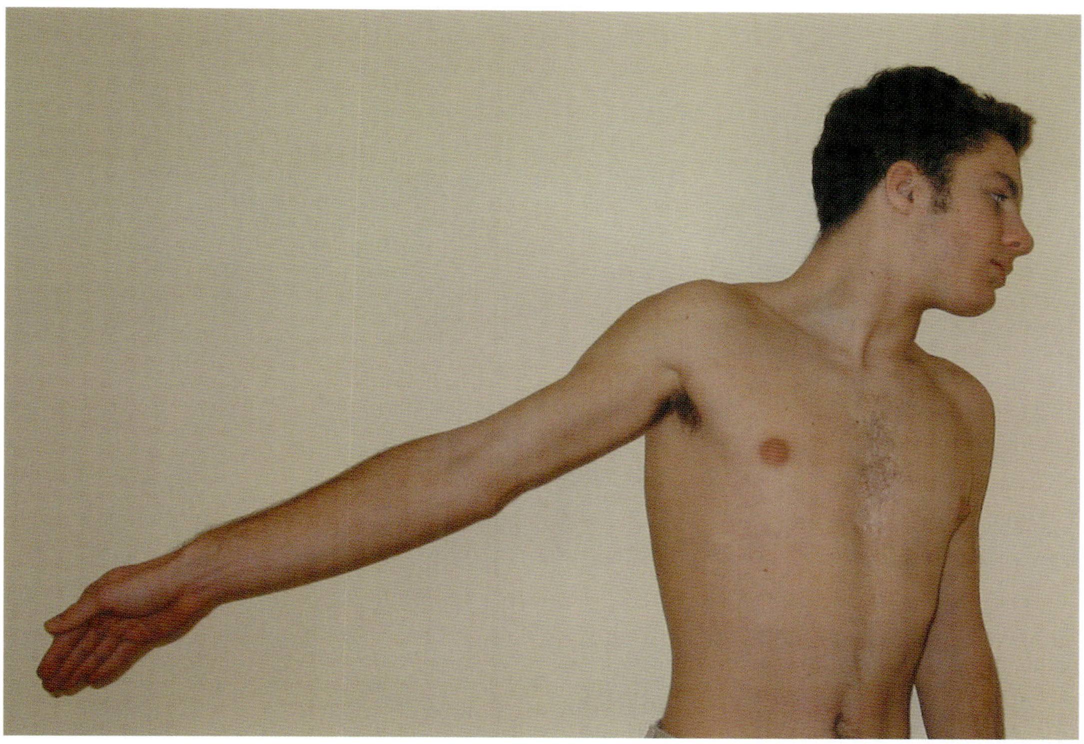

■ **그림 22-2.** 각 어깨를 최대한까지 외전하도록 한다.

CHAPTER

23 어깨에서 기인하는 통증병변들

Painful Conditions of the Shoulder

우선 어깨의 일반적인 이학적 검사를 통하여 감별진단의 범위를 좁히고 그에 맞는 임상검사를 선택하도록 한다. 이 과정을 좀 더 정확 신속히 수행하기 위하여 어깨에서 발생하는 흔한 통증의 원인들을 알고 있어야 한다. 어깨의 병변들은 서로 그 특징이 중복되지만, 표 23-1의 병변들을 알고 있으면 보다 정확한 진단을 내리는데 도움이 되고 흔하진 않지만 통증의 원인이 되는 병변들을 놓치지 않는다. 어깨통증에서 가장 흔히 소홀히 되며 잘못된 치료를 하게 되는 경우는 표에서 마지막 3범주의 병변들이다. 따라서 항상 이들 질환에 대한 감별을 잊지 않고 있어야 한다.

표 23-1. 어깨통증의 원인들

Localized Bony or Joint Space Pathology	Periarticular Pathology	Systemic Disease	Sympathetically Mediated Pain	Referred from Other Body Areas
Fracture Primary bone tumor Primary synovial tissue tumor Joint instability Localized arthritis Osteophyte formation Joint space infection Hemarthrosis Villonodular synovitis Intra-articular foreign body	Bursitis Tendinitis Rotator cuff tear Impingement syndromes Adhesive capsulitis Joint instability Muscle strain Muscle sprain Periarticular infection not involving joint space	Rheumatoid arthritis Collagen vascular disease Reiter's syndrome Gout Other crystal arthropathies Charcot's neuropathic arthritis	Causalgia Reflex sympathetic dystrophy Shoulder/hand syndrome Dressler's syndrome Postmyocardial infarction adhesive capsulitis of the shoulder	Brachial plexopathy Cervical radiculopathy Cervical spondylosis Fibromyalgia Myofascial pain syndromes such as scapulocostal syndrome Parsonage Turner syndrome (idiopathic brachial neuritis) Thoracic outlet syndrome Entrapment neuropathies Intrathoracic tumors Pneumothorax Subdiaphragmatic pathology such as subcapsular hematoma of the spleen with positive Kerr's sign

표 23-2. 어깨통증의 감별진단

Diagnosis	Age	Type of Onset	Location of Pain	Night Pain	Active Range of Motion	Passive Range of Motion	Impingement Signs	Radiation of Pain	Parasthesia	Weakness	Instability	Radiographic Changes	Special Features
Rotator cuff tendinitis	Any	Acute or chronic	Deltoid region	+	↓↓ guarding	Normal	+++	—	—	Only due to pain	Look for	In chronic cases	Painful arc of abduction
Rotator cuff tears (chronic)	Over 40 years	Often chronic	Deltoid region	++	↓↓	Normal (may later ↓)	++	—	—	++	—	+	Wasting of cuff muscles
Bicipital tendinitis	Any	Overuse	Anterior	—	↓ guarding	Normal	+	Occasionally into biceps	—	Only due to pain	Look for	None	Special examination tests
Calcific tendinitis	30–60 years	Acute	Point of shoulder	++	↓↓ guarding	Normal except for pain	+++	—	—	Only due to pain	—	++	Tenderness ++
Capsulitis ("frozen shoulder")	Over 40 years	Insidious	Deep in shoulder	++	↓↓ ↓ full	↓↓	+	—	—	—	—	—	Global range of motion ↓
Acromio-clavicular joint	Any	Acute or chronic	Over joint	Lying on side	elevation	Normal	—	—	—	—	—	In chronic cases	Local tenderness
Osteoarthrosis of glenohumeral joint	Over 40 years usually	Insidious	Deep in shoulder	++	↓↓	↓↓	—	—	—	May have mild +with acute episodes	—	+++	Crepitus
Glenohumeral instability	25 years	Episodic	Anterior or posterior	—	Only apprehension	Only apprehension	Possible	—	+ with acute episodes		+++	Often	Stress tests
Cervical spondylosis	Over 40 years	Insidious	Supra-scapular	Often	Normal	Normal	—	++	+++	+	—	In cervical spine	Pain with neck movement
Thoracic outlet syndrome	Any	Usually with activity	Neck, shoulder, arm	—	Normal	Normal	—	++	++	++	—		Special examination tests
Sympathetically mediated pain	Any	With contact	Neck, shoulder, arm	Often	↓ Guarding	↓ Guarding	Possible	Ill-defined	—	With disuse	—	+ Bone scan, articular changes and demineralization	Vasomotor and sudomotor changes

Modified from Dalton SE: The Shoulder. In Klippel JH, Dieppe PA (eds): Rheumatology, 2nd ed. London, Mosby, 1998, p 7.6.

CHAPTER

24 어깨불안정 증후군

Shoulder Instability Syndromes

MRI와 관절경의 도입으로 어깨 문제와 관련된 많은 구조들이 명백하게 알려지게 되었으며, 임상의는 미세한 병변들을 확인하여 다양한 치료를 할 수 있게 되었다. 어깨불안정 문제에 있어서 임상의는 우선 아탈구(subluxation)와 탈구(dislocation)의 정의를 이해하여야 한다. 아탈구의 정의는 관절와(glenoid)에 대해서 상완골두가 비정상적으로 움직이는 상태이다. 종종 일시적이기도 하며 환자들은 느끼고 있지만 의사들은 그냥 지나치는 수가 있다. 탈구는 상완골두와 관절와 사이에 접촉이 완전히 소실된 상태이며 종종 저절로 좋아지지 않아서 응급실로 내원하기도 한다.

어깨 불안정 증후군의 진단을 위하여 다음 조항에 근거하여 이학적 검사 후 불안정 증후군을 몇 가지로 범주화하는 것은 매우 유용하다.

- 급성인가 만성인가?
- 불안정의 방향(전방, 후방, 상방, 하방)
- 불안정의 정도(아탈구냐 완전한 탈구냐)
- 불안정성의 병리(예; MRI에서 발견된 관절순 파열)

한 환자에서서도 여러 유형의 불안정성이 존재할 수 있으며, 한 어깨에서도 전방 탈구가 있으면서 동시에 여러 방향의 힘을 가할 때에 후방, 하방 혹은 상방 아탈구나 탈구가 존재할 수 있다.

급성이냐 만성이냐는 24시간을 기준으로 인위적으로 분류를 한 것이다. 만성적인 어깨 불안정을 가진 많은 환자들은 반복적으로 재발하는 탈구 병력이 있으며 통증은 점점 감소하여 병원을 나중에야 찾게 된다.

방향에 의한 불안정성의 분류는 관절와에 대한 상완골두 움직임의 방향을 기준으로 한다. 가장 흔한 유형이 전방형으로 탈구의 90% 이상이 이 형태에 속한다. 전방 아탈구는 전방서랍 검사(제 25장, anterior drawer test), 불안검사, Jobe 검사(제 27장) 등으로 진단이 가능할 수 있다. 전방 탈구는 상완골두가 탈구되어 고정이 된 위치에 따라 여러 유형이 있으며 발생빈도는 다음과 같다.

- 부리돌기하방(subcoracoid, 그림 24-1)
- 관절와하방(subglenoid, 그림 24-2)
- 쇄골하방(subclavicular, 그림 24-3)
- 흉곽내(intrathoracic)

후방탈구는 후방 서랍검사(posterior drawer test), jerk 검사로 진단이 되기도 한다. 전방탈구보다 흔하지는 않으며 팔을 쭉 뻗은 상태에서의 손상 병력이 있음에도 불구하고 종종 오진되기도 한다. 진단이 늦어지는 경우는 종종 심한 2차적인 어깨관절염으로 되기도 한다. 상완골두가 탈구되어 고정이 된 위치에 따라 여러 유형이 있으며 발생빈도 순서는 다음과 같다.

- 어깨돌기하방(subacromial, 그림 24-4)
- 관절와하방(subglenoid, 그림 24-5)
- 견갑극하방(subspinous, 그림 24-6)

상방 및 하방 아탈구는 전방 혹은 후방 아탈구 보다는 덜 흔하지는 그렇다고해서 드물게 생기는 질환은 아니다. 하지만 상방 및 하방 탈구는 아주 드물며 대개는 낙상이나 감속, 가속 손상과 연관이 있다(그림 24-7, 8). 후방 탈구 시에는 관절와주위, 어깨돌기, 쇄골, 상완골에 골절이 동반되므로 진단에 혼란을 주기도 한다.

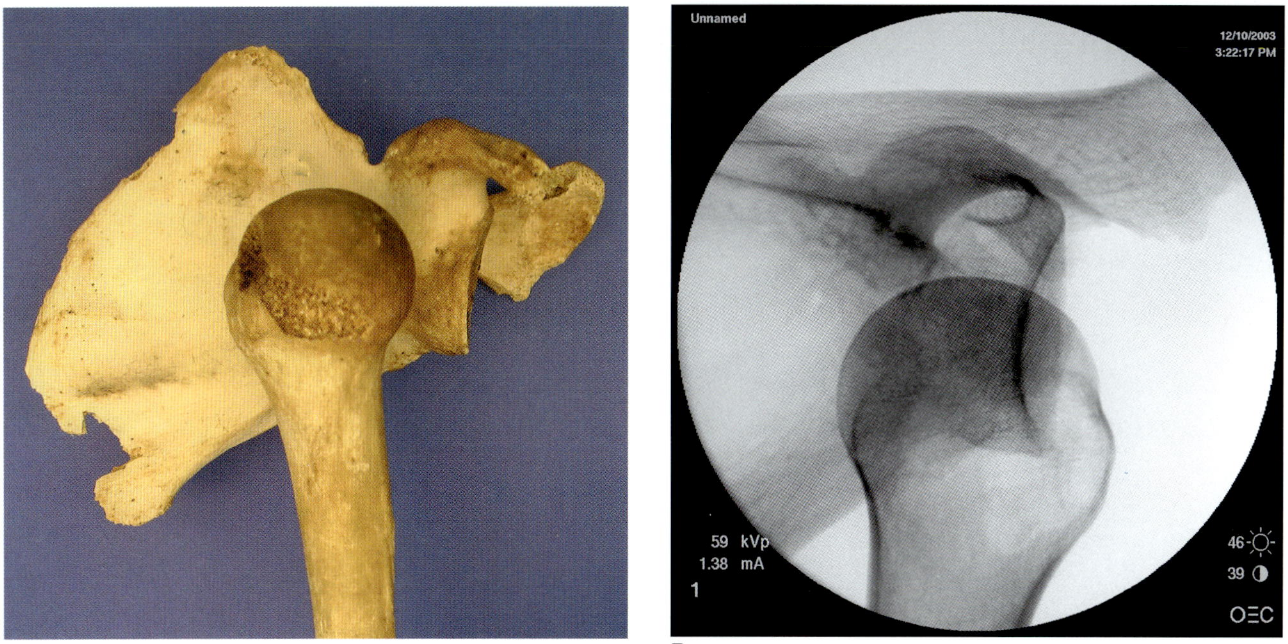

A B

■ 그림 24-1. 부리돌기하방 유형의 전방탈구

주의 깊은 진찰을 하면 대부분의 환자에서 어깨불안정을 진단할 수 있다. 철저한 임상의라면 불안정이 일어나는 다양한 각도를 확인하여 불안정이 일어나는 유발방향에서 그것을 최소화하는 치료를 한다. 특수한 각도의 X-ray, CT, MRI로 불안정을 유발하는 구조적 이상을 확인할 수 있으며 관절경으로는 이상이 온 어깨가 실제로 움직이는 동안에 병변을 관찰할 수 있다.

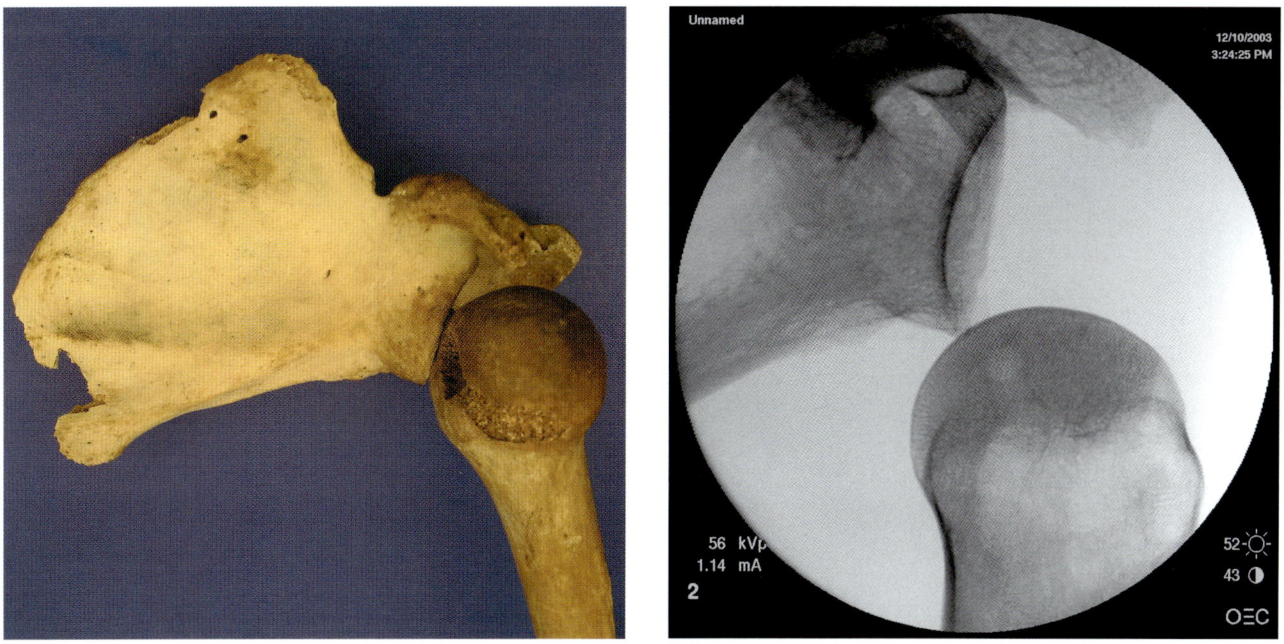

A B

■ 그림 24-2. 관절와하방 유형의 전방탈구

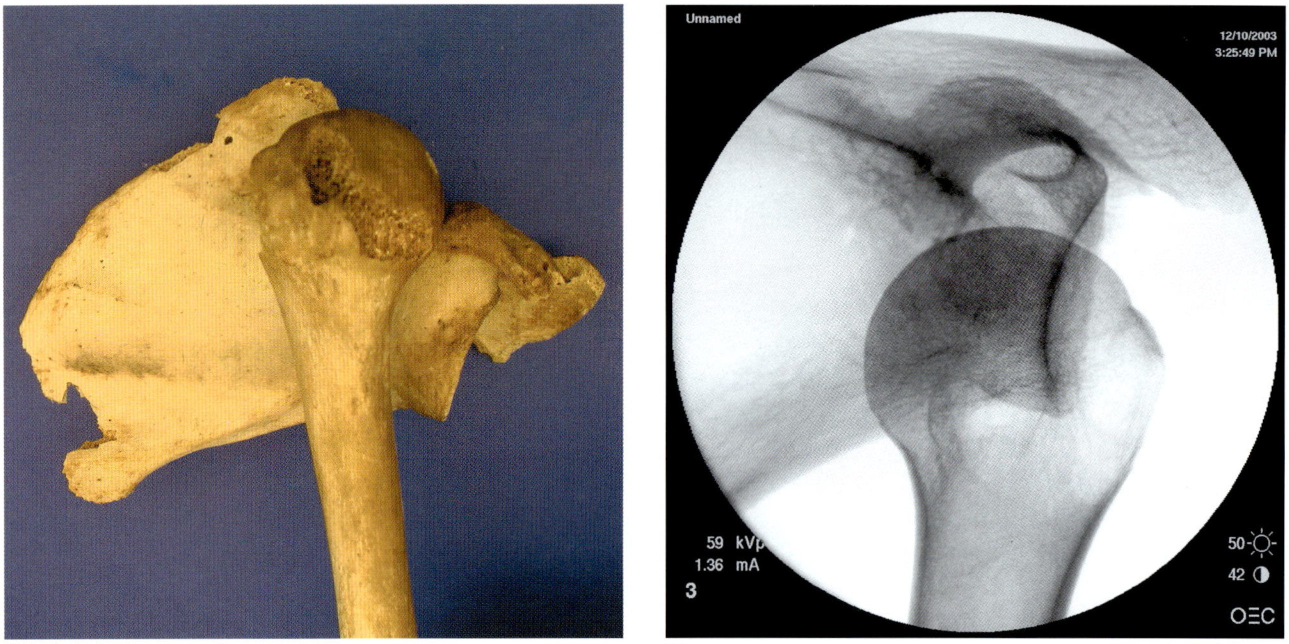

A B

■ 그림 24-3. 쇄골하방 유형의 전방탈구

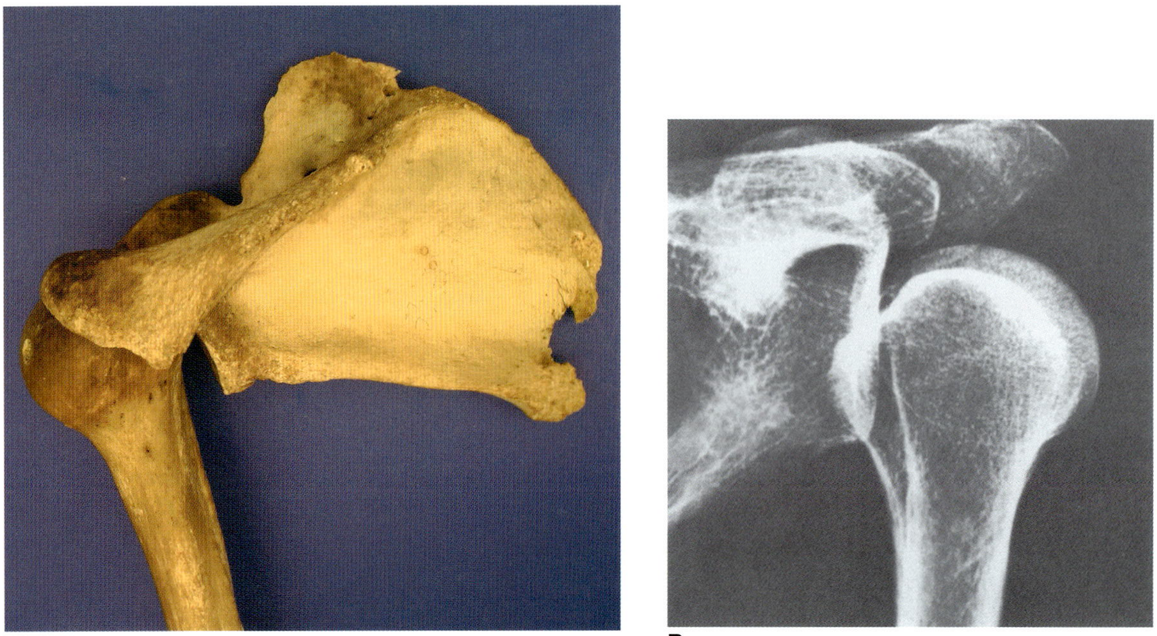

A B

■ 그림 24-4. 어깨돌기 하방 유형의 후방탈구

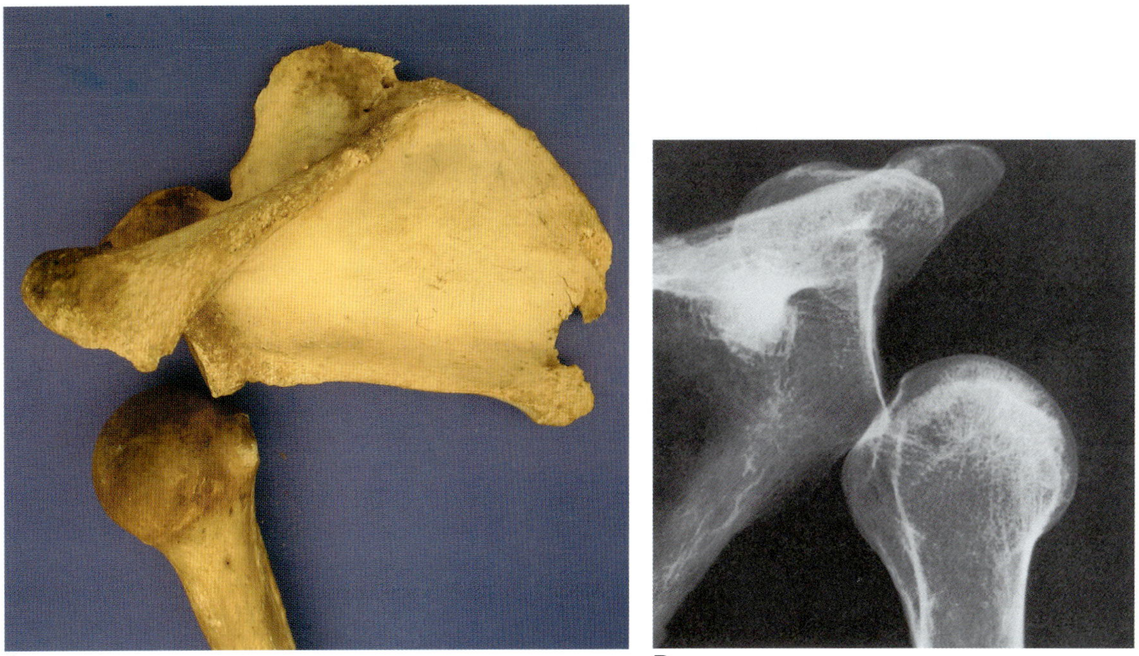

A B

■ 그림 24-5. 관절와하방 유형의 후방탈구

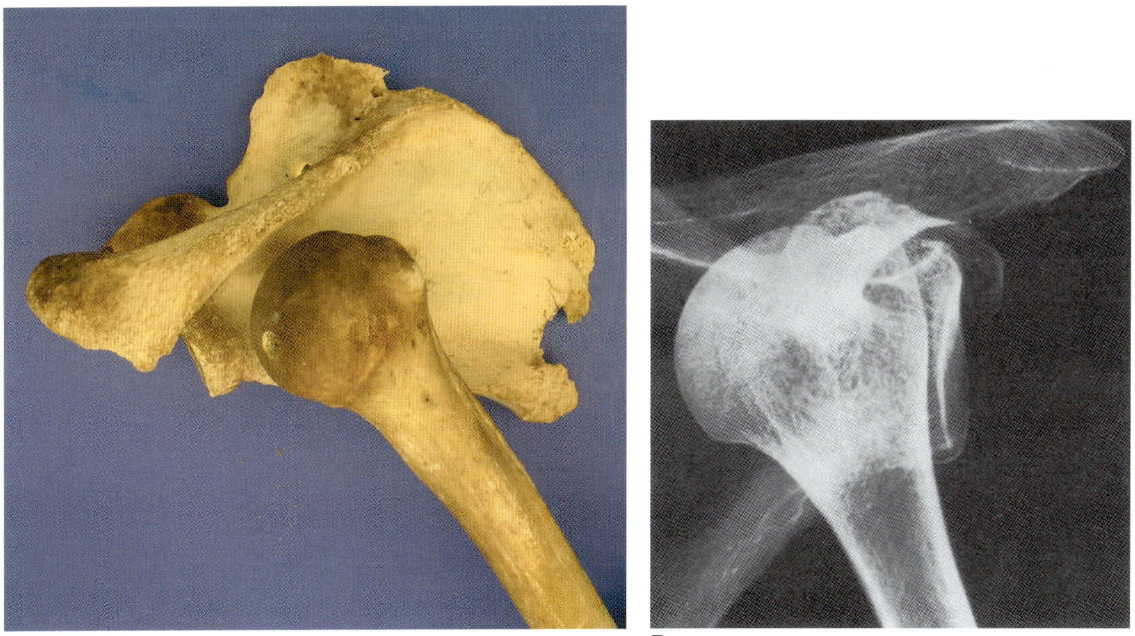

A B

■ 그림 24-6. 견갑극하방 유형의 후방탈구

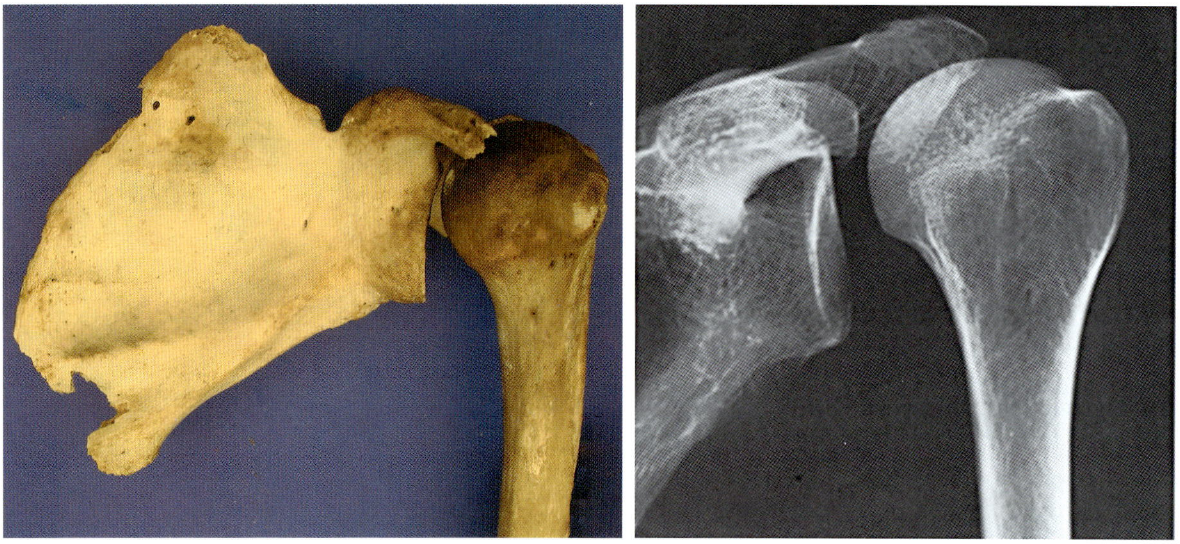

A B

■ 그림 24-7. A and B, 어깨의 진성 상방탈구. *(B from Resnick D, Kang HS: Internal Derangements of Joints: Emphasis on MR Imaging. Philadelphia, Saunders, 1997, p 239.)*

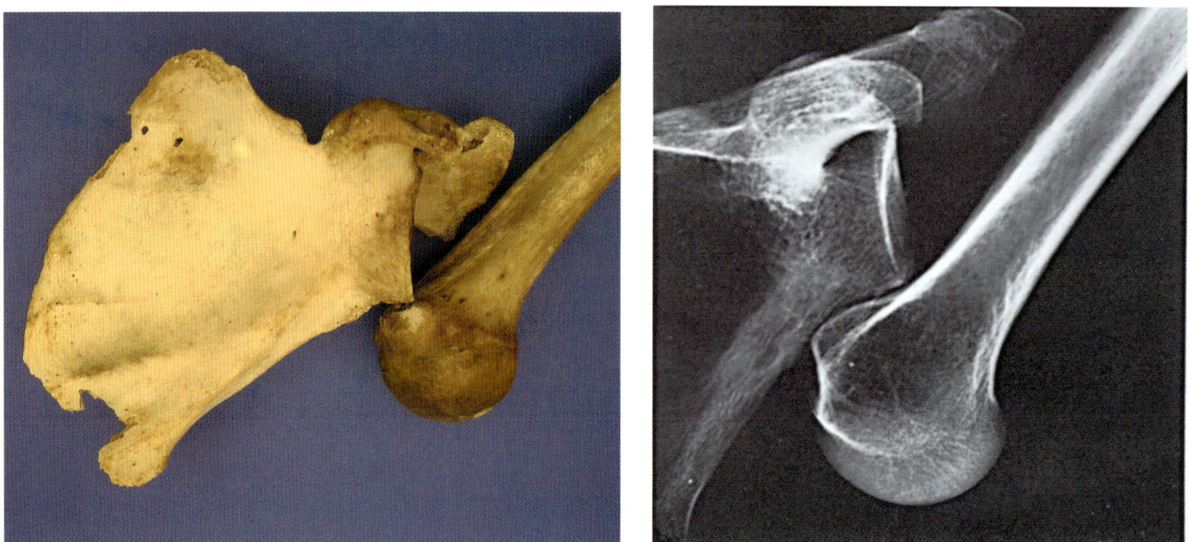

A B

■ 그림 24-8. A and B, 어깨의 진성 하방탈구. *(B from Resnick D, kang HS: Internal Derangements of Joints: Emphasis on MR Imaging. Philadelphia, Saunders, 1997, p239.)*

CHAPTER 25

전방 서랍검사

The Anterior Drawer test

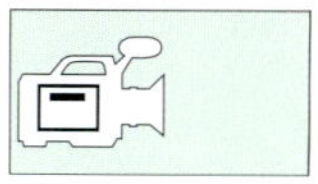

전방 어깨불안정, 특히 손상 후의 불안정 진단에 유용하다. 앉은 자세에서 검사자는 한 손으로 쇄골과 견갑골을 붙잡고 다른 손으로는 상완골두를 확인한 상태에서 점차적으로 전방으로 상완골두에 힘을 가한다(그림 25-1). 정상에서는 상완골두가 약간 전방으로 이동하며 움직임의 끝점에서도 비교적 통증이 없고 견고한 느낌을 준다. 갑자기 미끄러지는 느낌, 통증, 불안이 유발되면 전방탈구를 의심한다. 전방탈구가 동반된 전방 불안정성의 경우는 눈으로도 어깨의 기형이 보이므로 진단이 쉽다. 하지만 후방탈구의 경우는 그렇지 않아서 초기진찰시 종종 놓치기도 한다.

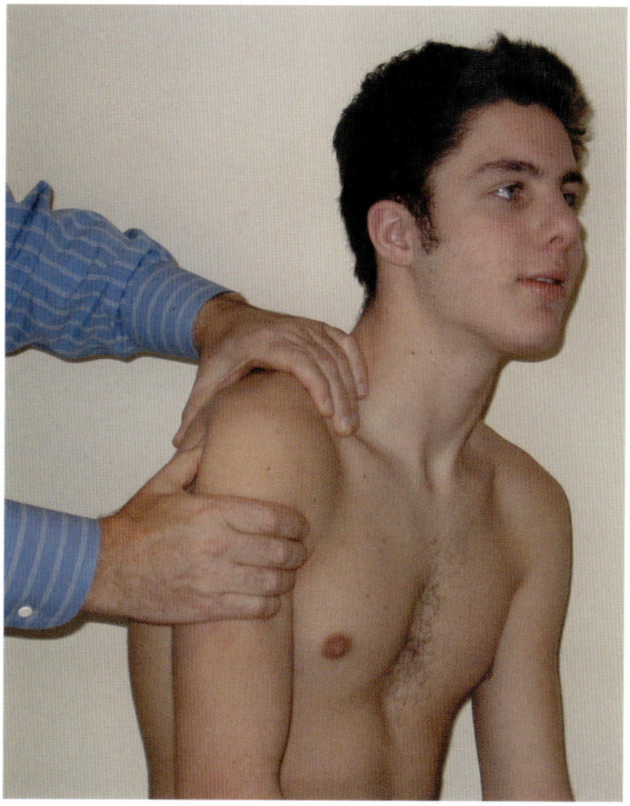

■ 그림 25-1. 전방 서랍검사

CHAPTER

26 전방불안정에서 불안검사

The Apprehension Test for Anterior Instability

전방 불안정이나 어깨 전방의 여러 통증병변 진단에 유용하다. 그림처럼 야구볼을 던지는 동작을 하도록 하고 검사자는 환자의 손을 뒤로 서서히 잡아당겨서 어깨가 더 신전, 외회전 되도록 힘을 가한다(그림 26-1). 전방 불안정이 있으면 환자는 아탈구나 탈구를 피하기 위하여 팔을 옆으로 바로 내려 놓는다. 건염이나 점액낭염 같은 병변이 어깨전방에 있으면 환자는 통증을 피하기 위하여 검사자가 가하는 압력에 저항을 한다. 불안정이 의심되는 환자에서 검사 동안에 검사자는 과다한 혹은 갑작스런 힘을 가하여 탈구가 유발되지 않도록 주의한다.

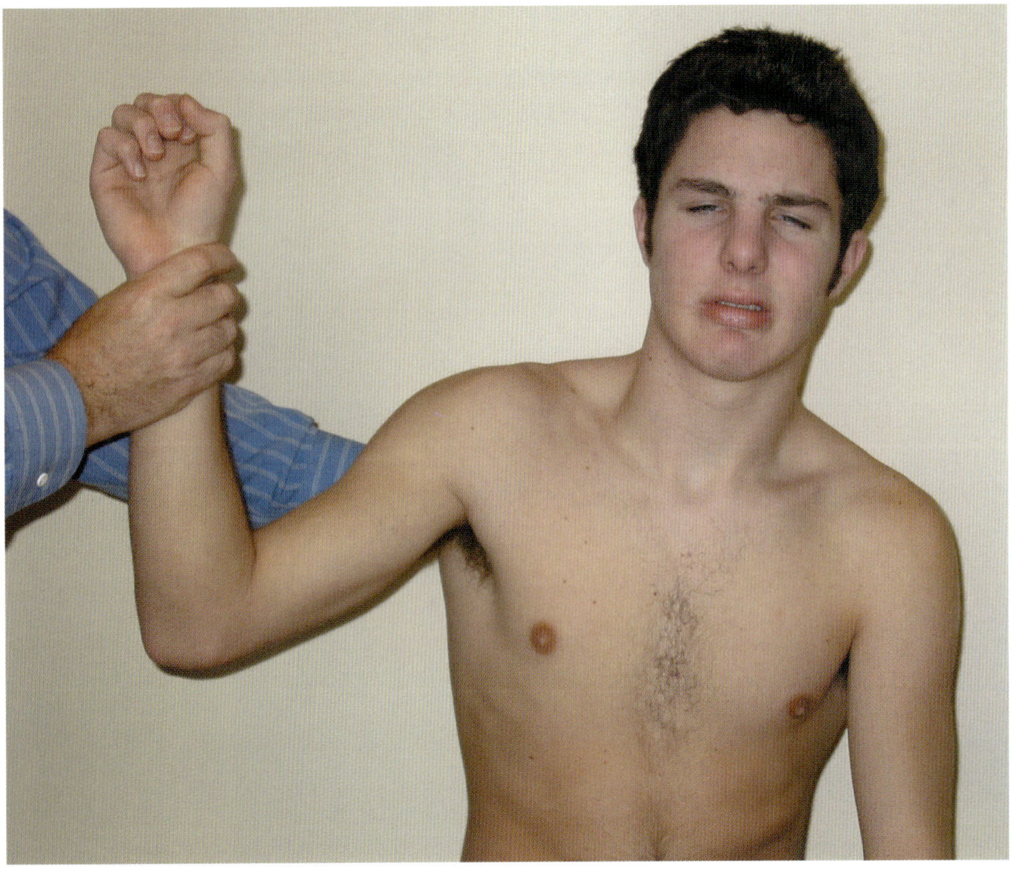

■ 그림 26-1. 전방불안정에서 불안검사

CHAPTER 27

전방불안정에서 Jobe Relocation 검사

The Jobe Relocation Test for Anterior Instability

불안정 검사가 양성으로 전방불안정이 의심되는 환자를 확진하는데 도움이 된다. 앉은 자세에서 어깨전방에 견고한 후방힘을 가하고 나서 다시 한 번 야구공을 던지는 자세를 하도록 하여 불안검사를 반복한다(그림 27-1). 만일 처음 검사시보다 환자가 불안정을 나타내는 시점이 길어지면 전발불안정의 가능성이 매우 높으며 MRI로 확인하도록 한다. 전방 관절순(labrum)이 관절와주변(glenoid rim)에 붙는 뼈부위의 파열을 의미하는 Bankart 병변에서 많은 임상의들은 본 검사의 양성을 특징적인 소견으로 여긴다.

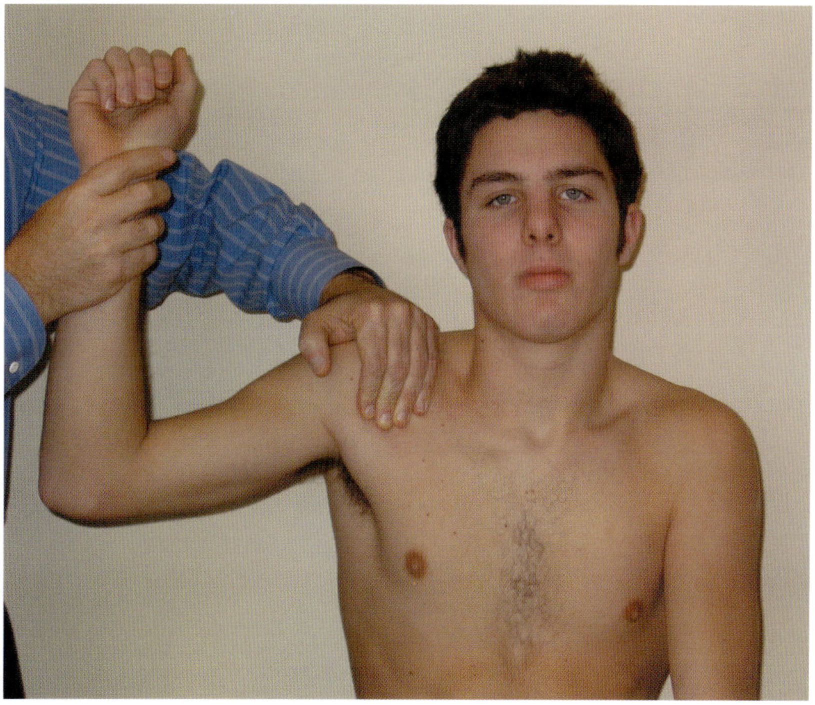

■ 그림 27-1. 전방 불안정에서 Jobe 재배치 검사 (Relocation test)

CHAPTER

28 후방 불안정에서 후방서랍검사

The Posterior Drawer Test for Posterior Shoulder Instability

후방 어깨불안정, 특히 손상 후의 불안정 진단에 유용하다. 앉은 자세에서 검사자는 한 손으로 쇄골과 견갑골을 붙잡고 다른 손으로는 상완골두를 확인한 상태에서 점차적으로 후방으로 상완골두에 힘을 가한다(그림 28-1). 정상에서는 상완골두가 약간 후방으로 이동하며 움직임의 끝점(end point)에서도 비교적 통증이 없고 견고한 느낌을 준다. 갑자기 미끄러지는 느낌, 통증, 불안이 유발되면 후방 불안정을 의심한다. 전방탈구가 동반된 전방 불안정성의 경우는 눈으로도 어깨의 기형이 보이므로 진단이 쉽지만, 후방탈구의 경우는 기형모양이 확실하지 않아서 어깨전방이 약간 편평해지거나 후방 쪽이 살짝 돌출된 정도이면서 외회전, 앞으로 올리기 운동 제한이 있으므로 초기 진찰시 종종 놓치기도 한다.

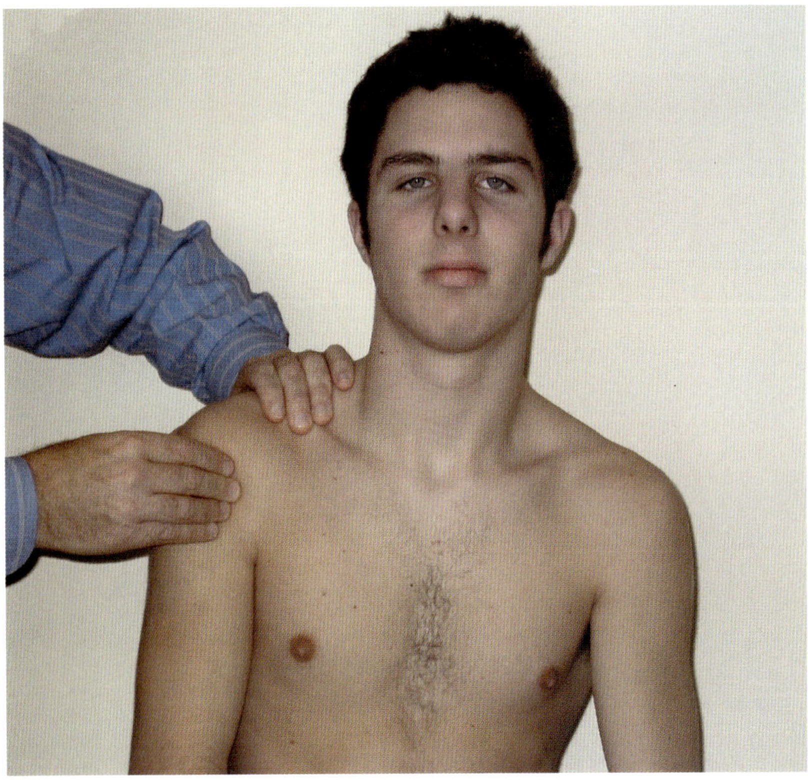

■ 그림 28-1. 후방서랍검사

CHAPTER 29

후방 불안정에서 Jerk 검사

The Jerk Test for Posterior Shoulder Instability

후방 불안정 확인에 유용한 검사이며 후방 서랍검사와 같이 사용하면 흔하게 놓치는 어깨병변 진단의 정확성을 높여준다. 앉은 자세에서 팔꿈치는 90도로 구부리면서 최대한 내회전하도록 한다. 이 자세에서 검사자는 환자의 팔꿈치 레벨에서 서서히 후방으로 힘을 가하고나서 천천히 몸통 반대편으로 팔을 움직이도록 한다(그림 29-1). 이 때 상완골두가 관절와(glenoid)의 뒤로 빠지면서 갑작스런 움직임(sudden jerk)이 느껴지게 된다. 여기서 다시 팔을 원래의 자세인 내회전 및 90도 팔꿈치 구부린 자세를 다시 취하게 되면 상완골두가 관절와내로 들어가면서 다시 한번 갑작스런 움직임(jerk)을 느끼게 된다.

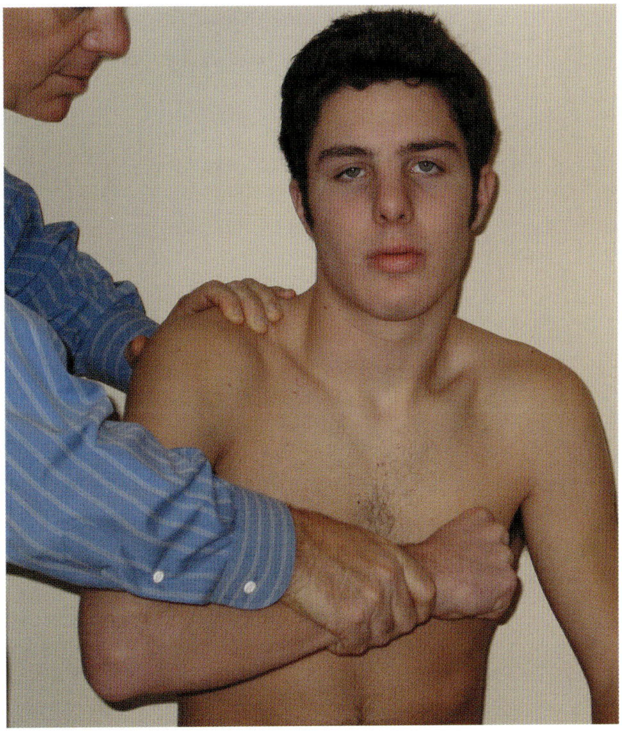

■ 그림 29-1. 후방 불안정에서 Jerk 검사

CHAPTER

30 어깨포획 증후군의 개괄

An Overview of Shoulder Impingement Syndrome

어깨 불안정 증후군의 병리의 경우와 마찬가지로, 포획 증후군에서도 MRI와 관절경의 도입으로 더 많은 병변들을 이해할 수 있게 되었다. 불행히도 표 30-1에서 보듯이 병변에 대한 새로운 지식들이 알려지면서 그 원인들에 대한 분류가 간단명료해지기 보다는 수많은 병변 상태의 증상들이 포획 증후군이라는 사살을 알게 되었다. 하지만 다행스러운 것은 포획을 유발하는 수많은 병변들이 공통점을 가지고 있는 것인데, 그 첫째는 위로는 부리돌기-상완궁(coracohumeral arch), 아래로는 상완골두와 대, 소상완결절이 경계를 이루는 공간에 제한이 있다는 것이다(그림 30-1, 30-2). 이들 공간들은 회전근개의 힘줄들, 부리돌기-상완 인대(coracohumeral ligament)이 지나

표 30-1. 회전근개 포획(Rotator cuff impingement)을 증가시키는 요인들

Structural
Acromioclavicular joint
Congenital abnormality
Degenerative spurs
Nonsurgical foreign body in joint space
Pins, wires, sutures projecting into joint space
Acromion
Unfused (bipartite acromion)
Abnormal shape (flat or overhanging)
Degenerative spur
Nonunion of fracture
Malunion of fracture
Coracoid
Congenital abnormality
Post-traumatic change in shape or location
Postsurgical change in shape or location
Bursa
Primary inflammatory bursitis (e.g., rheumatoid arthritis)
Chronic thickening from previous injury or inflammation or injection
Nonsurgical foreign bodies in bursal space
Pins, wires, sutures, projecting into the bursal space
Rotator cuff
Thickening related to chronic calcium deposits
Thickening from retraction of partial-thickness tears
Flaps and other irregularities of upper surface due to partial or complete tearing
Postoperative or post-traumatic scarring
Humerus
Congenital abnormalities or fracture malunions producing relative or absolute prominence of the greater tuberosity
Abnormally inferior position of humeral head prosthesis producing relative prominence of the greater tuberosity

Functional
Scapula
Abnormal position
Thoracic kyphosis
Acromioclavicular separation
Abnormal motion
Paralysis (e.g., of trapezius)
Fascioscapulohumeral muscular dystrophy
Restriction of motion at the scapulothoracic joint
Loss of normal humeral head depression mechanism
Rotator cuff weakness (e.g., suprascapular nerve palsy or C5-C6 radiculopathy)
Rotator cuff tear (partial- or full-thickness)
Constitutional or posttraumatic rotator cuff laxity
Rupture of long head of biceps
Tightness of posterior shoulder capsule forcing the humeral
head to rise up against the acromion during shoulder flexion
Capsular laxity

Modified from O'Brien SJ, Amoczky SP, Warren RF, et al: Developmental Anatomy of the shoulder and anatomy of the glenohumeral joint. In Rockford CA Jr, Matsen FA III (eds): The Shoulder. Philadelphia, WB Saunders, 1990, p 627.

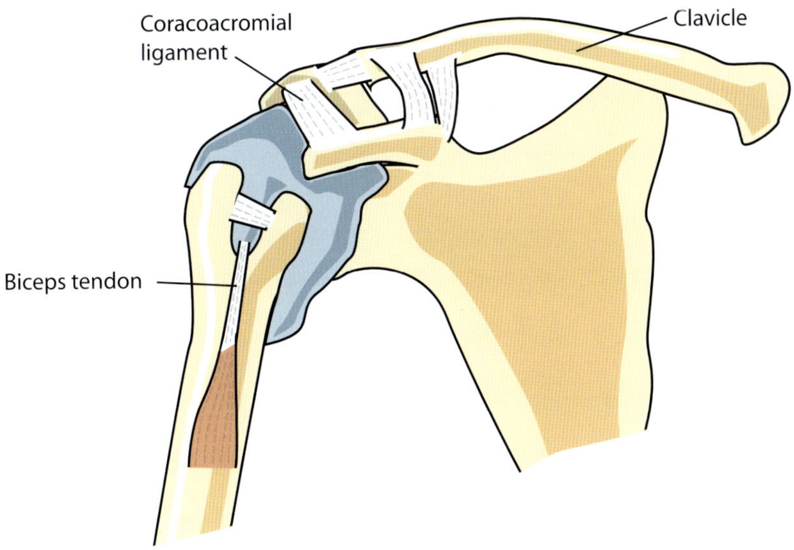

■ 그림 30-1. 어깨포획 증후군과 관련된 해부학적 주요 구조

가며 상완골을 굴곡시킬 때에는 이두근의 힘줄도 통과한다(그림 30-3). 정상 상태에서는 부리돌기상완궁(coracohumeral arch) 밑에서 이들 구조의 움직임이 어깨돌기 및 삼각근밑 점액낭(subacromial & sundeltoid bursa)의 윤활작용으로 부드럽지만, 점액낭에 염증, 감염, 석회화 등이 생기면 그 자체로 포획 증후군을 유발한다.

포획을 유발하는 수많은 원인이 있음에도 불구하고 그 임상양상은 전형적이고 특별하여 이학적 검사로써 다른 어깨통증이나 기능장애의 원인들과 감별이 가능하다. 하지만 특히 강조될 것은 다른 어깨의 병변들이 포획 증후군의 유발원인들과 같이 존재하는 경우가 흔하다는 사실이다. 전방 어깨불안정과 회전근개 건염이 같이 공존하는 경우가 대표적인 예이며 이런 경우 진단이 혼동될 수 있다.

포획 증후군의 주증상은 어깨를 머리위로 올리는 동작이나 어깨의 과다사용 후에 악화되는 불명확한 어깨통증이다. 직업적으로는 머리위로 어깨를 움직이는 동작을 자주하는 과일따기, 목수, 페인터, 고층빌딩 벽이나 창닦기 등이 대표적인 경우이며, 수영선수, 투수, 테니스 선수들에서도 포획이 잘 생긴다.

병변이 진행되면 불명확한 통증이 점차 어깨 전방이나

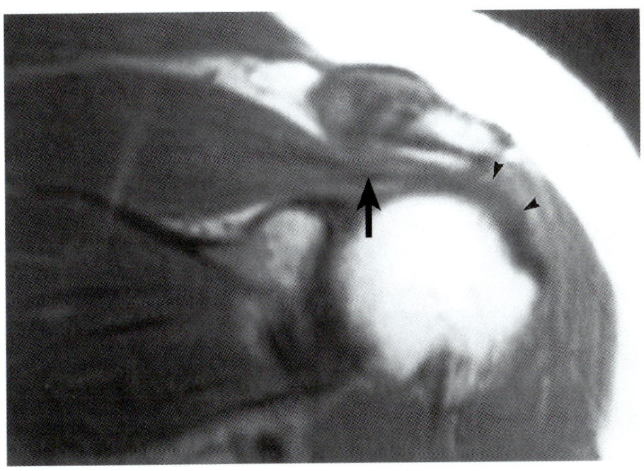

■ 그림 30-2. 어깨돌기-쇄골관절(AC joint) 포획

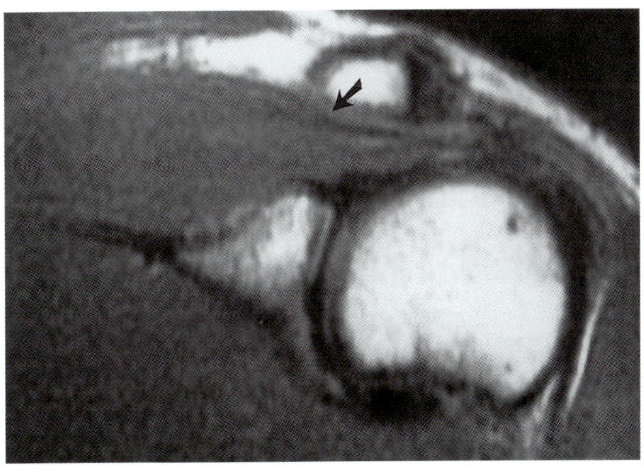

■ 그림 30-3. 극상근의 비후(Supraspinatus hypertrophy)

측방으로 국소화 된다. 밤에 한쪽으로 누워서 잘 수가 없다는 증상을 호소하며, 손과 팔을 어깨위로 들어 접시 놓기, 전구갈기 같은 동작이 불편하다고 말하게 된다.

이학적 검사상 어깨 전방과 외측에 압통이 있으며 마찰음이 있기도 하며, 팔을 60도 이상 올리는 경우 불안 징후가 나타난다. 만성적인 경우는 회전근개 특히 극상근 및 극하근의 위축을 볼 수도 있다(그림 30-4). 상지를 들어 올릴 때에 가동운동의 제한도 오며 어깨가 걸리는 듯(catch)한 증상이 올 수도 있다. 근력 검사를 하면 근력감소 특히 극상근의 근력약화가 있을 수도 있다(그림 30-5).

어깨포획에 초점을 둔 대표적인 이학적 검사는 Neer 및 Hawkins 검사이다(그림 31-1, 32-1). 이미 언급한 바와 같이 어깨상완관절(glenohumeral joint)의 전방 불안정이 포획 증후군 유발에 가장 흔한 기여요인이므로 가능한 모든 포획 증후군이 의심되는 환자에서는 전방 서랍검사, 불안검사, Jobe 검사를 시행하도록 한다.

겨드랑이 촬영(axillary view)을 포함한 X선 검사로 종종 어깨돌기(acromion)의 전하방에 생긴 골극을 확인할 수 있다(그림 30-6). 임상양상과 이학적검사 소견으로 포획이 의심되면 MRI로 어깨돌기, 회전근개, 이두근의 긴갈래근 힘줄, 어깨돌기밑 점액낭, 삼각근밑 점액낭에 중점을 두어 주위 조직들의 병변을 확인하도록 한다. CT로 부리돌기상완골궁(coracohumeral arch)의 3차원적인 구조 파악도 유용하다. 이들 검사의 목적은 물리치료, 주사치료, 수술치료의 대상이 되는 병변들을 발견하기 위함이다.

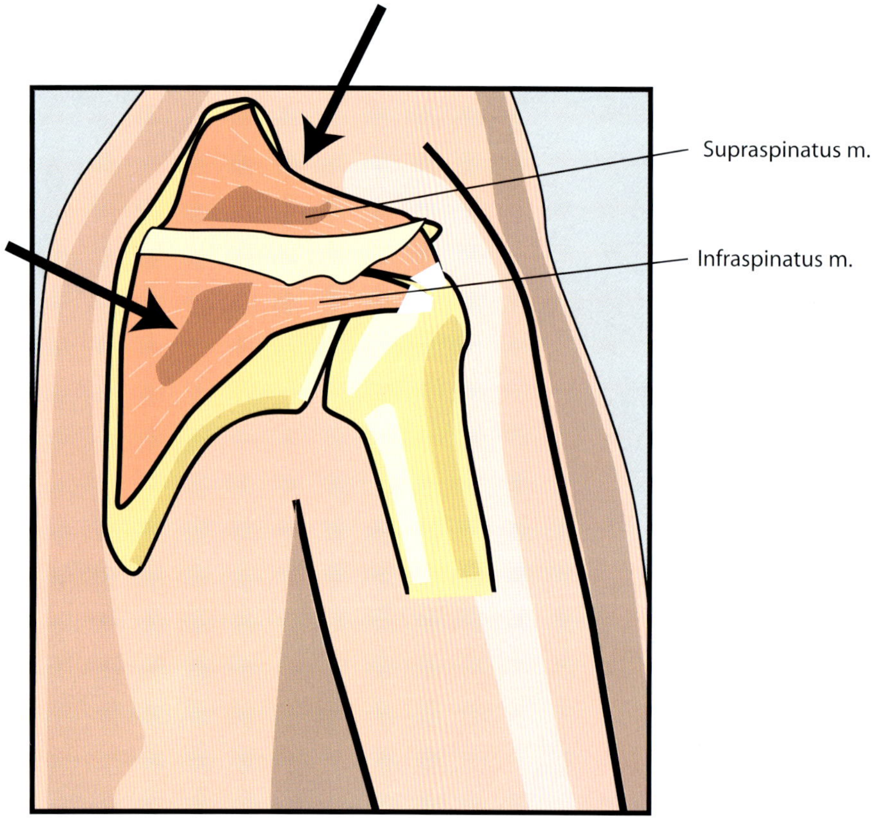

■ 그림 30-4. 어깨포획 증후군에서 극상근, 극하근의 근위축

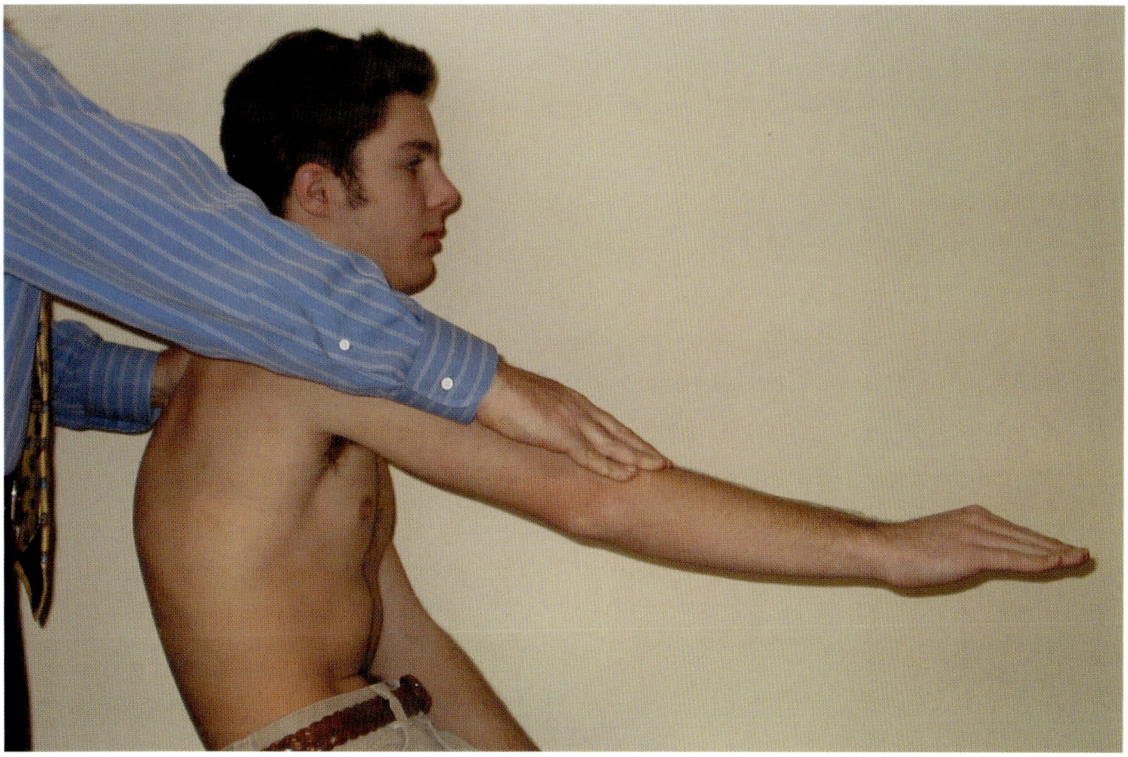

■ 그림 30-5. 극상근의 근력검사

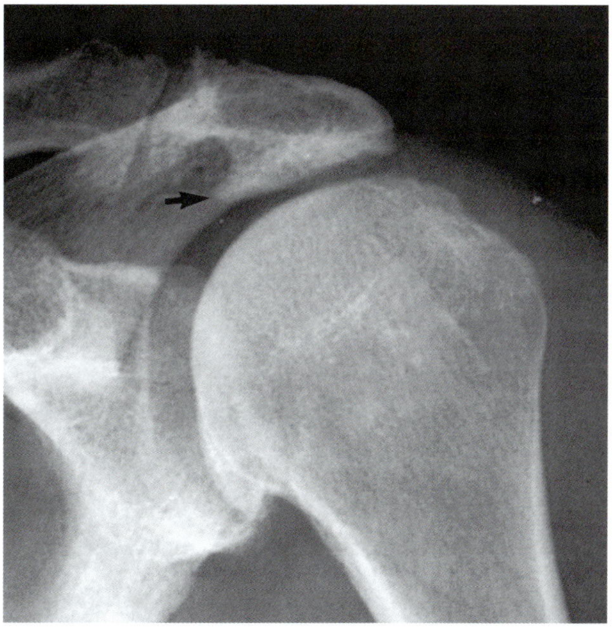

■ 그림 30-6. 어깨포획 증후군

CHAPTER

31 어깨포획 증후군에서의 Neer 검사

The Neer Test for Shoulder Impingement Syndromes

앉은 자세에서 환자의 견갑골을 전방으로 밀면서 환자 팔을 머리위로 서서히 들어올리도록 한다. 이 때에 상완골이 어깨돌기쇄골궁(acromioclavicular arch)에 부딪치기 시작하는 60도 정도부터 통증이나 불안 징후가 있는지 주의 깊게 살펴보도록 한다(그림 31-1).

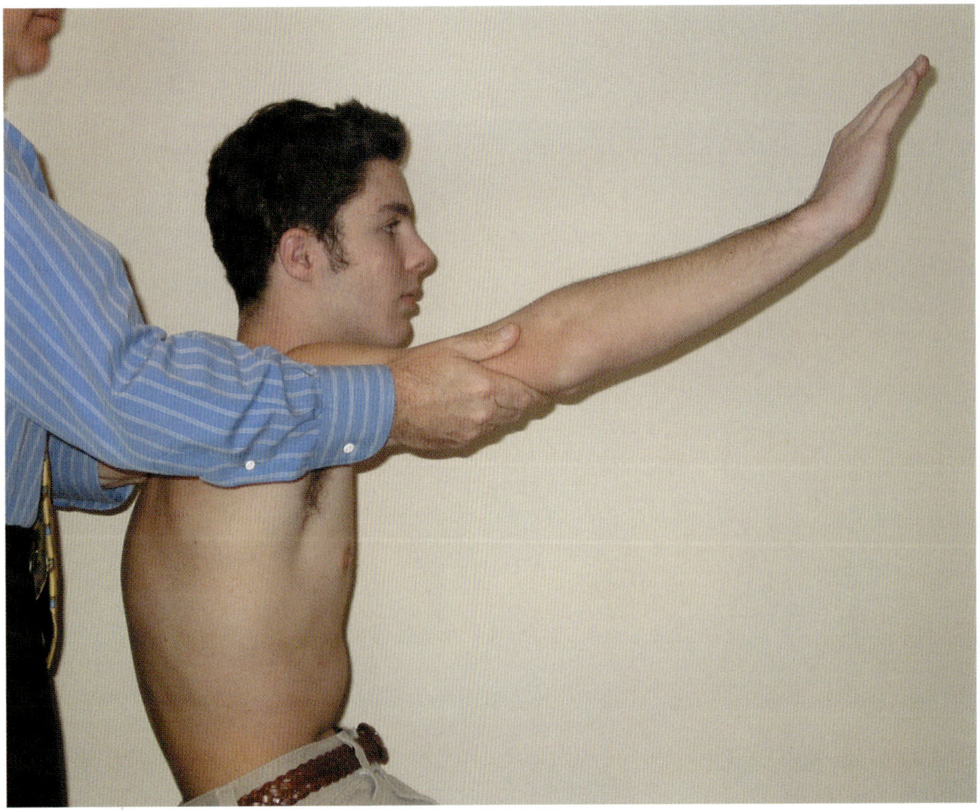

■ 그림 31-1. Neer 검사

CHAPTER 32

어깨포획 증후군에서의 Hawkins 검사

The Hawkins Test for Shoulder Impingement Syndromes

극상근의 힘줄이 부리어깨돌기 인대(coracoacromial ligament)에 포획되는지를 확인하는 검사이다. 앉은 자세에서 환자에게 공을 던지는 동작을 취하도록 한다. 이 상태에서 그림처럼 팔을 전방으로 30도 정도 굴곡하고 상완골을 안정되게 내회전시킨다(그림 32-1). 내회전시 같은 통증이 유발되면 양성이다.

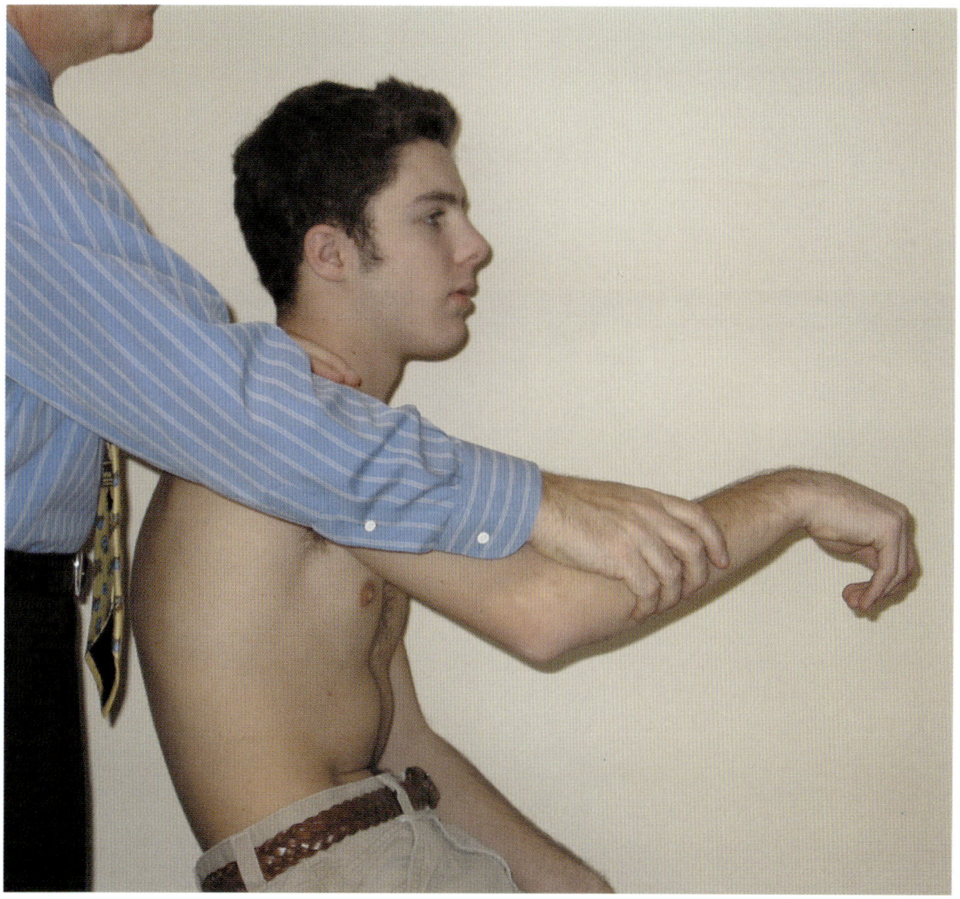

■ 그림 32-1. Hawkins 검사

CHAPTER

33 이두건염

Bicipital Tendinitis

어깨전방 통증의 흔한 원인이다. 중년기에 특히 흔하지만 과다한 사용시에는 어떤 연령에서도 생길 수 있다. 던지는 동작, 수영, 골프 같은 동작이 흔한 유발요인이다. 장시간 아이를 안고 지내는 엄마에서도 잘 생긴다.

급성으로 생기는 경우를 제외하면 단독으로 생기는 경우는 드물며 대개는 어깨불안정 및 포획 증후군과 같이 생긴다. 이는 어깨 동작시에 회전근개와 함께 어깨를 안정시키는 역할을 하기 때문이다. 특히 회전근개 힘줄의 병변이나 파열이 있는 경우는 이두건 긴갈래건에 더욱 무리가 가므로 더 잘 생기게 된다.

이두근 고랑(bicipital groove)이 좁아지거나 골극이 생긴 경우에도 건염이 올 수 있다(그림 33-1). 이러한 변화는 힘줄의 만성적인 염증과 손상을 초래하며 치료를 안하면, 특히 무거운 물건을 드는 경우에 힘줄이 파열될 수 있다. 흔하지는 않지만 이두근건에 대해 지렛대와 밧줄 역할을 하는 가로 상완인대(transverse humeral ligament)가 파열되어 이두근건이 아탈구되고 이로 인해 팔꿈치를 구부릴 때마다 이두건건에 힘이 가해져서 만성적

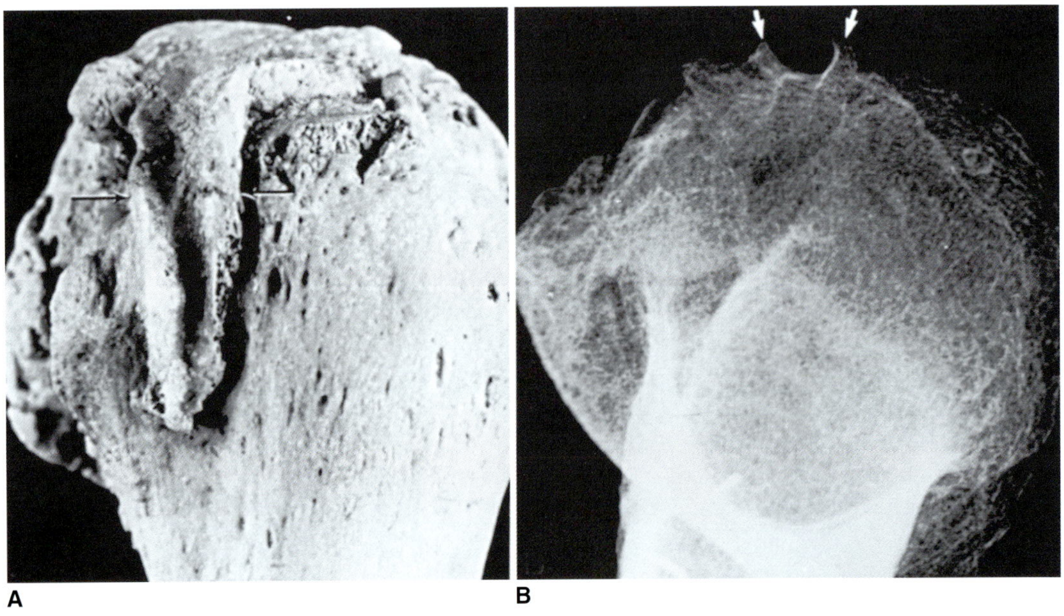

■ 그림 33-1. 이두근 긴갈래근건과 이두근건 고랑주위 뼈의 증식. 사진 A, B에서 이두근건 고랑을 따라 심한 골증식을 보인다.

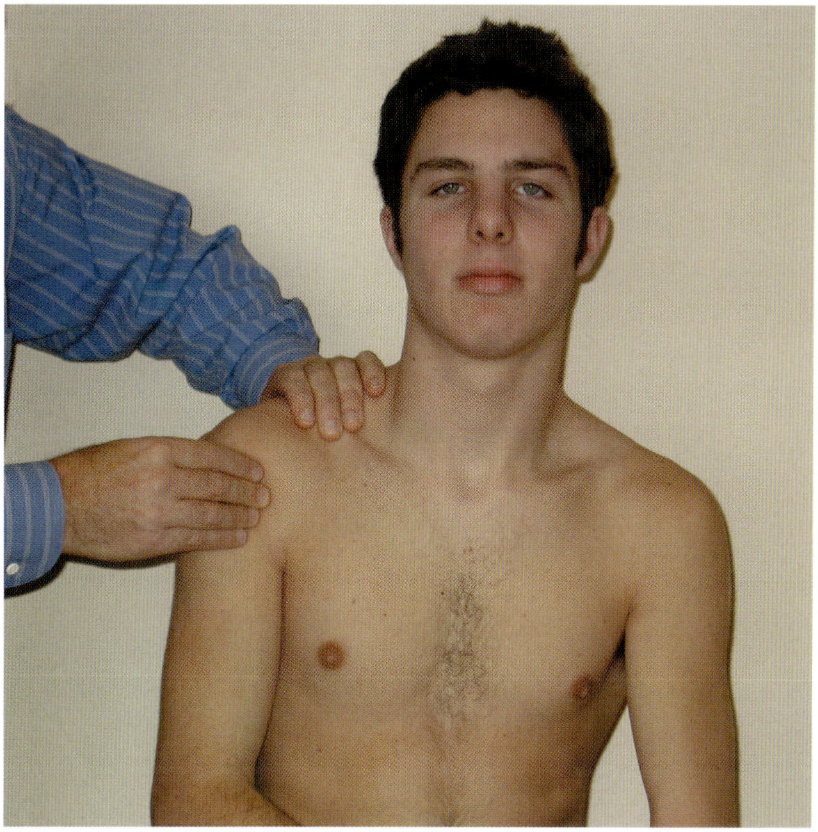

■ 그림 33-2. 이두근건의 촉진

인 힘줄손상이 초래되기도 한다. 대부분의 환자들은 머리 위로 팔을 드는 동작시에 심해지는 어깨전방 통증을 호소하며 휴식시엔 안 아프다고 말한다. 이두근건 고랑이 좁아지거나 만성적인 어깨불안정의 경우에는 발병이 좀 더 서서히 되지만, 흔히 어깨를 과다사용한 병력이 있다. 이학적 검사상 고랑 위를 지나는 힘줄을 촉진하면 극심한 압통이 있다(그림 33-2). 어깨 신전이나 팔꿈치 굴곡 역시 통증을 악화시킨다. Speed 검사나 Yergason 검사가 진단에 특이한 검사이다(그림 34-1, 35-1).

이미 언급한 바와 같이 이두건염은 어깨불안정이나 포획 증후군과 공존하는 경우가 흔하므로 전후방 서랍 검사, 불안징후 검사, 재배치(relocation) 검사, Jerk 검사, Neer 검사, Hawkins 검사를 시행하여 이두건염을 악화시키는 중요한 요인들을 확인하여야 한다.

이두근건 고랑 촬영을 포함한 X선 검사, 상완골두의 CT, 이두건고랑 주위의 3차원적 이미지 등으로 이두근건을 자극하거나 손상을 주는 고랑의 협착이나 골극 등을 확인한다. MRI로는 이두근건 이상을 유발하는 회전근개 건병증이나 건파열을 확인한다. 이두근건의 아탈구를 초래하는 가로 상완인대의 파열을 확인하기 위해서 특수한 MRI 촬영을 하기도 한다.

치료는 원인에 따라 하도록 한다. 증상을 악화시키는 움직임을 피하고 단기간 항염제를 주면 대부분 증상완화에 도움이 된다. 염증이 있는 힘줄 주위에 스테로이드 주사는 도움을 주기는 하지만 잘못하여 손상이 있는 힘줄내로 주사가 되면 급성 건파열이 생긴다. 이두근건 고랑의 협착이나 가로상완인대 파열시에는 수술적인 치료가 필요하다.

CHAPTER

34 이두근건염 진단을 위한 Speed 검사

The Speed Test for Bicipital Tendinitis

팔꿈치는 완전히 펴고 팔은 회외전 자세로 서도록 한다. 이 자세에서 환자에게 어깨를 구부리도록 하면서 검사자는 환자 팔꿈치 부위를 하방으로 누른다(그림 34-1). 통증이 나타나면 양성이다.

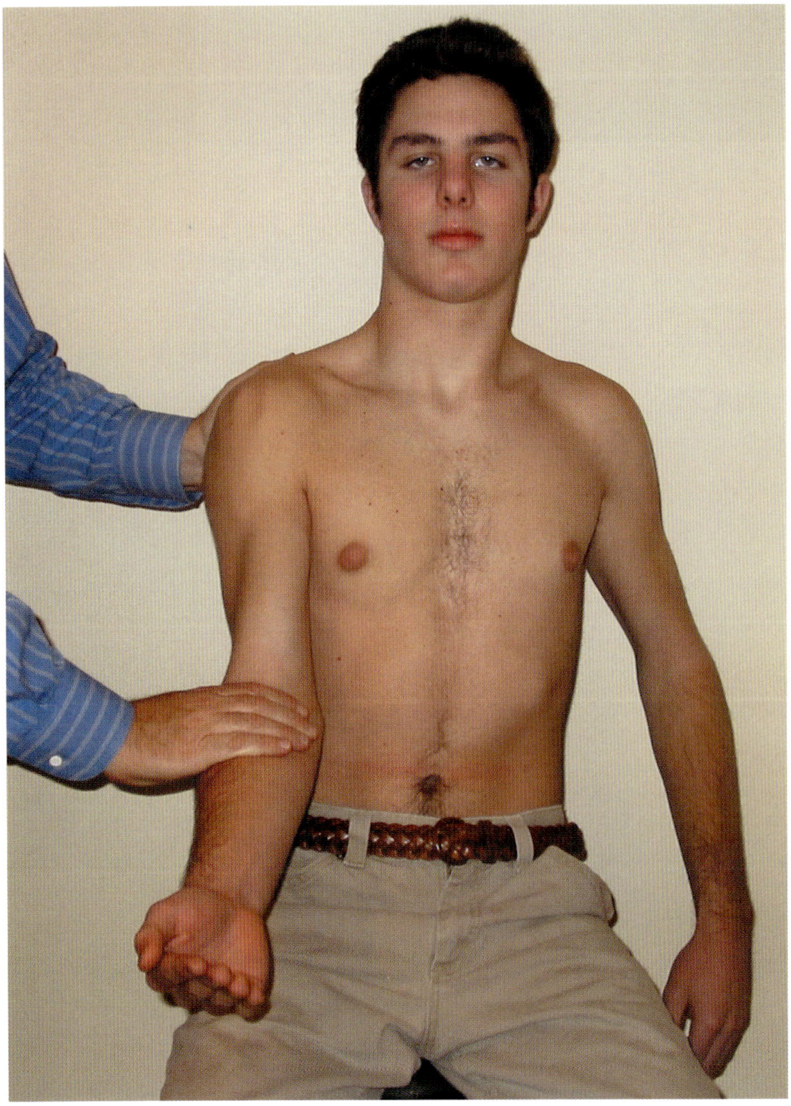

■ 그림 34-1. Speed 검사

CHAPTER 35

이두근건염 진단을 위한 Yergason 검사

The Yergason Test for Bicipital Tendinitis

팔꿈치를 90도로 구부리고 서도록 하다. 이 자세에서 검사자는 환자의 손목을 잡고 환자에게 저항을 이기면서 회외전(supination) 하도록 한다(그림 35-1). 통증이 나타나면 양성이다.

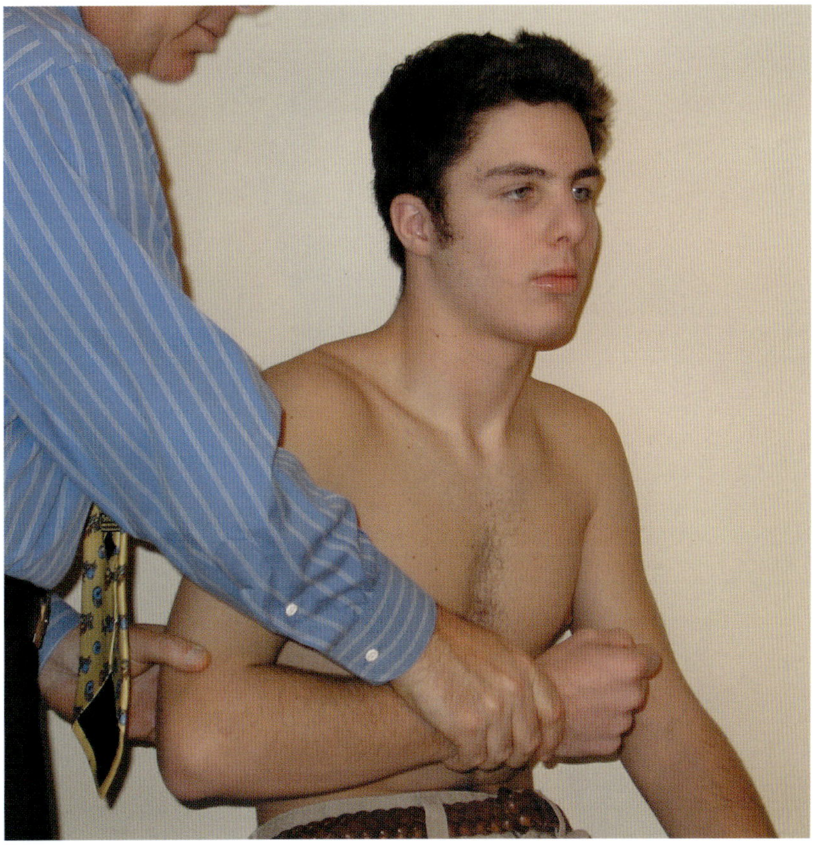

■ 그림 35-1. Yergason 검사

CHAPTER

36 아탈구성 이두근건 증후군 진단을 위한 Snap 검사

The Snap Test for Subluxing Biceps Tendon Syndrome

이미 언급한 바와 같이 관절경이나 MRI의 도입으로 어깨안정에 있어서 이두근건의 중요한 역할을 알게 되었다. 이두근건이 자극되거나 조금만 전위되도 건염이 생긴다. 치료를 안하면 건에 대한 손상이 누적되고 주위구조가 만성적으로 반흔(scarring)이 생기며 힘줄이 내측으로 전위되거나 혹은 드물지만 완전히 건이 파열되기도 한다. 힘줄이 내측으로 전위되면 이차적으로 가로상완인대와 견갑오목근(subscapularis)에 스트레스가 간다. 시간이 갈수록 이들 구조 마저 파열이 되면 이두근건의 아탈구가 더 심해지고 환자의 증상은 더욱 악화된다. 이상 일련의 과정을 아탈구성 이두근건 증후군이라고 한다.

직업적으로 창던지기 선수, 수영선수, 쿼터백처럼 과격한 머리위 동작을 하는 경우에 이 증후군이 가장 많다. 통증과 함께 어깨를 외전, 외회전, 올리기 등을 할 때 힘줄이 고랑으로 들어갔다 나왔다하면서 폭하거나 딸깍거리는 소리가 난다고 하는 것이 가장 흔한 주증상이다(그림 36-1).

이러한 증상들이 확진을 위한 특이 증상은 아니므로 아탈구 근본 원인을 찾기 위한 검사들을 더 하여야 한다(그림 36-2). 예를 들면 이두근건 아탈구진단을 위한 Snap 검사, 견갑오목와근(subscapularis) 파열 진단을 위한 Gerber lift-off 검사(제 37장 참조), 어깨의 다양한 동작에서의 MRI로 건과 건고랑 관계의 파악 등을 하여 수술적 치료가 필요한지를 결정해야 한다.

Snap 검사는 어깨통증과 어깨동작시의 마찰음을 호소하는 환자에서 그 원인이 아탈구성 건때문인지 다른 원인인지를 감별하는데 도움을 준다. 선 자세에서 어깨를 완전히 외전, 외회전하면서 올리도록 한다. 이 자세에서 서서히 팔을 내리는 동안에 검사자는 어깨를 촉진한다. 만일 이두근건이 뒤의 고랑에서 아탈구되면 딱하는 소리(snap)가 들리거나 느껴진다(그림 36-3).

불행히도 Snap 검사가 양성이라해서 부리돌기상완인대(coracohumeral ligament)나 견갑오목근 파열 같은 이두근건 아탈구의 근본 원인을 알려주는 것은 아니며, 단지 이두근의 힘줄이 아탈구 되어 있을 가능성이 높다는 것을 의미하는 것이다. 따라서 검사자는 견갑오목근의 파열이 있는지를 Gerber lift-off 검사를 통해 확인한다. 어깨의 다양한 외전, 외회전, 올림 움직임에서의 MRI도 필요하다.

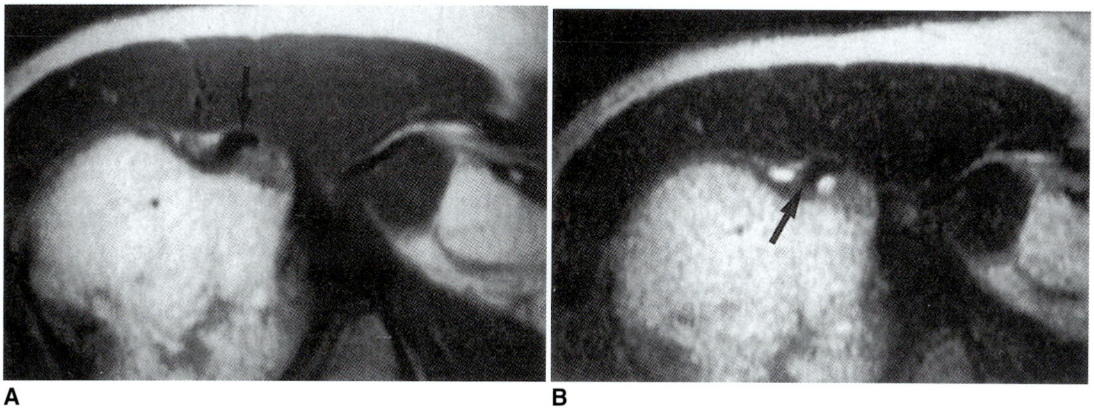

■ 그림 36-1. 이두근 아탈구. 단층사진이 A에서 힘줄이 상완소결절(화살표)로 아탈구된 모습. T2 영상에서도 비슷한 소견. 고신호 강도의 삼출액 소견이 아탈구된 힘줄 주위로 보인다. 이러한 삼출액은 어깨관절이나 다른 건초(sheath) 부위에서는 관찰되지 않는다.

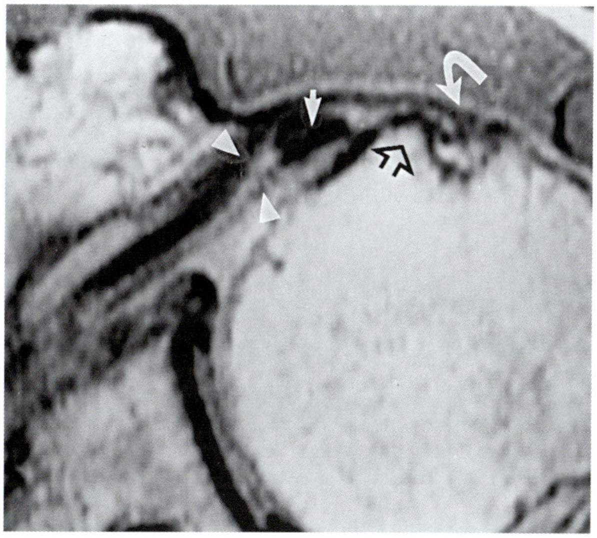

■ 그림 36-2. 이두근 긴갈래근건의 탈구(dislocation)

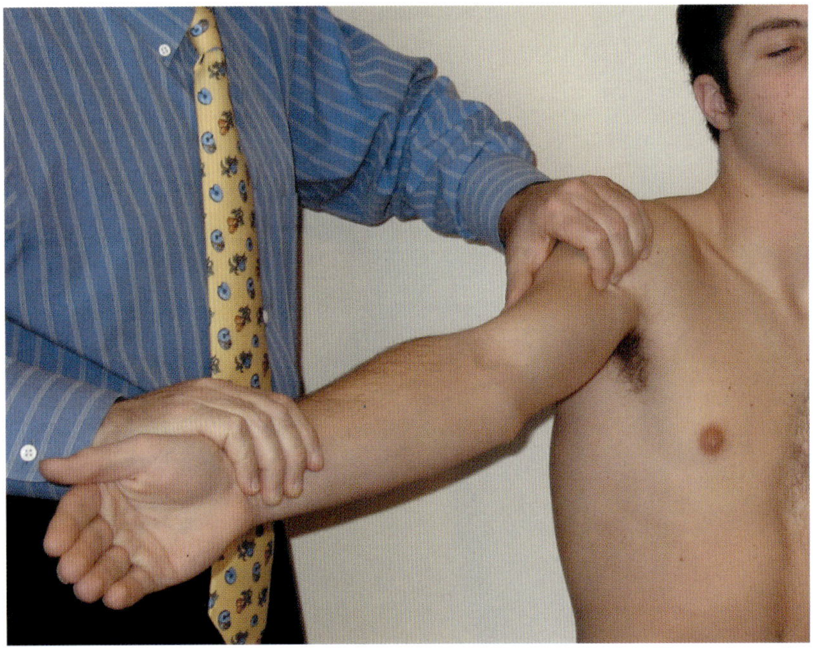

■ 그림 36-3. Snap 검사

CHAPTER 37

견갑오목근 파열 진단을 위한 Gerber Lift-Off 검사

The Gerber Lift-Off Test for Rupture of the Subscapularis Muscle

이두근건이 아탈구된 환자에서 그 원인이 견갑오목근 이상인지를 알기 위한 검사이다. 서서 손을 회내전(pronation)하여 등뒤 벨트라인 뒤로 갖다 대도록 한다(그림 37-1). 이 자세에서 환자에게 손을 등에서 떼도록 하면서 검사자는 저항을 준다(그림 37-2). 견갑오목근이나 그 건 부착부위 손상이 심하면 손을 저항을 이기면서 떼지 못한다. 확진과 다른 이상 확인을 위하여 어깨의 다양한 외전, 외회전, 상승 움직임에서 MRI를 촬영을 추가한다.

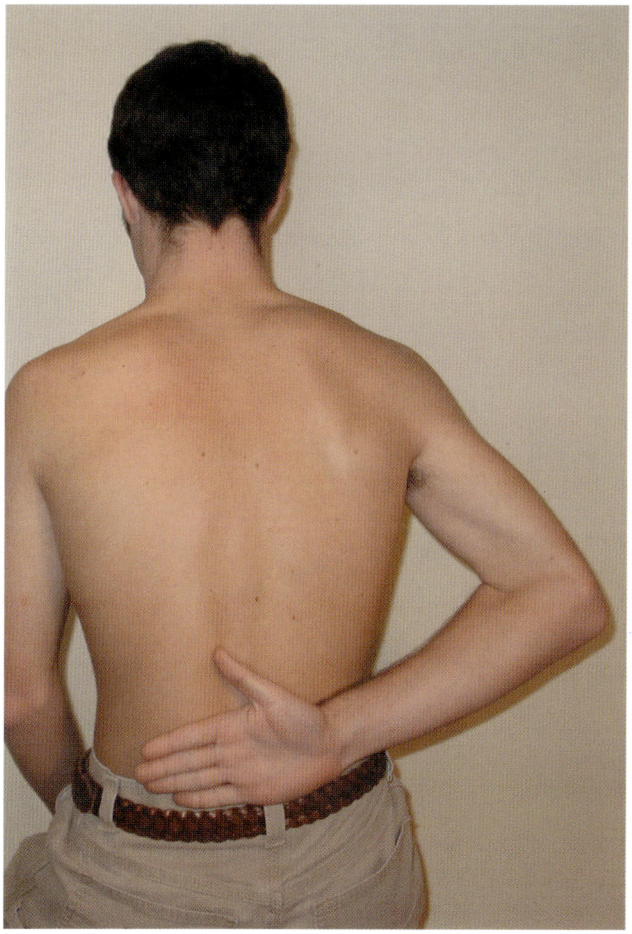

■ 그림 37-1. Gerber Lift-off 검사

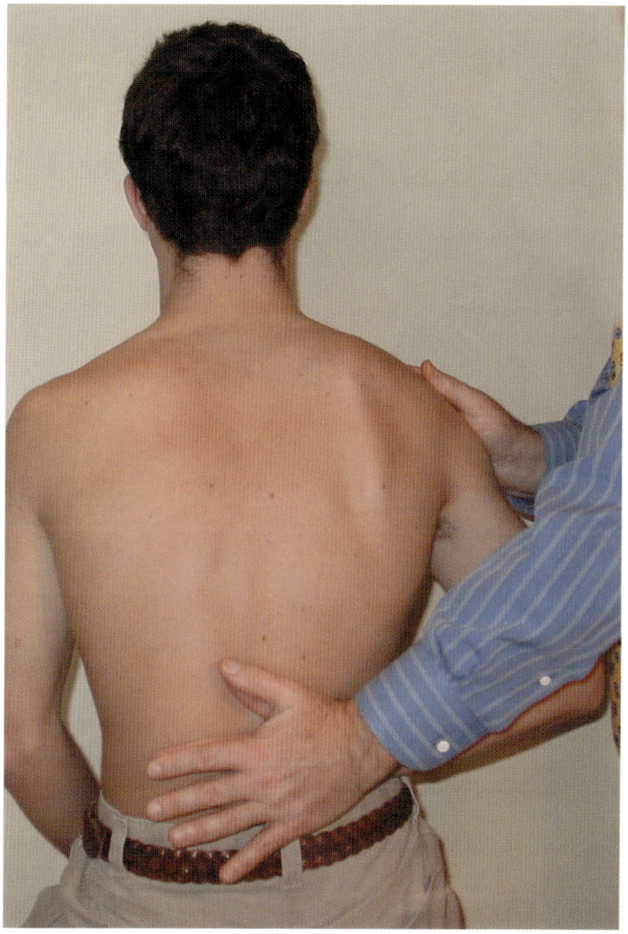

■ 그림 37-2. Gerber Lift-off 검사

CHAPTER

38 Snapping Scapula 검사

The Snapping Scapula Test

견갑딸깍 증후군(snapping scapula syndrome)은 견갑골을 흉추와의 관절면에서 교차운동을 시킬 때에 폭하는 소리나 딸깍하는 것이 만져지거나 들리는 것을 말한다(그림 38-1). 통증은 있을 수도 있고 없을 수도 있다. 많은 원인이 있지만 대개 3범주로 분류가 된다; (1) 견갑골 전방이 후방 흉벽과 접촉하는 부위에서의 일치하지 않는 것 (2) 견갑골 전방과 후방 흉벽사이 연조직의 변화 (3) 후방 흉벽의 이상.

관절 접촉면의 변화는 견갑골의 물리적 변화나 견갑골이 후흉벽에서 미끄러지는 과정의 병적변화가 원인이다. 견갑골의 물리적인 변화의 예로는 견갑골 골절, 종양 특히 골연골종(osteochondroma), 만성적인 어깨기능 이상으로 인하여 생기는 인대가 건이 뼈에 붙는 부위의 이상생성물(enthesophyte)(그림 38-2) 등이다. 병리적 변화의 예

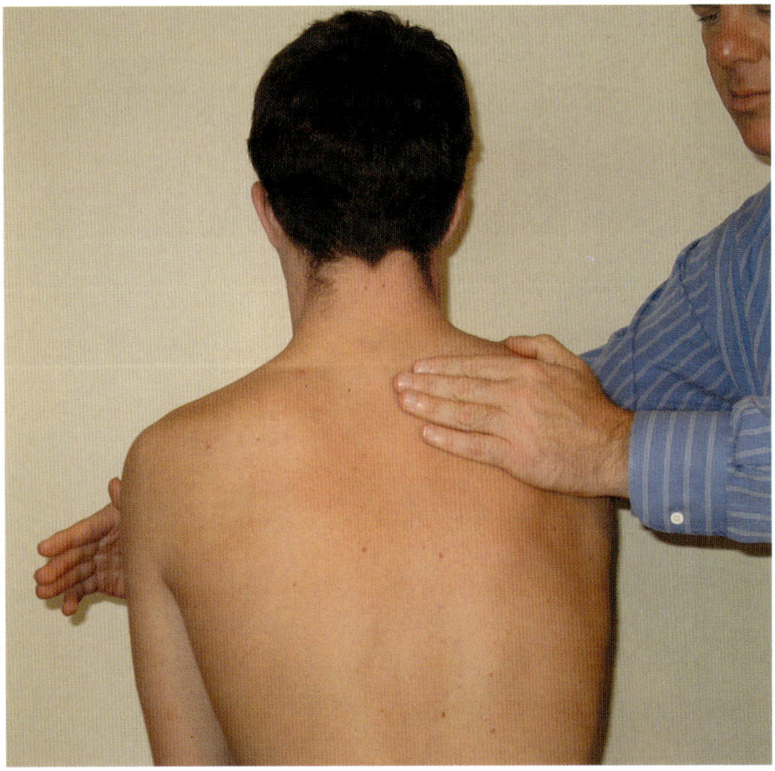

■ 그림 38-1. Snapping scapula 검사

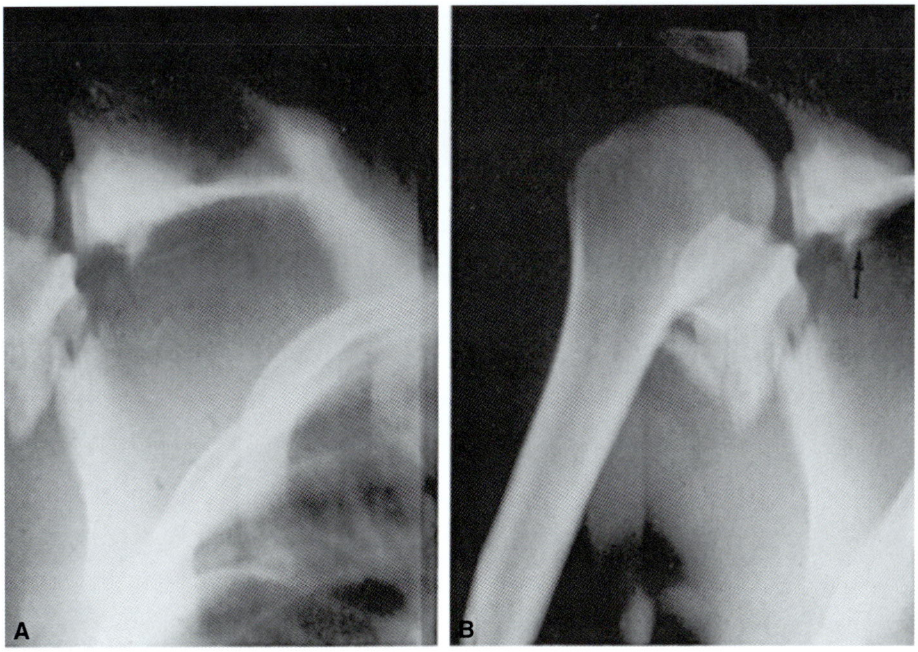

■ 그림 38-2. AP CT사진에서 견갑골극으로 확장된 골절(B사진에서 화살표)로 상방 관절와(glenoid) 조각과 부리돌기(coracoid)가 분리되어 보인다.

로는 뇌졸중으로 인한 견갑골 움직임의 신경학적 장애, 긴흉부신경(long thoracic nerve)의 손상, 상견갑골신경(suprascapular nerve)의 포획 등이다.

견갑골과 후방 흉벽사이 연조직의 변화로는 점액낭염, 근육비후, 근위축, 다발성근육염 같은 근육염증이다. 후흉벽의 변화 원인에는 흉벽 종양, 잘 낫지 않은 늑골골절이 있다. 이상의 3가지 일차적 병변들은 2차적 병변들을 유발할 수 있으며 환자의 증상을 더욱 악화시킨다. 예들 들어 힘줄이나 인대의 건부착 부위에 생긴 이상생성물(ehthesophyte)은 2차적인 점액낭염을 유발한다.

흉곽과 견갑골의 종양은 흔히 본 증후군을 유발하므로 모든 환자들에게 견갑골과 후흉벽의 X선 검사, CT 검사를 해야 한다. 연조직 이상을 확인하기 위한 MRI도 필요하며, 신경학적 이상이 있는 경우는 뇌 MRI가 필요하다. 추가로 경수신경근, 상완신경총, 상견갑신경, 긴흉부신경에 대한 근전도나 신경전도 검사가 필요할 수도 있다.

CHAPTER

39 긴갈래이두근건 파열진단을 위한 Ludington 검사

The Ludington Test for Ruptured Long Tendon of the Biceps

긴갈래 이두근건의 파열은 갑작스럽게 발병하며 종종 경고 징후없이 일어나기도 한다. 하지만 대부분은 오랜 시간에 걸쳐 진행되다가 발생한다. 어깨관절의 이상, 특히 포착 증후군, 회전근개 파열, 전방 어깨불안정으로 인하여 반복적으로 이두근건에 스트레스가 가해지면 초기에는 이두근건염이 생긴다. 치료를 안하면 점차 섬유화(fibrosis)가 일어나고 건이 약해진다. 파열은 건의 가장 약한 부위에서 일어나며 흔히는 관절피막 부위에 부착된 곳이다. 드물게 과도한 힘에 의한 경우에는 건의 원위부에서 파열이 되며, 아주 빠르고 강력한 내전 및 팔꿈치 굴곡운동시에 짧은 갈래 이두근건이 파열되기도 한다.

대부분의 환자가 40세 이상이며 분명한 악화요인없이 파열이 일어난다. 때로는 젊은 사람에서 웨이트 트레이닝 같이 강한 스트레스가 가해질 때 파열이 일어난다.

임상적으로는 파열이 일어나면 어깨전방부에 날카로운 통증이 오며 건이 파열되고 수축(retract)되면서 pop하는 소리가 들린다. 건이 파열되면서 이두근의 원위부가 솟아오르는 뽀빠이 징후가 특징적이다(그림 39-1). 혈류가 비어있는 이두근건막(sheath) 아래로 흘러서 원위부의 팔꿈치오목 부위로 반상출혈이 나타난다. 이두근 고랑에 압통이 흔하며 이두근을 따라 결손이 만져진다(그림 39-2).

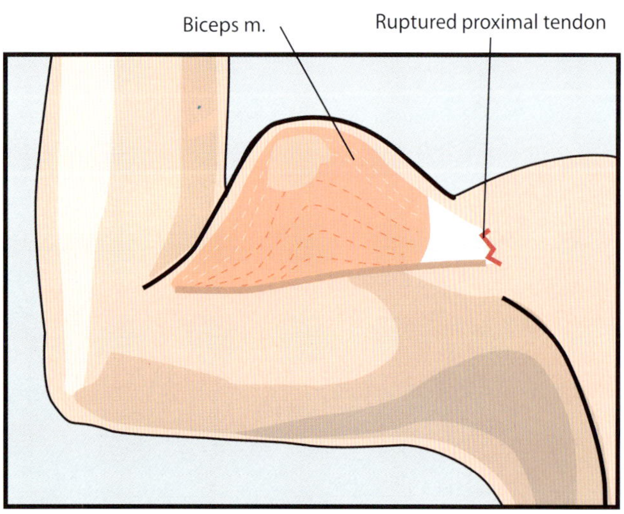

■ 그림 39-1. 긴갈래 이두근건의 파열에 동반된 뽀빠이 징후

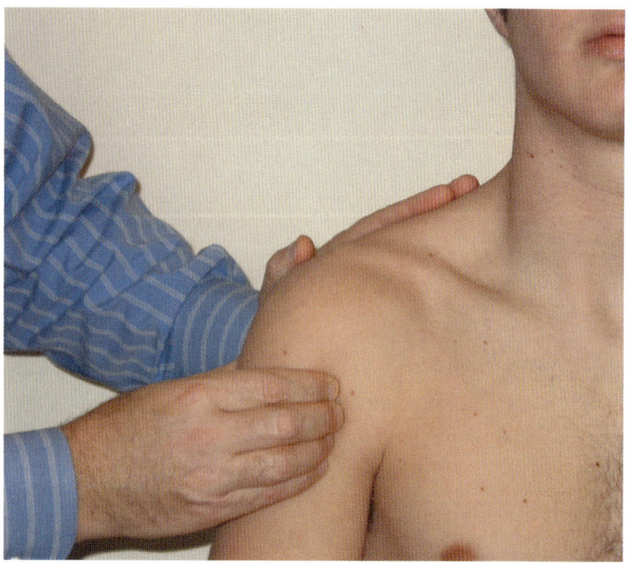

■ 그림 39-2. 긴갈래 이두근의 촉진

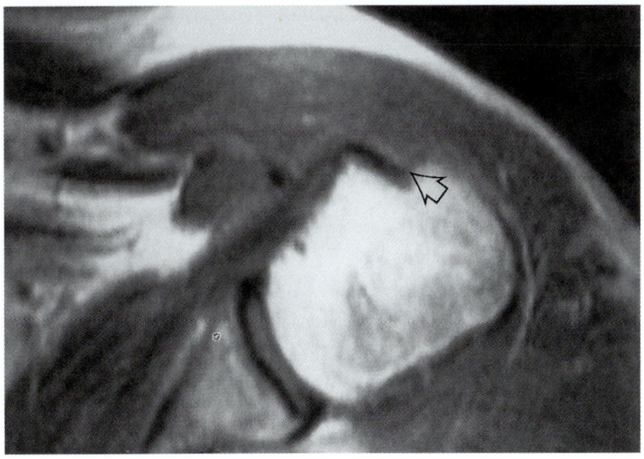

■ 그림 39-3. 긴갈래 이두근건의 파열 : Axial image에서 결절간 고랑에 이두근건이 안 보인다(화살표). 회전근개의 파열도 같이 있다.

임상적으로 의심되는 환자에서 확진을 위해 유용한 검사는 Ludington 검사이며 미흡한 점이 있으면 이두근을 따라 MRI를 한다(그림 39-3). 환자를 앉은 자세로 하고 그림처럼 병변쪽 팔을 머리 뒤로 올리도록 하고, 환자에게 뒤통수를 밀면서 동시에 이두근을 수축시키도록 한다(그림 39-4). 이두근에 뽀빠이 징후가 나타나면 양성이며, MRI로 어깨의 이상, 이두근의 전 주행을 따라 파열 부위를 확인한다.

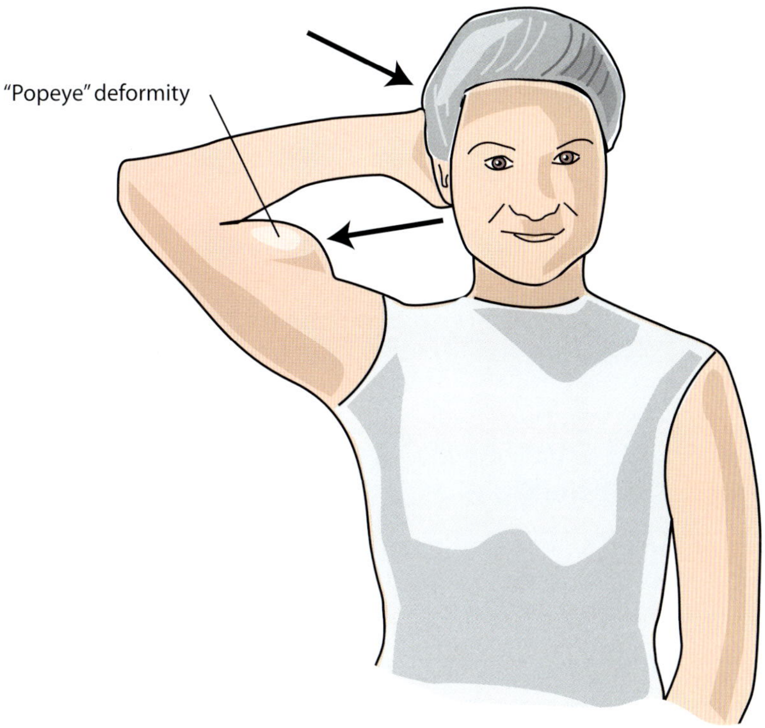

■ 그림 39-4. 긴갈래 이두근 파열 진단을 위한 Ludington 검사

CHAPTER

40 회전근개 병변들

Clinical Correlates: Diseases of the Rotator Cuff

의사에게 회전근개를 구성하는 근육을 물어보면, 두개 신경을 외울 때에 머리글을 따서 "On Old Olympus"로 외우는 것처럼 SITS로 금방 Supraspinatus, Infraspinatus, Teres minor, Subscapuralis라고 대답한다. 하지만 회전근개가 무엇이며, 어깨를 들어올릴 때에 어떤 기전으로 움직이며 어떤 질환이 있는가를 물으면 바로 대답을 못한다. 본 장에서는 이러한 회전근개의 임상적인 의미에 대해 기술하고자 한다.

회전근개와 그 역할
(What the rotator cuff is and what it does)

회전근개가 무엇인가에 대한 질문을 받은 의사들은 대부분이 그 구성근육에 대해 말한다. 물론 틀린 대답은 아니지만, 임상적인 의미를 얘기해야 올바른 답이라고 할 수 있다. 정상과 병적상태에서의 회전근개의 역할을 완전히 이해하려면 구성 근육 각각에 대해서가 아니라 하나의 기능적 근-건 단위로서 이해를 해야 한다. 4개의 근육이 회전근개를 구성하는 것은 맞지만, 한 기능단위로 작용하는 구조에는 각각의 근막이 있으며 가장 중요한 것은 힘줄이며 이들을 다 합쳐서 회전근개로 보아야 한다(그림 40-1).

극상근(supraspinatus)은 견갑골 상부에서 기시하여 그 근막과 함께 상완골 상부를 감싸면서 강한 힘줄이 상완대결절의 가장 상부에 종지한다. 극하근(infraspinatus)은 견갑골하부에서 기시하여 그 근막과 근섬유가 조밀한 힘줄로 바뀌면서 어깨관절의 피막 뒤로 해서 상완대결절의 중간정도에 붙는다. 작은원근(teres minor)은 견갑골의 내외측에서 기시하여 근섬유와 근막이 힘줄로 바뀌면서 어깨관절 피막의 하후방으로 가서 상완대결절의 하부에 붙는다. 견갑오목근(subscapuralis)은 견갑골 전방의 내측에서 기시하여 그 힘줄이 외측으로 나와 상완소결절에 붙는다.

이들 기능단위의 일차적인 역할 중의 하나는 어깨 운동시 어깨관절을 안정화시키는 것이며 비교적 약한 어깨관절(glenohumeral joint)의 피막을 강화시키는 것이다(제 16장 참조). 극상근과 극하근 단위는 관절피막의 상부를, 작은원근 단위는 후방을, 견갑오목은 전방을 강화시켜 준다. 회전근개는 또한 팔의 외전운동을 시작하게 하는 기능을 한다. 그 외에도 어깨 운동시에 상방으로 향하는 삼각근의 고유특성에 대한 반작용으로 균형을 맞추는 기능을 한다.

어깨운동에 있어서 회전근개의 기능을 알려면 모든 근육과 근막, 힘줄을 한 단위로 생각해야 한다. 이들은 다양한 각도의 움직임시 어깨관절의 안정유지를 위하여 조화롭게 움직인다. 이를 위해 회전근개는 각근육을 미세하고 부드럽게 다양한 강도와 속도로 수축시키면서 움직이게 된다. 또한 회전근개는 어깨주위의 다른 구조들, 예를 들면 삼각근, 이두근의 긴갈래근 힘줄, 부리상완인대 및 관절상완인대(coracohumeral & glenohumeral ligament)와 같이 작용하여 다른 관절에서는 볼 수 없는 복잡하고 독특한 가동운동을 하는 사실은 임상적으로 중요한 의미가 있다.

이와 같이 회전근개의 기능단위와 주위구조들의 복잡한 상호작용으로 볼 때, 이들 중 어느 하나의 이상이 생기

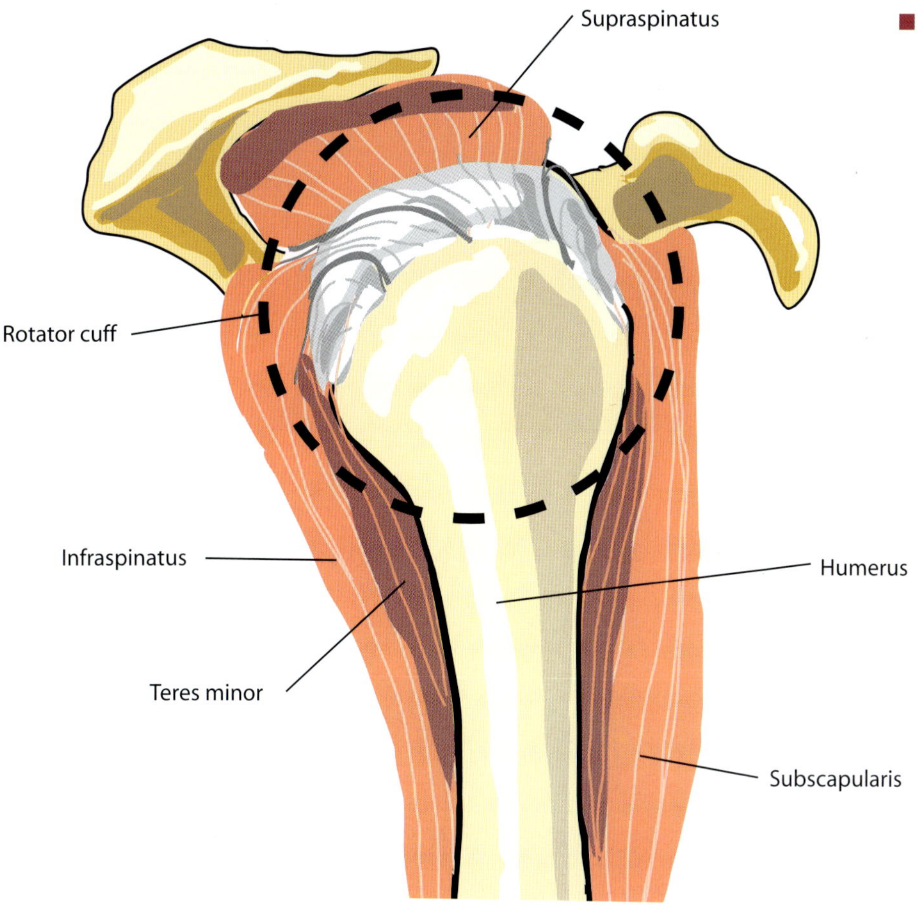

■ 그림 40-1. 회전근개는 4개의 근육과 그들의 근막, 건으로 이루어진 기능적 단위를 말한다.

면 다른 구조에 영향을 주는 것은 놀라운 일이 아니다. 회전근개 힘줄로의 혈류는 아주 미약하므로 이들은 아주 손상받기가 쉽다. 만성염증과 허혈로 인해 첫 번째 오는 변화가 건병증(tendinopathy)이며 방치하면 결국 파열이 온다.

회전근개 질환의 병태생리
(The pathogenesis of rotator cuff disease)

이미 언급한 바와 같이 회전근개 기능단위는 혈액순환이 열악하므로 손상에 민감하다. 특히 극상근건 부위가 가장 취약하며 따라서 완전파열이 가장 흔한 곳이다. 극단적인 힘줄파열에 대비되어 잘 오는 것이 경미한 건염(tendonitis)이며 이는 종종 점액낭염(bursitis)에 동반된다(그림 40-2). 임상적으로 어깨운동시 심해지는 어깨의 전반적인 부위의 통증, 아픈 쪽으로 누워 자지 못함, 어깨외전시 걸리적거리고 삐걱거리는 느낌이 나타난다. 대개 비스테로이드성 항염제, 국소 냉온찜질, 물리치료, 국소 스테로이드 주사로 호전된다.

치료를 안하면 퇴행변화가 진행하여 석회성 건염(calcific tendonitis)되 되었다가 결국 소위 오십견(frozen shoulder)이 된다(그림 40-3). 임상적으로 어깨가동 운동시 통증이 오고 팔을 머리위로 못 올린다. 어깨후방을 자세히 관찰해 보면 사용치 않음(disuse)으로 해서 오는 극상근, 극하근의 위축을 볼 수도 있다. 이 상태에서는 염증상태 제거와 기능회복에 둘 다 신경써야 함은 물론, 포착증후군, 어깨불안정, 주위구조물의 이상 등을 포함한 다른 회전근개 기능장애 원인들을 찾아보아야 한다. 이미 손상되어 있고 약해진 힘줄에 스테로이드 주사를 하면 파열이 될 수 있으므로 각별한 주의가 필요하다.

또한 방치한 회전근개 힘줄의 병변들은 부분 혹은 완전 파열로 진행하기도 한다(그림 40-4). 특별한 손상상황

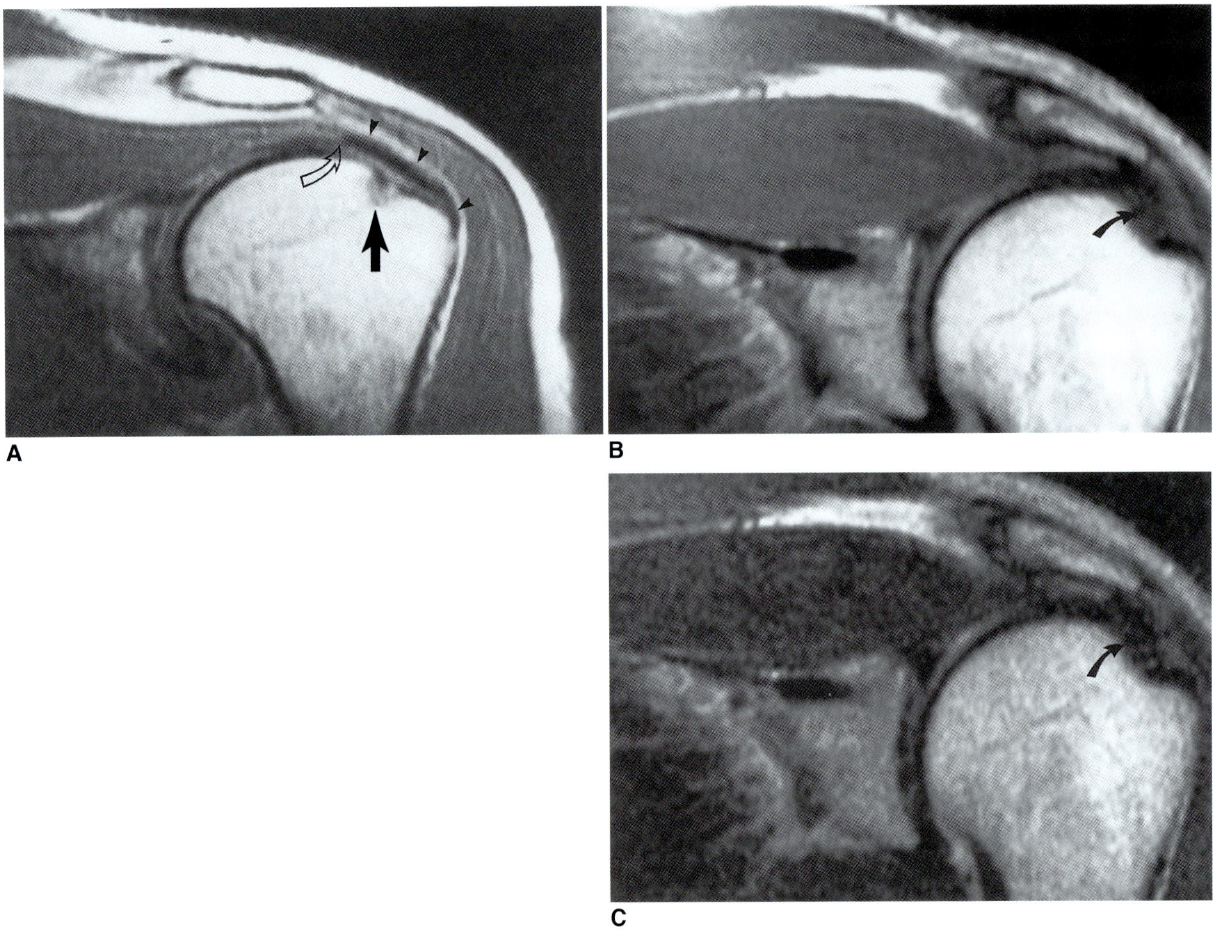

■ 그림 40-2. 초기 회전근개 퇴행변화

A: Oblique coronal short-TE iamage에서 보이는 정상 극상근과 그 힘줄소견으로 상완골두 12시 방향 근처에 정상 근-건 연결부(커브 화살표)가 보인다. 근건연결부로부터 극상근건이 검은 음영으로 주행하여 상완골에 종지한다(화살촉 표시). 정상 건은 두께가 일정하며 경계가 분명하다. 삼각근밑, 어깨돌기밑의 지방조직도 정상소견이다. 극상근은 정상이지만, 극하근이 붙는 자리에 약간의 침식소견이 보인다(곧은 화살표).

B: Short-TE image에서 회전근개의 초기퇴행변화가 보이며 회전근개내에 고강도 음영이 나타난다(화살표).

C: Long-TE image에서 회전근개 내에 저강도 음영이 보인다(화살표).

에서 급성으로 생기기도 하며(그림 40-5), 별 선행요인없이 임의로 나타나기도 하는데(그림 40-6), 대개는 40세 이상에서이다.

진찰소견상 완전파열이 있는 환자는 어깨를 움찔거리거나 약간 올릴 수 있는 정도 밖에 못한다. Drop arm 징후 양성이면 완전파열을 강력히 의심할 수 있다(그림 41-1). MRII나 관절경으로 확진할 수 있으며, 어깨의 다른 내적장애 상태와 감별이 된다. 완전파열은 수술이 필요하며 파열 후 얼마 시간이 경과하지 않은 경우는 관절경으로 수술할 수 있다. 지연되는 경우는 개방절개로 끊어진 건을 재생시켜야 한다.

회전근개의 이상을 진단하고 치료하는 의사는 항상 두 가지 사항을 잊지 말아야 한다. 첫째는 회전근개 질환은 그 단독으로 일어나는 경우는 아주 드물며 대개는 점액낭염, 포착 증후군, 어깨불안정 같은 다른 병리가 대개 동반되어 있으며, 둘째는 회전근개 이상처럼 보이는 어깨이상이나 통증이, 어깨가 아닌 상완신경총 이상, 종양, Pancoast 종양 등에 의한 경우가 있으므로 항상 이런 원인에 대해 면밀히 평가하여야 한다.

회전근개 파열이 큰 경우에는 근육(화살표)이 반대로 당기는 작용에 의해 근-건 연결부가 당겨지는 것이 특징이다. 오무라들은 정도를 평가하면 파열의 크기를 가늠하는데 도움이 된다. 본 환자에서 수술시 파열의 크기는 약 2.5 cm 정도였다. 회전근개 원위부의 고신호영상의 정도 역시 파열의 크기인 2.5 cm 정도 된다(커브진 화살표).

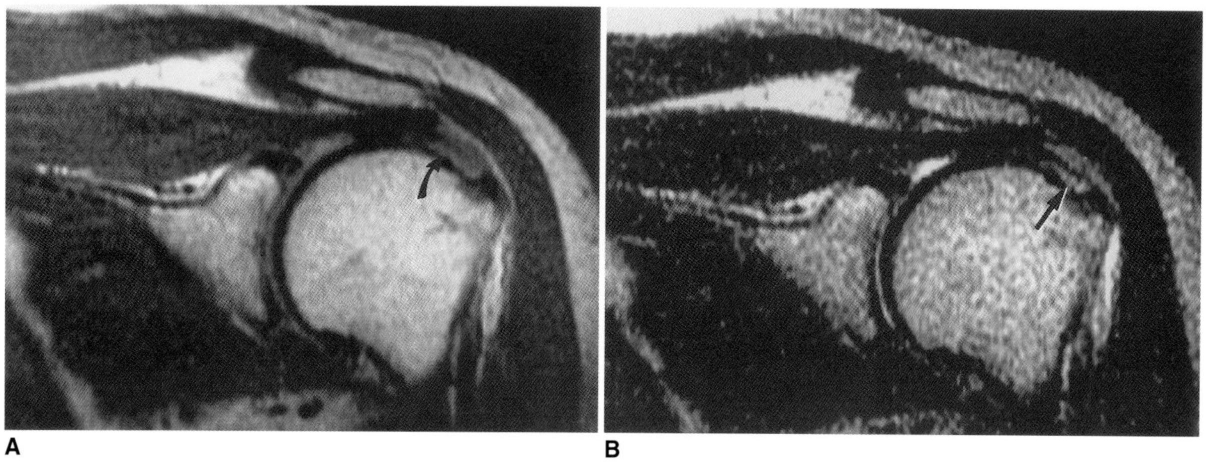

■ 그림 40-3. 회전근개 내의 심한 퇴행변화 소견
A: Short-TE image에서 회전근개 내의 고신호 음영은 심한 퇴행변화를 시사
B: Long-TE image에서 보면 지방음영보다 더 고신호 음영으로 나타난다.

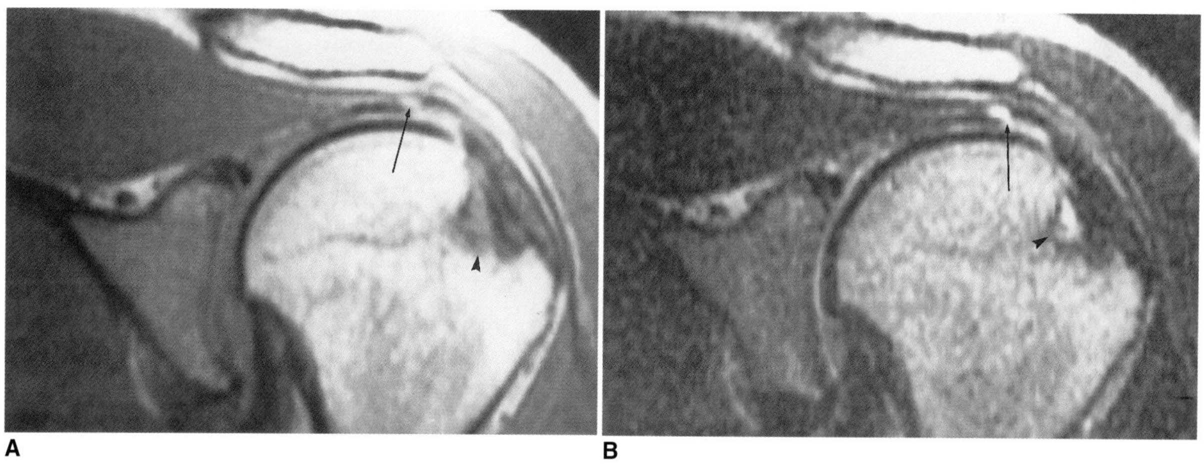

■ 그림 40-4. 부분 파열(A: short TE image, B: long TE image)
작고 부분적인 파열은 A & B에서 고신호 음영으로 나타난다. 극하근과 극상근 부착부위의 침식소견은(화살촉) 던지기 동작의 감속기에 만성적인 손상이 누적되어 나타난 결과이다.

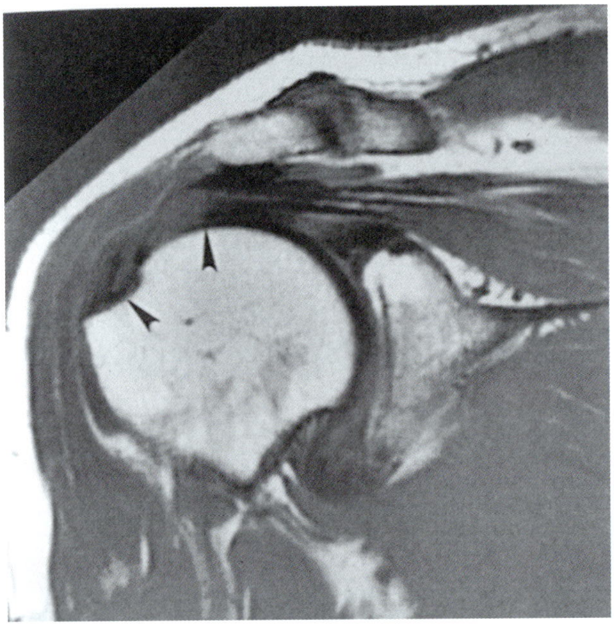

A

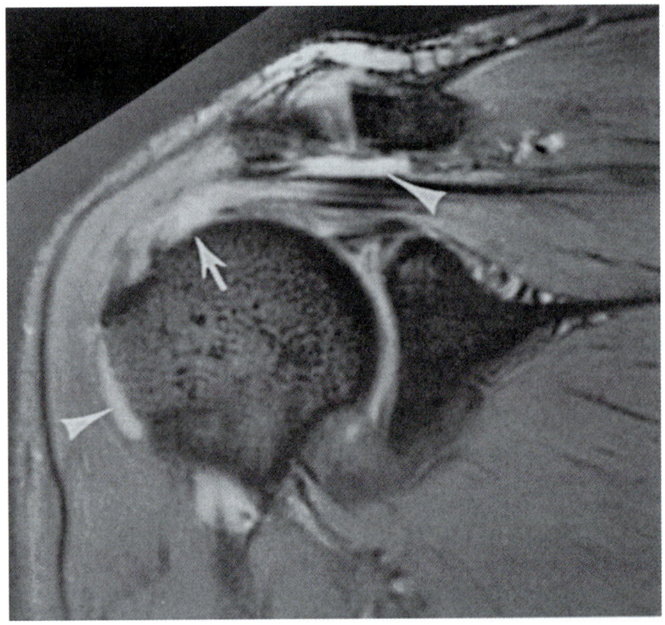

B

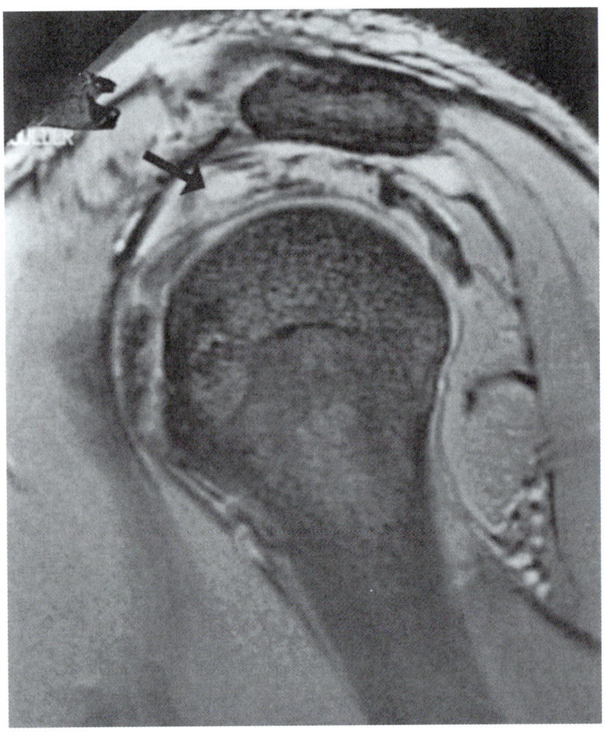

C

■ 그림 40-5. 극상근건의 완전파열

A: T1 coronal oblique image에서 원위부 2 cm 정도의 극상근건(두 화살촉 사이)이 정상시의 저강도 음영이 아닌 중등도의 음영강도를 보이며 두껍게 보인다.

B: T2 image에서 고상도의 fluid 영상(화살표)이 힘줄의 결손 부분을 매우고 있다. Fluid 영상이 삼각근 밑, 어깨돌기 밑에서도 보인다(화살촉). 근-건 연결부위가 오무라들음(retraction) 소견은 없다.

C: T2 sagittal image에서 정상적로는 난원형의 저신호 음영의 건이 있어야 할위치에 건의 파열로 인해 국소 고신호 음영(화살표)이 나타난다.

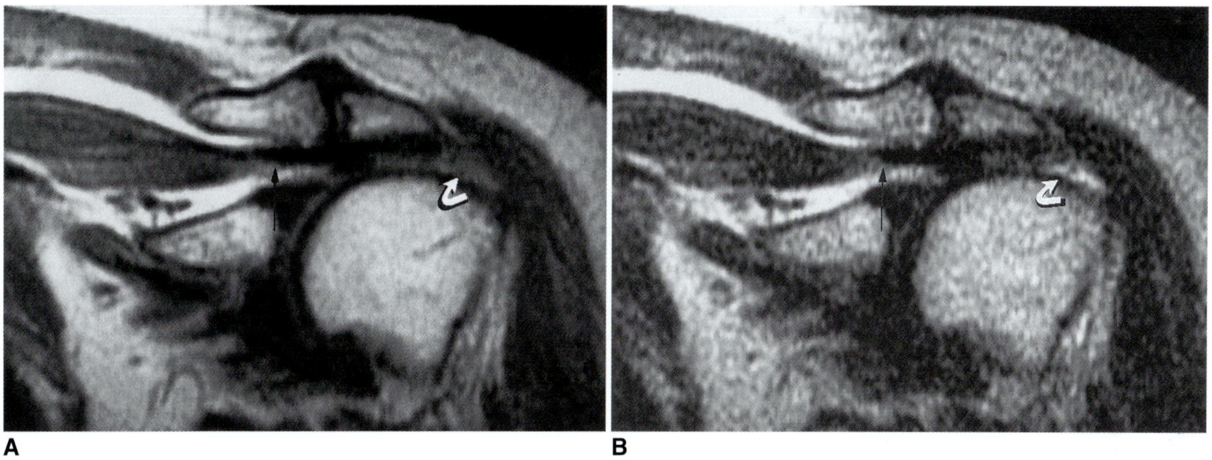

■ 그림 40-6. 극상근의 근-건 연결부의 오무라들음(retraction) A: Short TE image, B: Long TE image

CHAPTER

41 완전 회전근개 파열진단을 위한 Drop arm 검사

The Drop Arm Test for Complete Rotator Cuff Tear

회전근개의 완전파열을 확인하는데 유용하다. 제 40장에서 언급한대로 자발적으로 일어나기도 하며 갑작스럽게 발생하여 환자를 매우 당황하게 하기도 한다. 선 자세에서 아픈 쪽 어깨를 편하게 하도록 하고 서서히 90도까지 외전시킨 자세를 잠시 유지한다(그림 41-1). 이 자세에서 환자에게 팔을 놓을 테니 90도 외전자세를 유지하라고 말한다. 팔을 놓은 후 자세를 유지 못하고 떨어뜨리면 양성이다. 또한 가능한 외전자세 유지를 위해 정상 회전근개와 삼각근을 사용하므로 종종 어깨를 움찍거려 움직인다. 양성인 환자는 확진을 위해 관절경이나 MRI를 한다.

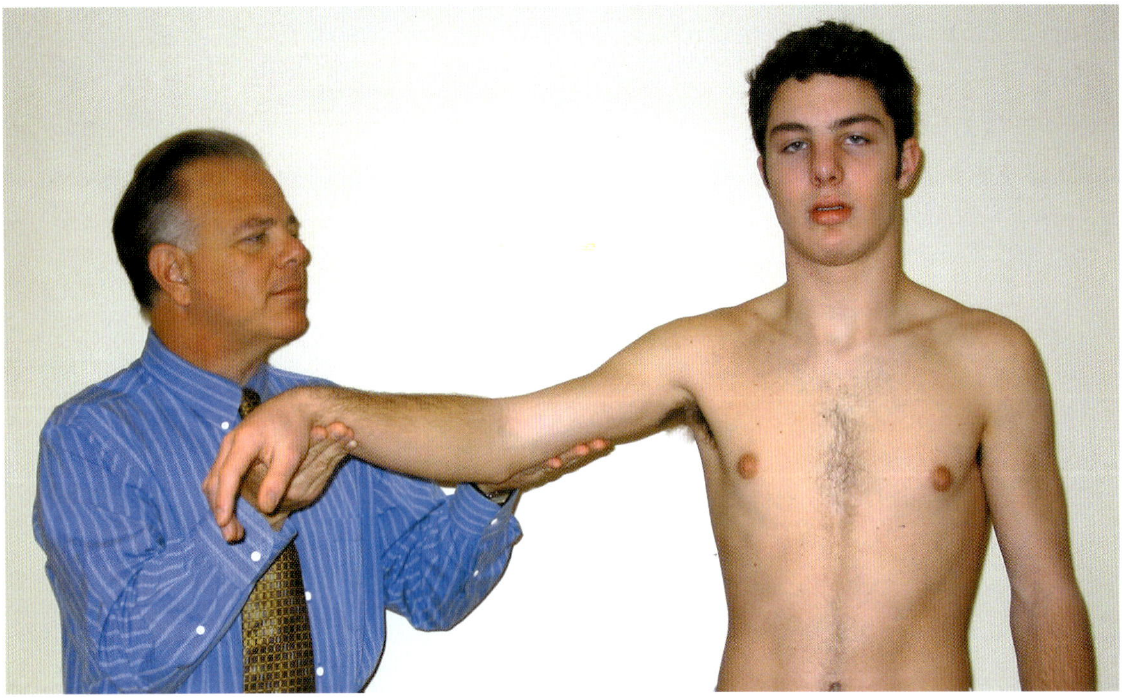

■ 그림 41-1. 완전파열 진단을 위한 drop arm 검사

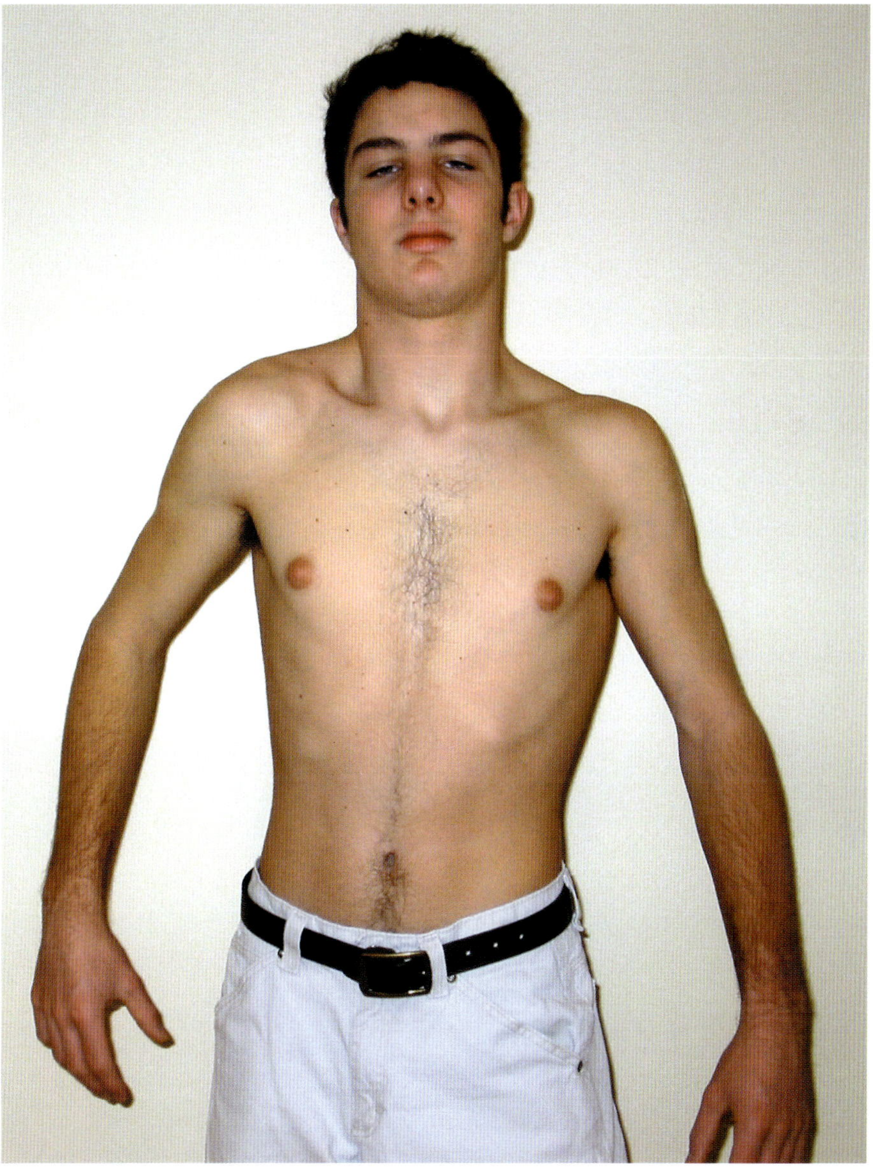

■ **그림 41-2.** 건이 완전파열된 경우는 외전자세로 팔을 유지못하고 떨어뜨린다. 또한 가능한 외전자세 유지를 위해 정상 회전근개와 삼각근을 사용하므로 종종 어깨를 움찍거려 움직인다.

CHAPTER

42 극상근건염시의 Dawbarn 징후

The Dawbarn Sign for Supraspinatus Tendinitis

어깨의 근-건 단위가 잘 손상되는 이유는 다음과 같다. 첫째, 어깨관절은 다른 부위보다 반복적이고 넓은 가동범위가 더 일어나는 부위이다. 둘째, 근육건 단위가 움직이는 공간이 부리어깨돌기궁(coracoacromial arch) 때문에 제한되어 있어서 과다한 운동시 포착이 일어날 가능성이 높다. 셋째, 혈류가 미약하여 미세손상시 치유가 잘 안된다. 이런 이유로 건에 염증이 잘 오며 극상근건의 경우도 예외는 아니다.

극상근건염시에는 급성 혹은 만성적인 어깨통증을 호소한다. 급성은 대개 젊은 사람에서 과다사용이나 잘못 사용에 의해 온다. 무거운 물건을 몸에서 멀리 들어올리거나 던지기 동작, 과중한 웨이트 훈련이 흔한 선행요인이다. 만성은 장노년에서 특별한 선행손상 병력없이 서서히 온다. 통증은 지속적이고 심하며 수면장애를 종종 호소한다. 대개 삼각근 부위에 통증을 호소하며 어깨가동 운동이 점진적으로 제한될 수 있다. 아픈 쪽으로 자면서 뒤척이다가 아파서 깨기도 한다.

견갑골을 올리면 인대에 의한 긴장도가 줄어들므로 환자들은 어깨를 움찔거리는 자세를 취한다. 대개 극상근건이 붙는 상완결절부에 국소압통이 있다. 동통성호(painful arc)가 있기도 하며 외전 운동의 중간 정도에 상완골두와 극상근건사이에 포획이 일어나므로 무언가 걸리는 느낌이나 갑작스런 통증을 호소한다(그림 42-1). Dawbarn 징후가 양성이다.

환자를 서게 한 자세에서 상완대결절의 상부를 촉진한다. 건염이 있으면 평상시 어깨를 움직일 때 아프던 증상이 나타난다. 이 자세에서 어깨를 점차 최대로 외전하도록 한다. 팔이 동통성호(painful arc)의 가장 끝점에 도달했을 때에 통증이 사라지면 극상근건염을 시사한다(그림 42-2). 어깨돌기밑(subacromial) 점액낭염시에도 양성임을 알고 있어야 한다. MRI로 회전근개 파열이나 기타 다른 질환들을 확인하도록 한다.

질환 초기에는 수동적인 가동운동은 정상이며 통증도 없다. 차차 진행되면 점진적으로 기능이 떨어지고 가동 운동도 감소하여 머리빗기, 브래지어 차기, 머리위 동작 같은 일상동작에 어려움이 온다. 불편감으로 근육을 오래 안 쓰면 근위축이 일어나고 오십견이 생길 수 있다.

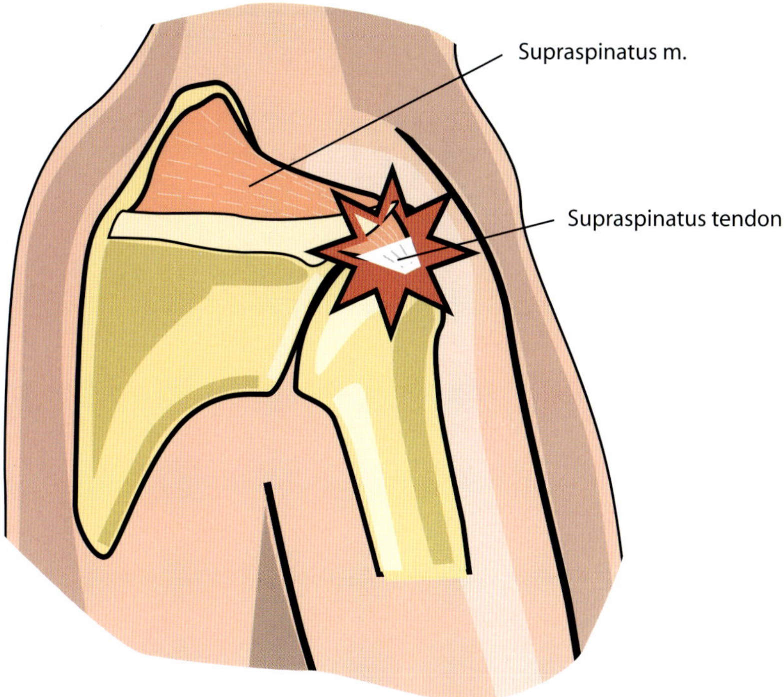

■ **그림** 42-1. 상완골두가 극상근건 쪽으로 포착이 일어난다.

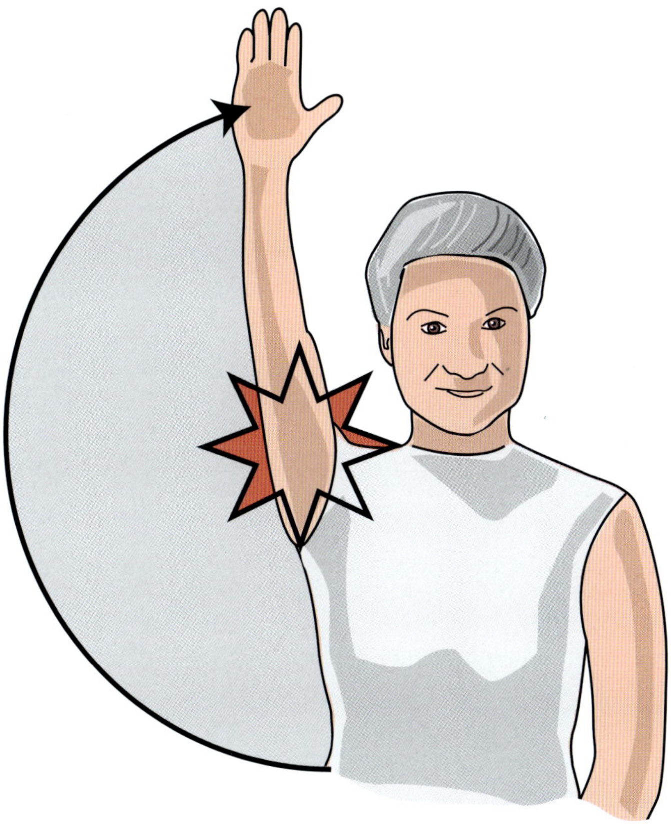

■ **그림** 42-2. Dawbarn 징후

CHAPTER

43 극하근건염 진단을 위한 Midarc 외전 검사

The Midarc Abduction Test for Infraspinatus Tendinitis

어깨의 근-건 단위가 잘 손상되는 이유는 다음과 같다. 첫째, 어깨관절은 다른 부위보다 반복적이고 넓은 가동범위가 더 일어나는 부위이다. 둘째, 근육건 단위가 움직이는 공간이 부리어깨돌기궁(coracoacromial arch) 때문에 제한되어 있어서 과다한 운동시 포착이 일어날 가능성이 높다. 셋째, 혈류가 미약하여 미세손상시 치유가 잘 안된다. 이런 이유로 건에 염증이 잘 오며 극상근건의 경우도 예외는 아니다.

극하근건염시에는 급성 혹은 만성적인 어깨통증을 호소한다. 급성은 대개 젊은 사람에서 과다사용이나 잘못 사용에 의해 온다. 반복적으로 외전 및 외회전을 하는 상황, 예를 들면 자동화기계 조합장에서의 작업, 과중한 웨이트 훈련이 흔한 선행요인이다. 대개 삼각근 부위에 통증을 호소하며 수면장애를 호소하기도 한다. 상완골의 외회전 및 능동적 외전시 통증을 호소하며 외전시 중간정도에서 통증이 온다(midarc pain). 만성건염은 장노년층에서 점진적으로 특별한 선행요인없이 온다. 점차 가동운동의 제한이 오며 자다가 병변 쪽으로 움직일 때 통증이 온다.

건에 대한 긴장을 줄이기 위하여 견갑골을 후방으로 회전시키는 자세를 취하게 된다(그림 43-1). 상완 대결절 부위에 대개 국소압통이 있다. 외전시 동통성호(painful arc)가 있으며, 그 중간 정도에서 걸리는 느낌이나 갑작스런 통증이 있고 더 올리면 통증이 호전된다(그림 43-2). 초기에는 수동적 가동운동은 완전히 가능하고 통증도 없다. 하지만 차차 진행하면 기능이 감소하고 가동운동 제한이 와서 차차 진행되면 점진적으로 기능이 떨어지고 가동운동도 감소하여 머리빗기, 브래지어 차기, 머리위 동작 같은 일상동작에 어려움이 온다. 불편감으로 근육을 오래 안쓰면 근위축이 일어나고 오십견이 생길 수 있다.

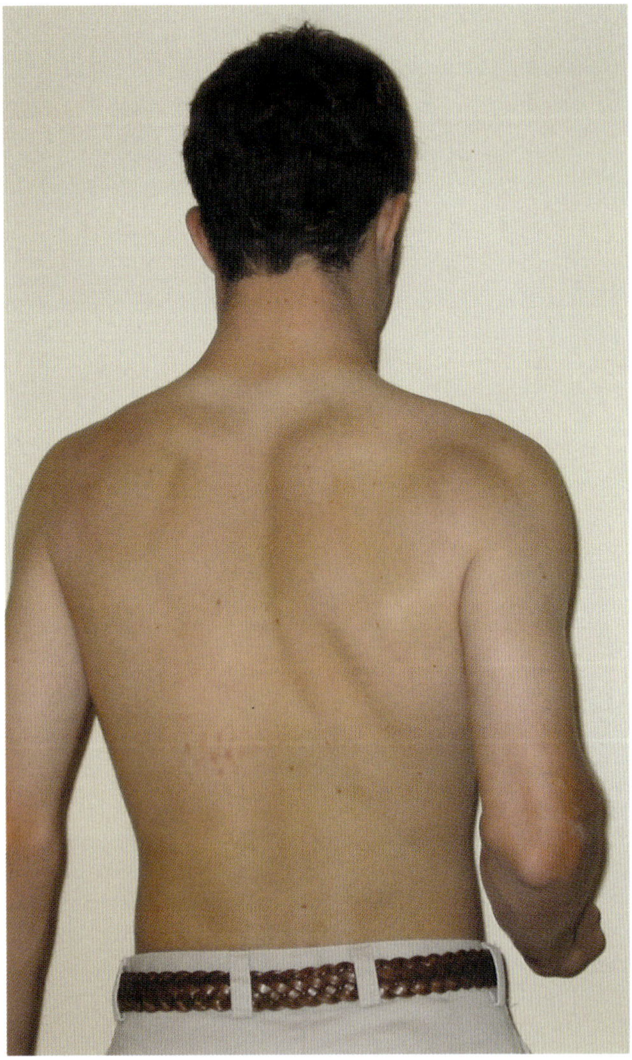

■ **그림 43-1.** 염증이 온 극하근건의 긴장을 줄이기 위한 견갑골의 후방회전

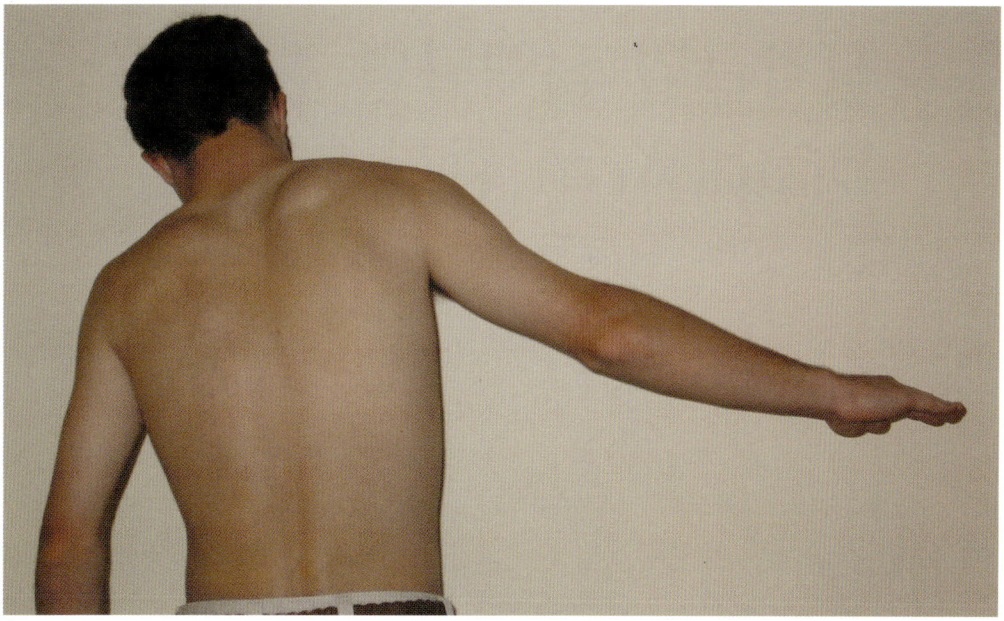

A

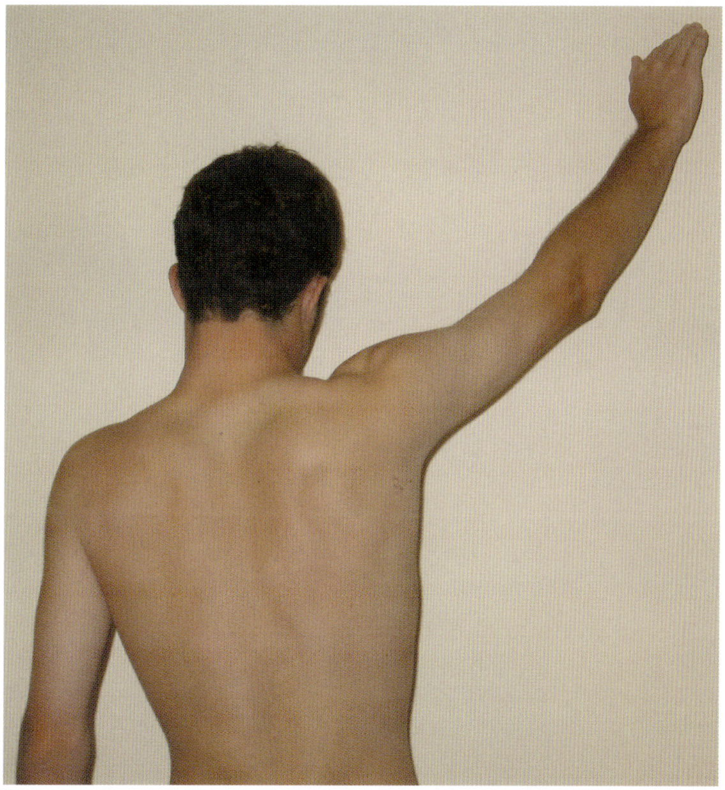

B

■ 그림 43-2. A & B 극하근건염의 Midarc 외전검사

CHAPTER

44 삼각근밑 점액낭염 진단을 위한 Drop Arm 검사

The Drop Arm Test for Subdeltoid Bursitis

선 자세에서 환자의 팔을 받쳐주면서 서서히 외전시켜 통증이 오나 본다. 환자가 할 수 있는 최대까지 외전시켰을 때에 몇 초간 정지 후 갑자기 팔을 떨어뜨린다(그림 44-1, 2). 회전근개건의 완전파열시에는 팔을 유지 못하고 떨어뜨린다(제 41장). 삼각근밑 점액낭염시에는 주춤거리면서 울음소리 정도의 고통을 호소한다. 건의 부분 파열과 점액낭염은 동반되어 있는 경우가 있음을 알고 있어야 한다. 따라서 본 검사가 양성인 경우는 MRI로 동반된 병리를 확인하도록 한다.

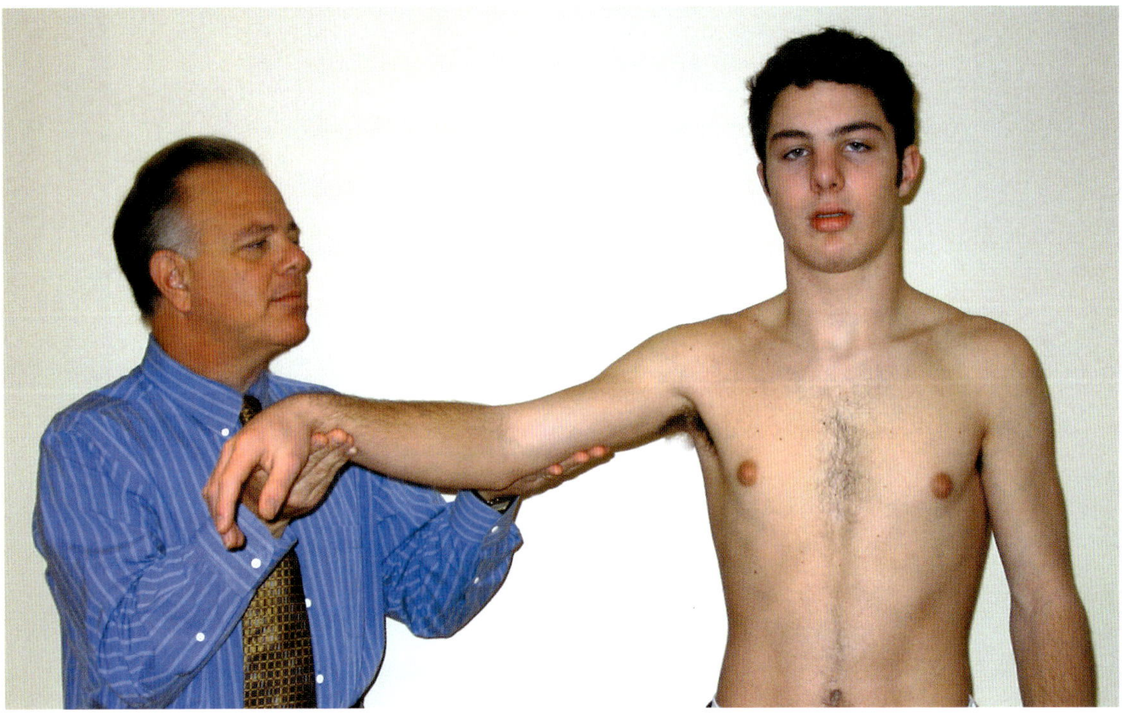

■ 그림 44-1. 삼각근밑(subdeltoid) 점액낭염 진단시의 drop arm 검사

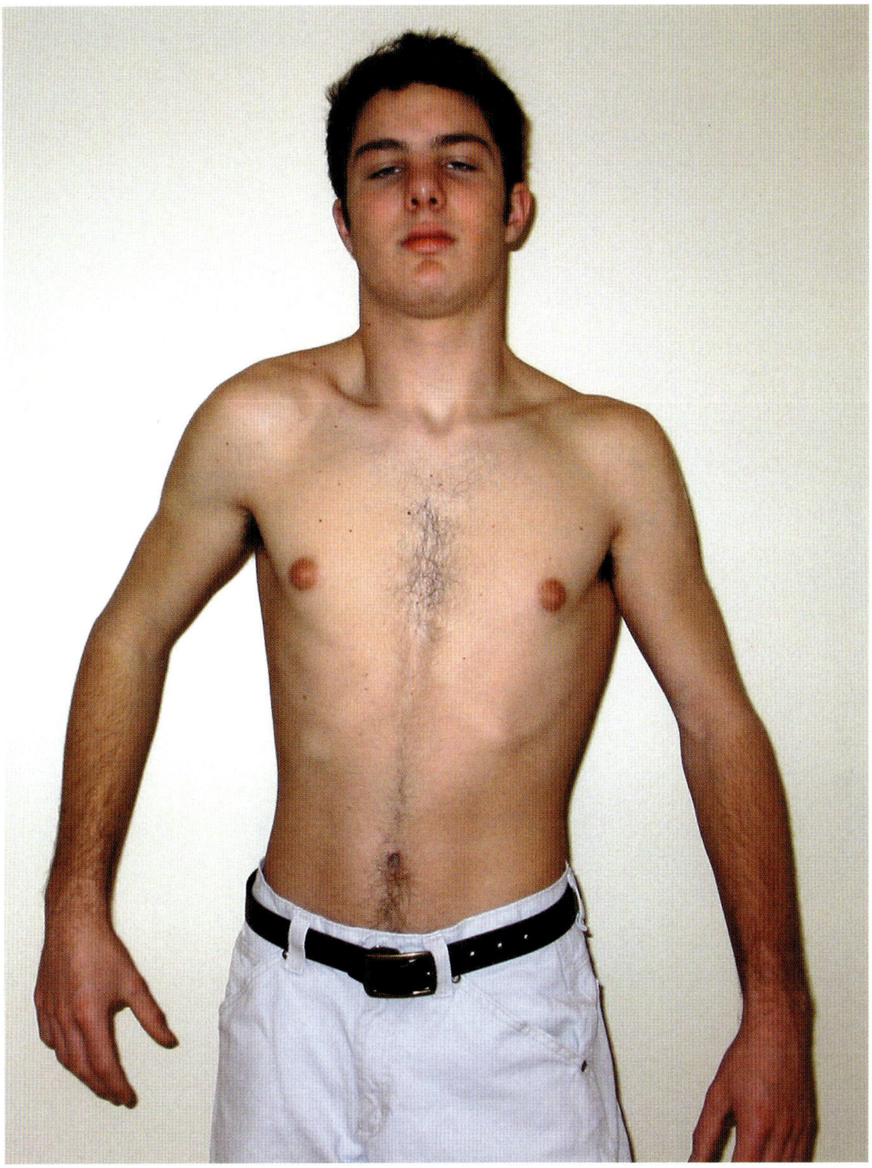

■ 그림 44-2. 삼각근 밑 점액낭염 진단을 위한 drop arm 검사

CHAPTER

45 부리돌기밑 점액낭염 진단을 위한 내전 방출 검사

The Adduction Release Test for Subcoracoid Bursitis

본 점액낭은 급성손상이나 반복적인 미세손상이 잘 오는 구조물이다. 급성손상은 대개 운동 중이나 넘어질 때처럼 어깨에 직접적인 타격이 가해지는 형태로 온다. 반복적인 움직임시에는 점액낭에 염증이 온다. 점액낭염이 만성이 되면 석회화가 온다.

본 점액낭은 부리돌기(coracoid process)와 관절낭 사이에 위치한다. 따라서 극단적인 움직임시에 부리돌기와 상완골두사이의 접촉 압력으로 기계적인 자극이 잘 된다. 또 어깨의 근-건 단위에 선행 손상이 있었던 경우에는 관절오목내(glenoid fossa)에서의 상완골두의 움직임이 비정상이 되어 마찬가지로 기계적인 자극이 간다.

어깨를 내전하면서 팔을 전방으로 움직일 때에 통증이 온다. 부리돌기에 국소통증이 있으며 내측어깨로 통증이 전이된다. 종종 수면장애가 있으며 잠에서 깨는 순간 팔을 외전시킬 때에 날카로운 통증을 호소한다. 진찰상 부리돌기 부위에 국소압통이 있다. 부리돌기 점액낭염은 부리돌기를 누를 때에 국소압통이 있는 반면, 삼각근밑 점액낭염시는 부리돌기보다는 하방의 삼각근 부위를 누를 때에 압통이 있다(그림 45-1). 내전방출(adduction release) 검사가 양성이다.

내전방출 검사는 선 자세에서 평상시 같은 통증이 올 때까지 팔을 내회전시키도록 한다(그림 45-2). 이 자세에서 검사자는 환자 팔을 지지하면서 저항을 이기면서 팔을 내전하도록 한다(그림 45-3). 이후 갑자기 내전에 대한 저항을 푼다(그림 45-4). 부리돌기밑 점액낭염이 있으면 심한 통증을 호소한다. MRI로 확진할 수 있다(그림 45-5).

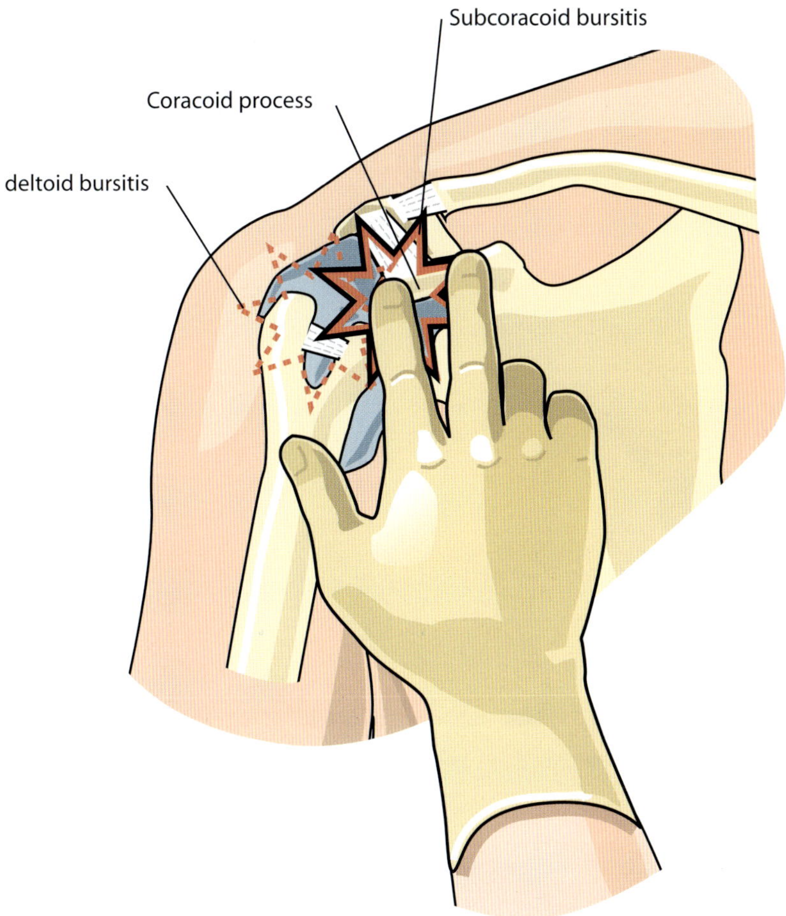

■ 그림 45-1. 부리돌기(coracoid process)를 직접 누르면 압통이 있다.

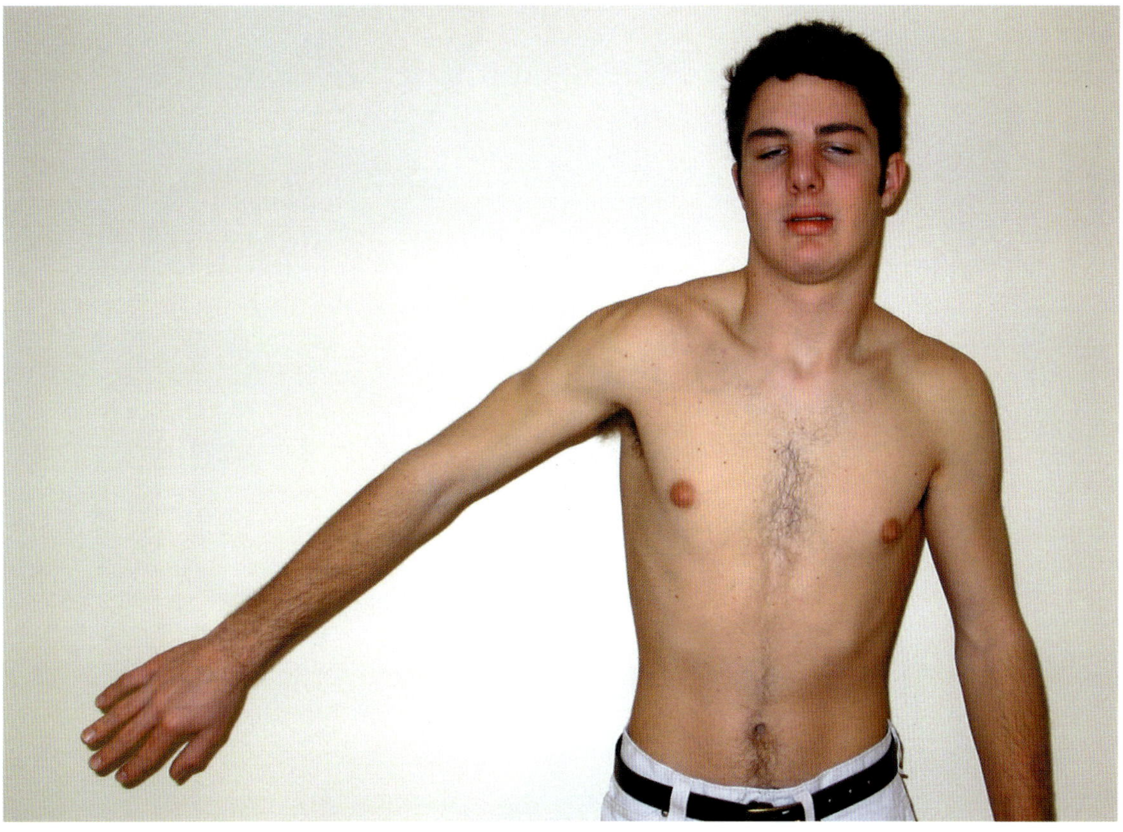

■ 그림 45-2. 내전방출검사(adduction release test): 통증이 올 때까지 팔을 내회전시킨다.

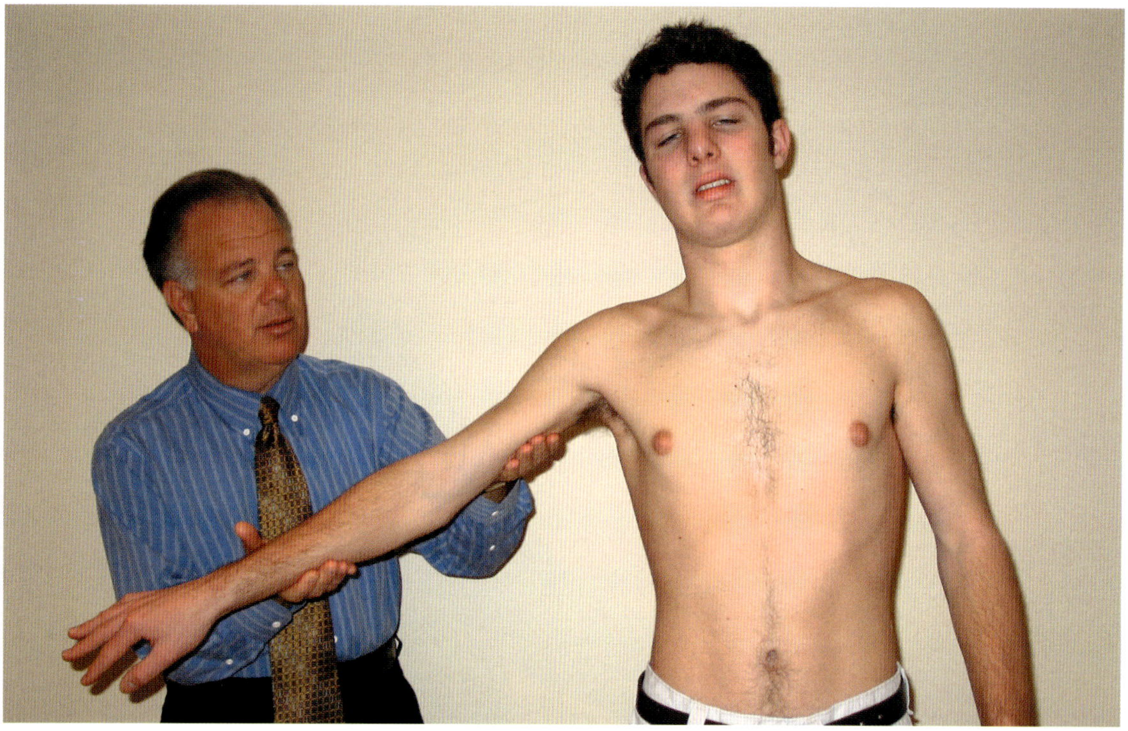

■ 그림 45-3. 내전방출검사(adduction release test): 환자 팔을 지지한 후, 저항을 주면서 환자에게 내전운동을 하도록 한다.

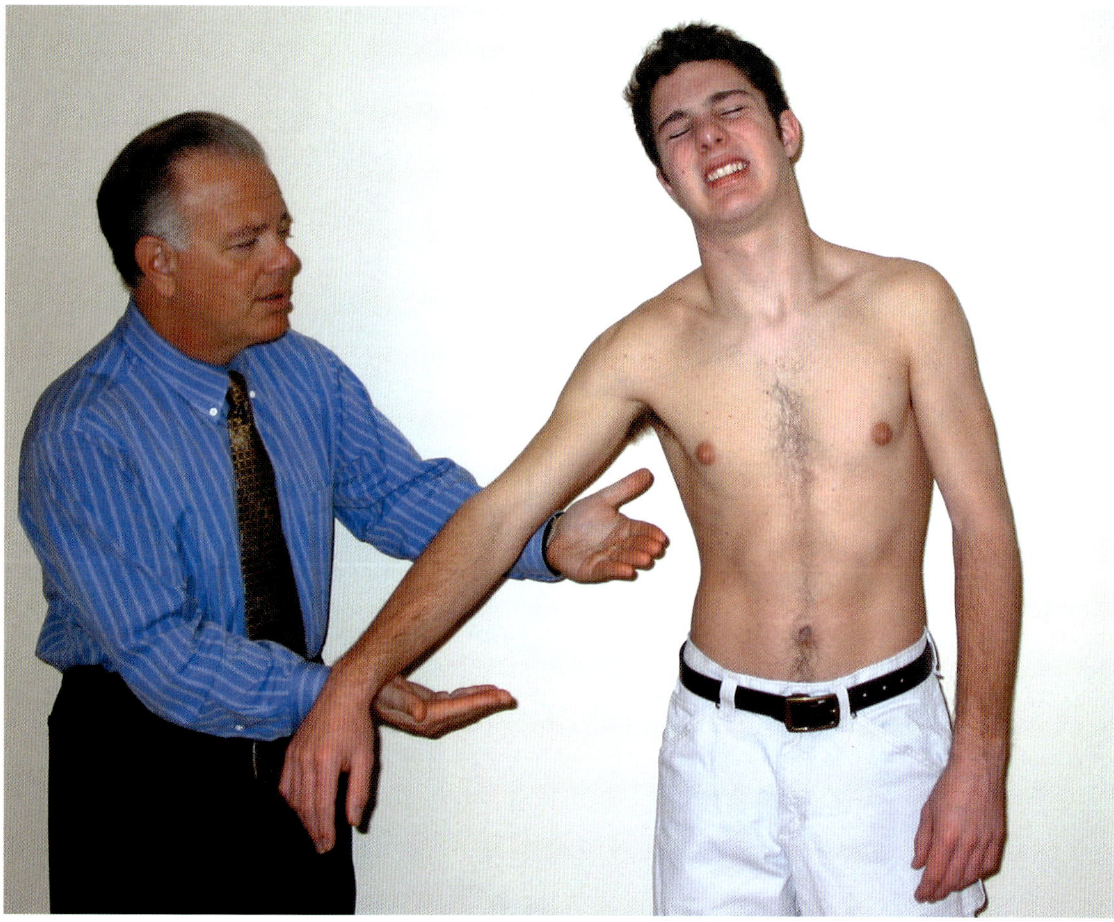

■ 그림 45-4. 내전방출검사(adduction release test): 이후 저항을 갑자기 풀때에 통증을 호소하면 양성이다.

CHAPTER

46

어깨돌기-쇄골관절 이상시 내전스트레스 검사

The Adduction Stress Test for Acromioclavicular Joint Dysfunction

어깨돌기-쇄골관절은 급성손상이나 반복 미세손상이 잘 오는 부위이다. 급성손상은 운동경기나 자전거를 타다 낙상하는 경우처럼 직접적으로 어깨에 손상이 가는 형태로 온다. 반복적인 던지기 동작이나 팔을 몸 반대쪽으로 교차하여 움직이는 동작시에는 반복적인 손상이 온다. 손상후에는 급성염증이 올 수 있으며 만성이 되면 관절염이 올 수 있다. 단순히 삐거나(sprain) 인대는 정상이면서 관절만 긴장(strain)이 오는 경우부터(그림 46-1A), 인대만 이상이 오기도 하고(그림 46-1B), 관절탈구(그림 46-1C)와 함께 인대파열이 동반되는 형태까지 손상은 매우 다양하다.

어깨돌기-쇄골관절이상이 있는 환자는 주로 팔을 가슴반대로 움직일 때에 통증을 호소한다(그림 46-2). 종종 이상이 있는 관절쪽으로 못 자고 특히 아침에 깰 때에 맷돌로 가는 소리 같은 느낌을 호소한다. 진찰상 관절이 부어 있으면서 압통이 있을 수 있다. 내전스트레스 검사나 턱(chin) 내전검사(제 47장)가 종종 양성이다. 인대파열이 있는 경우는 위의 검사시 불안정을 보이고 육안으로 기형이 나타난다. 쇄골을 올리면 관절사이가 벌어지는 것이 MRI에 나타난다(그림 46-3).

상의를 벗고 선 자세에서 환자 뒤에서 어깨가 비대칭인지 본다. 검사자는 환자 뒤에서 환자의 견갑골은 전방으로 밀면서 환자에게 최대한 팔과 어깨를 신전하라고 하고, 이 자세에서 서서히 환자의 등뒤로 팔을 내전시킨다. 이러한 수동적 내전시 병변이 있는 경우는 심한 통증을 호소하며, 육안으로는 관절주위로 어깨기형을 볼 수 있다. 단, 검사시에는 관절손상이 악화되지 않도록 갑작스런 무리한 내전을 시켜서는 안 된다.

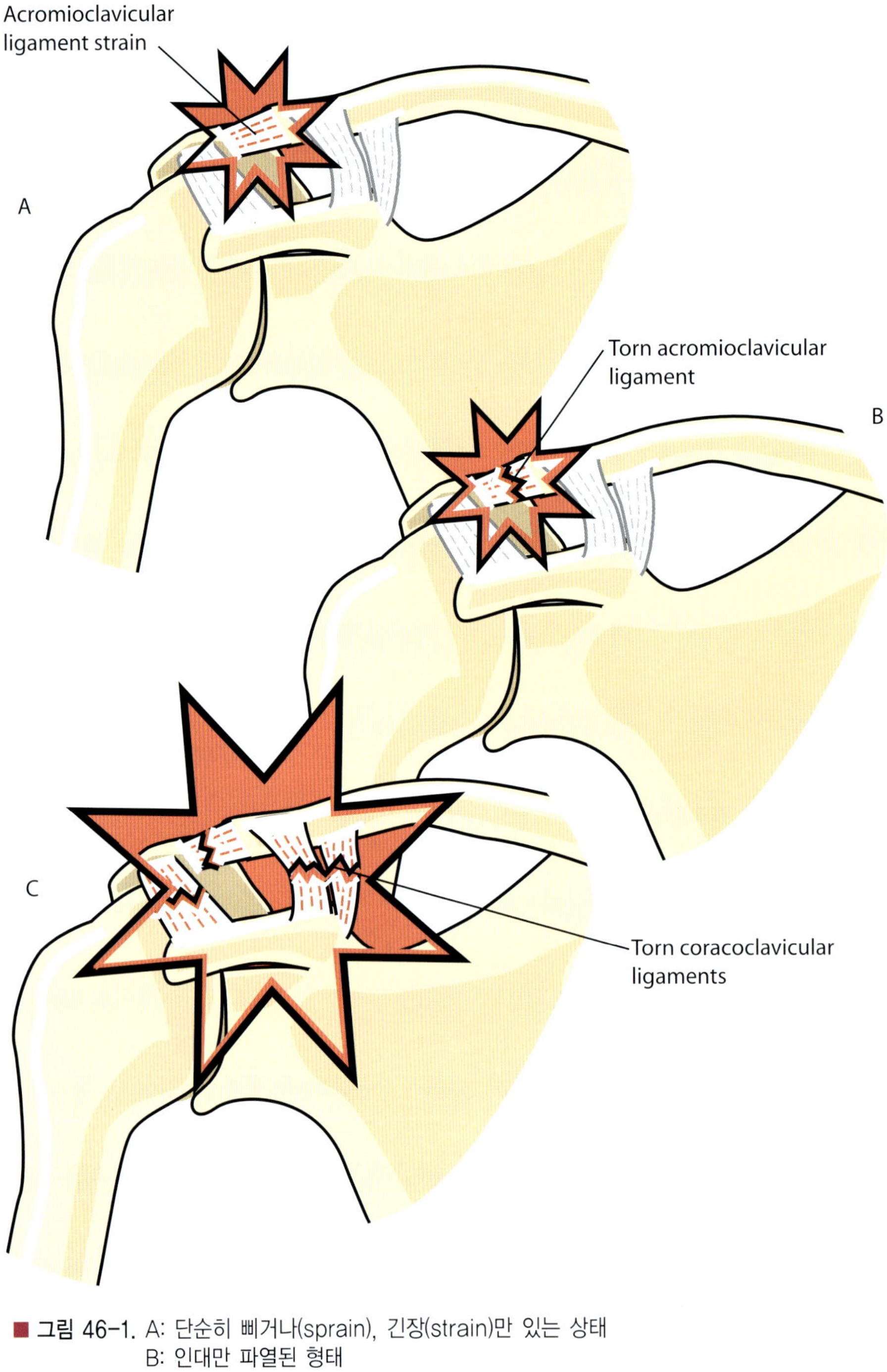

■ **그림 46-1.** A: 단순히 삐거나(sprain), 긴장(strain)만 있는 상태
B: 인대만 파열된 형태
C: 인대파열과 관절탈구가 동반된 형태

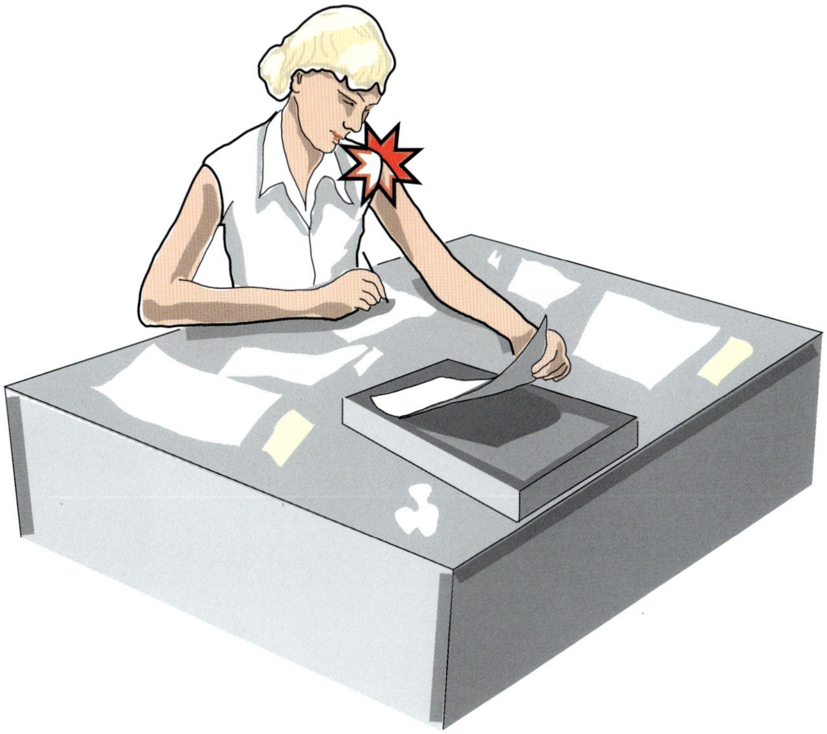

■ **그림 46-2.** 가슴 반대편으로 팔을 움직일 때에 주로 통증을 호소한다.

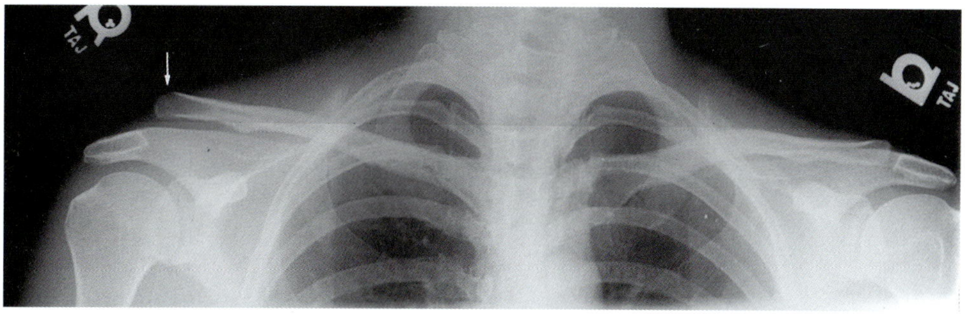

■ **그림 46-3.** 인대파열로 인한 어깨돌기-쇄골관절간격이 넓어짐

CHAPTER

47 어깨돌기-쇄골관절 이상시 턱 내전검사

The Chin Adduction Test for Acromioclavicular Joint Dysfunction

상의를 벗고 선 자세에서 우선 검사자는 환자 앞에서 양쪽 비대칭이 있나 관찰한다. 환자에게 팔을 90도 외전하라고 하고 이후 턱 바로 밑으로 내전하면서 반대편 어깨를 잡도록 한다(그림 47-1). 이 때 통증이 있으면 양성이다.

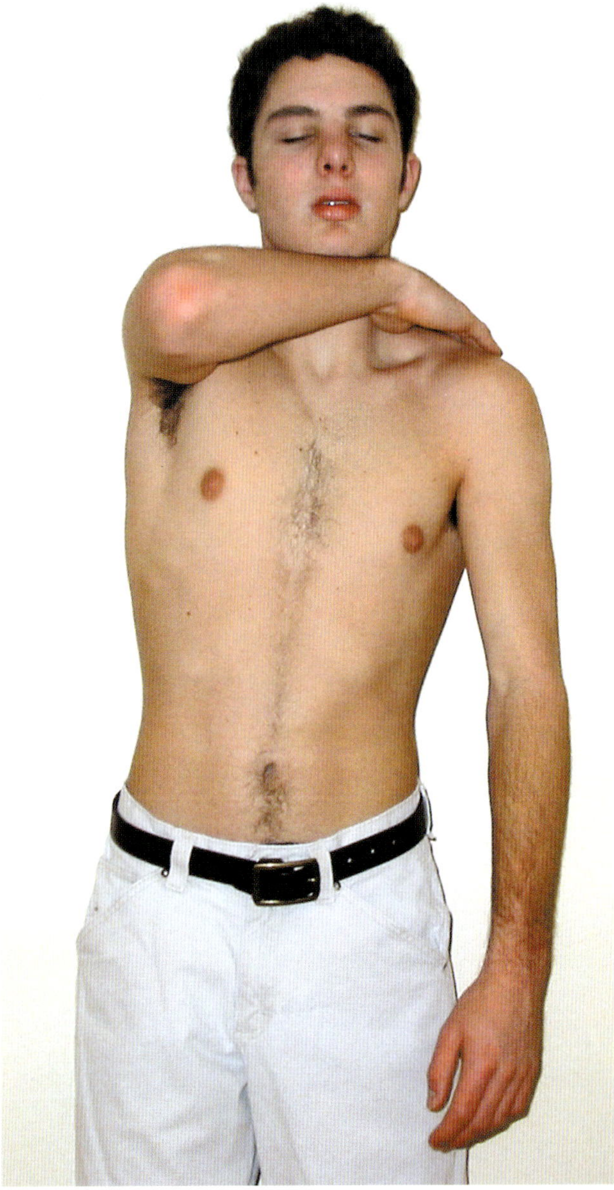

■ 그림 47-1. 턱내전 검사

CHAPTER 48

겨드랑신경 결손시 병장수장 계급검사

Sergeant's Chevron Test for Axillary Nerve Deficits

상완골의 근위부 골절, 어깨탈구, 상완신경총의 염증시 겨드랑신경은 손상되기 쉽다. 상완신경총의 후방신경줄기에서 기시하여 작은 원근과 삼각근 운동을 지배한다. 겨드랑 신경의 운동가지에 이상이 오면 15~90도 사이에서 어깨외전운동이 약해진다. 병변이 지속되면 삼각근이 위축되기도 한다. 피부감각을 담당하는 부위는 상완외측에서 병장계급장이 위치하는 곳이므로, 여기서 기인한 것이 소위 병장수장 계급검사이다(그림 48-1).

계급장을 위치하는 부위를 연상하면서 소독바늘을 사용하여 중앙부부터 바깥쪽으로 나가면서 살짝 찔러본다(그림 48-2). 겨드랑 신경 결손이 있는 환자는 처음 중앙부를 찌를 때는 괜찮다가 바늘이 요골신경(radial nerve)

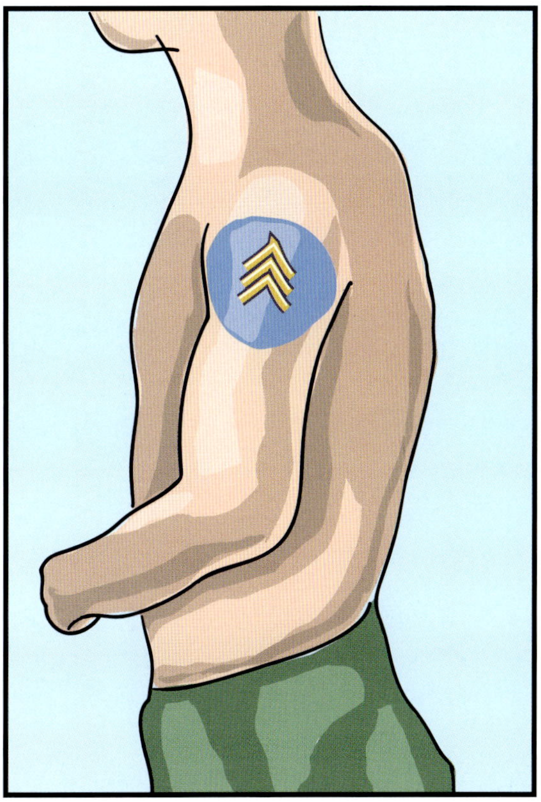

■ 그림 48-1. 겨드랑신경의 표피 분포

의 후방, 외측, 내측가지가 지배하는 피부를 찌를 때에 통증을 호소하면 양성이다. 양성인 경우는 근전도로 결손위치를 평가하고, 만일 상완신경총 결손이 의심되면 Pancoast 종양을 확인하기 위하여 폐의 첨부가 잘 나오도록 흉부 X선 검사를 하고 어깨의 MRI를 한다.

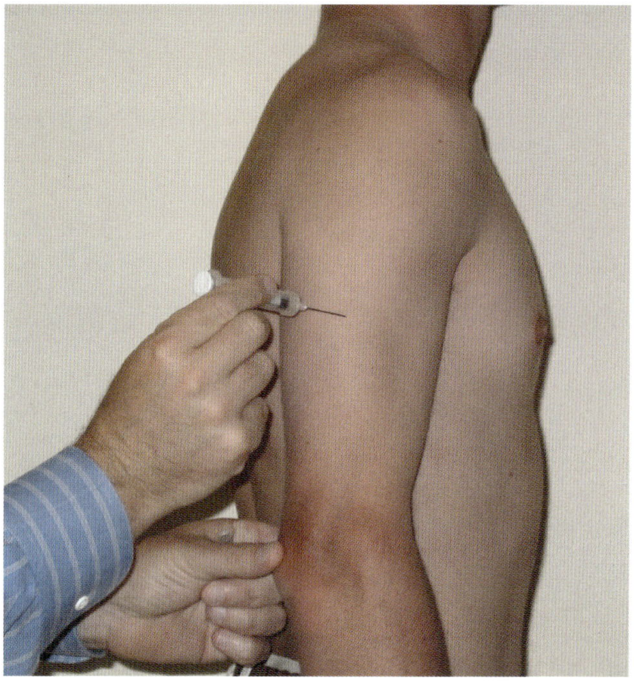

■ 그림 48-2. 병장수장 계급검사

CHAPTER 49

흉곽출구 증후군시의 Adson 검사

The Adson Maneuver for Thoracic Outlet Syndrome

Homan 징후와 마찬가지로 정상인에서도 위양성이 흔하게 나와서 가장 부정확한 검사에 속한다. 그럼에도 불구하고 병력과 진찰, 근전도, 영상검사와 함께 시행하는 경우, Adson 검사는 꽤 유용한 정보를 제공한다. Adson 검사는 전사각근이나 다른 주위구조에 의하여 쇄골하 동정맥, 상완신경총 등 사각근삼각(scalene triangle)의 압박을 확인하는 검사이므로 흉곽출구 증후군시 유용한 검사이다.

흉곽출구 증후군은 상지로 방사되는 저림증이나 감각이상(가장 흔히는 척골신경 분포부위)과 함께 어깨를 장시간 외전시 악화되는 목, 어깨, 팔의 통증을 유발하는 병변이 있을 때에 붙이는 진단명이다. 간혹 상지가 어둔하거나 근력약화가 올 수도 있으며, 특히 천장에 페인트칠을 할 때처럼 장시간 팔을 외전시에 심하다. 이러한 증상들이 흉곽출구(thoracic outlet)라고 하는 좁은 공간을 통과하는 신경, 동정맥을 압박해서 일어나는 경우를 지칭한다(그림 49-1).

흉곽출구는 쇄골하동정맥과 상완신경총의 하부본가지가 지나가는 일련의 여울목 같은 구조로 생각할 수 있다. 이 구조 중에서 첫 번째 좁은 여울목은 첫 번째 늑골부위의 전사각근 및 중사각근 사이이다. 일부에서는 경추늑골의 잔재가 있으면 더욱 포획이 심해진다. 두 번째 여울목은 전방으로는 쇄골, 후내측으로는 첫 번째 늑골, 후외측으로는 견갑골이 있는 곳이다. 세 번째 여울목은 쇄골하동정맥과 상완신경총 하부가지 신경섬유다발이 부리돌기 밑을 통과할 때와 소흉근의 건이 부리돌기에 부착하는 부위를 통과하는 곳이다. 이 세 곳 구조 어느 곳에서건 혹은 모두에서 올 수 있으며, 압박시 어떤 구조물은 압박이 안되고 일부 구조만 압박이 되는 수도 드물게 있다.

역사적으로 볼 때, 경추신경병증, 상완신경총병, 혈관염증성 질환들처럼 유사한 증상을 유발할 수 있는 질환들이 수없이 많은 관계로 흉곽출구 증후군은 원인을 놓치거나 반대로 과다한 진단이 되어온 진단명이다. 특히 근전도나 CT, MRI가 도입되기 전에는 그러하였다. 이런 이유로 본 진단명은 원칙적으로 원인 질환들을 배제하는 식으로 평가를 한다.

Adson 검사 시행시에는 앉은 자세에서 머리를 검사할 쪽으로 돌리도록 하고 검사자는 손목에서 맥박을 촉진한다. 이 자세에서 환자에게 목을 완전히 신전하도록 하고 숨을 완전히 내쉰 다음에 숨을 최대한 들이마시면서 참도록 하는 동안에 검사자는 맥박이 약해지는가 촉진한다(그림 49-2).

첫째, 검사 동안에 손목에서 맥박이 약해지면서 동시에 둘째, 본 검사시 원래 증상이 재현되면 일단 양성으로 본다. 이들 둘 중 하나만 나타나면 흉곽출구 증후군외의 다른 원인을 찾아봐야 한다.

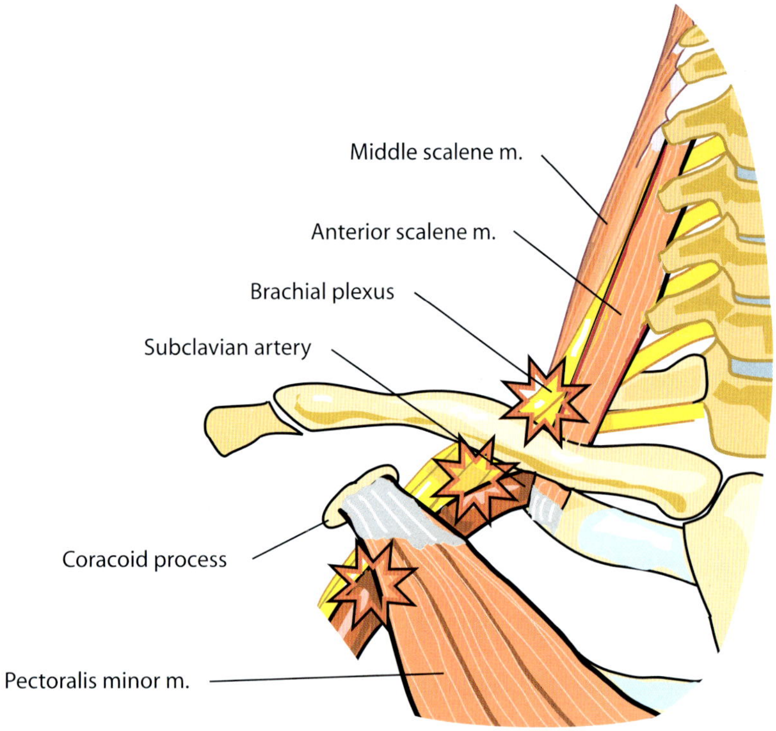

■ 그림 49-1. 흉곽출구 증후군에서 신경이나 혈관이 눌릴 수 있는 자리

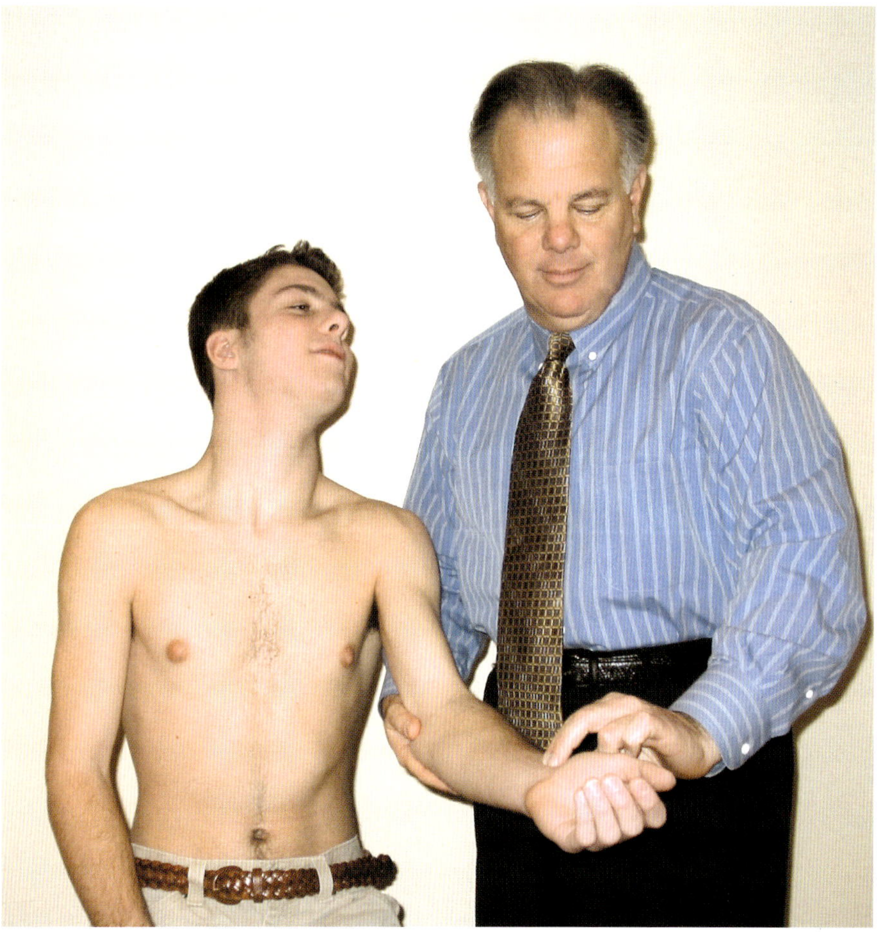

■ 그림 49-2. 흉곽출구 증후군시의 Adson 검사

CHAPTER 50

흉곽출구 증후군시의 늑쇄골검사

The Costoclavicular Test for Thoracic Outlet Syndrome

관련 구조물이 눌릴 수 있는 두 번째 부위인 쇄골과 첫 번째 늑골밑에서 쇄골하동정맥과 상완신경총이 눌리는 지를 검사하는 것이며, 자세한 병력과 진찰, 영상진단과 함께 사용하면 흉곽출구 증후군에 대해 유용한 추가 정보를 제공해 주는 검사이다(그림 49-1).

앉은 자세에서 군대 차려 자세를 취하도록 한다. 이 자세에서 검사자는 손목의 맥박을 촉진하고 환자에게는 어깨를 뒤하방으로 젖히도록 하면서 맥박이 약해지는지를 다시 촉진한다(그림 50-1).

첫째, 검사 동안에 손목에서 맥박이 약해지면서 동시에 둘째, 본 검사시 원래 증상이 재현되면 일단 양성으로 본다. 이들 둘 중 하나만 나타나면 흉곽출구 증후군 외의 다른 원인을 찾아봐야 한다.

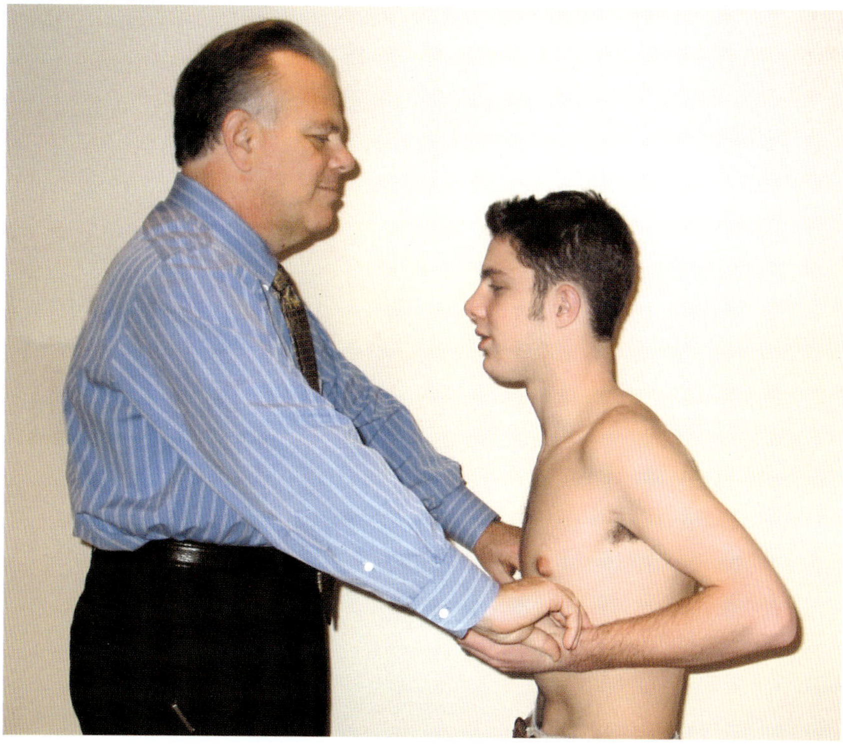

■ 그림 50-1. 늑쇄골검사(Costoclavicular test)

CHAPTER

51 흉곽출구 증후군에서 과도외전 검사

The Hyperabduction Test for Thoracic Outlet Syndrome

자세한 병력과 진찰, 근전도, 영상진단과 함께 사용하면 흉곽출구 증후군에 대해 유용한 추가 정보를 제공해 주는 검사이다. 관련 구조물이 눌릴 수 있는 세 번째 위치인 부리돌기밑과 소흉근밑에서 압박이 있는지를 진단하는데 유용한 검사이다(그림 49-1).

앉은 자세에서 검사자는 손목의 맥박을 촉진한다. 이후 환자에게 팔꿈치를 약 10도 정도 구부리고 팔을 약간 몸 밖으로 신전하면서 팔을 머리위로 들도록 하는 자세를 취하게 하면서 다시 맥박이 약해지는지 촉진한다(그림 51-1).

첫째, 검사동안에 손목에서 맥박이 약해지면서 동시에 둘째, 본 검사시 원래 증상이 재현되면 일단 양성으로 본다. 이들 둘 중 하나만 나타나면 흉곽출구 증후군 외의 다른 원인을 찾아봐야 한다.

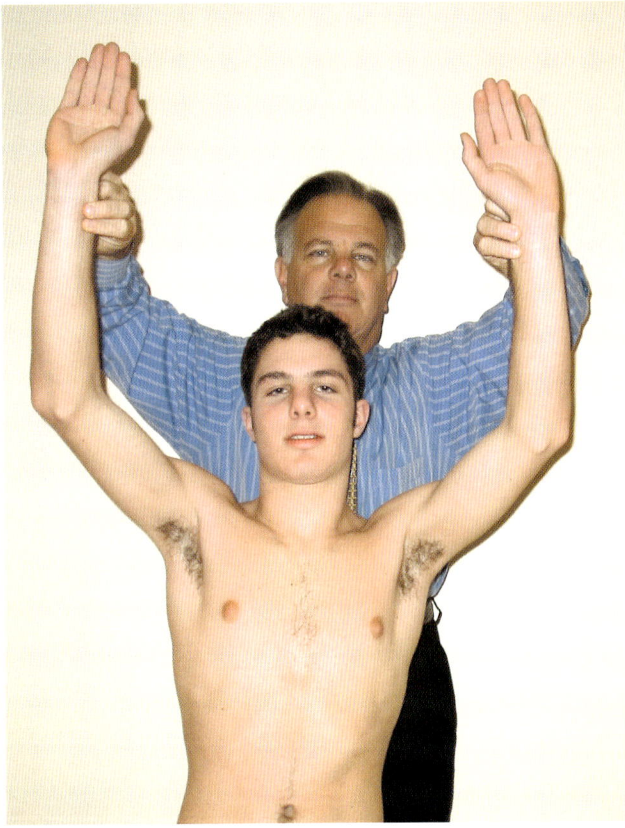

■ 그림 51-1. 괴외전 검사(Hyperabduction test)

SECTION

3

팔꿈치

The Elbow

CHAPTER

52 팔꿈치관절의 기능적 해부학

Functional Anatomy of the Elbow Joint

일상생활 동작을 제대로 수행하려면 팔꿈치가 올바로 기능해야 한다. 이는 경미한 테니스엘보 같은 증상을 가진 사람에게 물어보면 금방 알 수 있다. 팔꿈치 이상이 있으면 목욕, 옷입기, 심지어는 화장실 가는 것도 불편해진다. 이런 이유로 의사는 그 기능해부학을 잘 알아야 한다. 왜냐하면 팔꿈치의 문제(예: 외측상과염, 회내전 증후군)을 제대로 진단하고 이해하는 데에는 해부학이 기본이기 때문이다.

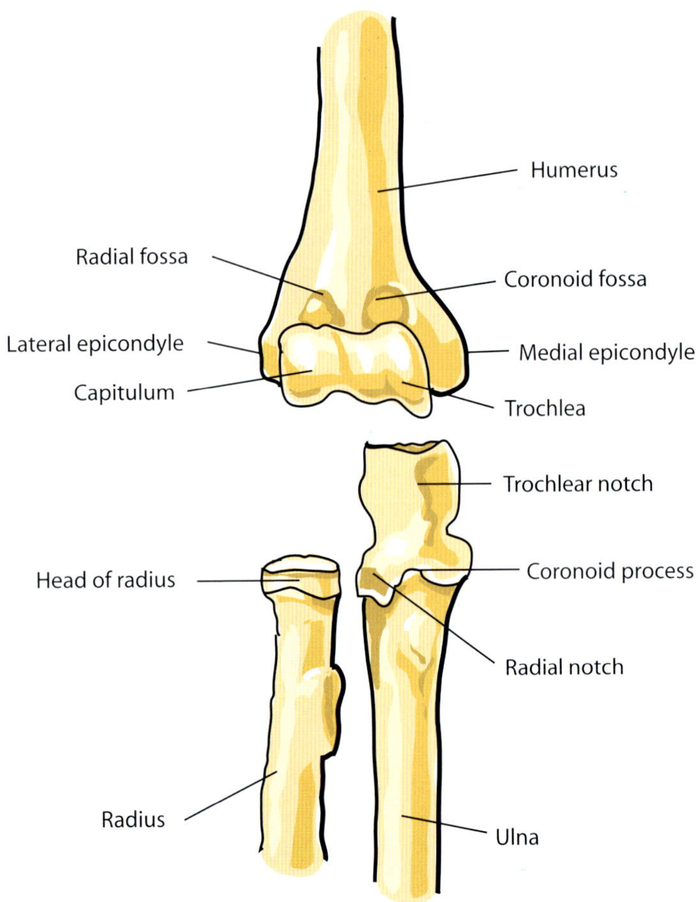

■ 그림 52-1. 팔꿈치관절의 골격구조

팔꿈치관절은 경첩 형태의 기능과 회내전 및 회외전 기능이 같이 있어서 독특한 가동운동을 하며 손과 손가락의 위치를 정확히 교정하는 역할을 한다. 관절을 형성하는 3가지 뼈인 상완골, 척골, 요골은 팔꿈치의 기능을 하기 위하여 그 끝이 특수한 형태를 이룬다(그림 52-1).

기능해부학면에서 볼 때 팔꿈치는 대부분의 팔꿈치질환에 관련된 세 부위를 가지고 있다: 첫째는 상완골-척골 접촉면, 둘째는 척골-요골 접촉면, 셋째는 상완골-요골 접촉면이다. 상완골-척골 접촉면은 상완골의 도르래(trochlea), 척골의 도르래패임(trochlea notch), 갈고리돌기(cornoid process), 팔꿈치머리(olecranon)로 구성된다(그림 52-2). 상완골-요골 접촉면은 상완골 작은머리(capitalum)와 요골의 머리와 주위구조로 형성된다(그림 52-3). 요척골 접촉면은 요골머리와 척골의 요골패임으로 구성된다(그림 52-4).

상완-요골접촉면과 상완-척골 접촉면은 경첩형태의 관절운동이 되게 하며 정상에서는 150도까지 움직일 수 있다. 그 관절면과 관절주위 인대들은 팔꿈치 굴곡시 관절

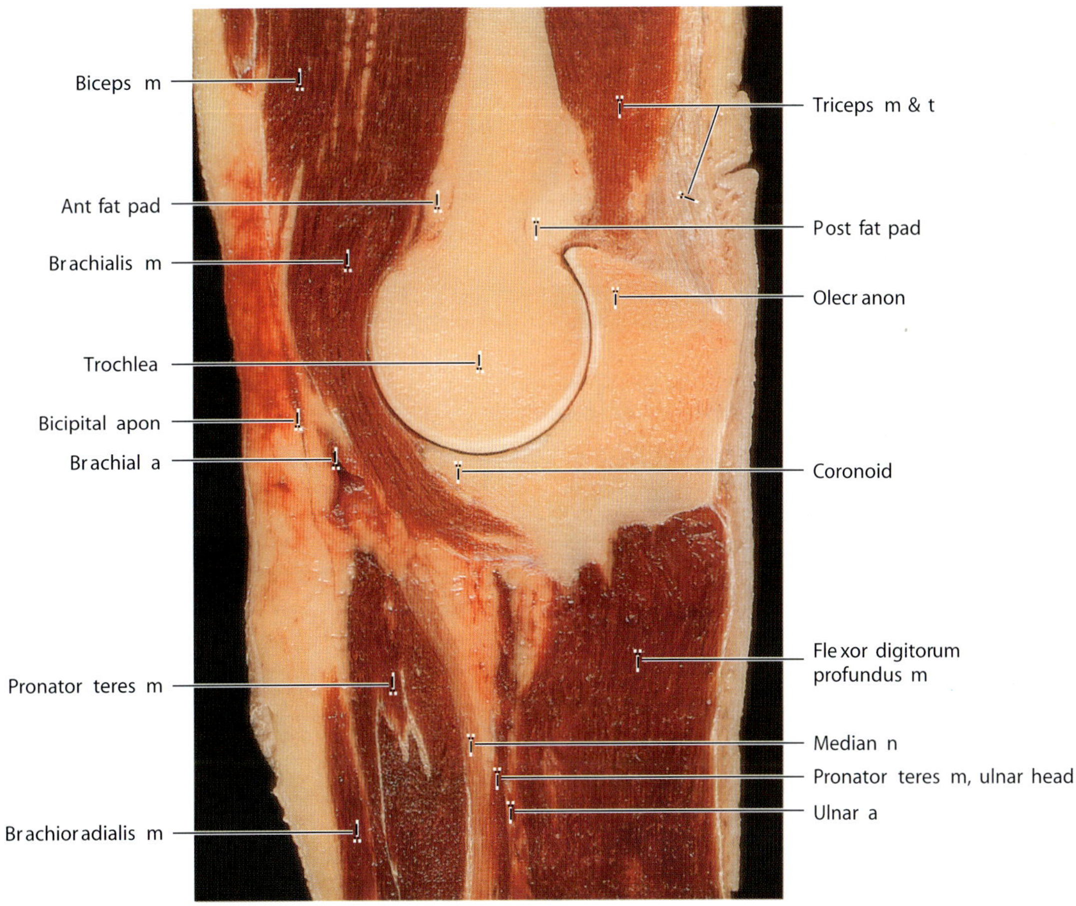

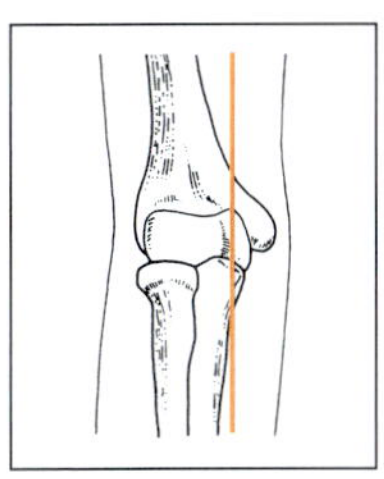

■ 그림 52-2. 상완골-척골 접촉면

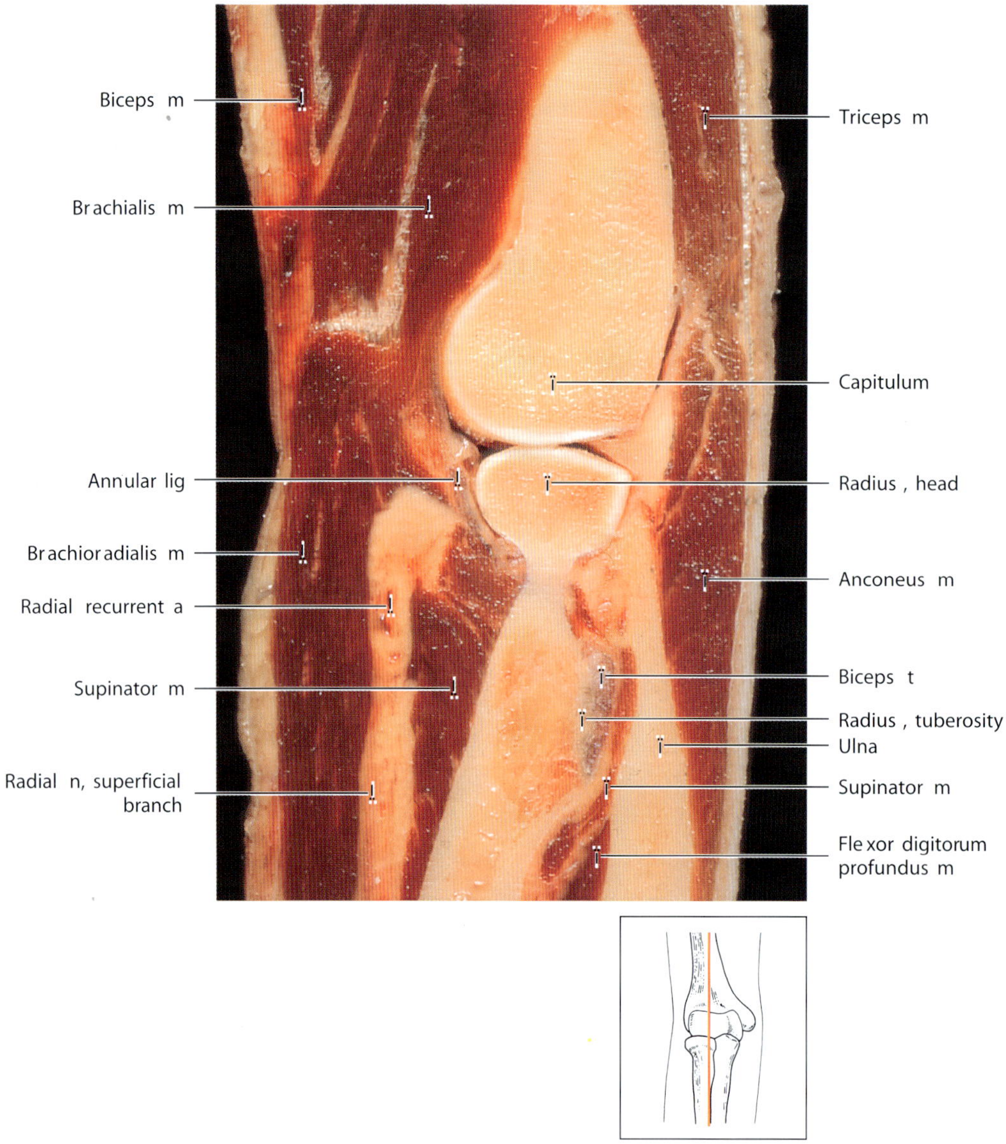

■ 그림 52-3. 상완골-요골 접촉면

의 안정에 기여하며 적은 정도지만 팔꿈치 신전시에도 안정에 기여한다. 상완도르래의 모양과 척골 도르래패임의 모양 때문에 팔은 신전시 외반(valgus) 위치로 된다. 이때 형성되는 각도를 carrying angle라 하며 남자에서는 10-15도, 여자에서는 18도까지 된다. 팔을 구부릴 때에는 다시 내반(varus) 자세로 되며 이는 기능적으로 손이 입에 잘 닿게 하여 음식 먹기 편하게 해준다. 팔꿈치의 굴곡운동은 주로 이두근과 상완근이, 신전운동은 삼두근이 수행한다. 이들 근육의 부착부위는 흔한 통증과 기능장애 유발부위이다. 뼈와 주위 인대구조외에 팔꿈치는 원활한 운동을 위해 많은 점액낭이 존재한다. 이들은 과다사용이나 염증, 심지어는 감염이 잘 일어나서 팔꿈치 기능장애나 통증이 잘 일어난다. 특히 팔꿈치머리(olecranon)와 전박(cubital) 점액낭은 호발부위이다. 염증이 생기면 주위 힘줄과 힘줄 부착부위를 자극하고 포획을 유발하여 건염이나 때로는 신경포획을 초래한다.

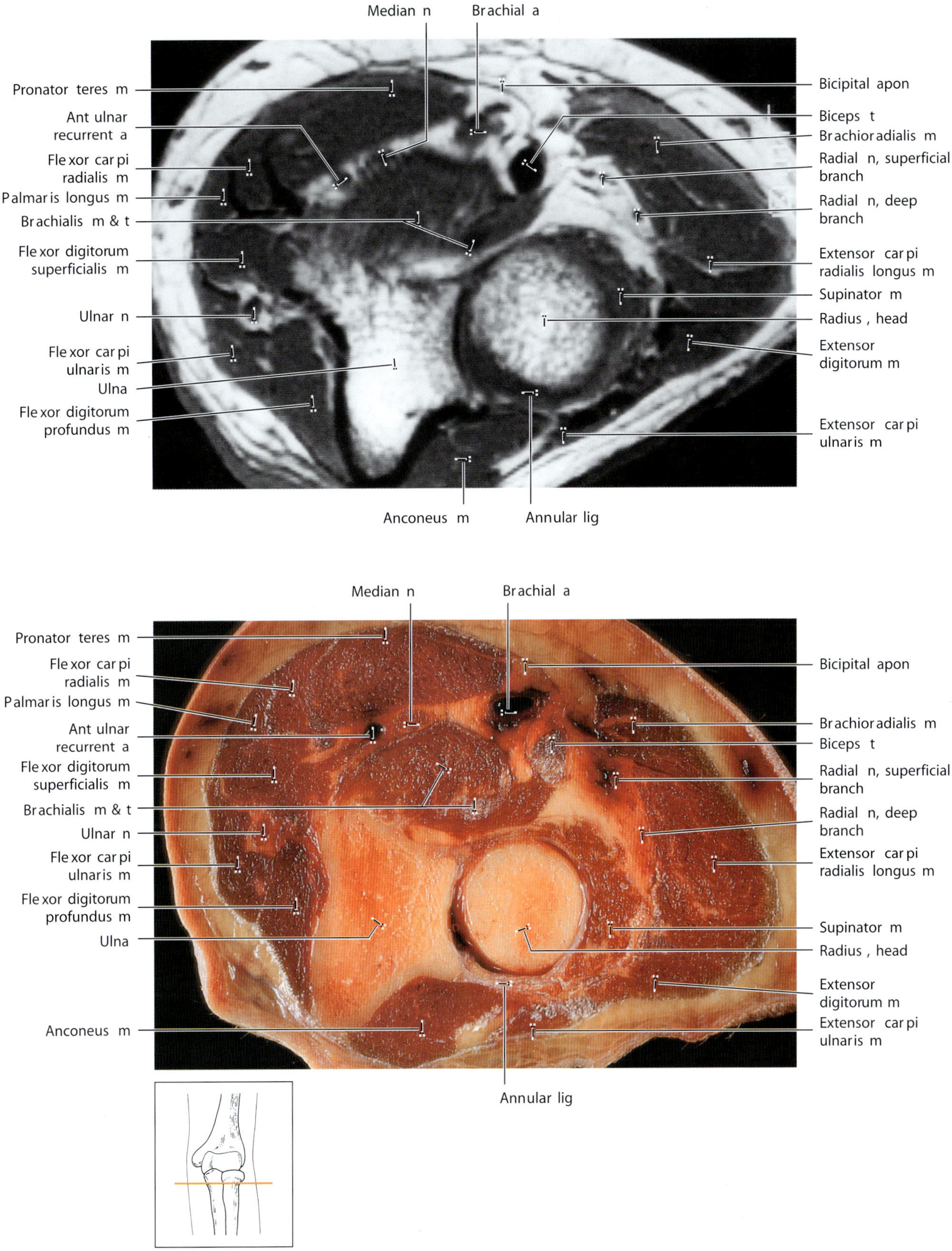

■ 그림 52-4. 요척골 접촉면

CHAPTER

53 팔꿈치의 시진

Visual Inspection of the Elbow

연조직이 적으므로 손상받기 쉬우며 육안으로 관찰하기도 쉽다. 중립, 굴곡, 신전위치에서 전후방 팔꿈치를 관찰한다. 정상 carrying 각도인 남자의 10-15도, 여자의 '18도까지' 인지인지를 관찰한다(그림 53-1, 2). 인대손상

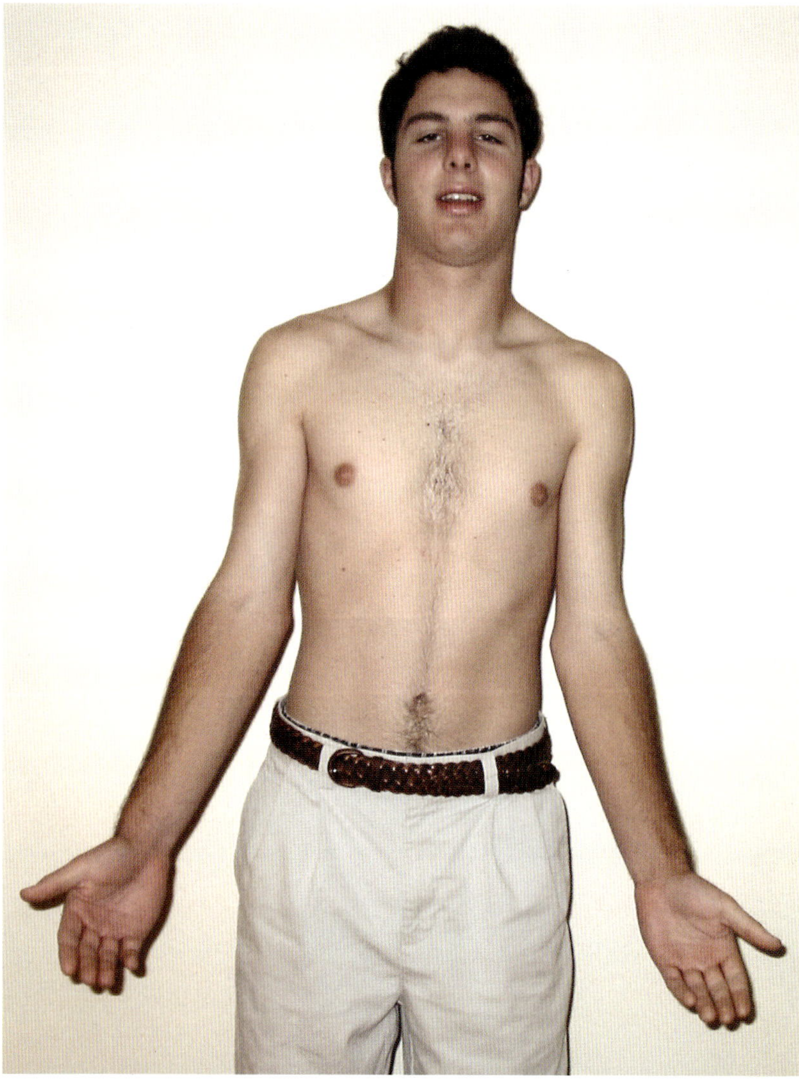

■ 그림 53-1. 정상 외반자세에서 남자에서의 정상 carrying angle은 10-15도

시나 골절, Turner 증후군 같은 선천질환시에는 이 각도가 증가한다. 관절염을 시사하는 전반적인 관절종창이 있는지, 크리스탈 관절병증이나 감염을 시사하는 발적이 있나 본다. 전박오목(antecubital fossa)에서는 약물남용을 시사하는 주사바늘 흔적, 점액낭염을 시사하는 종창이 있는지 주의 깊게 본다. 팔꿈치머리 점액낭염을 시사하는 주위 부종이나 종창이 있나도 본다(그림 53-3). 척골뒤로 피하결절은 류마티스염을 시사한다(그림 53-3).

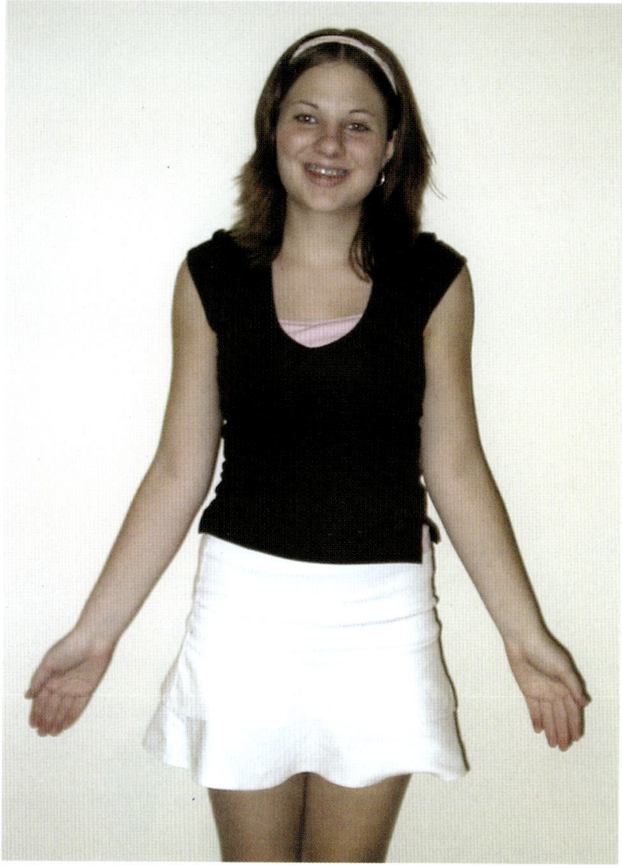

■ **그림 53-2.** 정상 외반자세에서 여자에서의 정상 carrying angle은 18도 미만

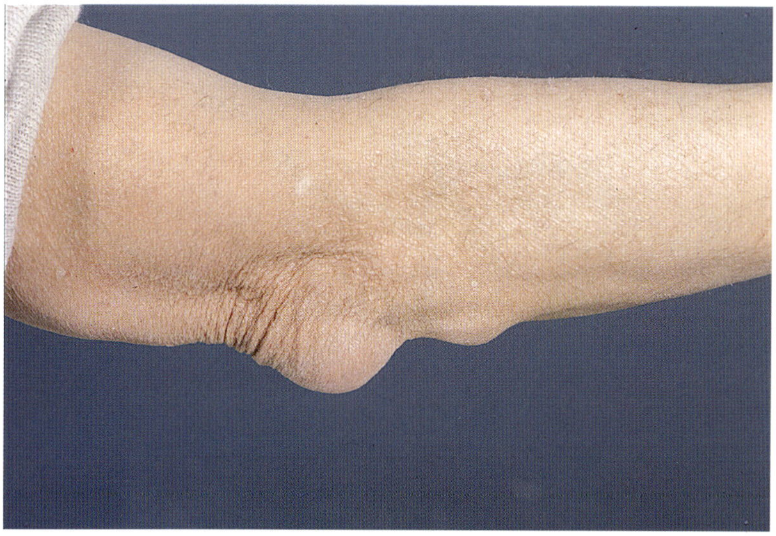

■ **그림 53-3.** 류마티스관절염에서의 팔꿈치머리 점액낭염(olecranon bursitis). 류마티스성 결절도 같이 보인다.

CHAPTER

54 팔꿈치의 촉진

Palpation of the Elbow

질환이 잘 생기는 대부분의 위치는 피하이므로 팔꿈치 통증과 이상의 진단에는 세심한 촉진이 매우 중요하다. 전박오목(antecubital fossa)은 종창이나 종괴가 있는지 촉진해야 한다. 점액낭염, 지방종, 정맥염, 동맥류가 있으면 잘 확인할 수 있다. 외측상과는 테니스 엘보가 있는지 잘 보아야 한다(그림 54-1). 외측상과 원위부 및 외측도 요골신경의 후방 뼈사이 가지(interosseous branch)가 포획되어 나타나는 요골턴넬 증후군(radial tunnel syndrome)이 있는지 촉진한다(그림 54-2). 내측상과에서는 골퍼엘보가 있나 촉진한다(그림 54-3). 그 다음, 후방으로 가서 팔꿈치머리(olecranon)에서 통풍성 결정(gouty tophi), 이전의 골절에 의한 이완이물(loose body), 점액낭염을 시사하는 종창이나 늪 같은 종창(boggy edema)이 있는 촉진한다.

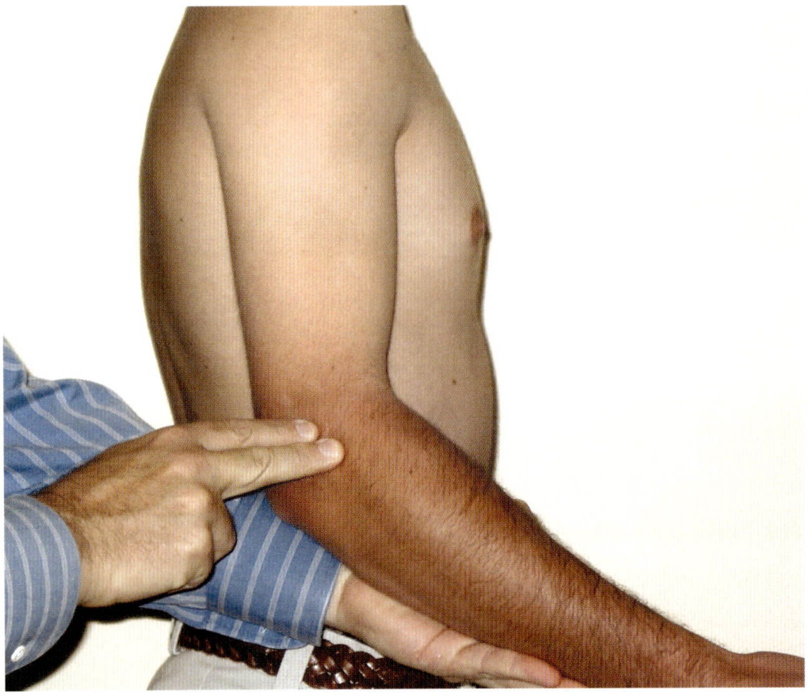

■ 그림 54-1. 외측상과의 촉진

■ 그림 54-2. A & B 외측상과 원위부와 외측 촉진

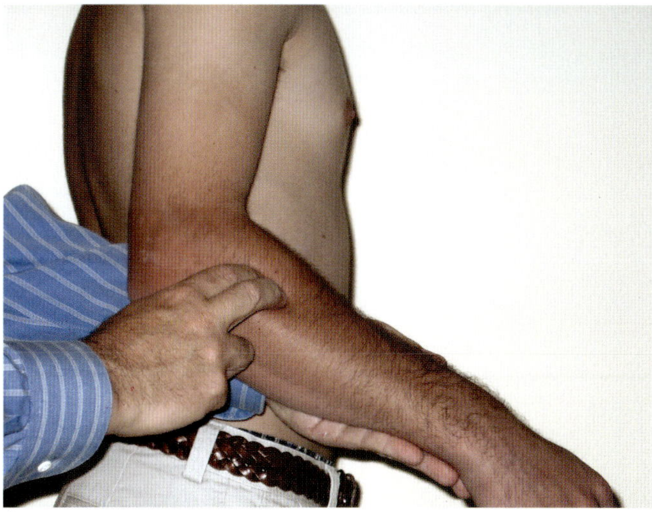

A

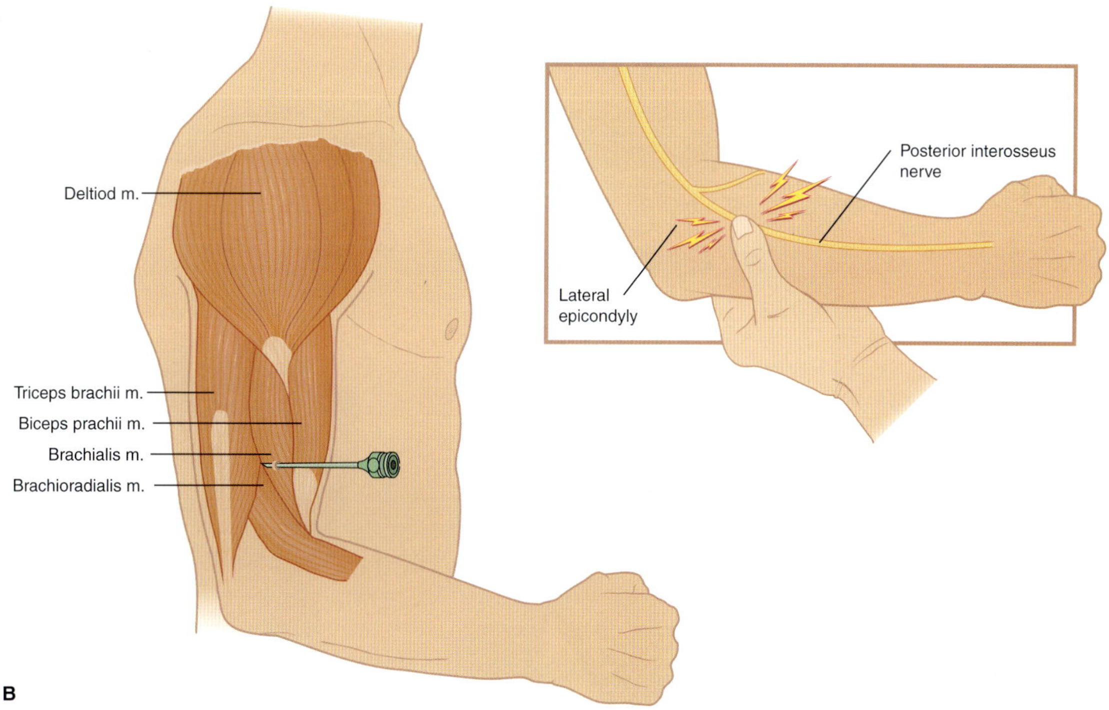

B

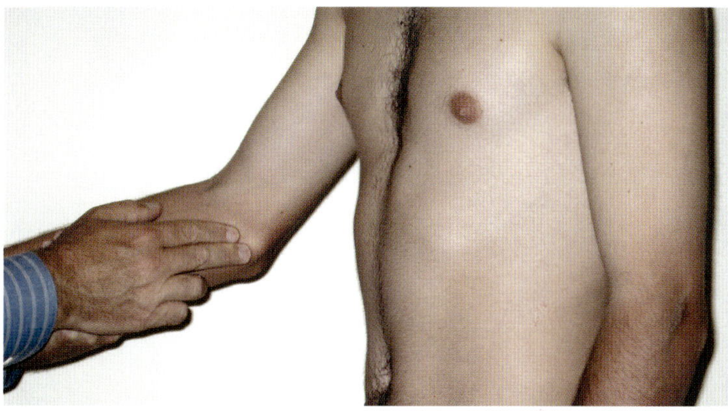

■ 그림 54-3. 내측상과 촉진

CHAPTER

55 굴곡과 신전

Flexion and Extension of the Elbow

가동운동은 굴곡, 신전, 전완 회내전 및 회외전을 평가한다. 소아에서는 10-15도까지 신전할 수 있지만 대부분의 성인은 그보다는 덜 움직인다(그림 55-1A). 성인에서 정상 굴곡은 약 135-140도 정도이지만, 일상생활에 필요한 것은 이보다는 적은 각도에서 다 가능하다(그림 55-1B).

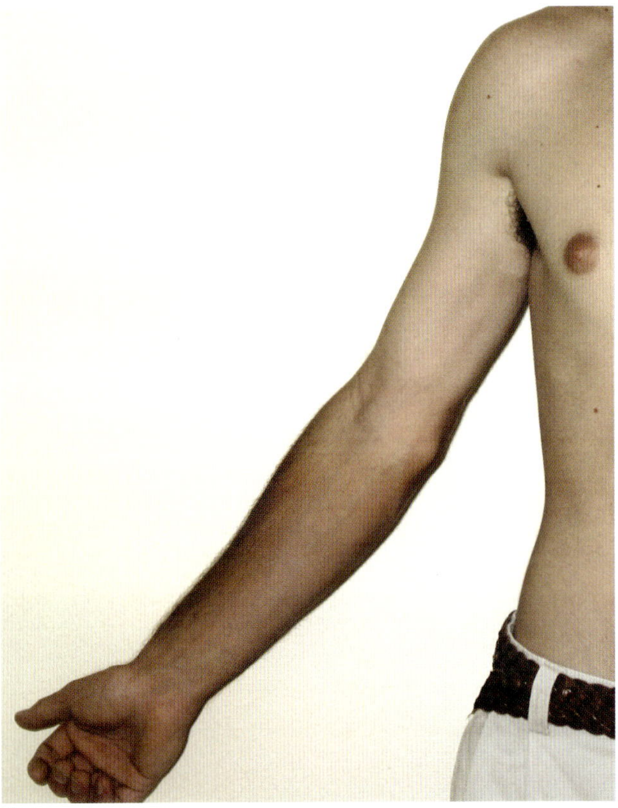

A

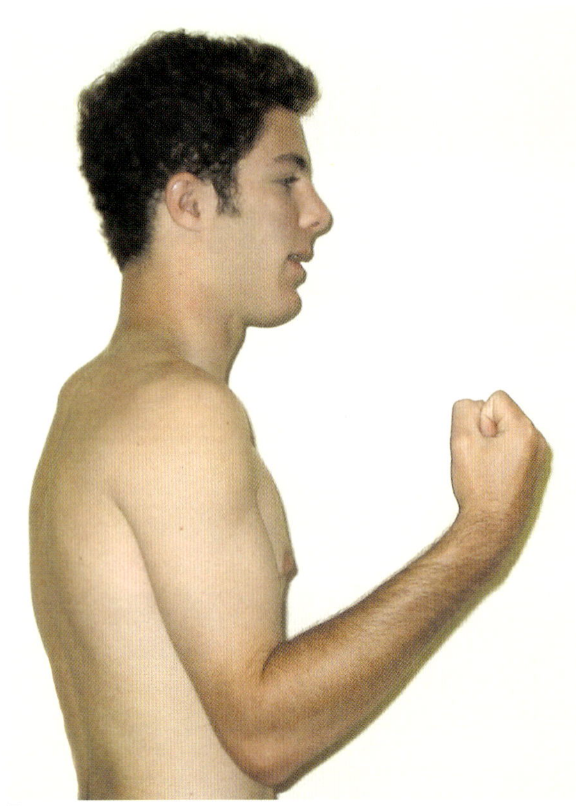

B

■ 그림 55-1. A: 정상 굴곡 B: 정상 신전

CHAPTER

56 회외전과 회내전

Supination and Pronation of the Elbow

회내전과 회외전은 일상생활 동작 수행에 필수적인 운동이다. 앞팔 회전에 필요한 복잡한 운동은 요골-상완골 관절과 근위부 및 원위부 요척골관절 움직임에 의해 이루어진다. 다행히도 어깨의 가동운동 범위가 크므로 앞팔회전 운동에 문제가 생겨도 불충분하기는 하지만 일부는 어깨운동으로 보상은 된다.

회외전 평가시에는 환자는 서서 팔을 흉벽에 딱 붙이고 팔꿈치는 90도 구부리고 엄지를 상완골과 평행되도록 한 후(그림 56-1A), 손바닥이 위를 향하도록 한다(그림 56-1B). 정상은 75-80도이다.

회내전 평가시에는 환자는 서서 팔을 흉벽에 딱 붙이고 팔꿈치는 90도 구부리고 엄지를 상완골과 평행되도록 한 후(그림 56-2A), 손바닥이 바닥을 향하도록 한다(그림 56-2B). 정상은 75-80도이다.

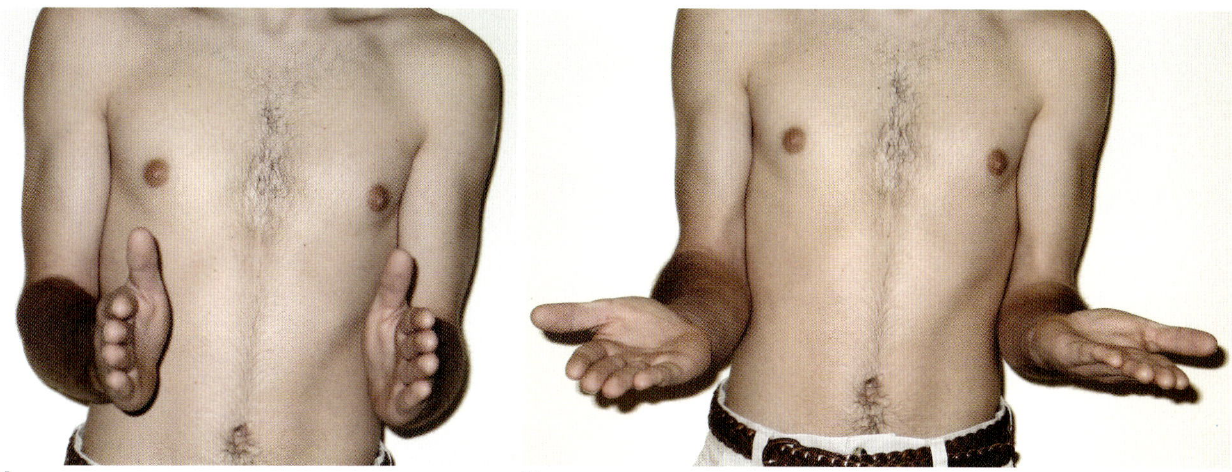

A B

■ 그림 56-1. A & B. 팔꿈치의 회외전(supination)평가

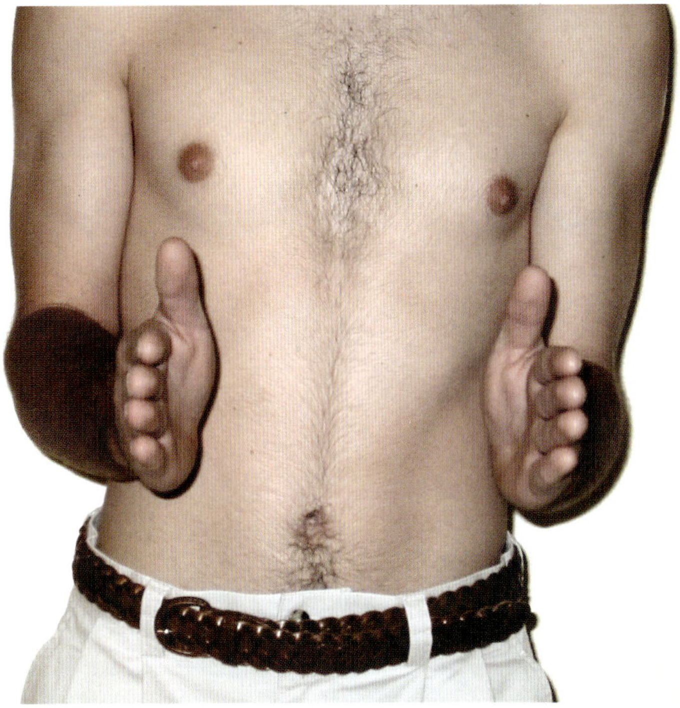

A

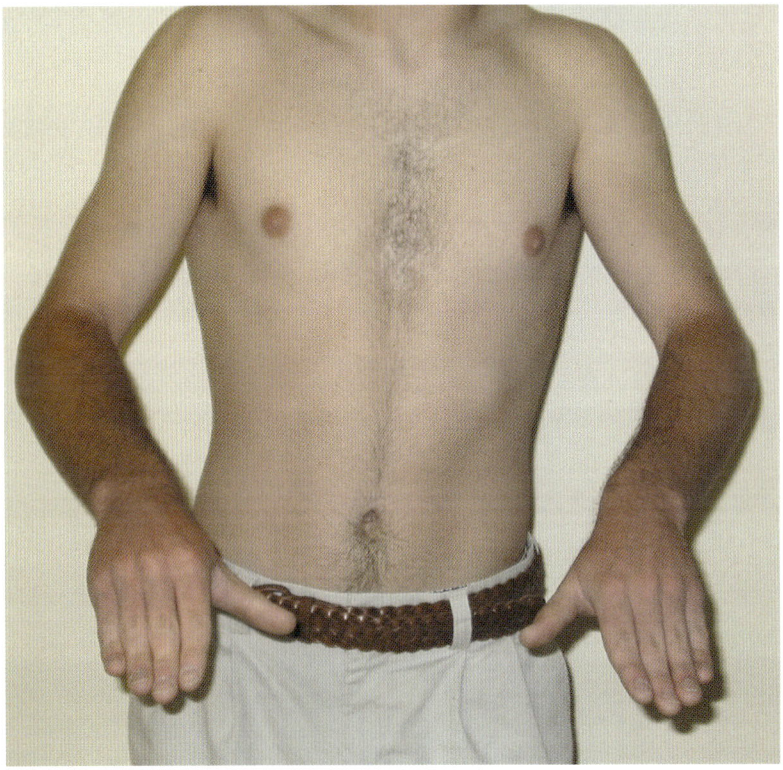

B

■ 그림 56-2. A & B 팔꿈치의 회내전(pronation) 평가

CHAPTER 57

팔꿈치에서 척골신경 포획진단을 위한 Froment 징후

The Froment Sign for Ulnar Nerve Entrapment at the Elbow

상지에서 손목수근관 다음으로 흔한 신경포획 증후군이다. 환자들은 주로 키를 돌리거나 망치사용, 낚싯대를 잡고 있기가 힘들다고 호소한다. 이는 첫째는 엄지와 인접 손가락사이의 끼워잡는 힘이 약해진 것, 둘째는 무언가를 쥘 때에 손가락 굴곡운동의 일치가 잘 안되는 것, 셋째는 물건을 잡을 때에 엄지와 다른 손가락간의 조화가 잘 안되기 때문이다.

불행히도 팔꿈치에서의 척골신경 포획에 대한 명칭은, 근본원인이 되는 병리와 임상 증후군간의 관련성의 일치성이 부족하여 종종 혼란을 야기한다. 상지의 신경학적 이상이나 통증 원인을 찾기 위한 이학적 검사를 하기 위한 목적으로 다음의 임상 증후군들은 똑같은 방식으로 진단이 이루어진다.

- 전박턴넬 증후군(cubital tunnel syndrome)
- 지연성 척골신경마비(tardy ulnar palsy)
- 척골신경 마비(ulnar palsy)

일단 임상의가 척골신경의 이상을 확인하고 위 중의 한가지를 의심하는 경우에는 병리위치와 원인을 찾기 위하여 근전도와 MRI가 필요하다.

Froment 징후는 엄지의 손바닥뼈-손가락뼈관절(MP joint)을 안정시켜주는 짧은 엄지내향근(adductor pollicis brevis), 짧은 엄지굽힘근(flexor pollicis brevis)의 약화 때문에 물건을 꼬집어 잡으려 할 때에 생기는 엄지의 전형적인 기형을 나타나게 하는 정밀한 검사이다. 엄지의 손바닥뼈-손가락뼈관절의 안정성에 문제가 생기면 관절이 과신전되면서 보상작용으로 엄지 손가락뼈사이 관절은 구부러진다. 환자가 엄지내향근(adductor pollicis brevis), 짧은 엄지굽힘근(flexor pollicis brevis)의 약화를 극복하기 위하여 물건을 꼬집어 잡을 때에 힘을 더 주면, 위의 보상적 엄지손가락뼈관절의 굴곡운동이 더 증가되어 검사가 양성이 된다.

환자에게 양손의 엄지와 검지사이에 종이를 가볍게 쥐도록 한다. 척골신경 포획이 있으면 엄지의 손가락뼈사이 관절이 물건을 꼬집어 잡으려고 힘을 줄 때에 구부러진다(그림 57-1). 이후 검사자는 환자에게 더 세게 힘을 주도록 하면 굴곡기형이 더 심하게 나타난다. 이 경우를 양성으로 보며 팔꿈치에서 척골신경이 포획되었음을 강력히 시사한다. 일부환자에서는 병변이 팔꿈치위나 상완신경총에 있기도 하며 또는 전완이나 손목에 있는 경우도 있는데 이때도 역시 Froment 징후는 양성이다. 따라서 포획 위치를 확인하려면 근전도나 MRI가 필요하다.

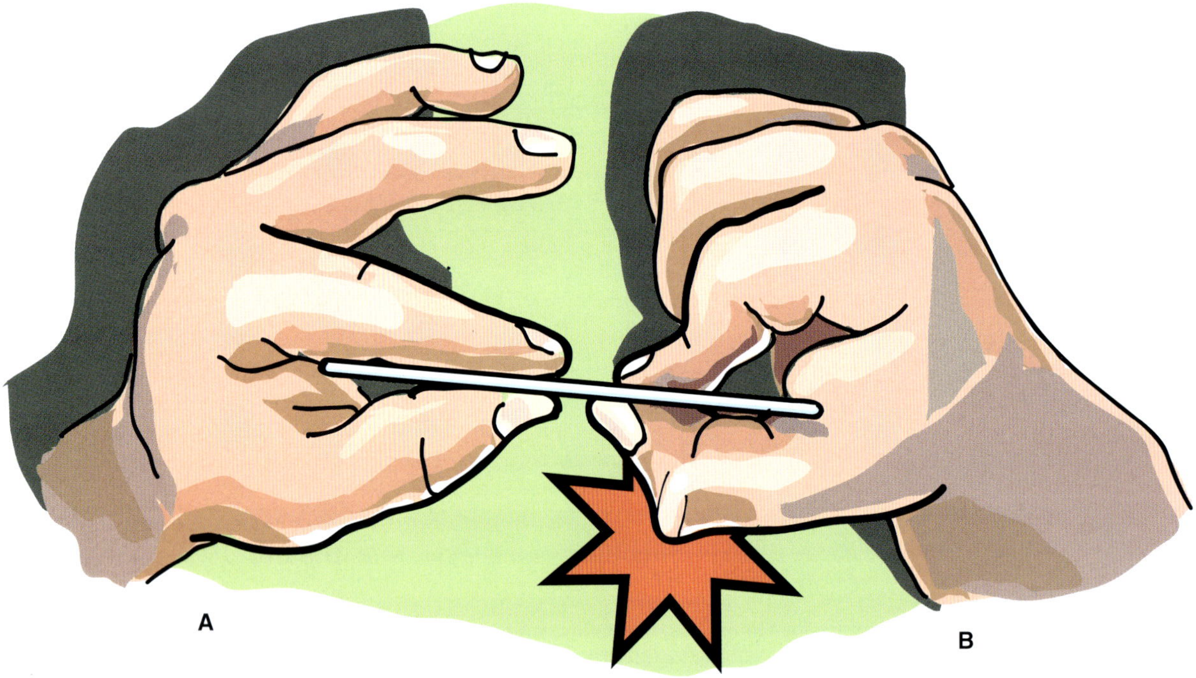

■ 그림 57-1. Froment 검사. 환자에게 양손의 엄지와 검지사이에 종이를 가볍게 쥐도록 하면서 엄지의 손가락뼈사이 관절이 구부러지나 본다.

CHAPTER 58

팔꿈치에서 척골신경 포획진단을 위한 Wartenberg 검사

The Wartenberg Test for Ulnar Nerve Entrapment at the Elbow

환자들은 손을 주머니에 넣을 때에 새끼손가락이 주머니 입구에서 걸리기 때문에 주머니에 손을 다 넣기 어렵다고 호소한다. 이는 외관상으로는 경미해보이지만 환자에게는 큰 스트레스를 주며 새끼손가락의 내향근 약화가 원인이다.

본 검사는 새끼손가락의 내전 이상을 간단하게 진단하는 검사이다. 주로 세번째 손바닥 뼈사이근(palmar interosseus muscle)의 이상이 주요인이며 이와 함께 제 57장에서 기술한 다른 척골신경 이상 소견이 동반된다. 임상적으로는 새끼손가락이 만성적으로 외전자세를 취하며 이 역시 Wartenberg 검사 양성이라고 한다(그림 58-1).

검사 시행시에는 우선 환자에게 열쇠고리 등을 주머니에 넣도록 하고 손을 넣어서 꺼내도록 시킨다. 새끼손가락 내향근(adductor)의 약화가 있으면 주머니 입구에 손가락이 걸려서 열쇠고리를 제대로 꺼낼 수 없다(그림 58-2). 이러한 이상은 손가락 내전검사로 재확인할 수 있다. Wartenberg 검사와 새끼손가락 내전검사가 다 양성이면 팔꿈치에서의 척골신경 포획을 강하게 시사한다.

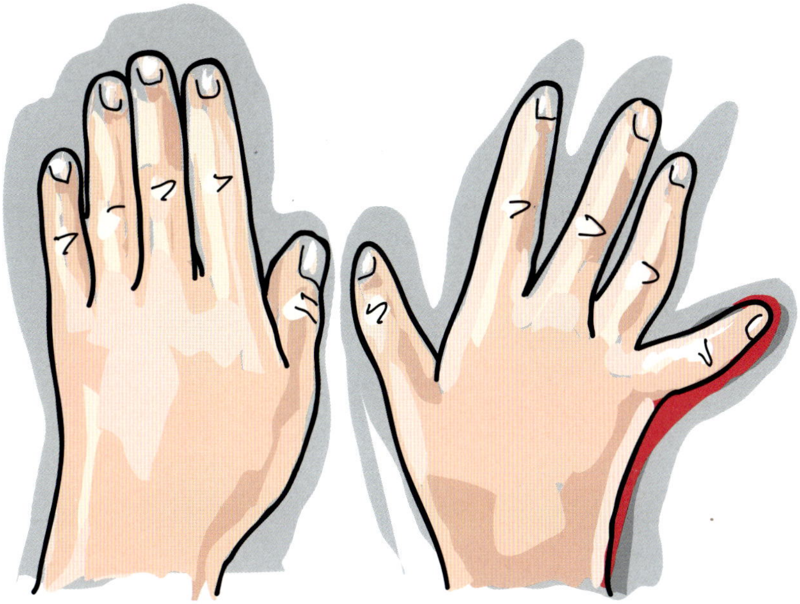

■ 그림 58-1. 임상적으로 Wartenberg 징후는 5번째 손가락의 만성적인 외전자세로 나타난다.

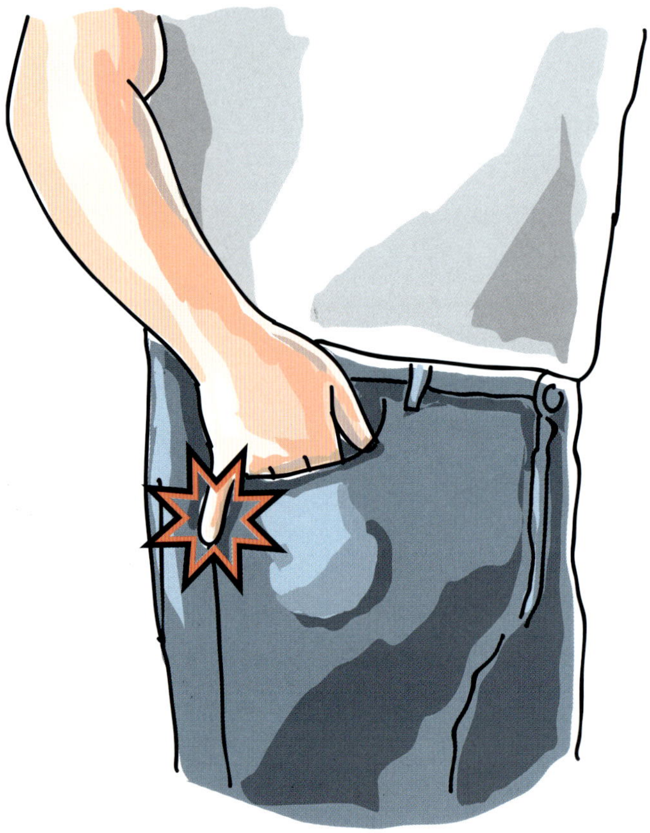

■ 그림 58-2. 팔꿈치에서 척골신경포획 진단을 위한 Wartenberg 검사

CHAPTER 59

팔꿈치에서 척골신경 포획진단을 위한 새끼손가락의 내전 검사

The Little Finger Adduction Test for Ulnar Nerve Entrapment at the Elbow

새끼손가락이 내전되는지를 보는 간단한 검사이다. 일차적인 원인은 뼈사이 근육의 약화이며 제 57장에서 기술한 척골신경 포획 징후가 동반된다.

검사방법은 그림처럼 검지와 새끼손가락을 서로 접촉이 되도록 시키는 것이다(그림 59-1). 뼈사이근육(interosseous muscle)이 정상이어야 가능하며 근력약화시엔 하지 못한다.

본 검사와 함께 Froment 징후가 양성이거나 또는 Wartenberg 검사가 양성이면 팔꿈치에서의 척골신경 포획을 강하게 시사한다. 이미 언급한 바와 같이 일부 환자에서는 병변이 팔꿈치위나 상완신경총에 있기도 하며 또는 전완이나 손목에 있는 경우도 있으므로 포획 위치를 확인하려면 근전도나 MRI가 필요하다.

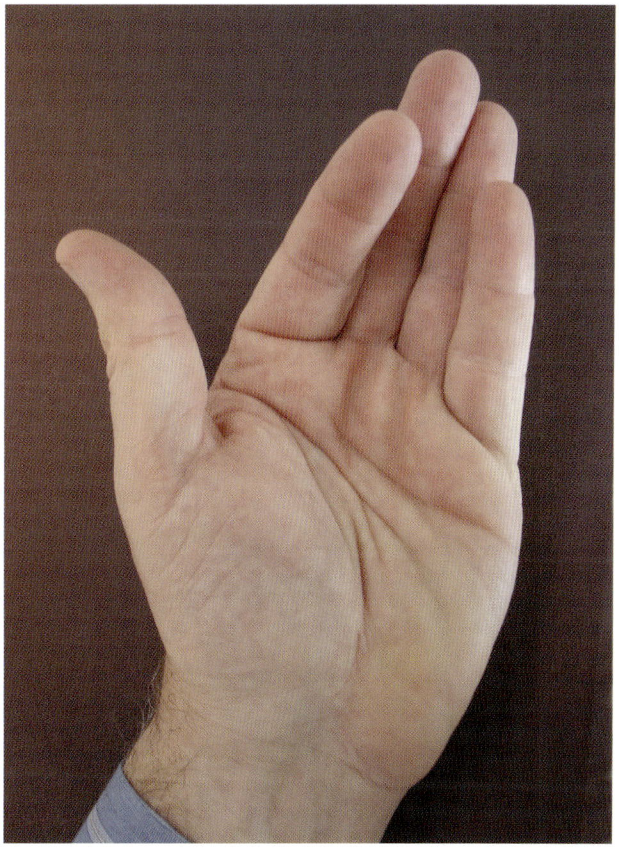

■ 그림 59-1. 새끼손가락 내전 검사

CHAPTER

60 외측 아래팔피부신경 포획 증후군의 압박검사

The Compression Test for Lateral Antebrachial Cutaneous Nerve Entrapment Syndrome

외측 아래팔피부신경 포획 증후군은 이두근건 또는 상완근에 의해 외측 아래팔피부신경이 포획되는 것이다. 임상적으로 팔꿈치에서 엄지 기저부로 방사되는 저림증이나 통증을 호소한다. 앞팔의 요골측에 뻐근한 통증이 종종 팔을 약간 구부린 자세에서 잘 오는 것도 흔히 호소하는 증상이다. 외측 아래팔피부신경은 근피신경(musculocutaneous nerve)의 연장이며, 이 신경은 이두근건의 외측근막을 통과한 후부터는 외측 아래팔피부신경으로 되어 앞팔로 주행하는데(그림 60-1), 이 부위가 포획이 잘 일어난다. 외측 아래팔피부신경은 요골쪽피부정맥(cephalic vein) 뒤로 지나면서 손바닥가지(volar branch)로 나뉘어서 앞팔의 요골쪽을 주행하면서 앞팔의 외측 감각을 지배한다. 손목에서는 요골동맥의 전방으로 주행하여 엄지 기저부의 감각을 지배한다. 손등가지(dorsal branch)는 앞팔의 등쪽 감각을 지배한다.

외측 아래팔피부신경 포획 증후군시의 통증은 갑자기 팔이 비틀리거나 신경주위 연조직에 직접적인 타격을 받은 후에 생길 수 있으며 또는 특별한 선행요인 없이 서서히 나타날 수도 있다. 무거운 지갑이나 장바구니 등을 팔꿈치에 거는 동작도 신경을 압박할 수 있다. 통증은 지속적이며 팔꿈치를 움직이면 더 악화된다. 종종 키보드나 피아노를 칠 때에 통증이 심해짐을 호소하며 수면장애도 흔하다. 진찰상 이두근건 외측 신경주행부위에 압통이 있다. 팔꿈치의 가동운동은 정상이다. 능동적인 저항적 굴곡운동이나 앞팔의 회전운동시에 통증이 온다.

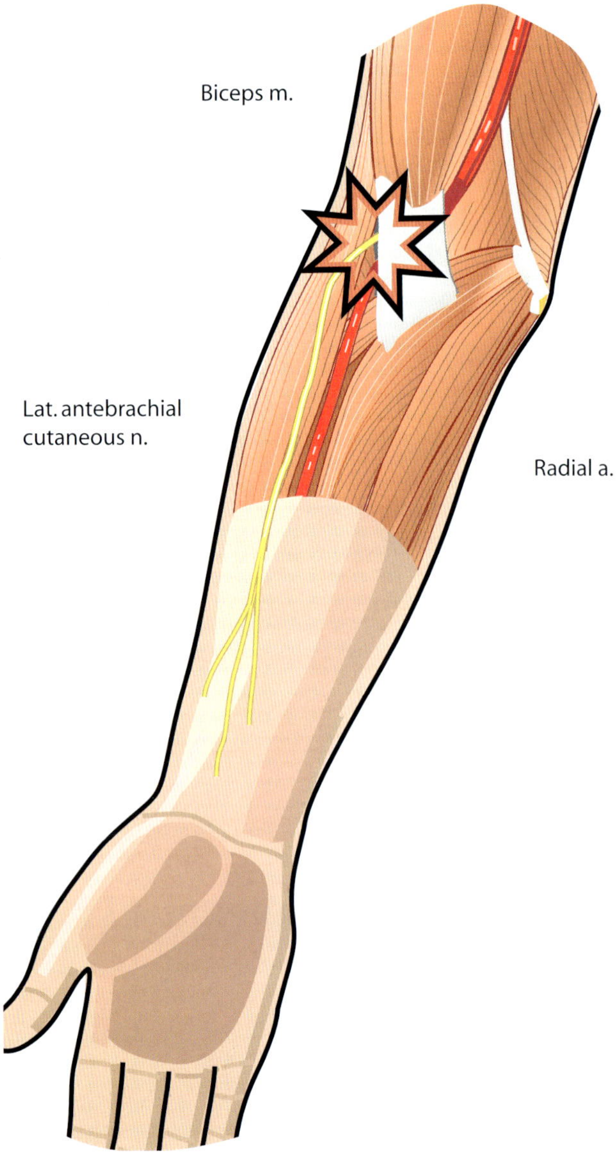

■ 그림 60-1. 외측 아래팔피부신경과 주위 연조직

압박검사는 팔을 약간 구부리고 앉은 자세에서 시행한다(그림 60-2). 이두근건이 외측을 약 30초간 강하게 누를 때에 통증이 강해지거나 신경주행 부위로 저림증이 오면 양성이다.

6번째 경추신경의 신경근병증과 테니스엘보우시에도 유사한 증상을 보이므로 근전도로 확인한다. 팔꿈치의 불안정이나 종괴가 의심되면 MRI를 한다. 국소마취제 주사요법은 진단 및 치료가 다 되는 방법이다.

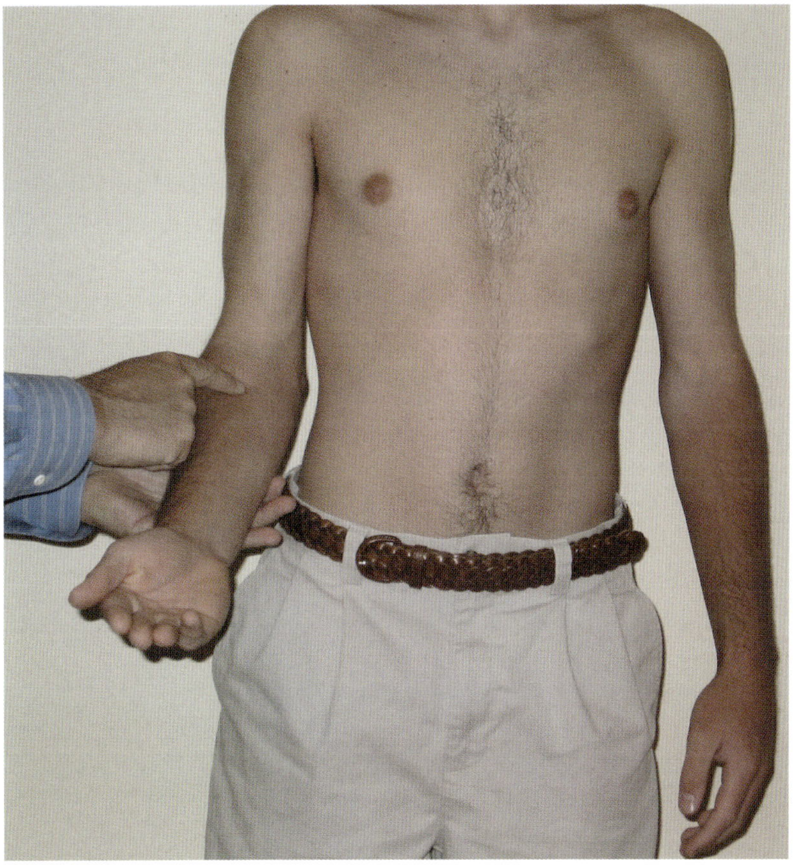

■ 그림 60-2. 외측 아래팔피부신경 포획 증후군시의 압박검사(compression test)

CHAPTER

61 스냅 삼두근 증후군시의 스냅 징후

The Snap Sign for Snapping Triceps Syndrome

척골신경 포획의 원인에는 팔꿈치턴넬(cubital tunnel) 천장부에 위치한 지지띠(retinaculum)가 두꺼워지거나 턴넬바닥이 두꺼워짐, 척골신경 주위에 형성된 골극(osteophyte), 연조직 종괴에 의한 압박, 턴넬에서 척골신경의 비정상적인 아탈구(subluxation) 등이 있다. 저형성된 지지띠(hypoplastic retinaculum)나 팔꿈치를 구부릴 때에 삼두근의 내측근머리가 아탈구되면 비정상적인 움직임을 보인다. 삼두근의 아탈구가 일어나면 팔꿈치에서 딸깍하는 소리(snap)가 들리거나 느낄 수 있는데 이를 스냅징후라 한다.

앉은 자세에서 환자의 팔꿈치 뒤를 손을 모아 받쳐준 자세를 취한 후, 반복해서 팔을 빠르게 구부리도록 한다(그림 61-1). 딸깍하는 느낌이 만져지거나 소리가 들리면 양성이며, 굴곡 및 신전자세에서 전부 MRI를 하여 해부학적 이상을 확인한다. 근전도와 신경전도 검사로 병변의 위치를 확인한다.

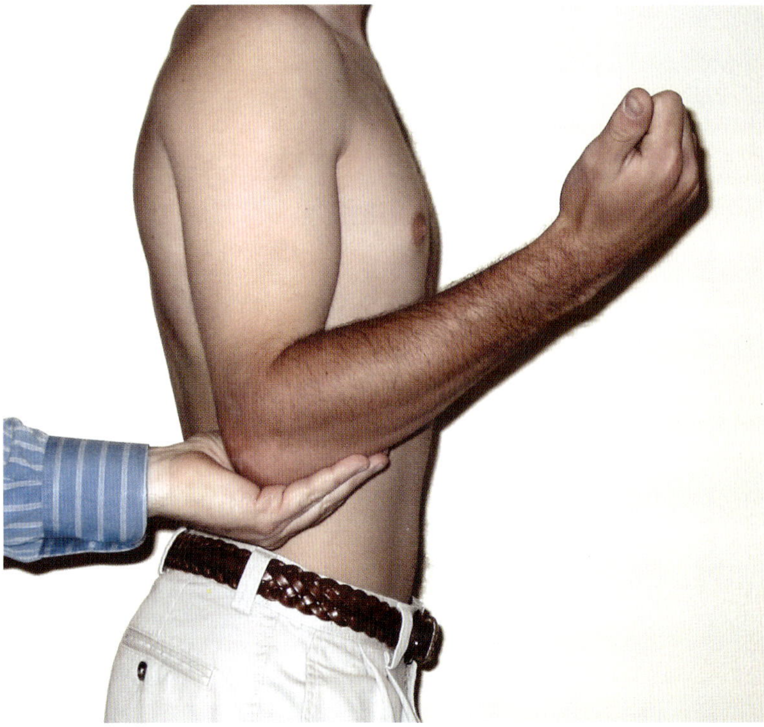

■ 그림 61-1. 스냅삼두 증후군(Snap triceps syndrome)시의 스냅징후

CHAPTER 62

삼두건염시의 삐걱거림 건 징후

The Creaking Tendon Sign for Triceps Tendinitis

팔꿈치 뒤 통증의 가장 흔한 원인은 팔꿈치머리 점액낭염(olecranon bursitis)이며, 삼두건염은 흔하진 않지만 통증은 유사하다. 운동기구를 사용할 때처럼 반복적인 저항적 신전, 신전상태에서의 직접적인 타격, 예를 들면 미식축구에서 공을 패스할 때 태클 같은 경우에 생길 수 있다. 팔꿈치 신전시에 통증이 주된 임상증상이다. 팔꿈치머리 점액낭염시처럼 삼출액이나 종창은 별로 없지만 주된 소견은 삼두근건에 압통이 있으면서 신전시에 삐걱거리는 소리가 나는 것이다.

앉은 자세에서 검사자는 환자의 삼두근건 끝에 검지손가락을 대고 환자에게 능동적 저항신전을 하도록 한다(그림 62-1). 만일 건염이 있으면 검지손가락의 압력에 의해 통증이 오며 팔을 신전시에 삐걱거리는 소리를 느낄 수 있으면 양성이다. 양성인 경우에는 MRI로 삼두근건의 부분 파열이나 건 이상의 원인을 확인해 본다.

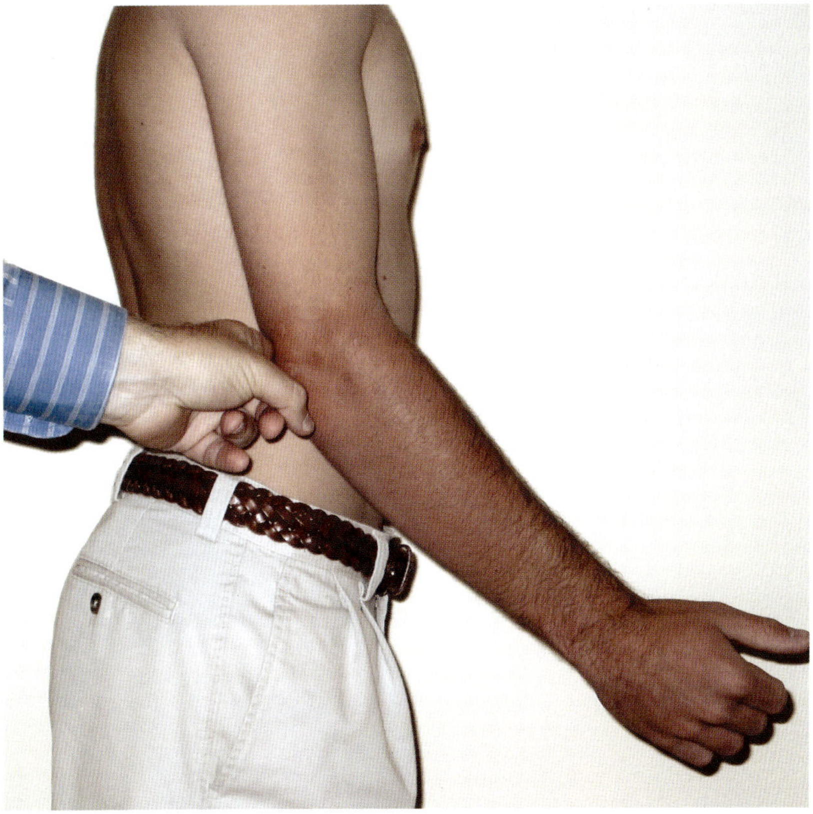

■ 그림 62-1. 삼두근건염시의 삐걱거림 징후

CHAPTER

63 팔꿈치머리 점액낭염 시의 떠있는 느낌검사

The Ballottement Test for Olecranon Bursitis

팔꿈치머리 점액낭은 급성손상이나 반복적인 경미한 손상에 취약하다. 하키 같은 운동경기나 팔꿈치 머리로 넘어진 경우가 급성손상의 전형적인 유형이며, 설계도 작업 테이블에서 장시간 일하거나 아침에 기상시 팔꿈치로 디디면서 압력이 가해지는 동작이 반복되는 경우에도 염증이나 종창이 올 수 있다(그림 63-1). 통풍이나 세균감염이 드물게 올 수 있다. 만성적인 경우에는 석회화가 생길 수 있으며 자갈(gravel)이라고 불리는 결절이 생길 수 있다.

팔꿈치를 움직이는 어떤 동작에서도 통증을 흔히 호소하지만 특히 팔꿈치를 펼 때에 심하다. 팔꿈치 머리에 국한되는 통증이며 종종 팔꿈치관절 위로 통증이 전이된다. 통증보다는 종창이 갑자기 생기는데다가 육안으로 확연하여 환자들은 통증보다는 종창에 더 관심을 갖고 호소한다. 이학적 검사상 같은 부위에 국소 압통과 종창이 있으며 종종 더 넓게 확장되기도 한다. 어깨의 수동적인 신전운동이나 저항적 능동 굴곡운동시 통증이 악화된다.

앉은 자세에서 병변쪽 팔을 검사자의 팔에 살짝 올려놓도록 하고 종창 부위를 살짝 누르면 부드럽고 비파동성(nonfluctuant)의 수액이 부유하는 것을 느낄 수 있다. 그렇지 않은 경우에는 농양이나 다른 병변을 시사한다. 종창의 원인이 불확실한 경우에는 MRI를 해 본다(그림 63-2).

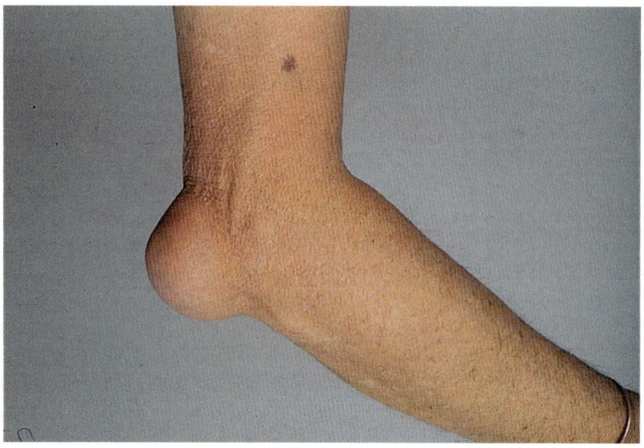

■ 그림 63-1. 초기 류마티스 관절염에서 팔꿈치머리 점액낭염

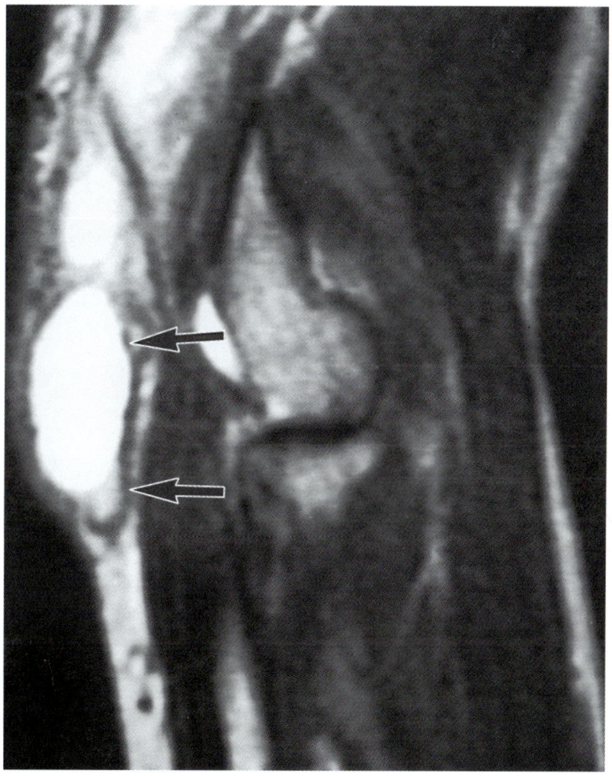

■ 그림 63-2. 팔꿈치머리 점액낭염. 삼두근건 파열이 있는 환자의 T_2 이미지에서 후방에 국소 수액이 고여있다(화살표).

CHAPTER

64 테니스 엘보우 검사

The Tennis Elbow Test

테니스 엘보우(일명 외측 상과염)는 앞팔 신전 근육 힘줄의 반복적인 미세손상이 원인이다. 병태생리는 요골쪽 및 척골쪽 손목폄근(extensor carpi radialis & ulnaris) 기시부의 미세파열(microtearing)로 시작되는 것이다. 여기에 2차적으로 염증이 생길 수 있으며 반복되는 사용이나 잘못된 사용시에는 만성적으로 된다. 점액낭염, 관절염, 통풍이 동반되면 통증과 기능장애가 더 심해질 수 있다.

악수를 자주 하는 정치인처럼 자주 손을 잡는 동작, 아이스크림을 푸는 것처럼 손목을 강하게 회전시키는 동작을 반복하는 경우에도 생길 수 있다. 테니스 선수의 경우에는 두 개의 독립된 기전에 의하여 발생한다: 무거운 라켓을 꽉 쥠으로써 오는 압력 증가 그리고 네트보다 위로 어깨를 들어올려 공을 치는 백핸드 동작의 반복이 그 기전이다(그림 64-1). 라켓을 사용하는 유사한 운동에서도 마찬가지이다.

통증은 외측상과에 국한되며 지속적이고 손목을 능동적으로 수축시에 악화된다. 환자들은 커피잔이나 망치를 잡고 있지 못하며 불면증도 흔하다. 이학적 검사상 외측상과 부위나 바로 아래 부위에 있는 신전근 힘줄 위에 압통이 있으며, 많은 환자에서 병변이 온 힘줄이 띠처럼 두꺼워져 있다. 팔꿈치의 가동운동은 정상이지만, 악력은 감소한다. 환자의 앞팔을 안정되게 하고 주먹을 쥐면서 능동적으로 손목을 신전시키도록 하면서 저항을 줄 때에 갑작스럽고 심한 통증이 나타나면 테니스 엘보우 검사 양성이다(그림 64-2).

요골관 증후군(radial tunnel syndrome)과 C6, 7 신경근병증이 감별질환이다. 요골관 증후군은 팔꿈치 밑에서 요골신경이 포획되는 것이며(제 66장), 테니스 엘보우와는 달리 최대 압통이 외측상과 원위부의 요골신경 위치 부위이다(그림 64-3). 근전도로 이들 3질환을 감별하는데 도움이 된다. 모든 테니스 엘보우 환자는 팔꿈치 관절이나 잠재된 뼈병변을 배제하기 위하여 X선 검사를 한다. 관절 불안정이 의심되면 MRI를 한다.

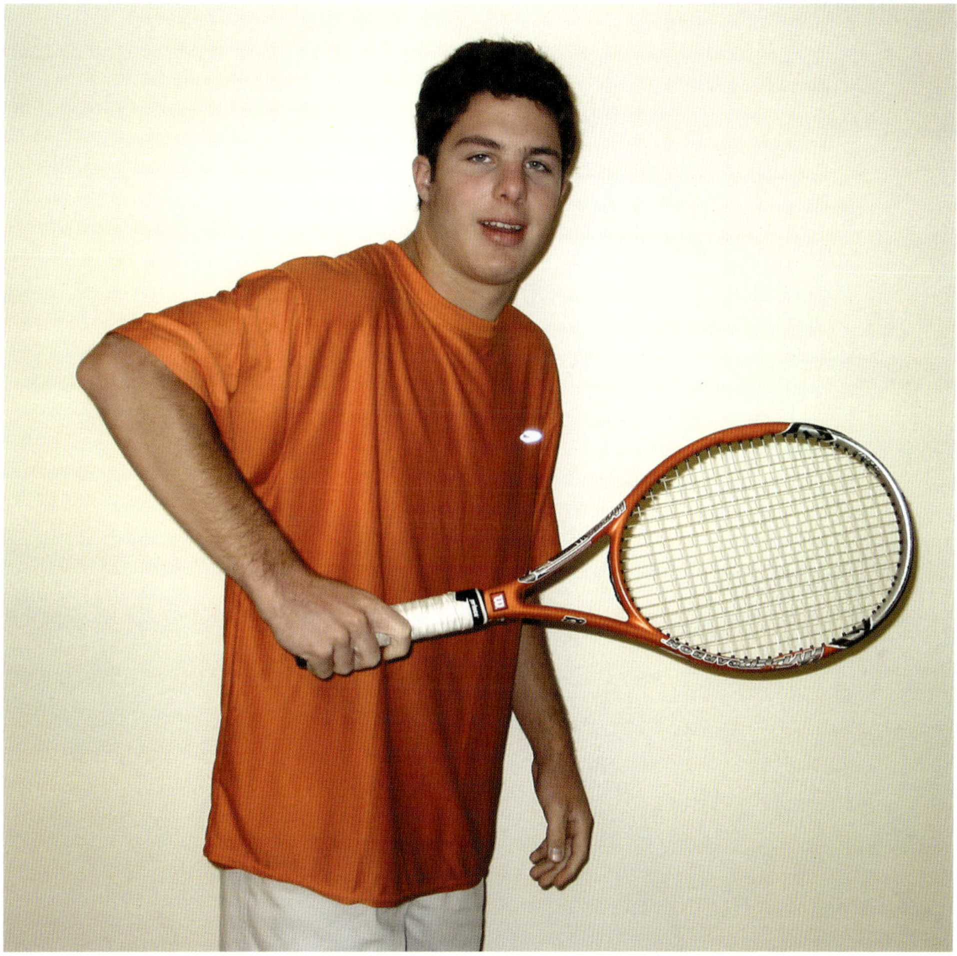

■ 그림 64-1. 테니스시 팔꿈치 손상의 기전

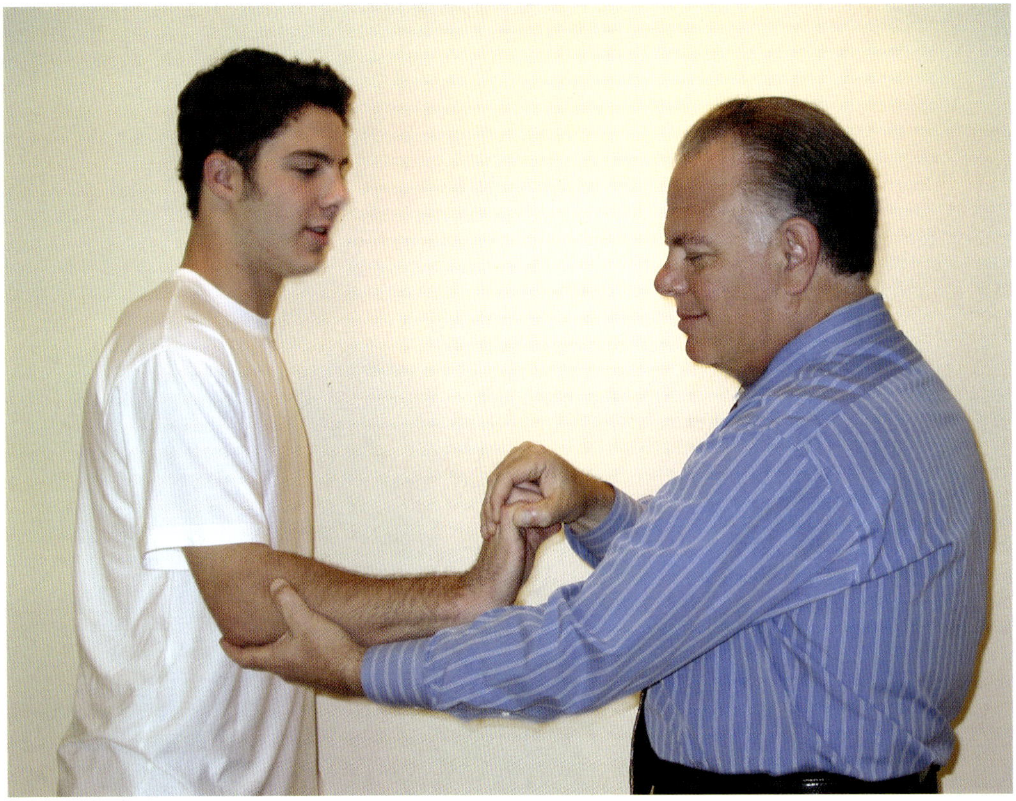

■ 그림 64-2. 테니스 엘보우 검사

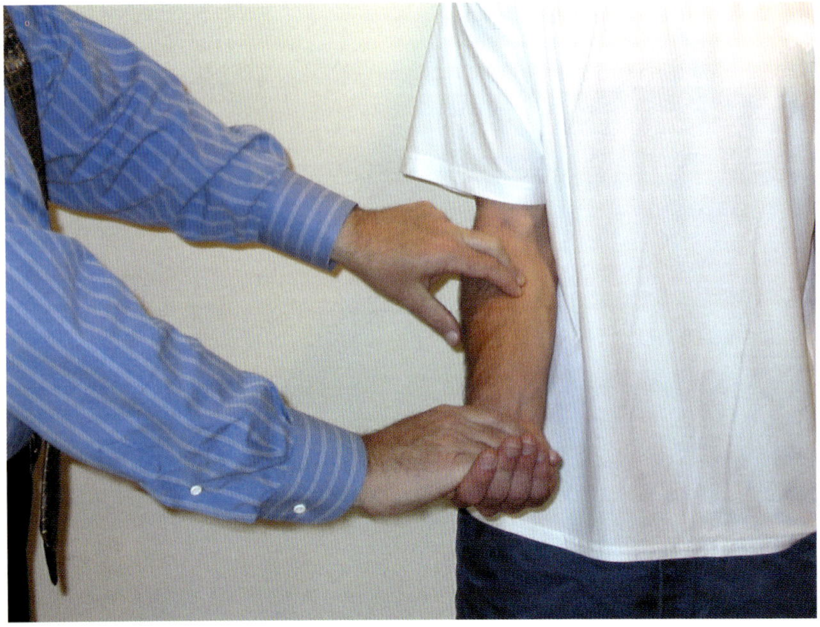

■ 그림 64-3. 테니스 엘보우에서 최대 압통부위는 외측상과 위이다. 반면에 요골관 (radial tunnel) 증후군 환자에서는 요골신경 부위이다(그림 67-2 참조).

CHAPTER 65

골프 엘보우 검사

The Golfer's Elbow Test

골프 엘보우(일명 내측 상과염)는 테니스 엘보우의 경우처럼 앞팔 굴곡근 힘줄의 반복적인 미세손상이 원인이다. 병태생리는 회내전 원근(pronator teres), 요골쪽 및 척골쪽 손목 굽힘근(flexor carpi radialis & ulnaris), 긴 손바닥근(palmaris longus) 기시부의 미세파열(micro-tearing)로 시작되는 것이다. 여기에 2차적으로 염증이 생길 수 있으며 반복되는 사용이나 잘못된 사용시에는 만성적으로 된다. 점액낭염, 관절염, 통풍이 동반되면 통증과 기능장애가 더 심해질 수 있다.

야구공을 자주 던지거나 무거운 짐가방 들기, 골프처럼 팔목의 굴곡 움직임을 자주하는 사람에서 잘 생긴다. 이런 동작의 공통점은 손목 굽힘근에 과다한 압력이 가해지다가 갑자기 움직임을 멈추는 동작이 반복되는 것이다. 테니스 엘보우를 유발하는 많은 동작들 역시 골프 엘보우를 유발할 수 있다.

통증은 내측상과에 국한되며 지속적이고 손목을 능동적으로 수축시에 악화된다. 환자들은 골프 클럽을 쥐고 있지 못한다. 불면증도 흔하다. 이학적 검사상 내측상과 부위나 바로 아래 부위에 있는 굴곡근 힘줄 위에 압통이 있으며, 많은 환자에서 병변이 온 힘줄이 띠처럼 두꺼워져 있다. 팔꿈치의 가동운동은 정상이지만, 악력은 감소한다. 환자의 앞팔을 안정되게 하고 능동적으로 손목을 굴곡시키도록 하면서 저항을 줄 때에 갑작스럽고 심한 통증이 나타나면 골프 엘보우 검사 양성이다(그림 65-2).

C6, 7 신경근병증이 감별질환이다. 이 경우는 팔꿈치 밑의 통증 외에 목의 통증, 근위부 상지 통증이 있다. 근전도가 이들을 감별하는데 도움이 된다. 모든 환자는 팔꿈치 관절이나 잠재된 뼈병변을 배제하기 위하여 X선 검사를 한다. 관절 불안정이 의심되면 MRI를 한다.

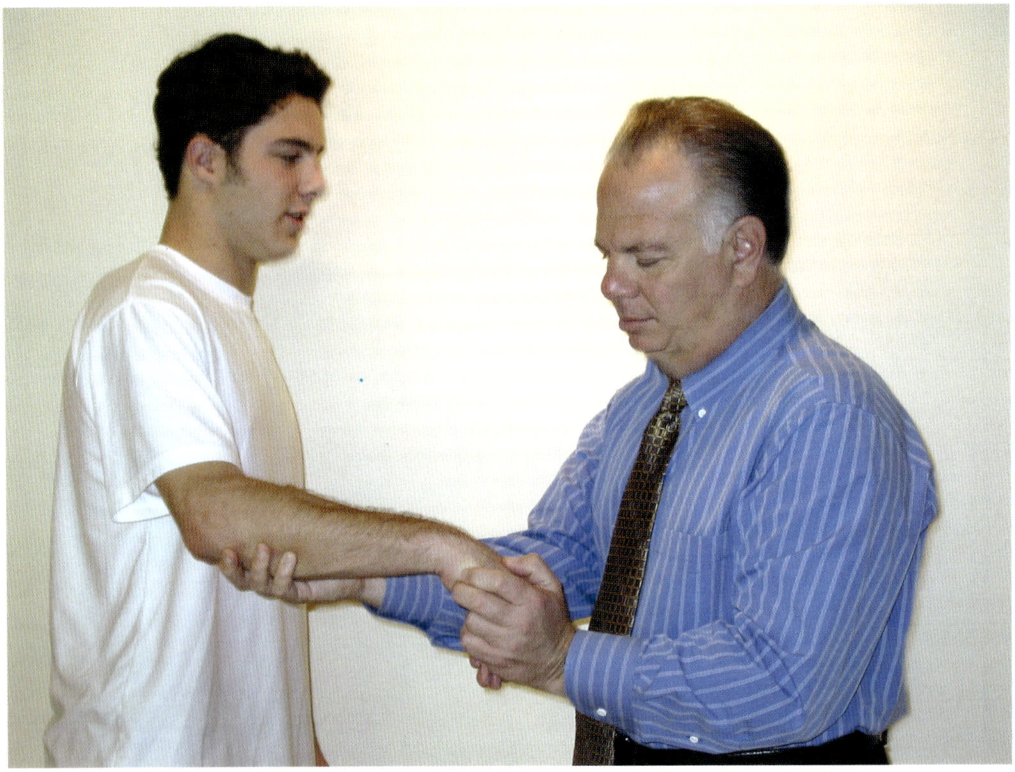

■ 그림 65-1. 골프 엘보우 검사

CHAPTER 66

등산가 팔꿈치에서 상완근 점프 검사

The Brachialis Jump Test for Climber's Elbow

팔꿈치에서 손상이 흔한 이두근건과는 달리 상완근건의 손상을 그리 흔하지는 않다. 턱걸이 동작, 팔씨름시 완전히 상완근이 수축된 상태에서 신전움직임이 되는 동작이 유발요인이며 이보다 더 흔한 원인은 암벽타기 동작이다(그림 66-1).

팔꿈치를 약간 구부린 채 선 자세에서 저항을 주면서 앞팔 근육을 수축하도록 한다. 이때에 통증유발점(trigger point) 촉진시처럼 상완근의 원위부 근-건 이행부위를 촉진한다(그림 66-2). 만일 근-건 부위가 긴장되어 있거나 염증이 있으면 양성이다. MRI를 해보면 손상이나 염증을 확인할 수 있다.

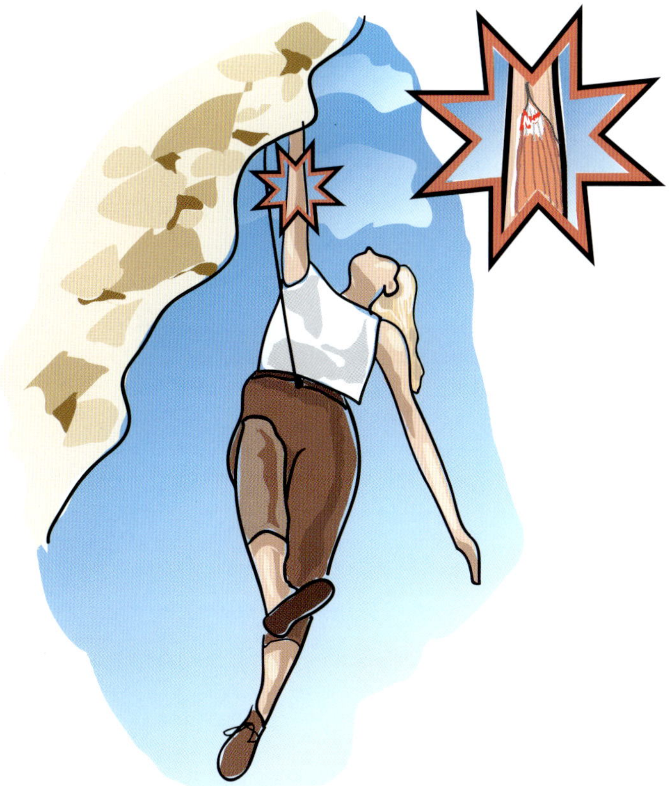

■ 그림 66-1. 암벽등반시 가해지는 긴장력이 원위부 상완근-건 손상의 흔한 원인이다.

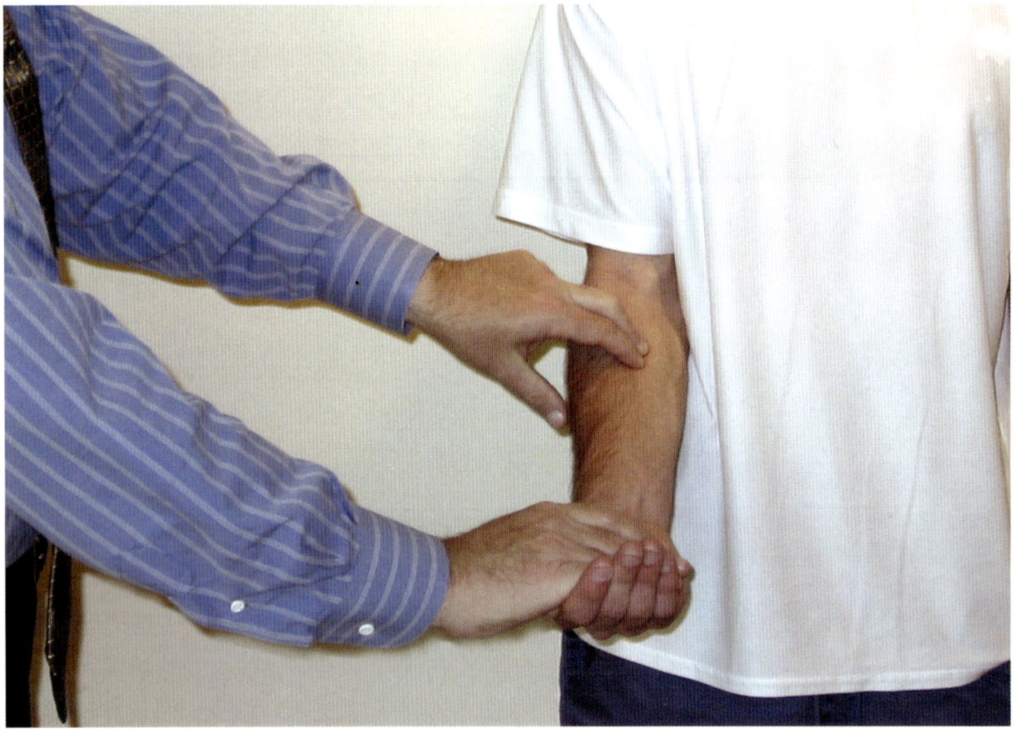

■ 그림 66-2. 상완근 점프 검사

SECTION

4

앞팔

The Forearm

CHAPTER

67 요골관 증후군에서 압박검사

The Compression Test for Radial Tunnel Syndrome

요골신경의 포획이 원인이며 테니스 엘보우로 흔히 오진이 잘 된다. 요골신경의 후방 골간분지(posterior interosseous branch)가 다양한 기전에 의해 포획된 증상은 동일하게 나타난다. 요골두(radial head) 전방의 일탈된 섬유성 띠(aberrant fibrous band), 신경을 누르는 비정상적인 혈관, 짧은 요골쪽 손목폄근(extensor carpi radialis brevis)의 날카로운 힘줄 가장자리 등이 그런 기전들이며 이들은 단독으로 혹은 동반되어 존재하기도 한다.

포획의 원인과는 상관없이 공통적으로 보이는 증상은 외측상과 바로 밑의 통증이다. 급작스런 비틀림 손상이나 신경 분지 바로 위 연조직의 직접적인 손상 후에도 생길 수 있지만, 시작이 불분명하게 특별한 원인 모르게 증상이 생기기도 한다. 통증은 지속적이며 손목을 능동적으로 회외전(supination)시에 악화된다. 종종 커피잔이나 망치를 들고 있지 못하며 불면증도 흔하다. 이학적 검사상 외측상과 밑의 신경 분지 부위에 압통이 있고, 악력이 감소되며, 팔꿈치 가동운동은 정상이다. 저항을 주면서 앞팔의 능동적 회외전을 시키면 통증이 재현된다.

경추 신경근병증과 테니스 엘보우가 감별질환이다. 테니스 엘보우의 경우는 최대압통점이 외측상과 원위부가 아니라 바로 그 상과부위이며(그림 67-1), 압박검사가 양성이다. 즉 요골신경 부위를 꽉 죄듯이 30초간 압박을 하면(그림 67-2), 요골신경 분포 부위에 통증과 이상감각이 재현되면서 시간이 갈수록 악력이 감소하면 양성이다. 감별시에는 근전도가 도움이 되며 관절 불안정이 의심되거나 요골신경 포획 원인이 불확실한 경우에는 MRI를 한다.

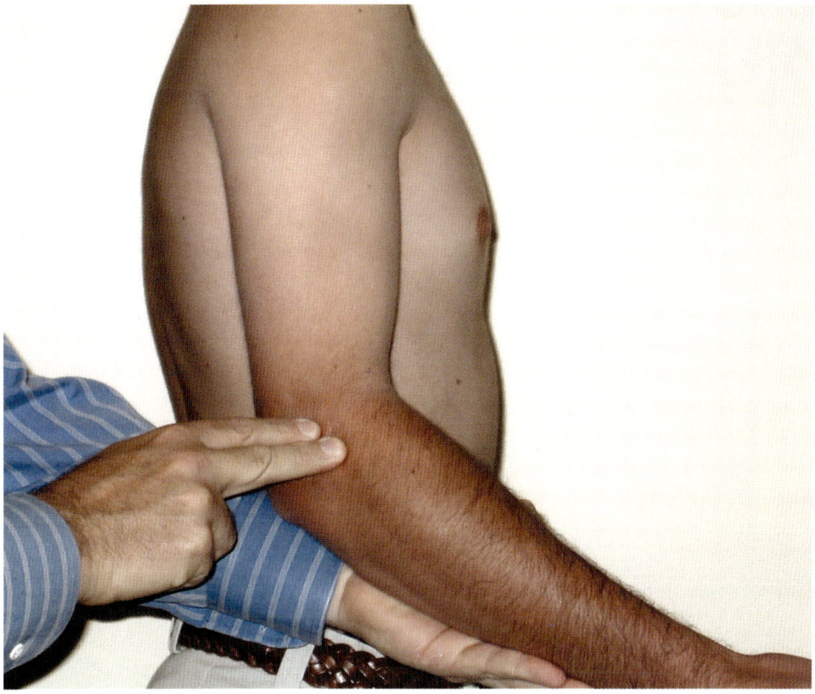

■ 그림 67-1. 외측상과 촉진

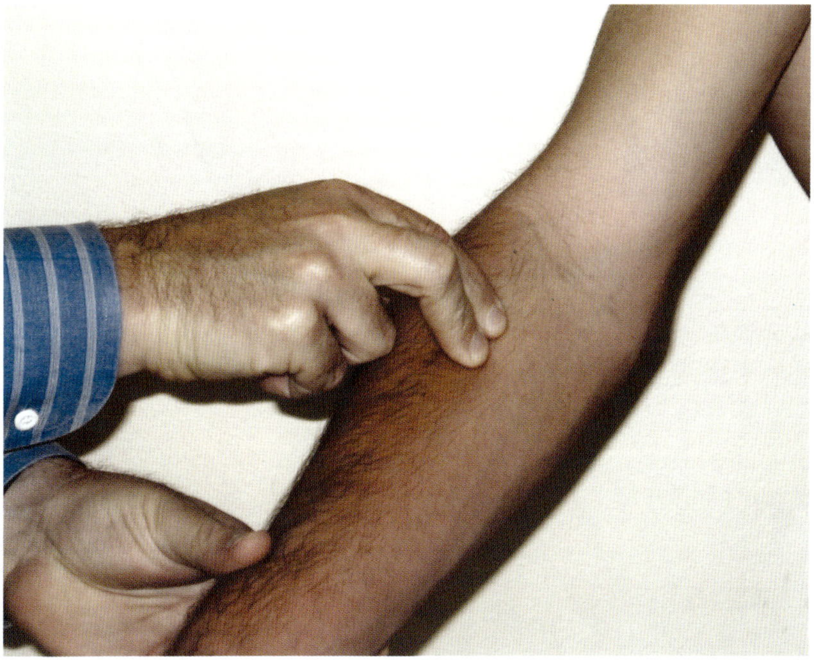

■ 그림 67-2. 요골관 증후군에서 압박검사

CHAPTER

68 회내전근 증후군에서 강제적 회내전 검사

The Forced Pronation Test for Pronator Syndrome

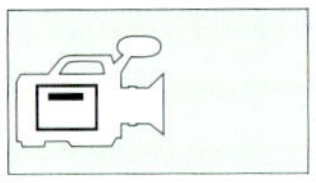

회내전근에 의한 정중신경 압박이 원인이다. 장작을 패거나 노젓기 또는 생선손질시 같은 반복적인 팔꿈치 움직임이 주된 유발요인이다. 하프나 바이올린 연주자에서도 마찬가지이다. 앞팔 부위에 국한되는 만성적인 뻐근한 통증이 있으며 가끔은 팔꿈치 부위로 방사된다. 경미한 움직임 후에도 근육 피로감이나 무거운 느낌이 있기도 하며, 둔한 느낌도 있다. 수근관 증후군과는 달리 야간에는 증상이 잘 안 나타난다.

이학적 소견상 회내전근 부위에 압통이 있고, 비대칭적인 근육비대가 보이기도 한다(그림 68-1). 회내전근 밑을 지나는 정중신경 부위 위를 햄머로 치면 Tinnel 징후가 양성으로 나타나기도 한다. 정중신경의 지배를 받는 앞팔과 손의 고유근 약화가 존재할 수 있다. 완전히 회외전 시킨 상태에서 강제로 앞팔을 회내전시킬 때에 통증이 나타나면 강제적 회내전 검사 양성이며 회내전 증후군을 강력히 시사한다(그림 68-2).

설명이 안되는 지속적인 앞팔의 통증이 있는 환자에서 상과위 돌기(supracondylar process)에서부터 내측상과로 주행하는 비정상적인 인대인 Struthers 인대에 의한 정중신경의 포획이 원인일 수 있으며, 이런 경우 회내전 증후군과 감별이 어렵다. 하지만 근전도에서 팔꿈치 위치에서의 정중신경의 압박소견이 나타나고 상과위 돌기 X선 검사 소견으로 감별에 도움이 된다. 또한 이들 포획성 신경병증은 팔꿈치 밑 6~8 cm 부위에서 발생하는 전방 골간 신경의 압박, C6, 7 경추신경근병과 감별해야 한다. 경추신경근병과 정중신경 포획은 같이 동반되는 경우가 있음을 염두에 두어야 한다. 이런 경우를 소위 'double crash 증후군'이라 하며, 정중신경에서는 수근관 증후군(carpal tunnel syndrome)에서 가장 흔하다.

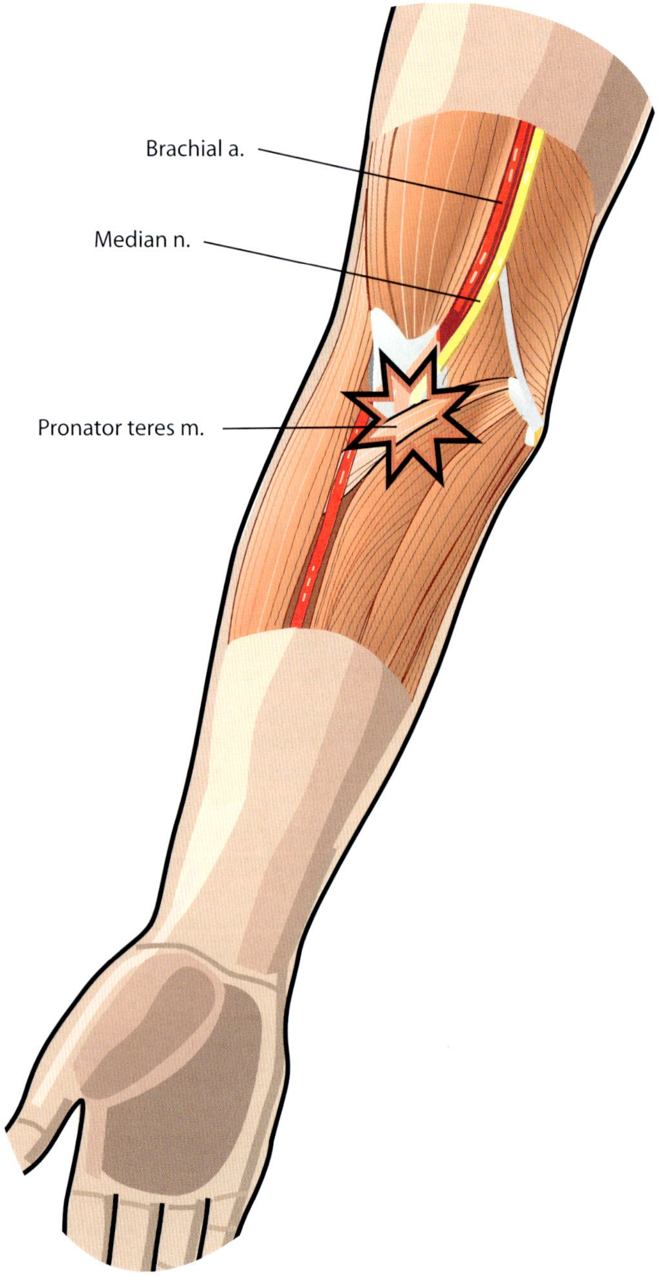

■ 그림 68-1. 회내전 증후군과 관련 연조직의 해부학

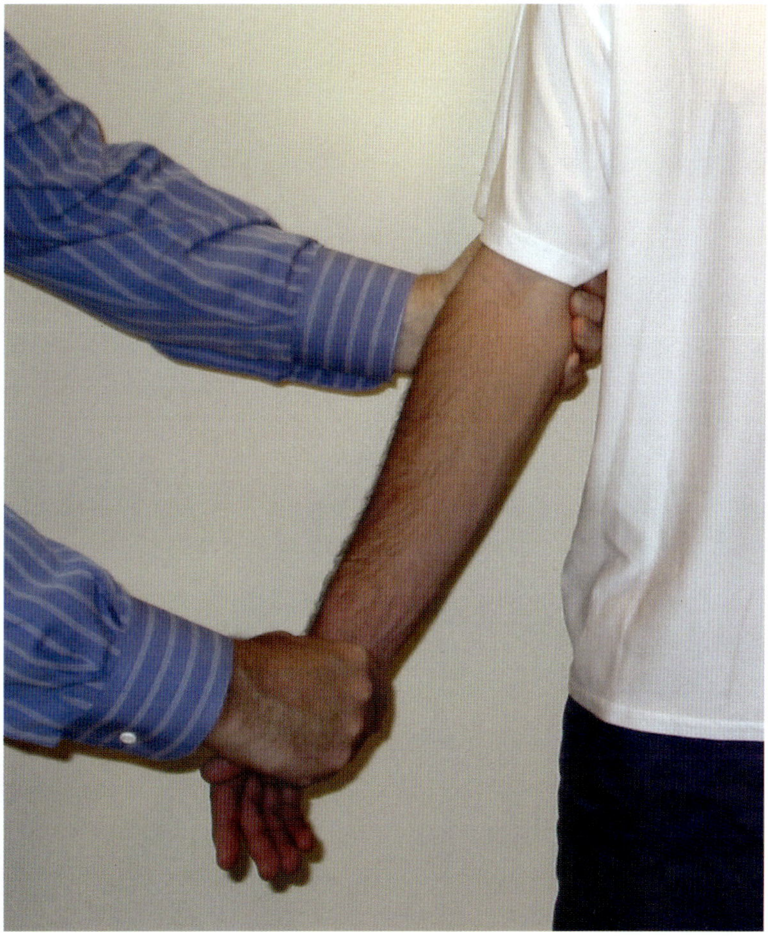

■ 그림 68-2. 강제적 회내전 검사

CHAPTER

69 전방 골간 증후군에서 손가락 집기 검사

The Pinch Test for Anterior Interosseous Syndrome

흔하지는 않지만, 특징적인 소견으로 진단은 쉽다. 회내전근(pronator teres)의 힘줄과 얕은층 손가락 굽힘근(flexor digitorum superficialis), 비정상적인 혈관 등에 의해서 팔꿈치 밑에서 정중신경이 눌리는 것이 원인이다. 대개 앞팔의 급성 손상 후나 얼음깨는 송곳 사용동작 같은 반복적인 앞팔과 팔꿈치의 움직임 후에 나타난다. 염증에 의한 경우도 있으며 이는 parsonage-Turner 증후군이라 한다.

임상적으로 앞팔 근위부에 급성통증으로 나타난다. 진행되면 가벼운 동작만 해도 앞팔에 근육피로감이나 무거운 느낌을 호소하며, 긴엄지굽힘근(flexor pollicis longus)이나 심부 손가락 굽힘근(flexor digitorum profundus)의 마비 때문에 엄지와 검지 사이로 물건을 집어 들지 못한다.

이학적 소견상 긴엄지굽힘근(flexor pollicis longus)이나 심부 손가락 굽힘근(flexor digitorum profundus)의 약화로 엄지의 손가락 사이 관절과 검지의 원위부 손가락 사이관절을 구부리지 못한다(그림 69-1). 일부 환자에서는 회내전근 부위의 앞팔에 압통이 있다. 팔꿈치에서 밑으로 6~8 cm 부위의 정중신경 분지인 전방 골간 분지위를 망치로 치면 Tinel 징후가 양성으로 나타나기도 한다. 엄지와 검지 사이로 열쇠를 단단히 쥐어 보라고 하면 긴엄지굽힘근(flexor pollicis longus)이나 심부 손가락 굽힘근(flexor digitorum profundus)의 약화로 인하여 손가

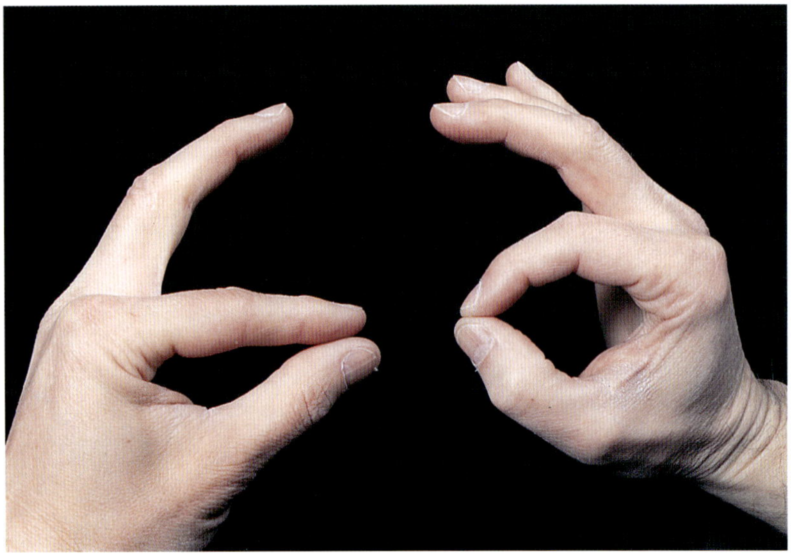

■ 그림 69-1. 전방 골간 신경 마비. 왼쪽 손에 긴엄지굽힘근(flexor pollicis longus)과 심부 손가락굽힘근(flexor digitorum profundus)의 약화가 존재하여 동그랗게 손가락 집기 모양을 못한다.

락 쥐는 모양이 동그랗게 원을 못 만들고 편평한 모양을 보인다(그림 69-2). 경추신경근병과 감별해야 하며, 경추 신경근병과 정중신경 포획은 같이 동반되는 경우가 있음을 염두에 두어야 한다. 이런 경우를 소위 'double crash 증후군'이라 하며, 정중신경에서는 수근관 증후군(carpal tunnel syndrome)에서 가장 흔하다.

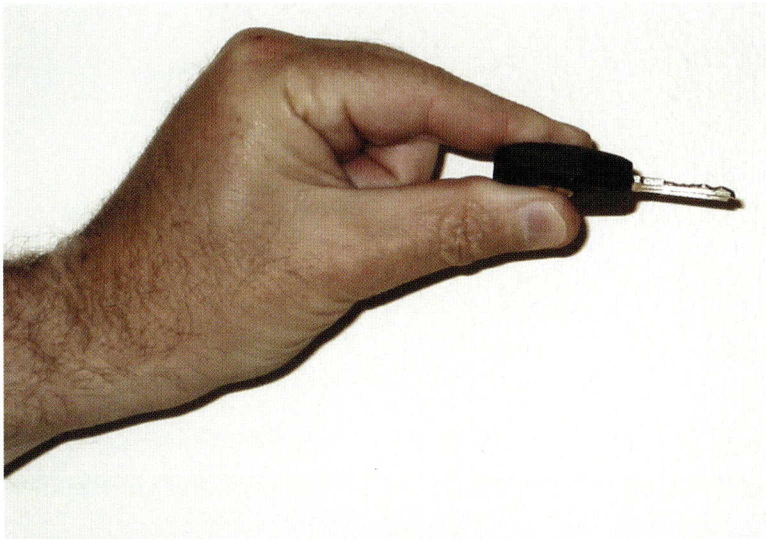

■ **그림 69-2.** 손가락 집기 검사(Pinch test)

CHAPTER

70 교차점 증후군에서 삐걱거림 건 검사

The Creaking Tendon Test for Intersection Syndrome

요골쪽 짧은 손목폄근(ECRB: extensor carpi radialis brevis)과 요골쪽 긴 손목폄근(ECRL: extensor carpi radialis longus), 그리고 짧은 엄지폄근(Extensor pollicis brevis)과 긴 엄지외전근(Abductor pollicis longus)의 교차점에서 통증과 종창이 특징이다(그림 70-1). 교차부위는 손목 위로 대략 8~10 cm 상방이다. 노젓기 운동기구나 무리한 중량훈련시 흔히 발생하며 통증이 매우 심하다.

이학적 소견상 손목관절 8~10 cm 위로 넓게 압통이 있으며 부어있다. 건활막염(tenosynpvitis)이 있으므로 삐걱거림 징후(creaking tendon)가 나타난다. 검사자의 팔위에 환자의 팔을 올려놓고 염증이 의심되는 힘줄 부위를 촉진하고(그림 70-2), 환자에게 엄지를 움직이고 손목도 구부렸다 폈다 해보라고 한다. 이런 움직임으로 인하여 염증이 있는 힘줄들이 서로 부딪치며 지나갈 때, 삐걱거리거나 마찰음이 느껴지면 양성이다.

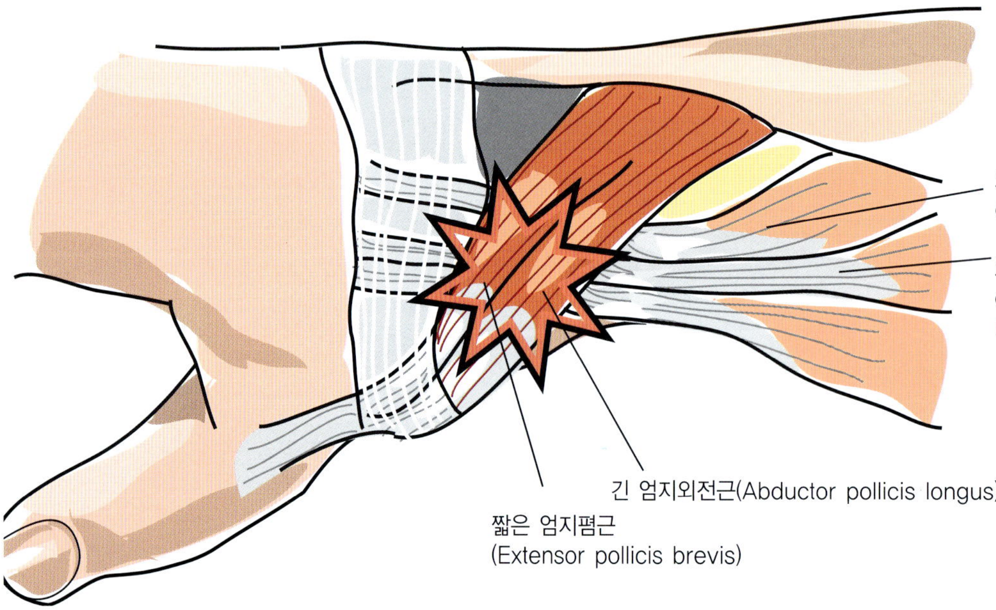

■ 그림 70-1. 교차점 증후군과 관련 해부학

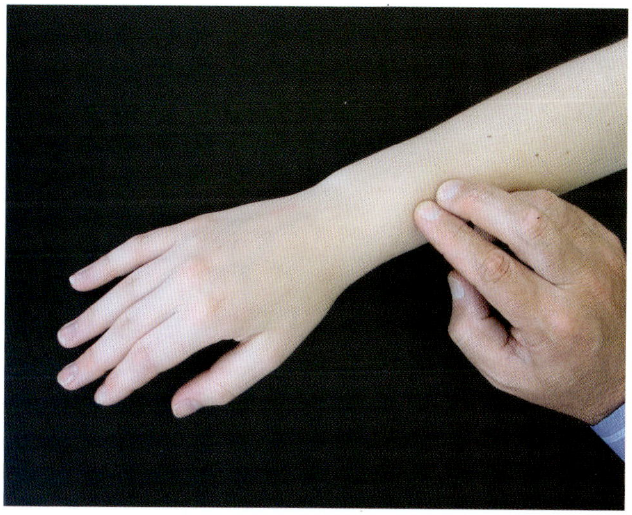

■ **그림 70-2.** 삐걱거림 건(Creaking tendon) 검사

SECTION 5

손목과 손

The Wrist and Hand

CHAPTER

71 손목의 기능적 해부학

Functional Anatomy of the Wrist

손에서의 힘과 움직임을 팔로 전달하는 기능을 하며 굴곡/신전, 요골 및 척골쪽 편위, 회내전/회외전 3면에서의 움직임이 가능하다.

- Flexion/extension
- Radial/ulnar deviation
- Pronation/supination

그 기능적 해부학을 이해하려면 손목이 단일 관절이 아니라 5개의 서로 독립된 관절 또는 부분으로 구성되어 서로 조화되어 일상생활 동작을 수행하는 구조임을 아는 것이 중요하다(그림 71-1). 이들 5개의 관절은 다음과 같다.

- 요골과 척골, 그 사이의 뼈막으로 구성된 원위부 요척관절(radioulnar joint)
- 원위부 요골과 손배골(scaphoid) 및 반달골(lunate)의 근위부 표면으로 이루어진 요골손목뼈관절(radio-carpal joint)
- 원위부 척골, 이 척골과 반달골과 삼각골(triquetrum)

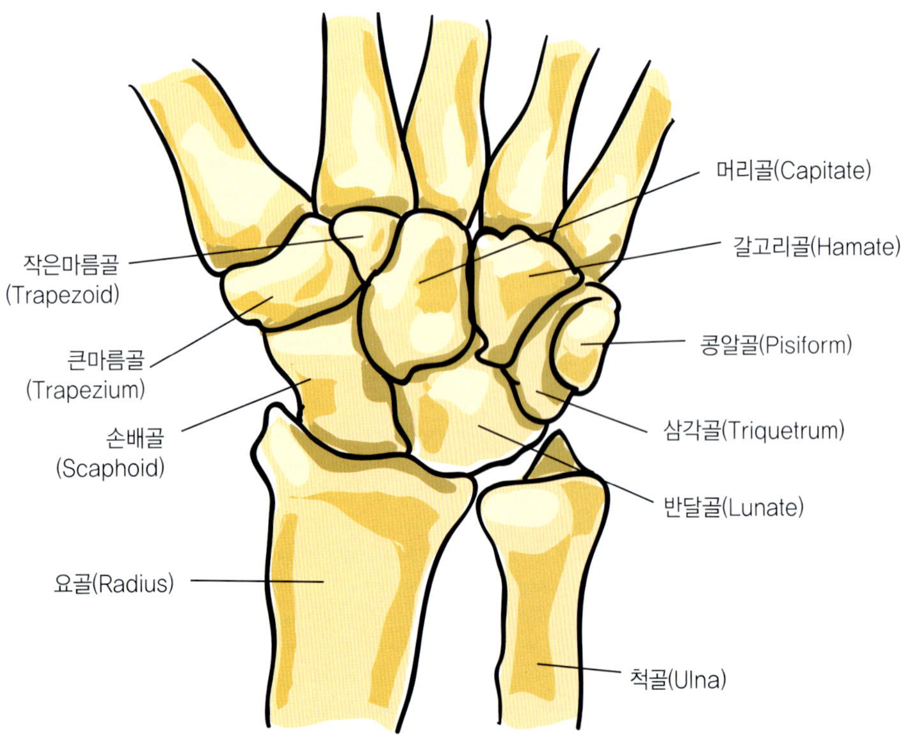

■ 그림 71-1. 손목의 뼈구조

을 연결해 주는 삼각모양의 섬유탄력성 연골로 이루어진 척골손목뼈관절(ulnarcarpal joint)

- 원위부 손바닥 뼈사이 인대를 통해 손배골, 반달골, 삼각골을 연결하는 근위부 손목뼈관절(carpal joint)
- 큰마름골(trapezium), 작은마름골(trapezoid), 머리골(capitate), 갈고리골(hamate) 사이의 중간손목뼈관절(midcarpal joint)

손목을 구성하는 많은 뼈들이 서로 긴밀한 상호작용을 할 수 있는 것은 복잡하게 모여 있는 인대구조물인 삼각모양의 섬유탄력성 연골(TFC: triangular fibroelastic cartilage) 때문이다. 이들 인대들의 상세한 기술은 본 장에서 다루지 못하지만, 기본적인 구조는 아는 것이 임상적으로 유용하다. 우선 이들은 손목 고유성(intrinsic), 즉 그들의 기시부와 부착부가 손목뼈일 뿐 아니라 손목밖인 원위부 척골, 요골에서 기시하여 손목뼈에 붙기도 한다. 이들 모두 손목뼈에 밀접하게 바짝 붙어 있으므로 힘을 팔에 전달하는 기능이 우수하다. 사이사이에 근육이나 연조직이 없으므로 그 밑에 있는 신경이나 혈관, 뼈 자체는 손상되기 쉽다.

일차적으로 원위부 척골과 반달골, 삼각골 사이에 있는 TFC는 마치 추간판디스크와 같은 기능을 하는 인대인 독특한 구조물이다(그림 71-2). TFC는 매우 강한 섬유탄력성 섬유로 구성되어 있으며 추간판 디스크의 기능처럼 손목의 충격흡수 장치이면서 원위부 요척관절을 안정시키는 인대이기도 하다. 손상에 예민한 구조이며 혈류가 적어서 특히 그 요골쪽 표면은 수술 후나 손상 후에 종종 치유가 잘 안된다.

손목의 운동에 관여하는 근-건들은 기시부는 팔꿈치이며 손바닥뼈(metacarpal bone)에 부착되고, 신전근,

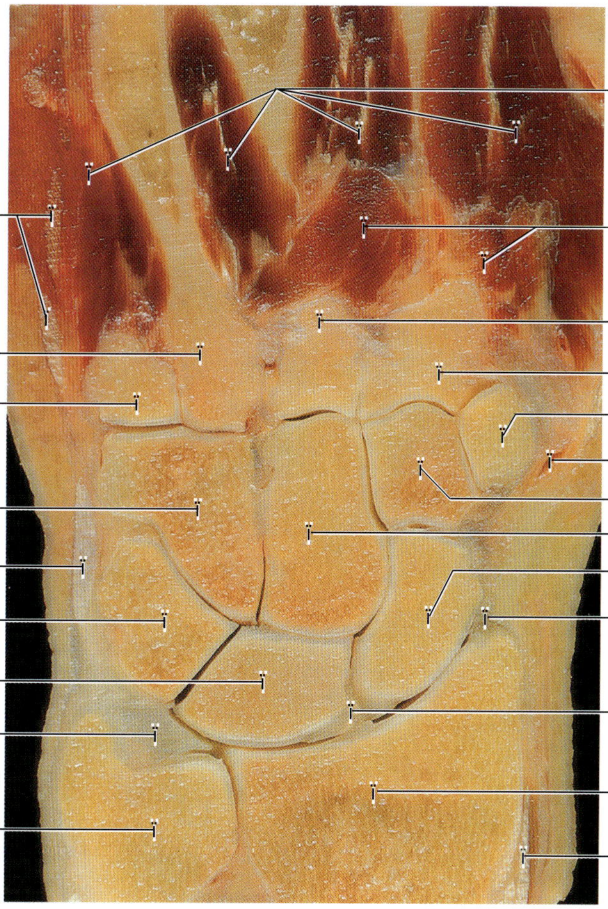

■ 그림 71-2. 삼각모양의 섬유탄력성 연골(TFC: Triangular fibroelastic cartilage)

굴곡근, 편위근으로 분류한다. 일차적인 손목굴곡근은 요골쪽 및 척골쪽 굽힘근(flexor carpi radilalis & ulnaris)이다. 일차적인 신전근은 짧고 긴 요골쪽 폄근(extensor carpi radialis brevis & longus)이다. 일차적인 요골편위근은 긴 손가락 외전근(abductor pollicis longus)이며 척골편위근은 척골쪽 손목 폄근(extensor carpi ulnaris)이다. 굴곡근의 힘줄들은 굴곡근지지띠(flexor retinaculum)으로 지지되며 외측에서는 큰마름골과 손배골로부터 내측으로는 콩알골과 갈고리골의 갈고리(hook of hamate)까지 확장되어 있다. 스트레스가 가해질 때 굴곡근 힘줄들이 구부러지는 것을 방지하며 이들 힘줄들의 힘을 5배 정도 증강시켜 준다.

CHAPTER 72

손목과 손의 시진

Visual Inspection of the Wrist and Hand

손등쪽 (Dorsal aspect)

염증이나 감염을 시사하는 종창이나 발적이 있나 본다(그림 72-1). 류마티스 관절염시 보이는 손과 손목의 척골 편위 여부도 관찰한다. 퇴행성 변화를 시사하는 손가락의 Herberden 결절이나 Bouchard 결절을 살펴보고 손목에 강글리온 낭종이 있나 살펴본다. 신경 손상을 시사하는 손바닥뼈(metacarpal) 사이 근육의 위축이 있나 본다.

손바닥쪽 (Plantar Aspect)

손바닥이 천장을 향하게 하고(그림 72-2), 정중신경 병변을 시사하는 엄지두덩근 위축, 척골신경 병변을 시사하는 새끼두덩근 위축이 있나 본다. 엄지의 손목뼈-손바닥뼈 관절의 퇴행성 변화가 있나 보고 Dupuytren 구축을 시사하는 손바닥 근막 비후가 있나 본다.

측면 (Side view)

엄지손가락이 천장을 향하도록 자세를 취한다(그림 72-3). 엄지두덩 부위 관찰로 정중 신경 포획을 진단하는 수도 있다. 엄지의 손목뼈-손바닥뼈 관절의 퇴행성 변화가 있나 본다.

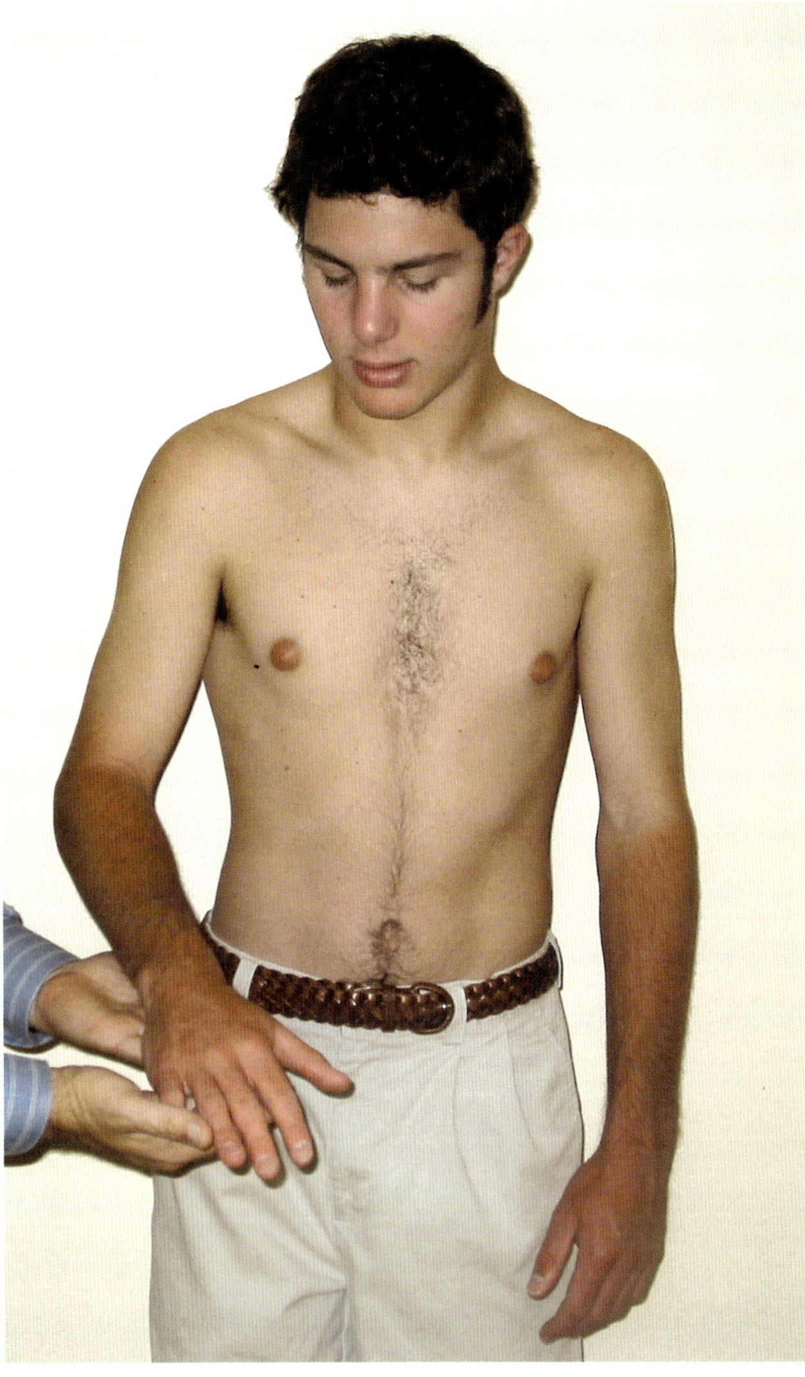

■ 그림 72-1. 손등쪽 시진

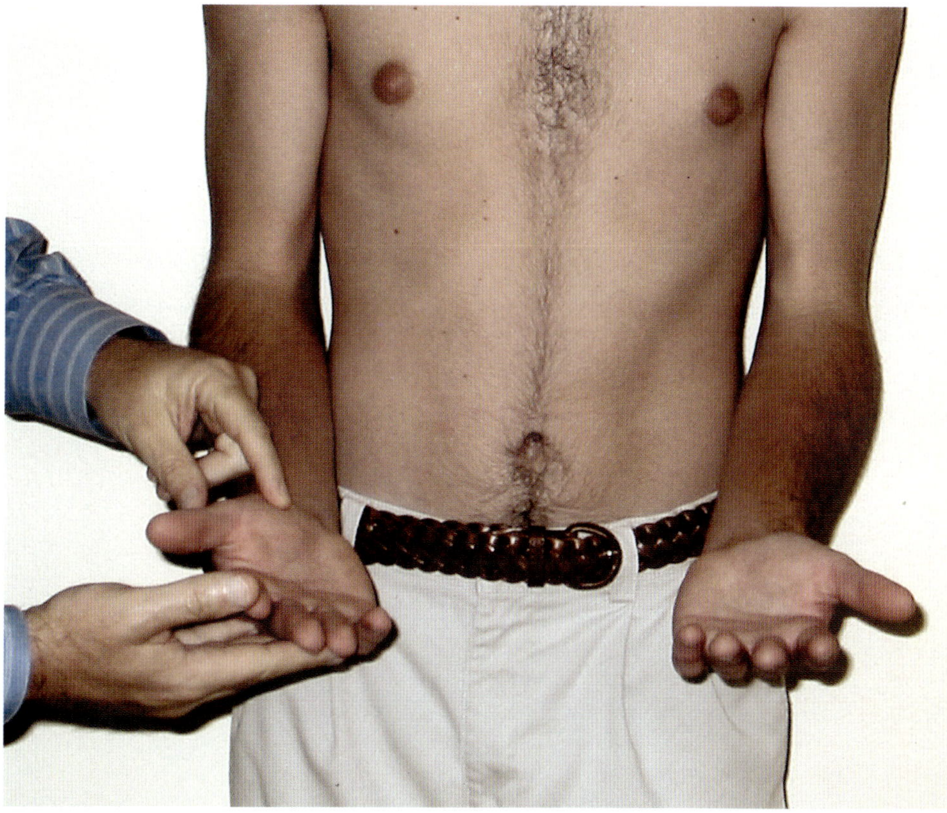

■ 그림 72-2. 손바닥쪽 시진

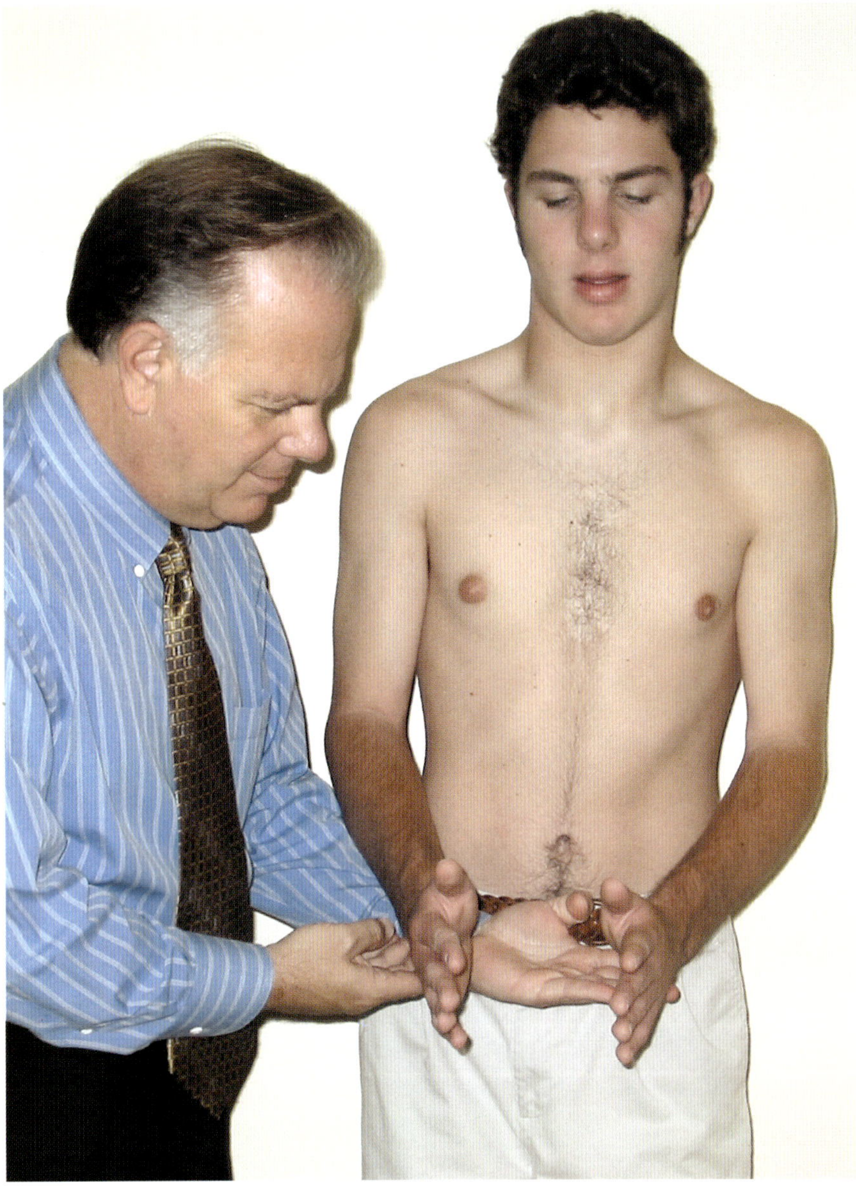

■ 그림 72-3. 측면 시진

CHAPTER

손목과 손의 촉진 73

Palpation of the Wrist and Hand

정확한 진단을 내리는데 종종 도움을 준다. 손목과 앞팔에 긴장을 풀게 하고 검사자의 손에 올려 놓도록 한다. 굴곡근과 굴곡근힘줄지지띠(flexor retinaculum)는 촘촘하게 밀집되어 있어서 손바닥의 미세한 병변을 놓치기 쉽다. 환자의 손목을 약간 굴곡(palmar flecxion)시키면 더 좋다. 이 상태에서 염증이나 감염을 시사하는 활막의 비후, 종창, 삼출액, 색조변화가 있나 본다(그림 73-1). 건활막염(tenosynovitis)이 있으면 손목을 수동적으로 움직일 때에 마찰음이 느껴진다. 손등에서 건초성 강글리온 낭종이 있나보고 손바닥에서는 dupuytren 구축이 있나 본다. 엄지의 손목뼈-손바닥뼈 관절은 특히 퇴행성 변화가 잘오므로 잘 관찰한다. 각 관절은 삼출액이나 활막비후가 있나, 불안정이 있나 만져본다. 손가락의 건활막염이 있으면 마찰음, 종창, 건비후가 존재한다.

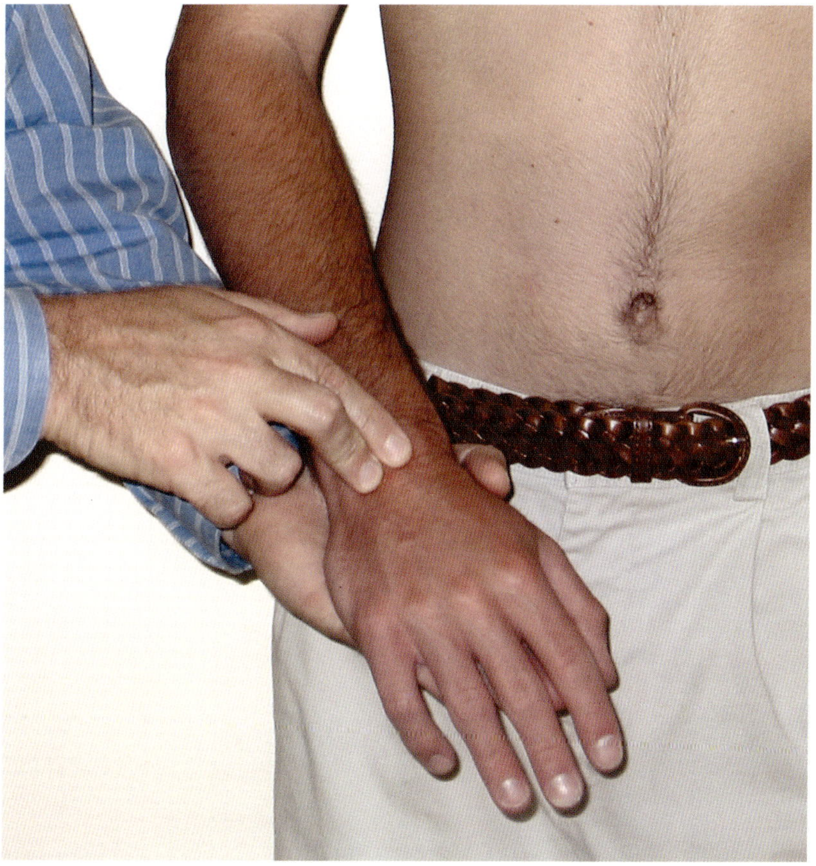

■ 그림 73-1. 손등의 촉진

CHAPTER

74 손목과 손의 신전

Extension of the Wrist and Hand

손목 신전을 평가하려면 팔을 체간 옆에 늘어뜨리고 팔꿈치는 90도로 구부리게 한 다음에 손목을 최대한 배굴 곡 또는 신전하도록 한다(그림 74-1). 정상에서는 75도까지 신전된다. 관절염, 건활막염, 관절 삼출액이 있으면 손목의 신전운동, 손목 움직임과 관련된 관절의 이상이 관찰된다(제 71장).

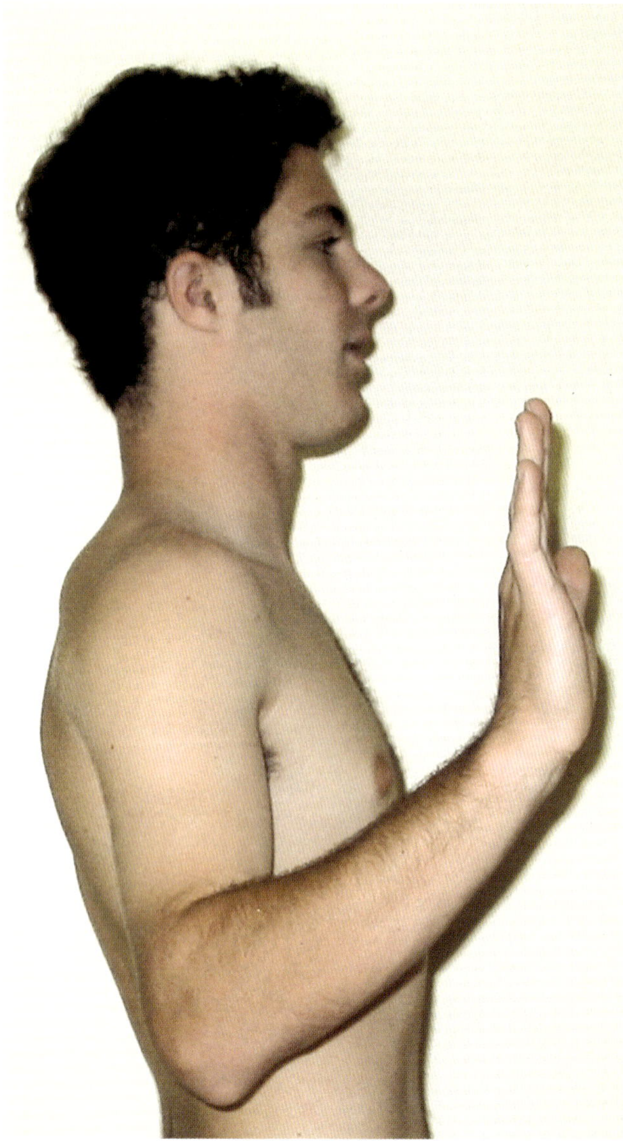

■ 그림 74-1. 신전 상태에서의 측면

CHAPTER

손목과 손의 굴곡 75

Flecion of the Wrist and Hand

양팔을 가지런히 늘어뜨리고 팔꿈치는 90도로 구부린 상태에서 손목을 최대한 구부려 보도록 한다(그림 75-1). 정상에서는 80도 정도이다. 관절염이나 건초염(tenosynovitis), 관절삼출액이 있으면 굴곡 누동을 포함한 관절 움직임에 제한이 온다(제 71장 참조).

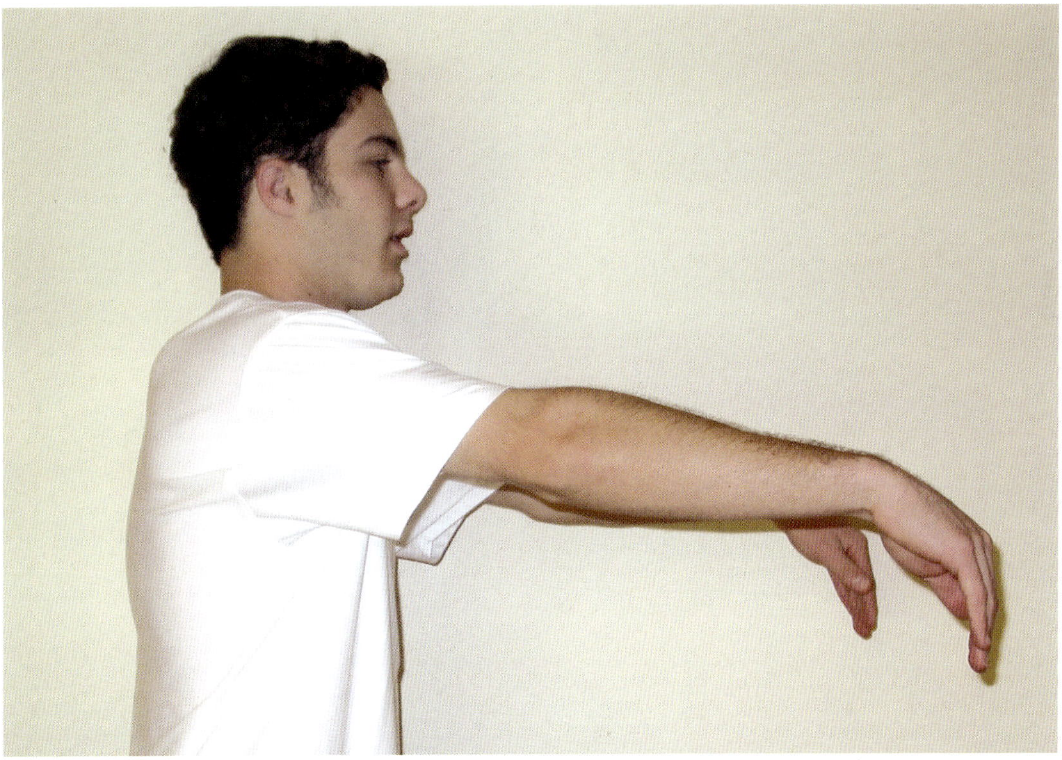

■ 그림 75-1. 구부린 상태에서 손목의 측면

CHAPTER

76 손목과 손의 내전

Adduction of the Wrist and Hand

중립자세에서 손목은 45도 정도까지 가능하다. 양팔을 가지런히 늘어뜨리고 팔꿈치는 90도로 구부린 상태에서 손목을 최대한 내전시켜 보도록 한다(그림 76-1). 관절염이나 건초염(tenosynovitis), 관절삼출액이 있으면 내전운동을 포함한 관절움직임에 제한이 온다.

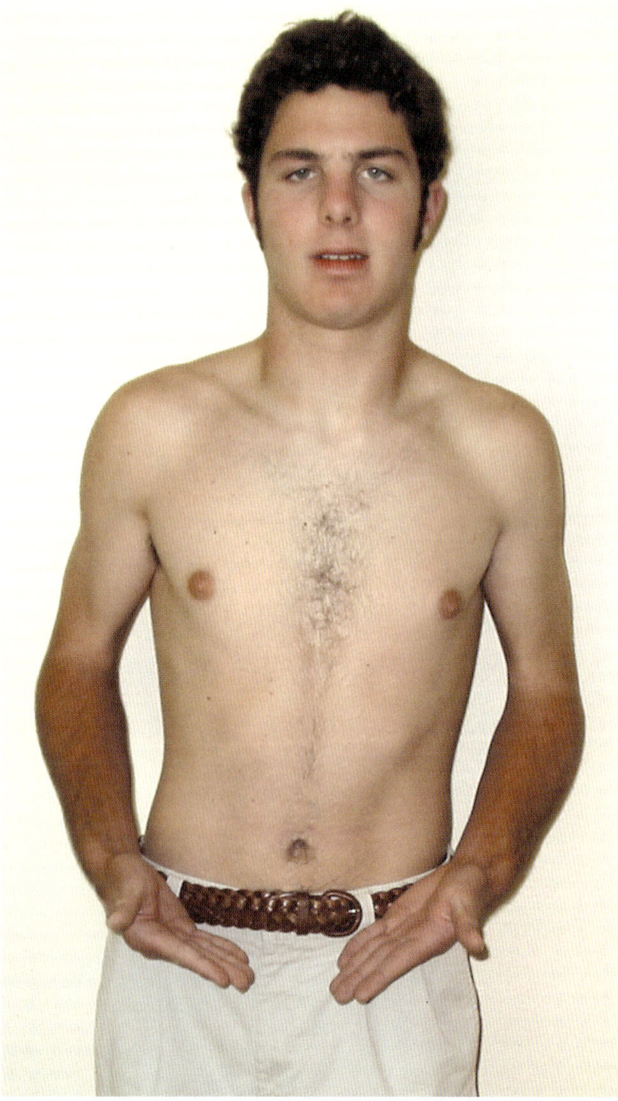

■ 그림 76-1. 내전 상태에서 손목의 측면

CHAPTER

손목과 손의 외전 77

Abduction of the Wrist and Hand

중립자세에서 손목은 18도 정도까지 가능하다. 양팔을 가지런히 늘어뜨리고 팔꿈치는 90도로 구부린 상태에서 손목을 최대한 외전시켜 보도록 한다(그림 77-1). 관절염이나 건초염(tenosynovitis), 관절삼출액이 있으면 외전 운동을 포함한 관절움직임에 제한이 온다.

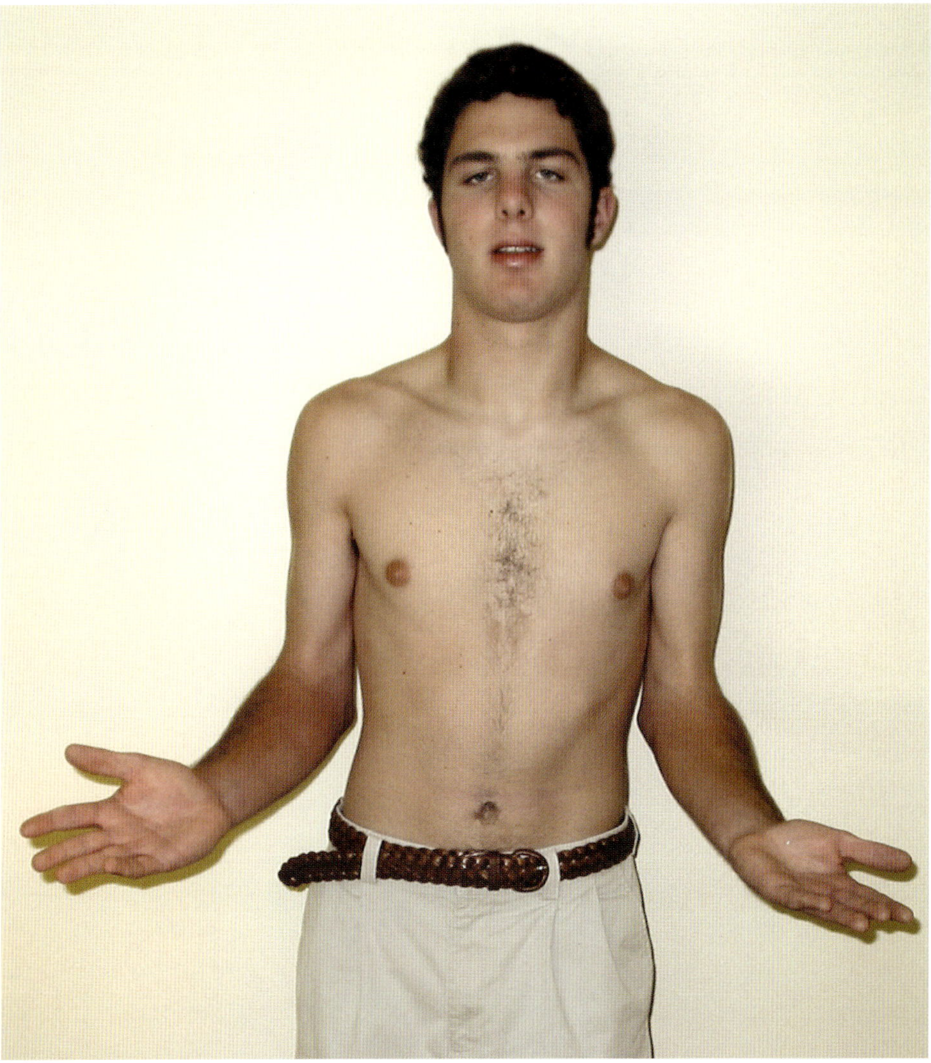

■ 그림 77-1. 외전 상태에서 손목의 측면

CHAPTER

78 손목과 손에서 기인하는 통증 병변들

Painful Conditions of the Wrist and Hand

손목과 손은 손상에 예민한 부위이며 병변의 90% 이상이 다음 범주에 속한다.

- 수근관 증후군(Carpal tunnel syndrome)
- 엄지의 손목-손바닥뼈(carpo-metacarpal) 관절염
- 강글리온 낭종
- 요척 관절염
- 방아쇠 수지(trigger finger)

손목과 손에서 느끼는 통증은 그 원인이 손목에서 떨어진 곳의 병변, 예를들면 회내근 증후군(pronator syndrome), 판코스트 종양(Pancoast' s tumor)이 원인이 될 수 있음을 염두에 두어야 한다. 또한 전이성 통증도 존재하며, 예를 들어 협심증시 빠근한 통증이 손목과 손에 올 수도 있다.

표 78-1. 손목과 손에서 생기는 흔한 통증 병변들

Bony Abnormalities
Fracture
Tumor
Osteomyelitis
Osteonecrosis
 Keinbock's and Preiser's disease

Articular Abnormalities
Osteoarthritis
Rheumatoid arthritis
Collagen vascular diseases
 Reiter's disease
 Psoriatic arthritis
Crystal deposition diseases
 Gout
 Pseudogout
Pigmented villonodular synovitis
Sprain
Strain
Hemarthrosis

Periarticular Abnormalities
Tendon sheath disorders
 Trigger finger
 Flexor tenosynovitis
 Extensor tenosynovitis
 De Quervain's tenosynovitis
Dupuytren's contracture
Ganglion cyst
Gouty tophi
Subcutaneous nodules associated with rheumatoid arthritis
Glomus tumor

Neurologic Abnormalities
Median nerve entrapment
 Carpal tunnel syndrome
 Pronator syndrome
 Anterior interosseous nerve syndrome
Ulnar nerve entrapment
 Ulnar tunnel syndrome
 Cubital tunnel syndrome
Cheiralgia paresthetica
Lower brachial plexus lesions
Cervical nerve root lesions
Spinal cord lesions
 Syringomyelia
 Spinal cord tumors
Reflex sympathetic dystrophy
Causalgia

Vascular Abnormalities
Vasculitis
Raynaud's syndrome
Takayasu's arteritis
Scleroderma

Referred Pain
Shoulder-hand syndrome
Angina

CHAPTER 79

마비성 신경통 진단을 위한 손목시계 검사

The Wristwatch Test for Cheiralgia Paresthetica

손목과 손의 통증 및 감각마비를 유발하는 흔하지는 않은 원인이며 수갑성 신경병증(handcuff neuropathy)이라고도 한다. 꽉 죄는 수갑이나 손목시계, 석고붕대에 의해 요골신경의 감각분지가 눌리면서 증상이 나타난다(그림 79-1). 통증, 마비감, 이상감각이 손등의 요골부위에서부터 엄지 기저부까지 나타난다. 외측 아래팔 피부신경(lateral antebrachial cutaneous nerve)의 분포 지역과 겹치는 이유로, 증상이 나타나는 부위가 환자마다 다양하다. 요골골절이나 deQuevain's 건초염 수술로 인한 손상도 유사한 증상이 나타난다.

이학적 검사상 손목의 요골신경 부위에 압통이 있고, 앞팔의 원위부를 두드리면 Tinel 징후가 대개 양성이다(그

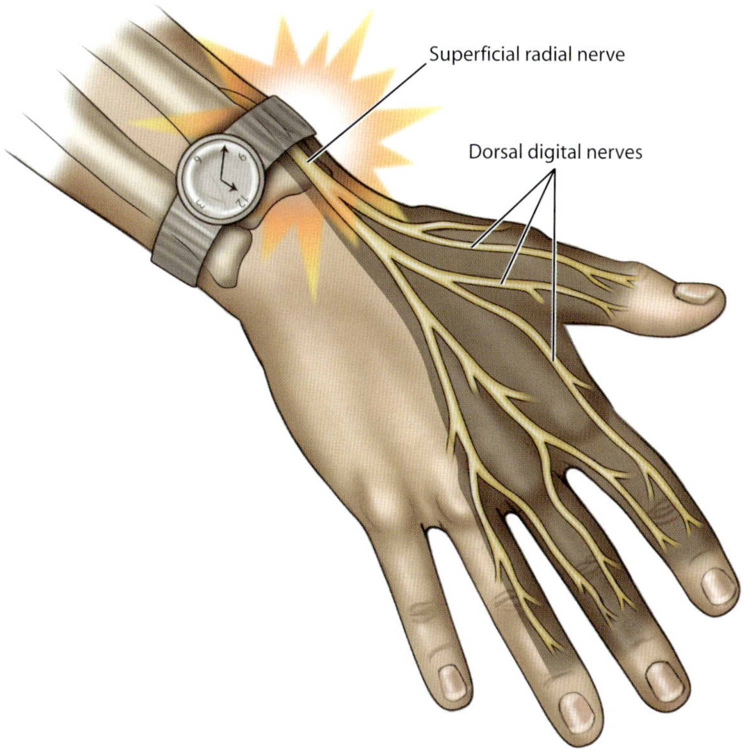

■ 그림 79-1. 통증, 마비감, 이상감각이 손등의 요골부위에서부터 엄지 기저부까지 나타난다.

림 79-2). 신경 분포 지역에 감각저하도 나타나지만, 이미 기술한 바와 같이 앞팔 피부신경과의 중복 분포지역 공유 때문에 양상은 다양하여 혼동을 준다. 손목의 구부림과 회내전, 내전 운동은 종종 이상이 온 신경 분포 피부에 감각 이상을 유발한다. 대부분의 환자에서 손목시계 검사가 양성이다. 병변쪽 팔을 완전히 회내전하도록 하고 검사자는 손목의 요골신경 부위를 누른 상태에서 환자에게 손목을 완전히 내전하도록 한다(그림 79-3). 통증과 이상감각, 마비감이 재현되면 양성이다.

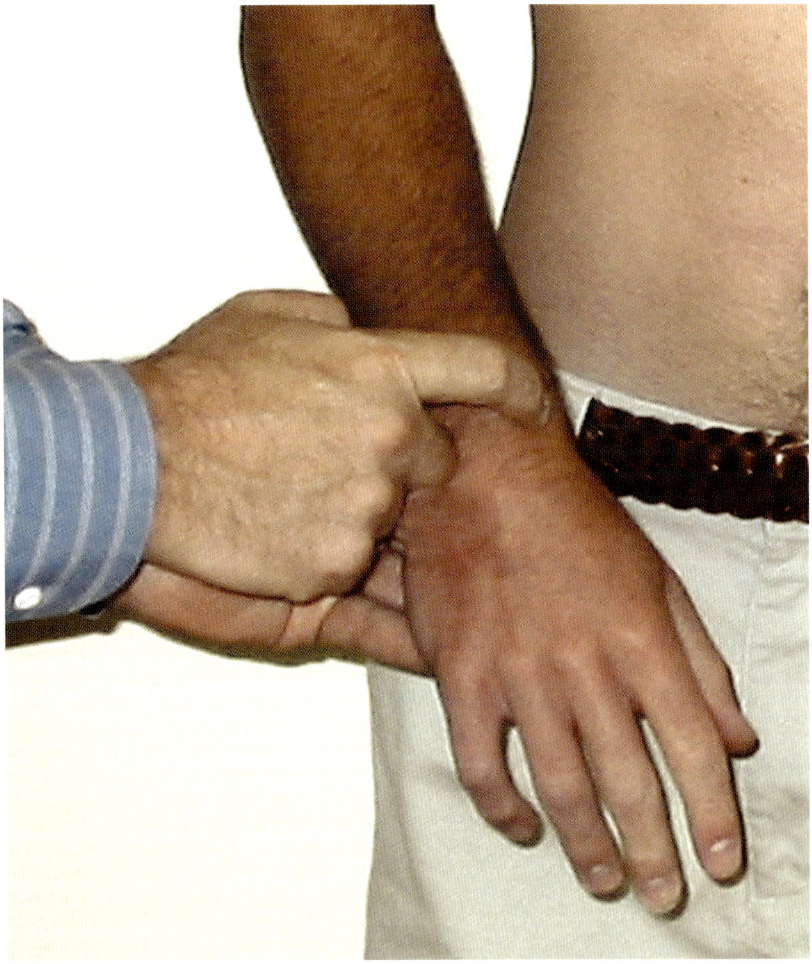

■ 그림 79-2. 앞팔의 원위부를 두드리면 Tinel 징후가 대개 양성이다.

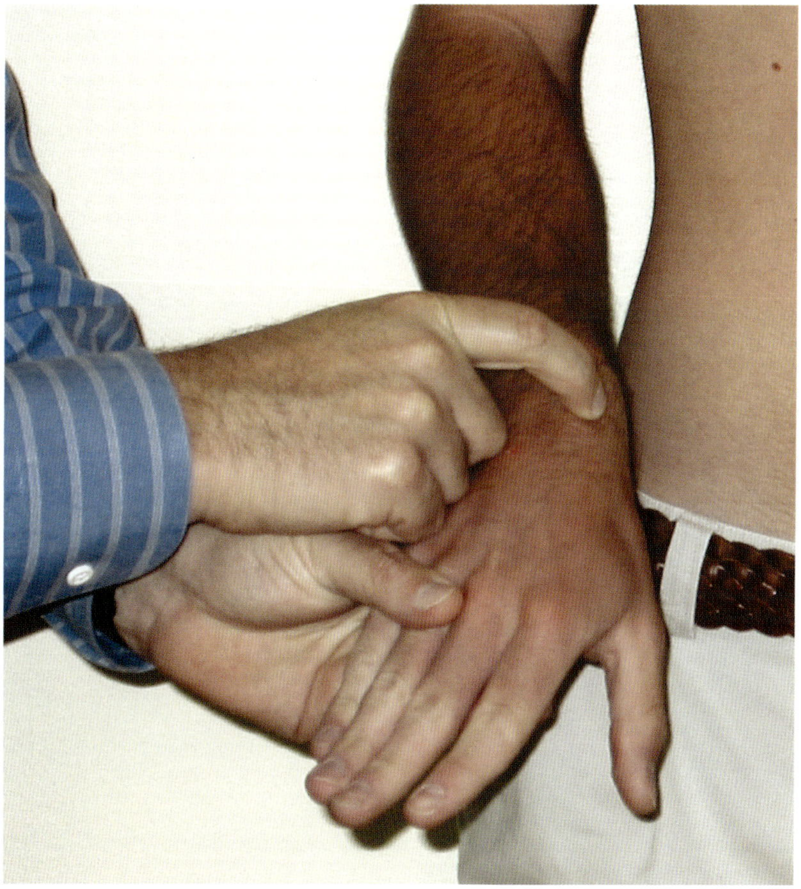

■ 그림 79-3. 손목시계 검사(Wristwatch test)

CHAPTER

80 de Quervain 건막염 진단을 위한 Finkelstein 검사

The Finkelstein Test for de Quervain Tenosynovitis

요골의 경상돌기 위치에서 긴엄지 외전근(abductor pollicis longus)과 짧은 엄지펴짐근(Extensor pollicis brevis) 힘줄의 염증과 종창이 원인이다. 힘줄에 대한 반복적인 손목비틀림 손상이 유발요인이다. 만성적인 경우에는 건막(tendon sheath)이 두꺼워져서 건막과 건사이 공간이 좁아진다(그림 80-1). 이 때문에 건막내에서 힘줄들이 걸리면 엄지의 방아쇠 수지 현상이 보일 수 있다. 첫 번째 손바닥뼈관절(metacarpal joint)에 통풍이나 관절염

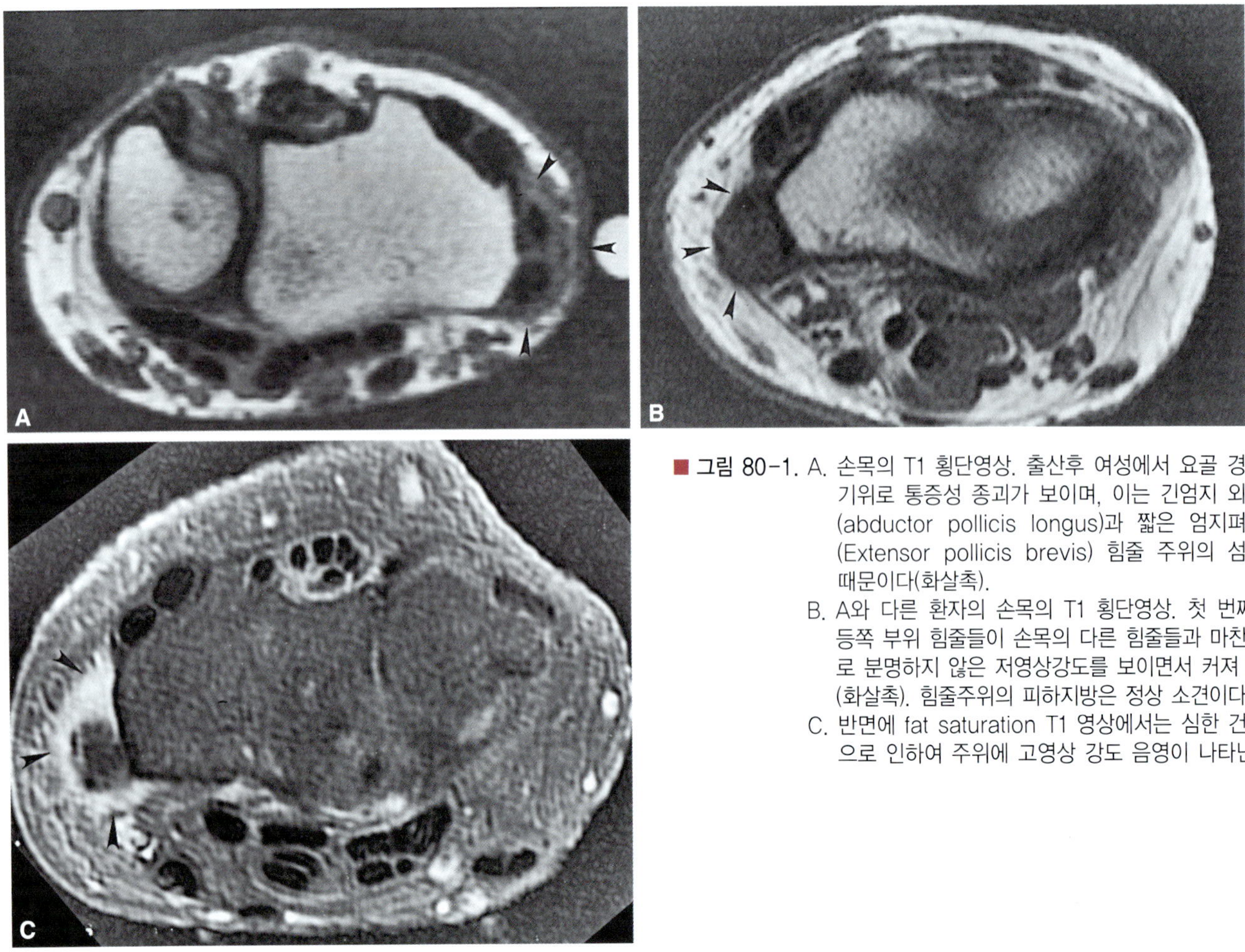

■ 그림 80-1. A. 손목의 T1 횡단영상. 출산후 여성에서 요골 경상돌기위로 통증성 종괴가 보이며, 이는 긴엄지 외전근(abductor pollicis longus)과 짧은 엄지펴짐근(Extensor pollicis brevis) 힘줄 주위의 섬유화 때문이다(화살촉).
B. A와 다른 환자의 손목의 T1 횡단영상. 첫 번째 손등쪽 부위 힘줄들이 손목의 다른 힘줄들과 마찬가지로 분명하지 않은 저영상강도를 보이면서 커져 있다(화살촉). 힘줄주위의 피하지방은 정상 소견이다.
C. 반면에 fat saturation T1 영상에서는 심한 건막염으로 인하여 주위에 고영상 강도 음영이 나타난다.

이 동반되면 통증과 기능장애가 더 심해진다.

정치인처럼 악수를 자주하거나 아이스크림 가게 주인이 아이스크림을 푸는 동작처럼 반복적인 손목움직임을 하는 경우에 잘 생긴다. 임산부에서는 분명한 유발요인 없이도 생길 수 있다.

요골 경상돌기 부위에 국소통증이 오며, 지속적이고 엄지로 꼬집는 동작이나 손목의 척골편위 동작시 악화된다. 커피잔을 들어 올리거나 드라이버를 돌리지 못함을 호소하기도 한다. 불면증도 흔하다. 이학적 검사상 원위부 요골의 힘줄을 따라서 압통과 종창이 있으며, 요골 경상돌기 위로 국소압통이 있다(그림 80-2). 엄지를 펴거나 구부릴 때에 힘줄의 삐걱거림 징후(creaking sign)가 있다. 통증으로 인한 엄지의 가동운동 제한이 올 수 있으며, 방아쇠 수지 현상도 보일 수 있다. 환자의 앞팔을 안정시키고서 엄지를 손바닥쪽으로 완전히 굴곡시키게 하고(그림 80-3A), 검사자가 환자의 손목을 척골쪽으로 세게 밀때에(그림 80-3B) 심한 통증이 나타나면 Finkelstein 검사 양성이다.

외측 앞팔피부신경(lateral antebrachial cutaneous nerve)의 포획, 첫번째 손목-손바닥뼈 관절염, 통풍, 요골신경의 감각신경 분지가 포획되어 생기는 마비성 손목통증, 그리고 가끔은 C6, 7 신경근병이 유사한 증상을 보인다. 근전도가 de Quervain 건막염과 마비성 손목통증, 그리고 C6, 7 신경근병을 감별하는데 도움을 준다.

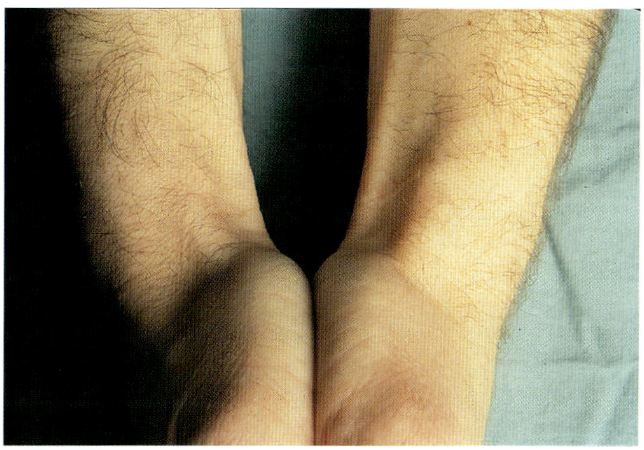

■ 그림 80-2. DeQuervain의 건막염

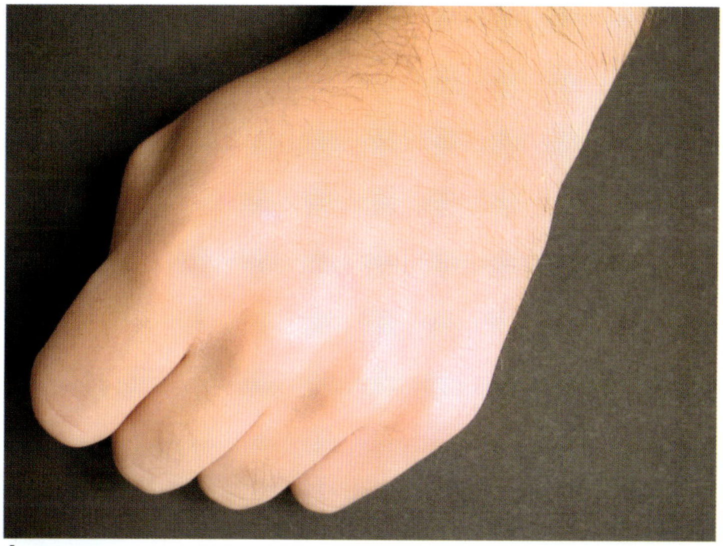

A

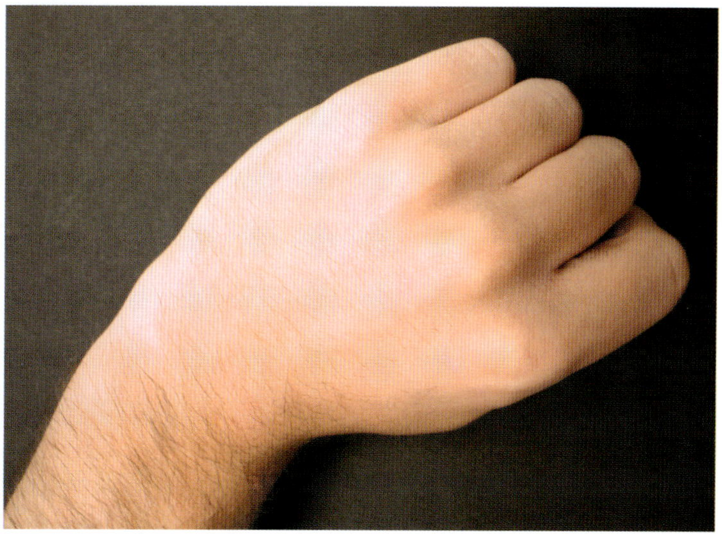

■ 그림 80-3. A & B. Finkelstein 검사

CHAPTER

81 엄지의 손목-손바닥관절 관절염 진단을 위한 Watson 스트레스 검사

The Watson Stress Test for Arthritis of the Carpometacarpal Joint of the Thumb

엄지의 손목-손바닥관절은 관절연골에 손상을 주는 다양한 원인에 의해 관절염이 잘 생기는 부위이다. 이 중 골관절염이 가장 흔한 관절염 유형이며, 이외에 류마티스 관절염, 손상 후 관절염, 건선성 관절염도 흔한 편이다. 흔하진 않지만 콜라겐 혈관성 질환, 감염, 라임병도 원인이 된다.

골관절염이나 손상후 관절염에 의한 대부분의 환자들은 엄지기저부에 국한된 통증을 호소한다. 꼬집기나 쥐는 동작은 통증을 악화시키며 쉬거나 더운 찜질을 하면 완화된다. 지속적이고 뻐근한 성격의 통증이며 불면증의 원인이 되기도 한다. 일부 환자에서는 관절을 움직일 때면 삐걱거리거나 폭(popping)하는 소리가 난다고 호소하며 진찰을 해보면 마찰음이 느껴지기도 한다.

손가락들을 쫙 편채로 손등을 바닥에 대게 하고 엄지손가락을 테이블 바닥을 행해 세게 민다(그림 81-1). 통증이 재현되면 Watson 스트레스 검사 양성이다. 이 외에 환자들은 점진적인 기능장애, 꼬집거나 쥐는 힘 감소로 인하여 연필을 쥐거나 병뚜껑 따기 같은 일상생활에 어려움이 온다. 통증으로 인해 관절을 오랫동안 안 쓰면 근위축, 유착성 피막염(adhesive capsulitis), 강직성 관절(ankylosing)이 생길 수 있다.

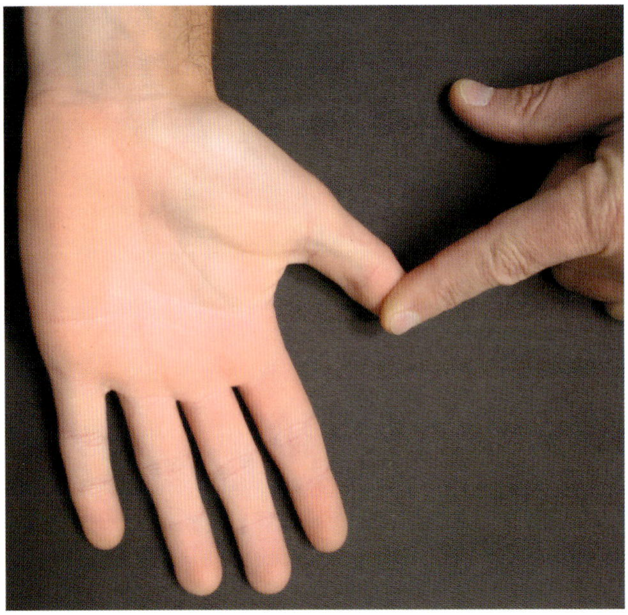

■ 그림 81-1. 엄지의 손목-손바닥관절(carpometacarpal joint) 관절염 진단을 위한 Watson 스트레스 검사

CHAPTER 82

척골 밀착 증후군 진단을 위한 척골 마찰음 검사

The Ulnar Click Test for Ulnar Impaction Syndrome

무거운 물건을 몸으로부터 멀리 잡는 동작이 반복될 때 생기는 과사용 증후군의 일종이다. 뜨거운 그릇이나 후라이팬의 손잡이를 몸으로부터 멀리 떨어지게 잡는 동작을 반복하는 주방장이나 캔디제조자가 호발 직업이다. 이 때에는 쥐는 힘을 최대로 하기 위하여 손목은 약간 손바닥쪽으로 구부리면서 척골편위된 자세를 취하게 된다. 이 결과 과다한 힘이 손목의 척골부위에 가해지게 된다. 시간이 가면 척골머리 부위가 삼각모양 섬유연골성 연골(Triangula Fibroelastic cartilage), 삼각골(triquetrum), 반달골(lunate)에 밀착되면서 부딪혀서 퇴행성 관절염이 생기게 된다(그림 82-1).

손목의 척골쪽을 가로지르는 통증을 호소하며, 유발요인이 된 동작을 점점 잘 못하게 된다. 손목의 척골부위에 넓게 압통이 있고 종창도 보인다. 종종 악력도 감소하며 척골에 스트레스가 가해지면 통증이 악화되며 마찰음 검사가 양성이다.

팔꿈치는 90도 구부리고 최대한 세게 주먹을 쥐도록 한 다음(그림 82-2A), 검사자는 손목의 척골부위에 점차 강한 힘을 가한다(그림 82-2B). 이때에 마찰음이 들리거나 만져지면 양성이다.

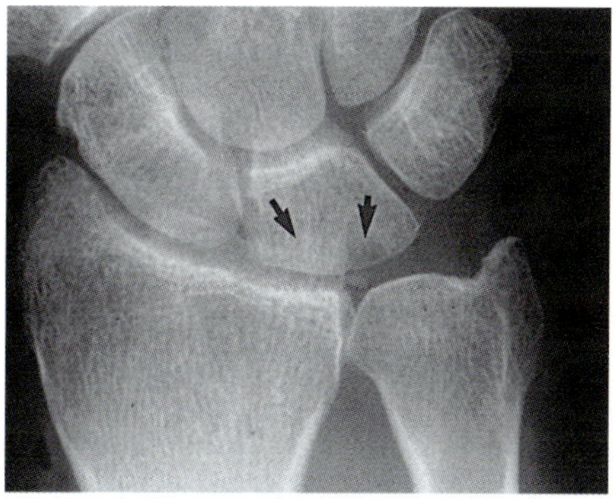

■ 그림 82-1. X선 검사상 반달골(lunate)에 낭종과 경화증(sclerosis)이 보인다(화살표)

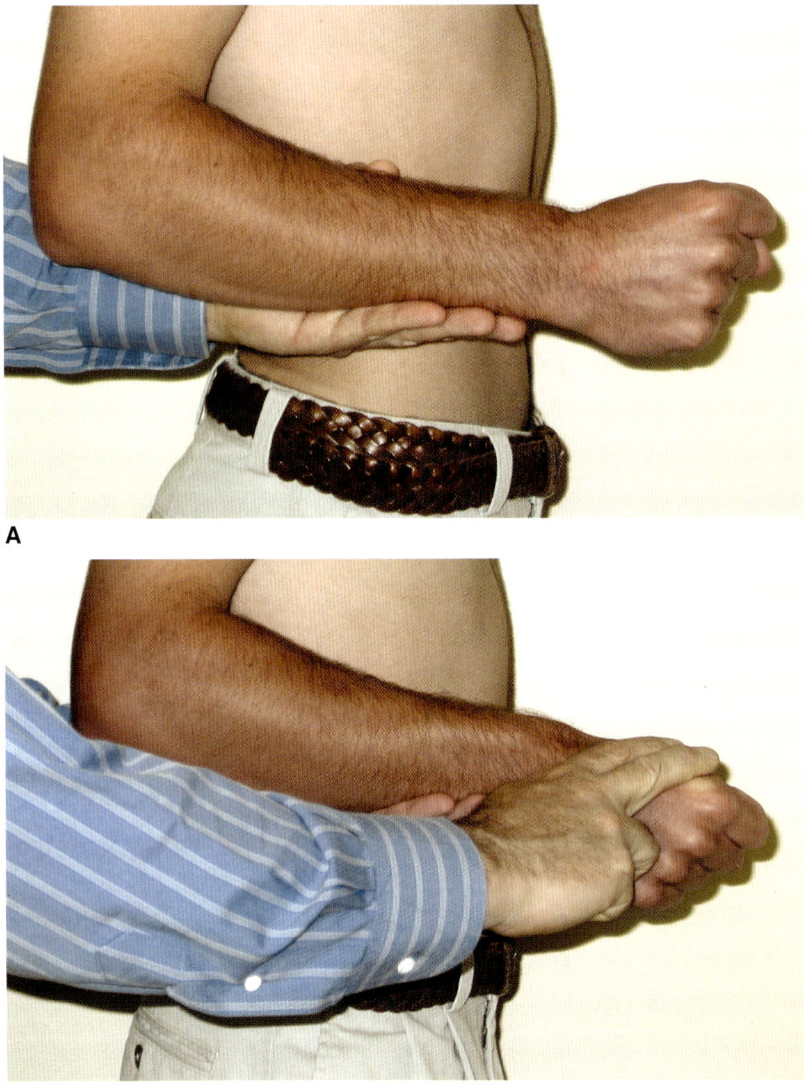

A

B

■ 그림 82-2. A & B. 척골 밀착 증후군(Ulnar Impaction Syndrome) 진단을 위한 척골 마찰음(Ulnar Click) 검사

CHAPTER 83

수근관 증후군

Carpal Tunnel Syndrome

정중신경이 손목부위를 주행할 때에 압박이 되어서 생긴다. 정중신경은 C5-T1 신경근으로부터의 신경섬유로 구성되며, 12시~3시 방향에서 겨드랑동맥(axillary artery)의 전상방에 위치한다. 겨드랑을 빠져 나와서는 상완동맥을 따라 윗팔로 하행한다. 상완동맥은 팔꿈치에서는 이두근의 바로 내측에 있다. 이 부위에서 정중신경은 상완동맥의 바로 내측에 놓여있다. 이후 앞팔로 하행하면서 앞팔을 구부리는 근육을 지배하는 많은 분지를 낸다. 이 분지들은 비정상적인 인대, 근육비대, 직접 타격 등으로 손상되기 쉽다. 요골위의 손목부위로 하행한 후에는 심부로 주행하면서 긴손바닥근(palmaris longus) 힘줄과 요골쪽 손목굽힘근(flexor carpi radialis) 힘줄 사이에 위치한다.

이후 굽힘근 지지띠(flexor retinaculum) 밑으로 해서 수근관(carpal tunnel)을 통과하며 엄지, 검지, 중지의 손바닥면과 네 번째 손가락의 요골면 감각을 지배하는 감각분지를 낸다(그림 83-1). 또한 검지와 중지의 원위부 손등면의 감각도 지배한다. 수근관은 손목뼈의 3면으로 경계를 이루며 횡손목뼈인대(transverse carpal ligament)로 덮여있다. 정중신경 외에도 굽힘근 건막들, 혈관, 림프계를 포함하는 터널구조이다.

가장 흔한 원인은 굽힘근의 건막염, 류마티스 관절염, 임신, 아미로이드증, 그 외에 공간을 차지할 수 있는 병변들이다. 정중신경이 포획되면 통증, 마비감, 감각이상, 근력약화가 생기며, 엄지, 검지, 중지, 약지의 요골면으로 방사된다. 포획된 지점에서 근위부 앞팔쪽으로 방사되기도 한다. 치료를 안하면 점차 운동장애가 와서 손가락의 굴곡구축(flexion contracture)이 온다. 대개 손목을 반복적으로 사용하거나, 컴퓨터 키보드판 위에 손목을 올려 놓아서 압박을 받게 하는 동작을 반복한 후에 증상이 발병한다. 정중신경 부위의 직접적인 손상도 유사한 증상을 유발한다. 종종 야간에 통증이 심해지며, 손이 아프고 저려 자다가 깨서 손목을 터는 동작을 하여 완화시키기도 한다.

이학적 검사상 손목 정중신경 부위에 압통이 있고, 굽힘근 지지띠 밑을 지나는 신경부위를 두드리면 대개는 Tinel 징후가 나타난다(제 84장). Phalen 검사가 양성인 경우도 진단에 도움을 준다(제 85장). 엄지손가락의 움직임은 복잡한 요소로 구성되어 있어서 미세한 운동장애는 놓치기 쉽지만, 진행이 많이 된 수근관 증후군시에는 엄지대립근의 약화와 엄지두덩근의 위축이 나타난다(그림 83-2). 초기에는 신경부위 압통 외의 유일한 진찰소견은 정중신경 분포부위 손가락의 감각저하이며, 2점 판별검사(two-point discrimination test)로 평가할 수 있다(제 88장). 질병이 진행되면 긴손바닥근 힘줄의 척골쪽에 소시지나 핫독모양의 종창이 손목피부금의 근위부로부터 확산되 있는 것을 볼 수도 있다.

수근관이나 좀 더 근위부에서의 정중신경 포획은 근위축을 유발한다.

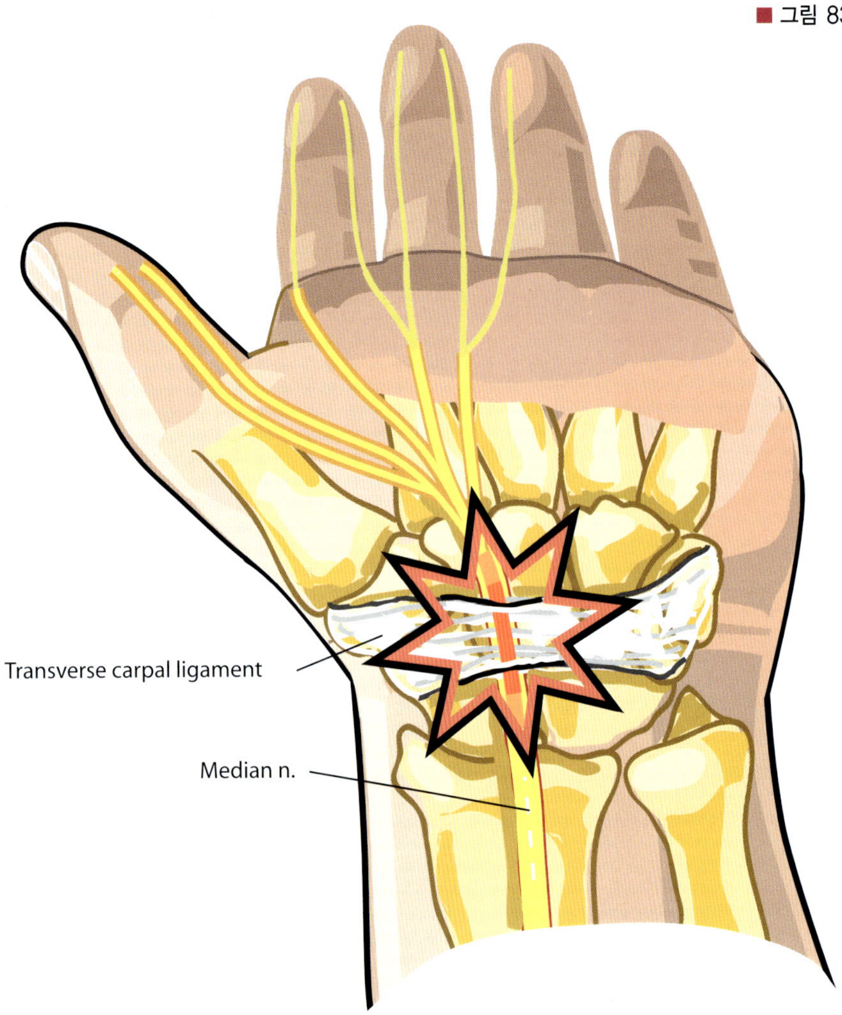

■ 그림 83-1. 관련 해부학

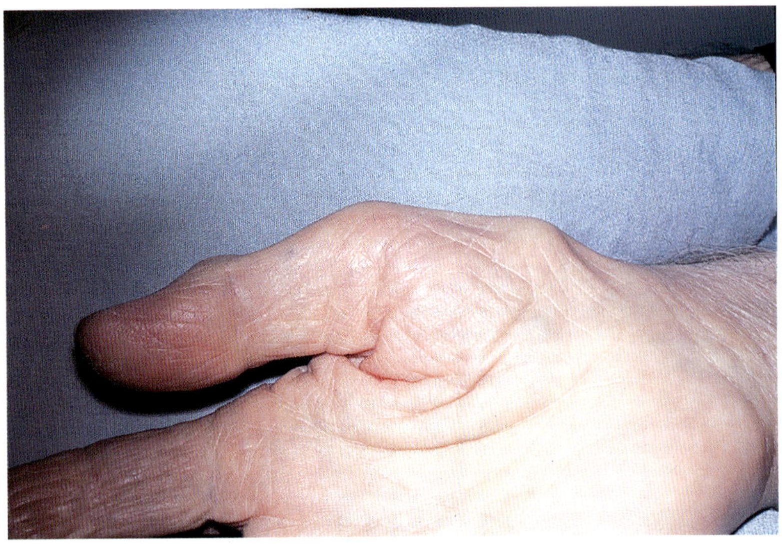

■ 그림 83-2. 엄지두덩근육 위축(Thenar atrophy)
수근관이나 좀 더 근위부에서의 정중신경 포획은 근위축을 유발한다.

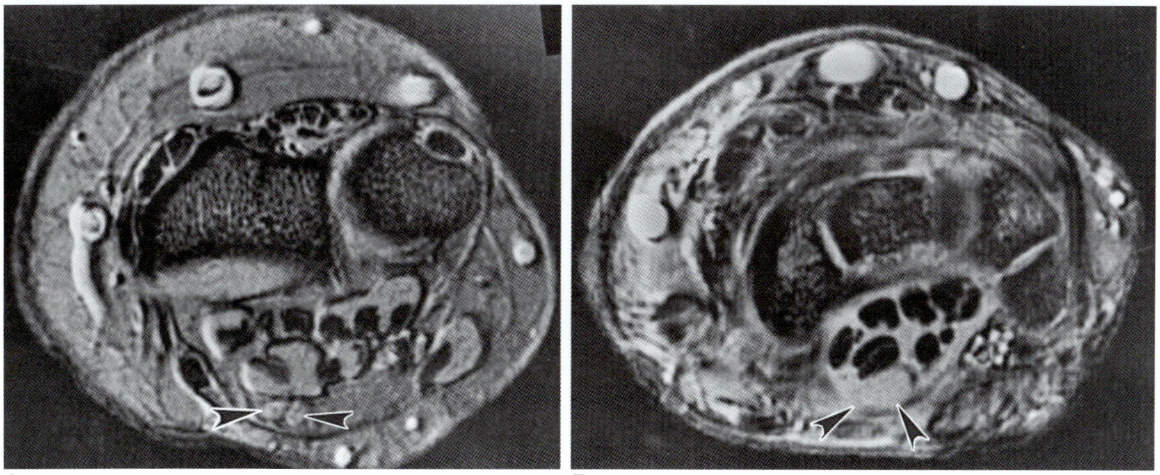

A B

■ 그림 83-3. A. 원위부 요척관절에서의 T2 횡단면 영상. 수근관에 들어가기 전의 정중신경(화살촉)은 크기와 영상강도가 정상
B. 콩알골(pisiform)에서의 T2 횡단면 영상. 굽힘근지지띠(flexor retinaculum)이 손바닥쪽 방향으로 굽어져 있고 건막염으로 인하여 힘줄사이 공간은 넓어지고 영상신호가 증강되어 있다.

수근관 증후군은 종종 엄지의 손목-손바닥뼈 관절염, 경수신경근병증, 당뇨성 다발성 말초신경병증으로 오인되기도 한다. 엄지관절염의 경우는 Watson 검사 양성이며 X선상 관절염 소견을 보인다. 경수신경근병증을 가진 대부분의 환자는 목통증과 함께 건반사, 운동, 감각장애가 있지만, 수근관증후군시에는 건반사 이상없이 감각이나 운동장애가 정중신경의 원위부에 국한된다. 당뇨성인 경우는 정중신경의 분포부위에 국한되지 않고, 손 전체에 대칭적으로 감각장애가 있다. 수근관 증후군은 당뇨환자에서 흔하므로, 이들 두 특징이 공존하기도 한다.

근전도가 이들 질환을 감별하는데 도움이 되며, 모든 수근관 증후군 환자에서 뼈의 병변을 배제하기 위하여 X선 검사를 한다. 추가로 환자에 따라 CBC, 요산, ESR, ANA 검사를 한다. 손목의 MRI는 정중신경의 폭획의 유무, 포획에 관련된 해부학적 구조의 파악에 도움이 된다(그림 83-3).

경추신경근 병변이 있는 환자는 종종 수근관 증후군 증상과 유사하므로 감별을 해야 한다. 더구나 이들 두 질환이 같이 공존하는 소위 'double crash' 증후군이 있음을 알고 있어야 한다. 경추신경의 병변과 발초신경 병변이 공존하는 'double crash' 증후군은 정중신경 포획에서 가장 흔하다.

CHAPTER

84 수근관 증후군에서 Tinel 징후

The Tinel Sign for Carpal Tunnel Syndrome

진단에 유용한 많은 검사와 징후가 있지만, 가장 잘 알려진 것이 Tinel 징후이다. 병변쪽 팔에 긴장을 풀게 하고 손목을 완전히 배굴곡(dorsiflexion)시켜서 굽힘근지지띠와 굽힘근 힘줄 부위의 수근관이 압박되도록 한다(그림 84-1). 이 자세에서 정중 신경위의 횡손목인대 전체가 잘 압박이 되도록 진찰햄머의 넓은 면을 이용하여 정중신경을 두드린다. 엄지와 검지, 중지로 방사되는 저림증이 있으면 양성이다.

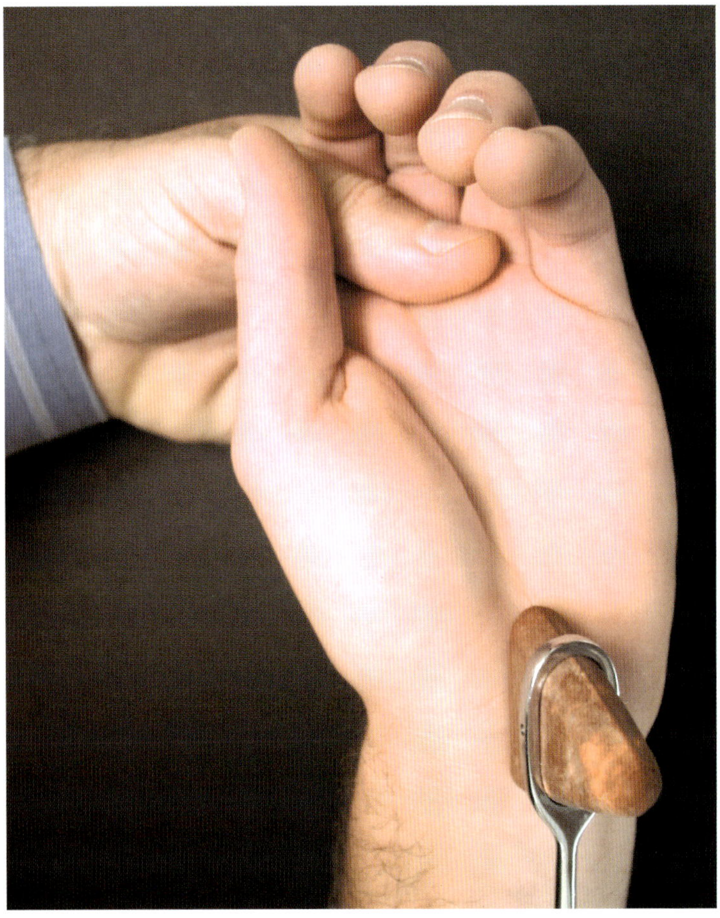

■ 그림 84-1. Tinel 징후

CHAPTER 85

수근관 증후군에서 Phalen 검사

The Phalen Test for Carpal Tunnel Syndrome

양 팔에 긴장을 풀게 하고 그림처럼 손가락이 아래로 가게하고 손목을 최대한 구부리게 하여 30초 정도 유지하게 한다(그림 85-1). 증상이 재현되거나 악화되면 양성이다.

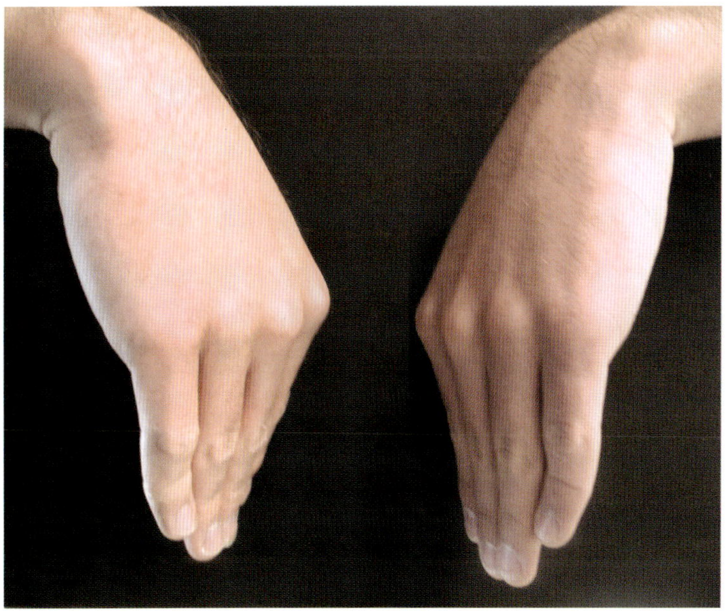

■ 그림 85-1. Phalen 검사

CHAPTER

86 수근관 증후군에서 대립근 근력약화 검사

The Opponens Weakness Test for Carpal Tunnel Syndrome

보조 진단에 유용한 검사 중의 하나로, 짧은엄지내전근(adductor pollicis brevis)의 근력을 검사하는 것이다.

병변쪽 팔에 긴장을 풀게 하고 손등을 진찰테이블에 닿도록 한다. 이 자세에서 검사자는 끝 손가락마디로 저항을 주면서 환자에게 짧은 엄지내전근을 새끼손가락 쪽으로 내전하도록 한다(그림 86-1 A, B). 근력약화 증거가 나타나면 양성이다.

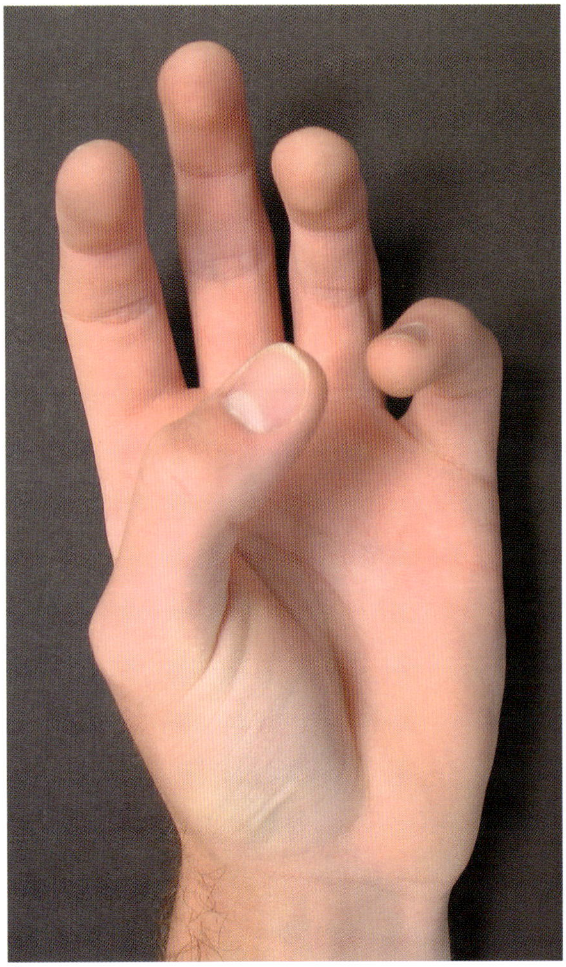

A

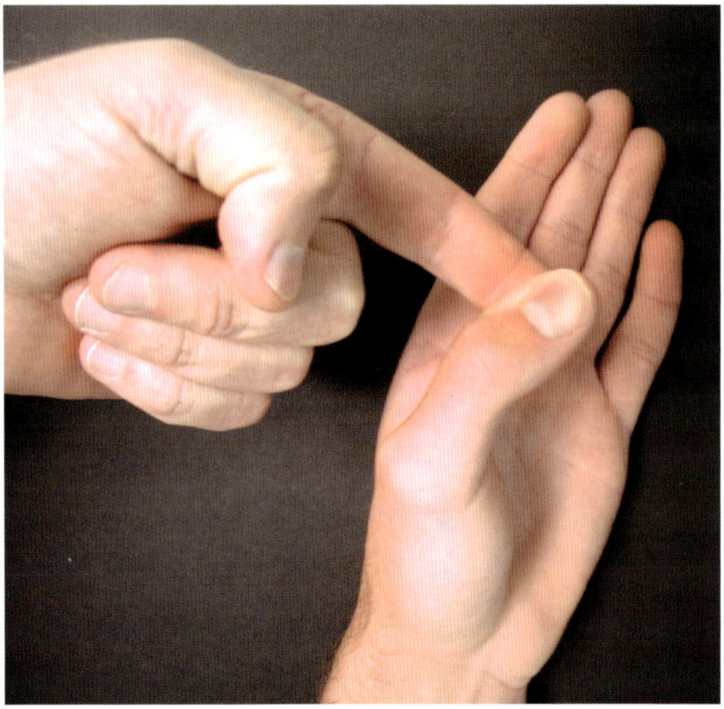

B

■ 그림 86-1. A & B. 내전근 약화검사

CHAPTER 87

수근관 증후군에서 대립근 꼬집기 검사

The Opponens Pinch Test for Carpal Tunnel Syndrome

엄지내전근(adductor pollicis)의 근력을 검사하는 것이다. 병변쪽 팔에 긴장을 풀게 하고 손등을 진찰테이블에 닿도록 한다. 이 자세에서 환자에게 엄지를 새끼손가락 방향으로 하여 꼬집기 동작을 최대한 꽉 하게 하고 유지하도록 한다. 이 자세에서 검사자는 꼬집기 동작으로 만들어진 고리가 열리도록 힘을 가한다(그림 87-1). 꼬집기 자세를 유지하지 못하면 양성이다.

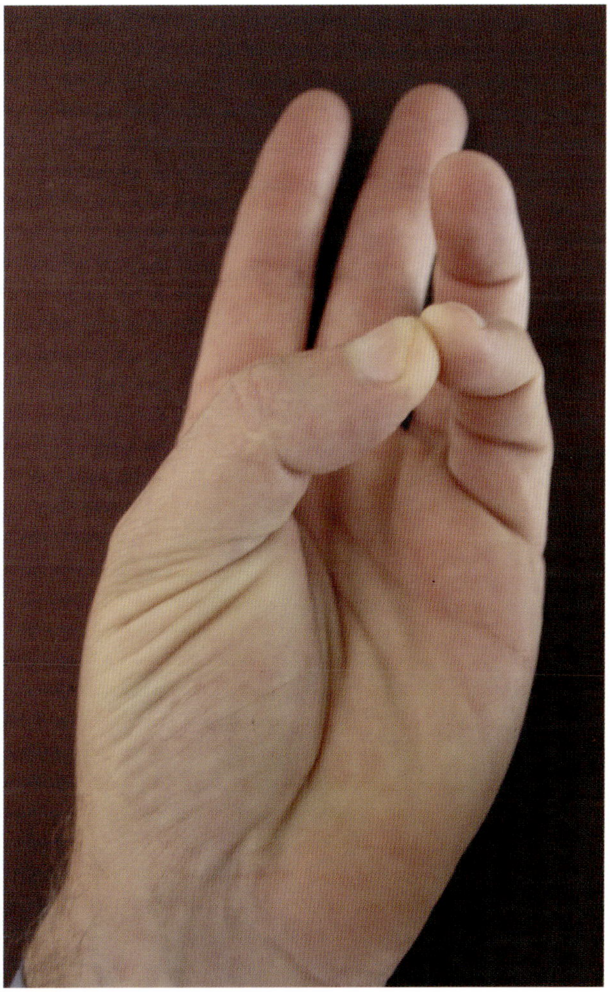

■ 그림 87-1. 대립근 꼬집기 검사

CHAPTER

88 수근관 증후군에서 2점 감별검사

The Two-Point Discrimination Test for Carpal Tunnel Syndrome

진단에 유용한 많은 검사와 징후가 있지만, 이 검사는 정중 신경의 감각섬유를 평가하는 것이다.

병변쪽 팔에 긴장을 풀게 하고 손등을 진찰테이블에 닿도록 한다. 이 자세에서 검사자는 심전도 검사용 캘리퍼를 사용하여 환자의 검지끝에서 한 끝이 닿는지, 두 끝이 다 닿는지를 맞추도록 한다. 처음에는 칼리퍼의 두 끝 사이를 1 cm 벌어지게 하여 대다가 점차 가깝게 하여 갖다 댄다(그림 88-1). 0.5 cm 이내 거리로 갖다 댄 두 끝을 잘 못알아 맞추면 양성이며, 이는 정중신경 감각분지의 이상을 시사한다.

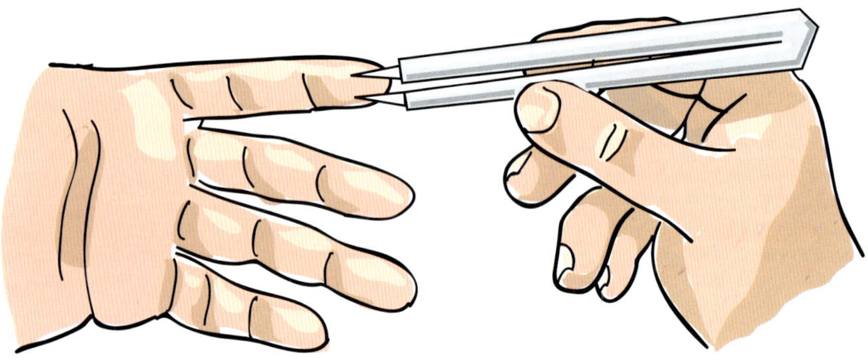

■ 그림 88-1. 2점 감별 검사

CHAPTER 89

수근관 증후군에서 핫도그 징후

The Dowart Hotdog Sign for Carpal Tunnel Syndrome

굽힘근지지띠와 힘줄들이 커진 정중신경으로 인해 압력을 받아서 볼록 튀어나와 보이는 것이다. 병변쪽 팔에 긴장을 풀게 하고 손등을 진찰테이블에 닿도록 한다. 저항을 주면서 손목을 구부리게 하여 긴손바닥근(palmaris longus)의 힘줄을 확인한 후, 손목에 다시 긴장을 풀게 한다. 긴손바닥근의 척골쪽에 손목피부금의 근위부에서부터 소시지나 핫도그모양처럼 볼록한 종창이 보이면 양성이다(그림 89-1).

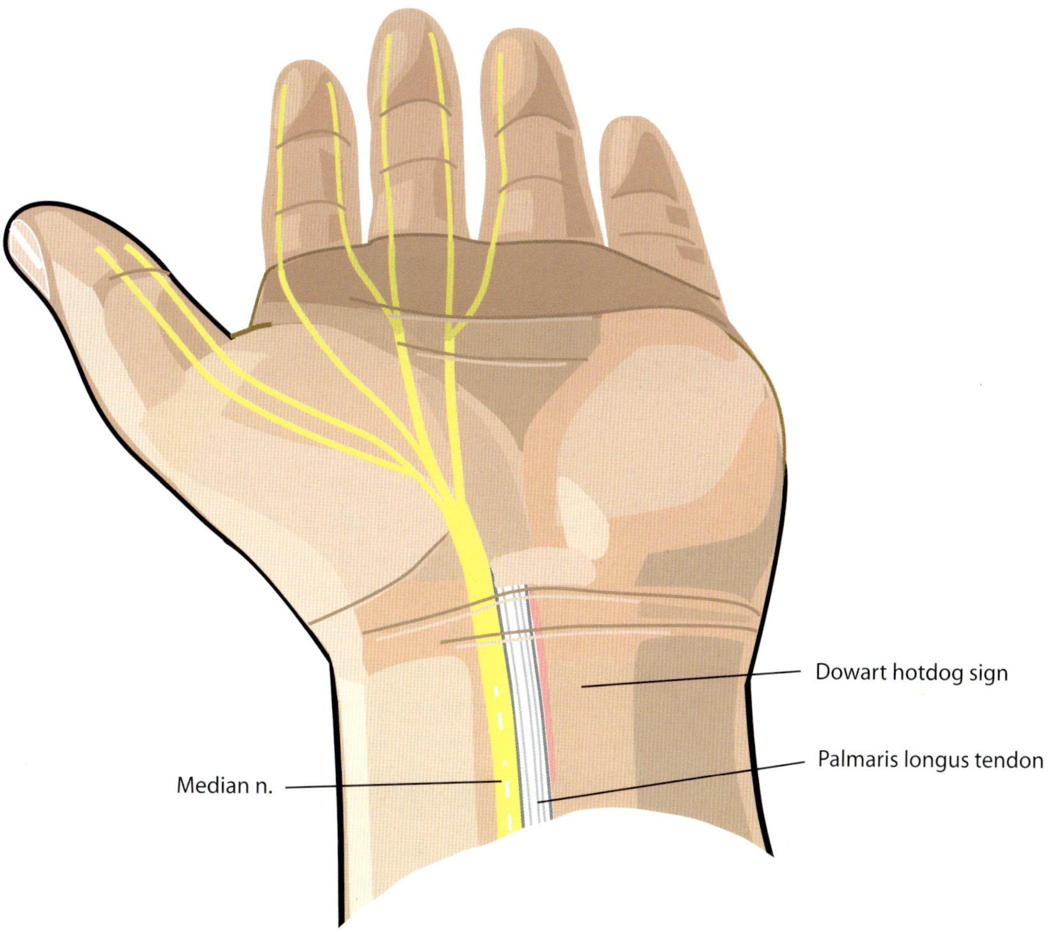

■ 그림 89-1. Dowwart Hotdog 징후

CHAPTER

90 척골관 증후군에서의 손가락 벌림 징후

The Spread Sign for Ulnar Tunnel Syndrome

척골신경이 손목부위의 Guyon 터넬을 지날 때에 압박이 되어서 생긴다. 가장 흔한 원인은 강글리온 낭종이나 척골동맥류 같은 터널공간을 차지할 수 있는 병변들, 척골 원위부나 손목뼈 골절, 작은 터넬 공간에서의 척골신경의 반복적인 움직임 등이다(그림 90-1). 척골신경의 심부 손바닥 분지 압박으로 인하여 통증이 없이 순수한 운동장애만 오는 것이 가장 흔한 증상이다(그림 90-1). 손의 내재근 마비 형태로 온다.

하지만 감각 및 운동 장애가 오는 혼합성 말초신경병증 형태로도 올 수 있다. 이때는 통증, 감각이상, 마비감이 손바닥과 손등의 척골쪽, 새끼손가락, 4번째 손가락의 척골쪽으로 방사되며 앞팔쪽으로 방사되기도 한다. 수근관 증후군시처럼 야간에 심해지며 손목을 심하게 구부렸다 폈다하면 악화된다. 치료를 안하면 점차 진행하여 손가락의 굴곡구축이 온다. 대개 반복적인 손목운동 후 또는 손목골절 같은 직접적인 손상후 발병한다. 또는 자동차 휠캡을 손으로 두드리거나 장거리 운전시 핸들에서의 압박같이 근위부 새끼두덩근 부위에 대한 직접적 손상후 발병한다(그림 90-2).

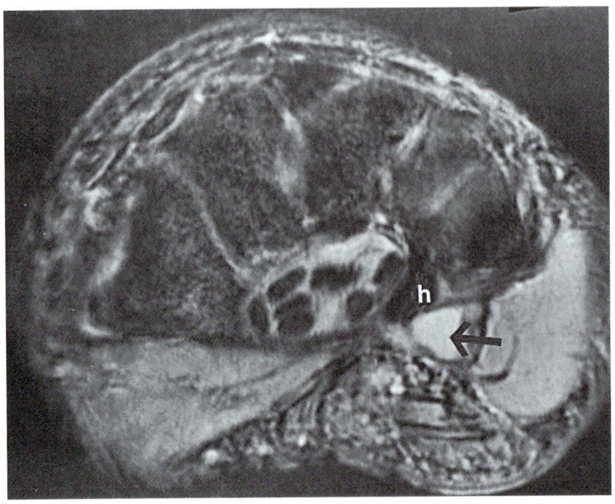

■ 그림 90-1. T2 횡단면 영상.
갈고리골의 갈고리(hook of hamate)(h) 근처의 척골 턴넬에 강글리온 낭종(화살표)이 보인다.

이학적 검사상 손목 척골신경 부위에 압통이 있고, 횡손목뼈인대(transverse carpal ligament) 밑을 지나는 신경부위를 두드리면 대개는 Tinel 징후가 나타난다. 감각분지까지 압박이 되면 새끼손가락과 4번째 손가락의 척골쪽에 감각저하가 온다. 신경이 눌린 부위에 따라서 내재근의 약화가 와서 손가락을 쫙 벌리지 못하거나, 또는 새끼두덩 부위에 근력약화가 온다. 이러한 내재근(intrinsic muscle)의 약화로 인한 징후를 소위 spreading 징후라 한다.

환자에게 병변쪽 팔에 긴장을 풀고 편하게 손목을 진찰 테이블 위에 올려 놓도록 한다. 이 자세에서 환자에게 할 수 있는한 최대로 손가락을 쫙 벌리도록 한다. 만일 두 개 이상의 손가락을 벌리지 못하면 양성이다(그림 90-3). 병변이 척골신경의 심부 손바닥분지에 국한되므로, 다른 손가락은 못 벌리더라도 종종 새끼손가락에는 이상 소견이 나타나지 않을 수 있음을 염두에 두어야 한다.

손목손바닥뼈관절(carpometacarpal joint)의 관절염,

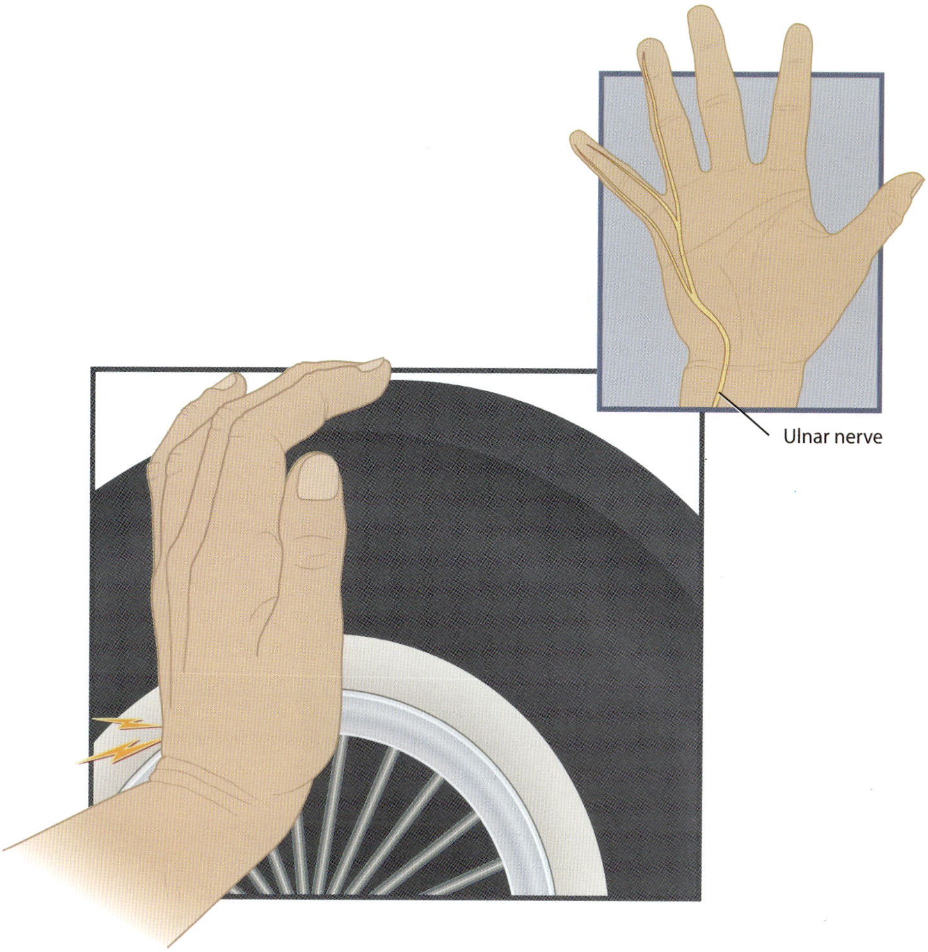

■ 그림 90-2. 발병은 대개 손목의 반복적인 움직임 후에 나타난다.

경추신경근병, 당뇨성 다발성말초신경병증과 감별해야 한다. 관절염이 있는 경우에는 X선 검사에서 이에 합당한 소견과 진찰소견이 보인다. 경추신경근병증 환자에서는 대부분 운동 및 감각장애, 건반사 변화와 함께 목의 통증이 나타나는 것이 다르다. 당뇨의 경우에는 대칭적으로 양손 전부에 감각장애가 온다. 경추신경근병증과 척골신경 포획이 종종 같이 동반되는 소위 'double crash 증후군'이 있음을 알아야 한다. 또한 당뇨병 환자에서는 척골 터넬 증후군이 흔함도 알고 있어야 한다. 상완신경총의 내측코드에 생기는 Pancoast 종양도 유사한 증상을 보일 수 있으므로 흉부 X선 검사(Apical lordotic view)로 확인해야 한다.

근전도가 이들 질환을 감별하는데 도움을 주며, 모든 환자에서 뼈병변을 확인하게 위하여 X선 검사를 한다. 환자의 임상 양상에 따라 CBC, 요산, ESR, ANA를 추가하고 관절 불안정이나 공간을 차지하는 병변이 의심되면 MRI를 한다.

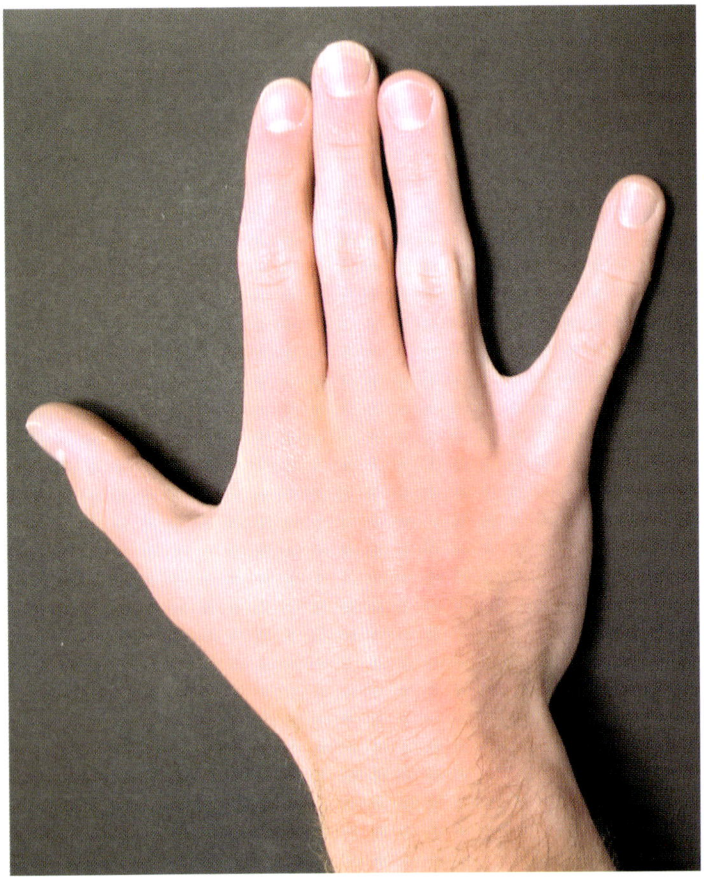

■ 그림 90-3. 척골 터넬 증후군에서 손가락벌림(spreading) 징후

CHAPTER

91

손목 강글리온 낭종 진단을 위한 과다 굴곡/신전검사

The Extreme Flexion/Extension Test for Ganglion Cysts of the Wrist

손목의 손등과 손목 부위에 특히 잘 생기며 관절피막이나 건막으로 부터의 활액을 포함한 수액이 나와서 생긴 것으로 생각된다. 즉 염증에 의해 활액의 생성이 증가되면서 건과 관절피막 주위에 낭종이 형성된 것이다. 한번 고인 삼출액은 한방향-밸브 기전에 의해 점점 낭종이 커지게 된다.

손목운동, 특히 과다하게 굴곡/신전하는 운동은 통증을 악화시키며 휴식과 더운 찜질은 완화시킨다. 지속적인 성격이며 뻐근한 통증으로 나타난다. 통증보다는 눈에 거슬리는 모양 때문에 병원을 찾기도 한다(그림 91-1). 단단한 종괴와는 달리 촉진시 부드럽고 펜라이트로 비추면 속이 비쳐 보인다. 손으로 누르면 통증이 올 수 있으며 과다 굴곡/신전 검사가 양성이다.

우선 손목에서 강글리온 낭종을 확인한다(그림 91-2). 손등쪽에 있는 경우는 검사자가 강제로 세게 환자의 손목을 구부리고, 반대위치에 있는 경우는 신전시킨다. 환자의 통증이 증가되면 양성이다.

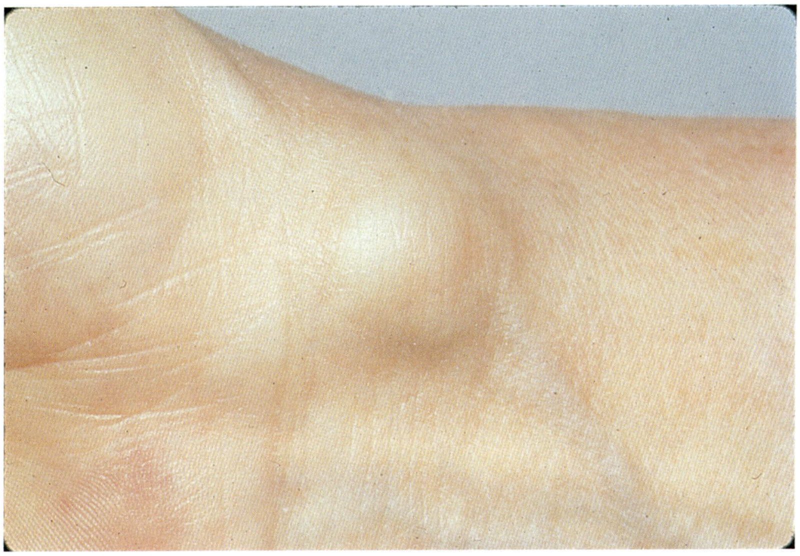

■ 그림 91-1. 손목 손바닥쪽의 강글리온 낭종

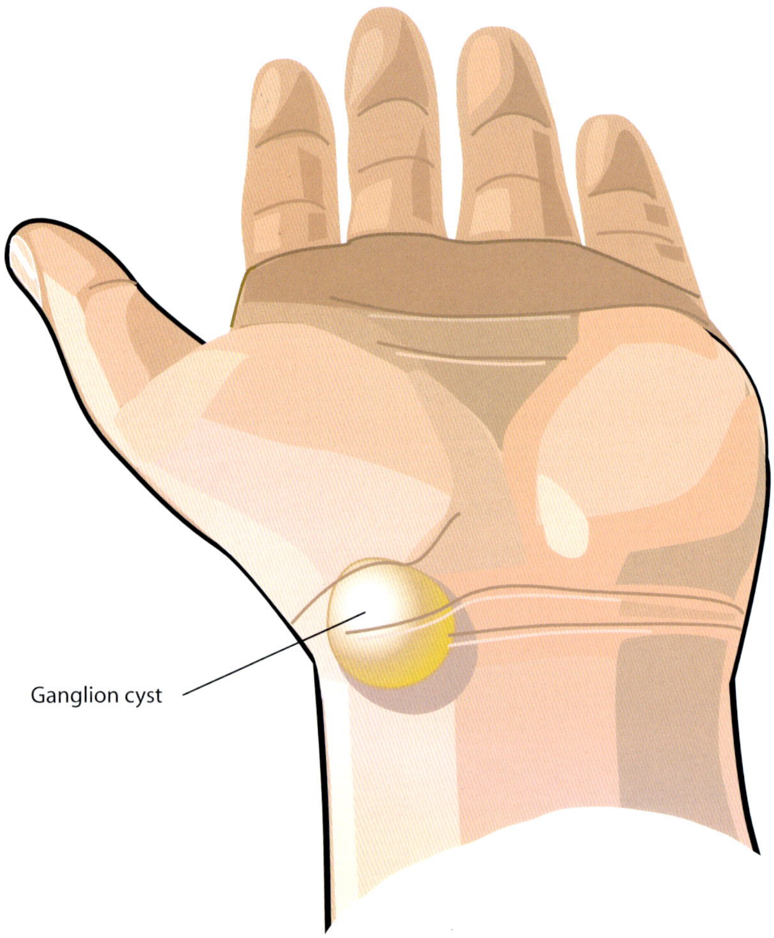

■ 그림 91-2. 강글리온 낭종의 위치

CHAPTER 92

손목뼈 돌기 진단을 위한 곱사등 손목 징후

The Hunchback Carpal Sign for Carpal Boss

2번째 혹은 3번째 손목-손바닥뼈관절(carpometacarpal joint)의 손등쪽을 따라 생기는 통증성 외골증(exostosis)을 손목뼈 돌기(carpal boss)라 한다. 반복적인 미세손상이나 보조 소골(ossicle)의 융합으로 생기며 'os styloideum' 이라고도 한다. 그 부위에 뻐근한 통증이 있으며 반복적으로 손가락이나 손목을 움직이는 동작시 악화된다. 촉진시 국소압통이 있고 뼈가 마치 곱사등처럼 툭 돌출되게 만져진다(그림 92-1). X선 검사나 MRI로 확인할 수 있으며, 스테로이드 주사나 수술적 제거로 치료한다(그림 92-2).

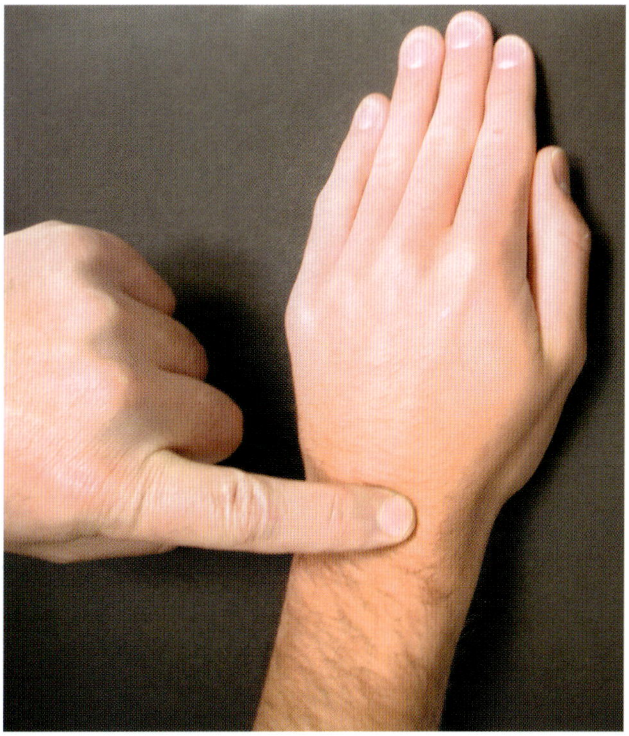

■ 그림 92-1. 손목뼈 돌기의 곱사등 징후

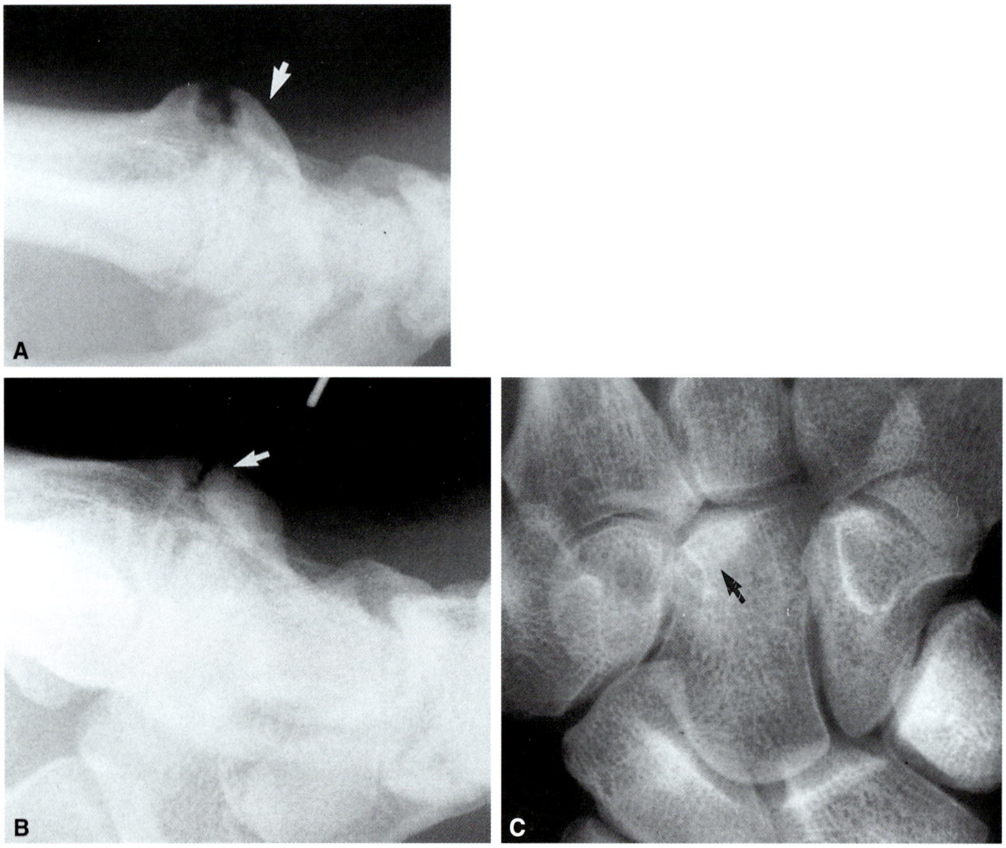

■ 그림 92-2. 손목뼈 돌기에 합당한 외골증(exostosis) 소견

CHAPTER 93

손목 신전근 건막염 진단을 위한 주름겹단 징후

The Tuck Sign for Extensor Tenosynovitis of the Wrist

손목의 신전근 힘줄들은 6개의 건막에 싸여 손목신전근지지띠 밑으로 주행한다. 이들 건막은 염증과 섬유화가 잘 되며 이로 인해 통증과 기능장애가 잘 온다. 만성적인 경우는 건막이 두꺼워져서 손등쪽이 볼록하게 커진다. 이학적 검사상 이 부위가 아프고 따뜻하며, 손가락으로 건막을 만지면 삐걱거리는 느낌이 난다. 환자에게 가볍게 30초 정도 주먹을 쥐게하고 건막부위에 종창이 생기는지를 본다(그림 93-1). 만일 종창이 나타나면 환자에게 주먹을 쥔 손을 서서히 신전하도록 한다. 이때 종창부위가 근위부쪽으로 이동하면서 지지띠(retinaculum) 밑으로 주름이 잡히면 양성이다(그림 93-2).

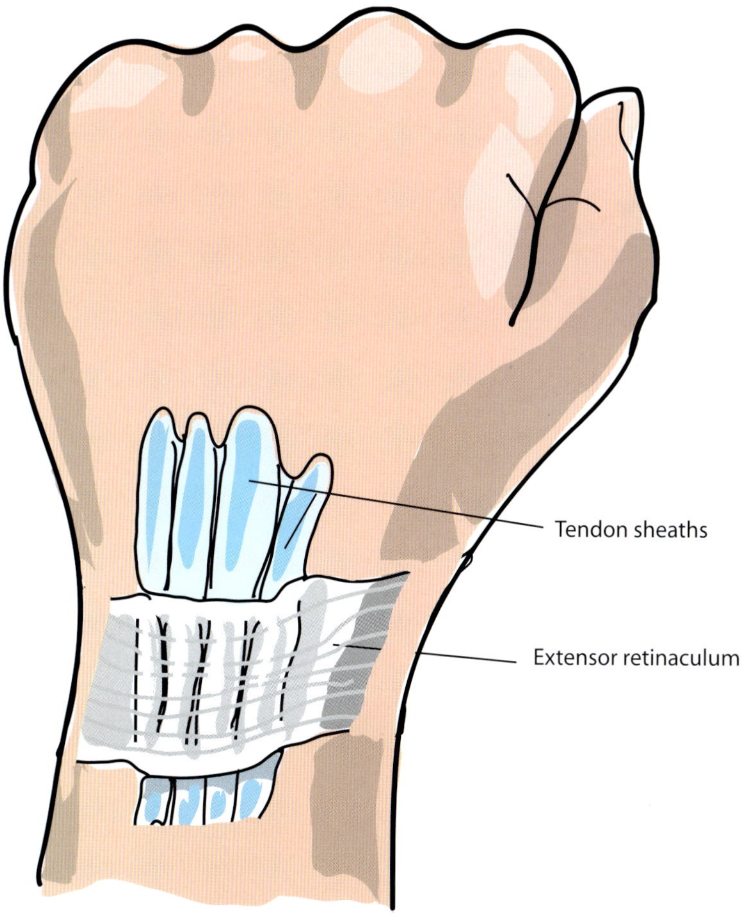

■ 그림 93-1. 주먹을 쥐게하고 건막부위에 종창이 생기는지를 본다.

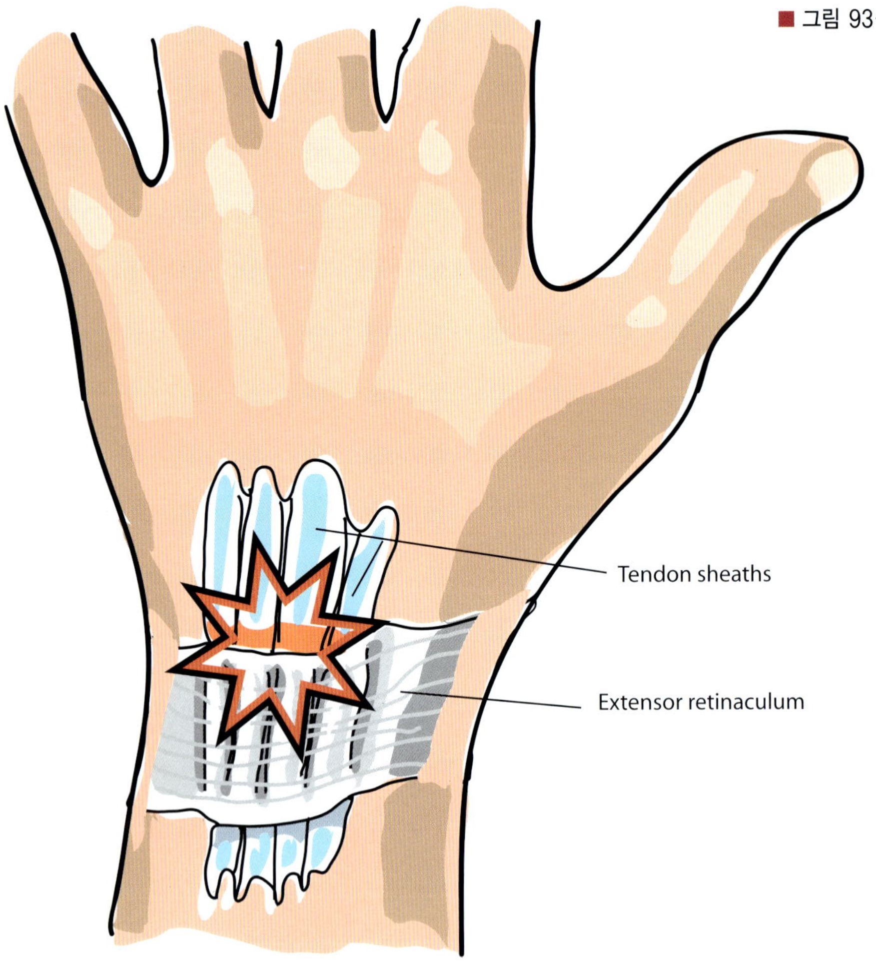

■ 그림 93-2. 주름겹단 징후(Tuck sign)

CHAPTER 94

Dupuytren 구축시 손바닥의 띠 징후

The Palmar Band Sign for Dupuytren Contracture

Dupuytren 구축은 손바닥의 근막이 점차 섬유화가 되어 생긴다. 초기에는 굴곡근 힘줄을 따라 촉진시 아픈 섬유성 결절로 시작된다. 이 결절은 굴곡근 힘줄이 아니라 손바닥의 근막에서부터 생긴다. 진행되면 점차 두꺼워지면서 굴곡근 힘줄 주위로 섬유성 띠를 형성하여 손가락이 굴곡 자세로 구축되게 만든다. 모든 손가락에서 다 생길 수 있지만, 4, 5번째 손가락이 호발부위이다. 치료를 안하면 영구적인 굴곡구축이 되며, 통증은 진행이 되면서 타는 듯한(burning) 성격을 가진다.

유전성 발병원인이 있으며 북부 스칸디나비아 남자에서 가장 흔하다. 손바닥의 손상, 당뇨, 알코올 중독, 만성적인 바비튜레이트 사용자에서도 잘 생길 수 있다. 40대 이전에 드물다. 발바닥에서도 생길 수 있다.

초기에는 굴곡근 힘줄을 따라 단단한 섬유성 결절이 만져지는데, 종종 못(callus)이나 사마귀(wart)로 오진된다. 통증도 항상 존재한다. 진행이 되면서 손바닥-손가락관절(metacarpophalangeal joint)을 가로지르는 섬유성 띠가 만져진다. 결국은 첫마디 손가락뼈사이 관절(proximal interphalangeal joint)에도 생기는데, 이때 손바닥 띠 징후가 나타나며 Dupuytren 구축의 특징적 소견이다(그림 94-1). 더 진행하면 압통은 적어지지만, 손가락의 신곡운동제한을 유발한다. 손가락의 굴곡운동은 비교적 보존된다. 환자들은 대개 이 시기에 병원을 찾게 되며 장갑을 끼거나 호주머니에서 열쇠 꺼내기가 힘들다고 호소한다. 최종적으로는 골곡변형이 온다. 손바닥뼈 관절이나 손마디관절에 관절염이나 통풍, 방아쇠 수지가 동반되어 통증과 기능장애가 더 심하게 나타나기도 한다.

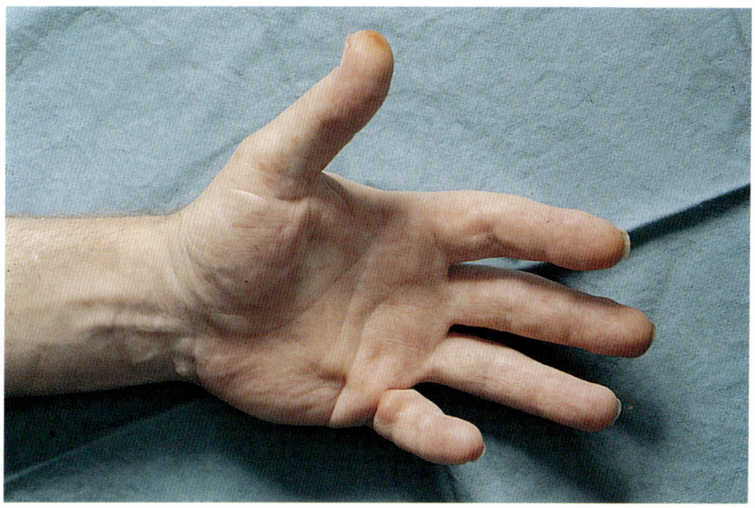

■ 그림 94-1. 손바닥 근막의 Dupuytren 구축

CHAPTER

95 방아쇠 수지에서 힘줄 걸림 징후

The Catching Tendon Sign for Trigger Finger Syndrome

손바닥뼈 머리(metacarpal bone head)에 의해 얕은 손가락굽힘근(flexor digitorum superficialis) 힘줄이 눌리고 자극되어 염증이 오면서 종창이 되어 생긴다. 이 부위의 종자골이 있어도 유사한 증상이 온다. 대개는 반복적인 움직임에 의한 손상이나 손바닥뼈 머리에 의한 반복적 압박으로 염증이 오게 된다. 만성적인 경우는 건막이 두꺼워져서 건막의 수축이 일어난다. 종종 만성적인 압력과 자극에 의하여 힘줄에 결절이 생긴다. 환자의 손가락을 굽히고 펼 때에 이 결절을 만질 수가 있다. 운동제한이 와있는 힘줄도르래(tendon pulley) 내에서 이러한 결절이 걸리게 되는 현상이 방아쇠 수지이다(그림 95-1).

손바닥뼈 관절이나 손가락마디 관절에 관절염이나 통풍이 동반되면 통증이나 기능장애가 더 심하다. 주먹을 꽉 쥐는 작업을 하는 사람에서 잘 생긴다.

손바닥 끝부위에 통증이 국한되며 종종 압통성 결절이 만져진다. 통증은 지속적이며 주먹을 쥐는 동작시 악화되

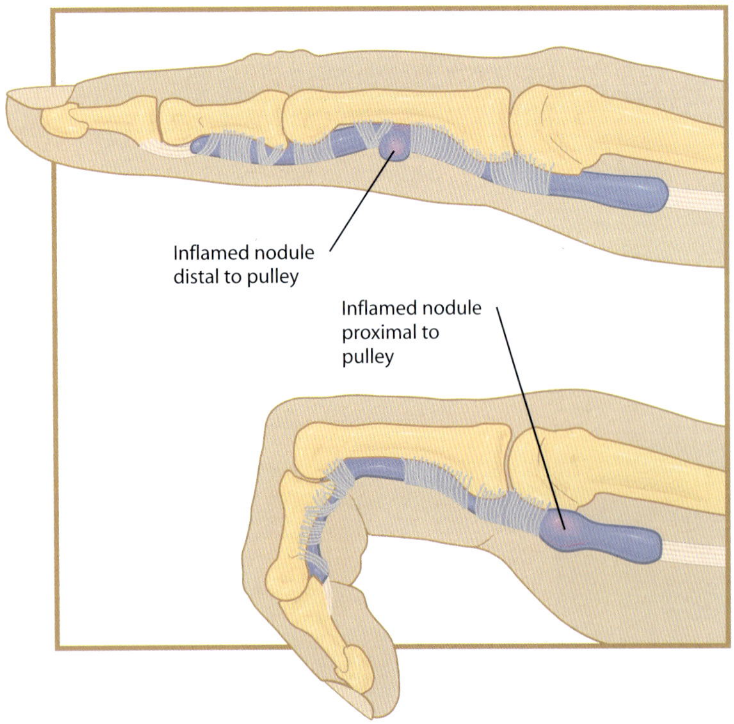

■ 그림 95-1. 도르래(pulley) 부위에서 각각 근위부, 원위부에 있는 염증성 건결절

고, 손가락을 구부릴 때에 뻣뻣함을 느낀다. 불면증도 흔하고 수면시 손가락이 구부린 채로 고정되어 깨기도 한다. 이학적 검사상 손바닥뼈 머리부위에 압통점이 가장 크며, 손가락을 구부리고 펼 때에 삐걱거리는 느낌이 난다. 통증으로 인해 손가락 가동운동이 감소하며 방아쇠 수지 현상이 보인다. 수동적인 힘줄 신전시 힘줄이 거리는 징후가 양성이다.

환자에게 우선 주먹을 꼭 쥔 채 30초간 유지하게 하고서, 주먹은 펴지말고 힘을 빼도록 한다. 이 상태에서 병변이 온 손가락을 수동적으로 편다. 손가락이 펴지는 동안에 걸리는 듯하거나 잠김현상이 나타나면 양성이다(그림 95-2).

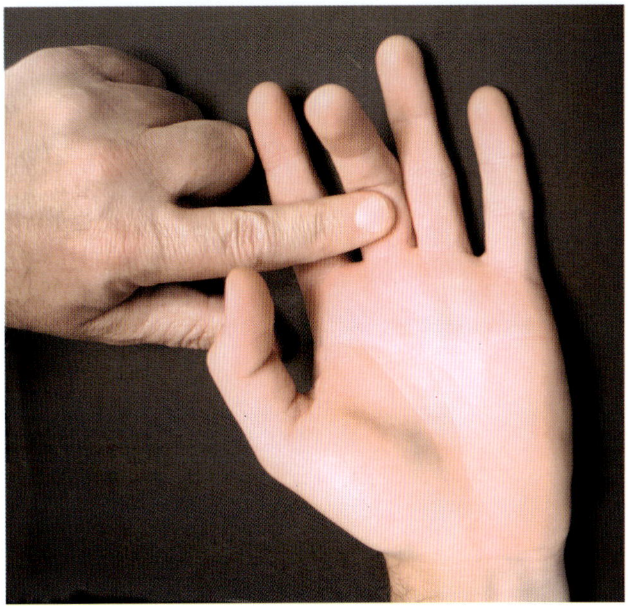

■ 그림 95-2. 방아쇠 수지에서 힘줄의 걸림현상

CHAPTER

96 건성성 관절염에서 소세지 손가락 징후

The Sausage Finger Sign for Psoriatic Arthritis

패혈성 관절염, 통풍, 이물에 의한 관절염시에는 국소적으로 이상이 오지만, 류마티스 관절염, 건성성 관절염, 콜라겐 혈관성 질환시에는 대칭성 양상으로 관절에 통증, 종창이 온다.

염증 반응이 관절뿐 아니라 주위 조직인 힘줄이나 인대에 까지 오면 이를 enthesopathy라 하며, 방치하면 손가락 전체에까지도 올 수 있다. 이러한 전반적인 염증과 종창을 수지염(dactylitis)이라 한다. 수지염은 특히 건성 환자에서 호발하며 손가락이 마치 소시지처럼 보이며(그림 96-1), 이는 건선성 관절염의 특징적 소견이다.

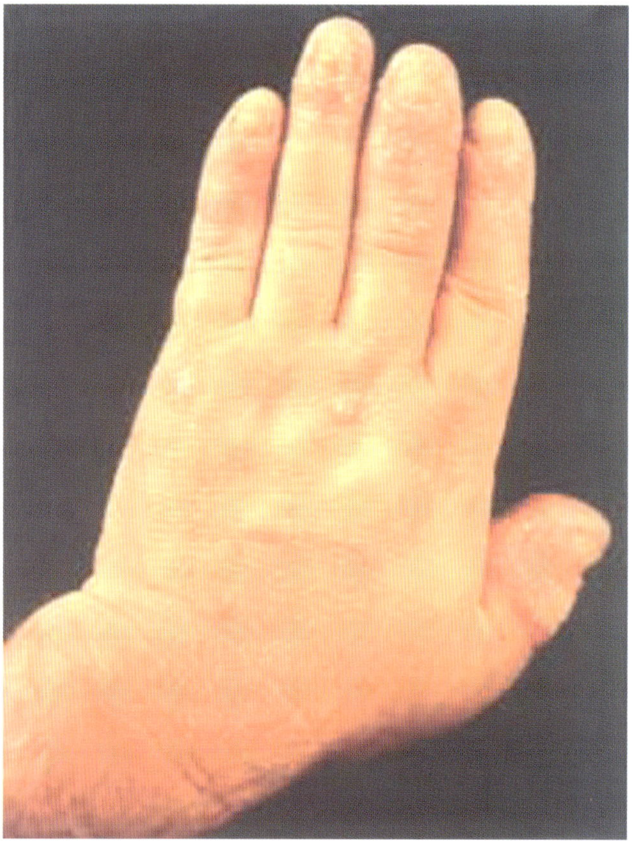

■ 그림 96-1. 소세지 손가락.
건성성 관절염 환자의 중지에서 수지염

CHAPTER

97

끝마디 손가락사이 관절염에서 Heberden 결절 징후

The Heberden Node Sign for Osteoarthritis of the Distal Interphalangeal Joints

Heberden은 협심증의 전형적 증상을 기술한 것으로 유명하지만 또한 골관절염과 관련된 전형적인 손가락 변형을 기술한 것으로도 유명하여, 손가락 골관절염 환자에서 끝 손가락 마디에 생긴 변형을 heberden node라고 부른다(그림 97-1). 이러한 변형이 생기는 정확한 기전은 잘 모른다. 위험요인으로는 과다한 반복적인 주먹쥐기 동작, 여성, 유전성, 끝 손가락 마디의 손상 기왕력이다.

Heberden 결절은 끝마디 손가락 관절염의 전형적인 징후이다.

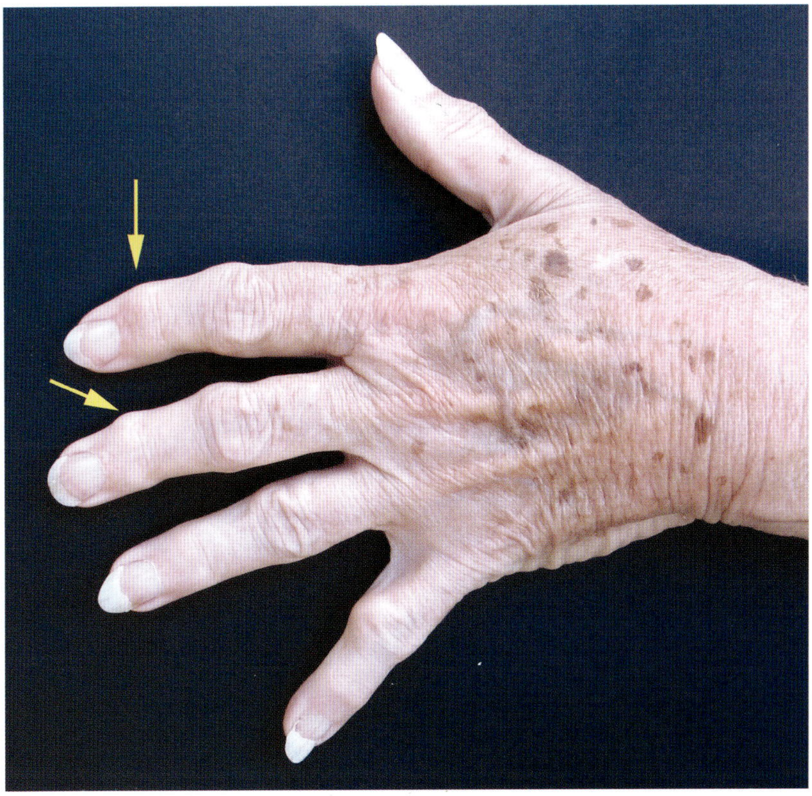

■ 그림 97-1. 끝마디 손가락관절염에서 Heberden 결절 징후

CHAPTER

98 첫마디 손가락사이 관절염에서 Bouchard 결절 징후

The Bouchard Node Sign for Osteoarthritis of the Proximal Interphalangeal Joints

프랑스 의사인 Bouchard가 골관절염과 관련된 전형적인 손가락 변형을 기술한 것으로 손가락 골관절염 환자에서 첫째 손가락 마디에 생긴 변형을 bouchard node라고 부른다(그림 98-1). 이러한 변형이 생기는 정확한 기전은 잘 모른다. 위험요인으로는 과다한 반복적인 주먹쥐기 동작, 여성, 유전성, 끝 손가락 마디의 손상 기왕력이다. 첫마디 손가락 관절염의 전형적인 징후이다.

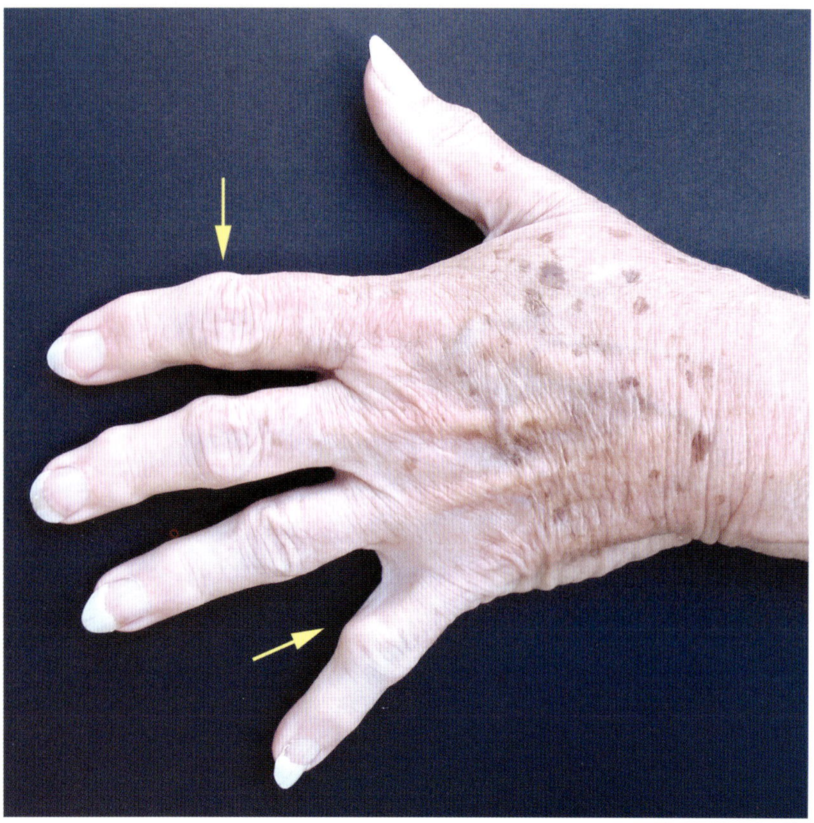

■ 그림 98-1. 첫마디 손가락사이 관절염에서 Bouchard 결절 징후

CHAPTER 99

손가락 사구종에서 얼음물검사

The Ice Water Test for Glomus Tumor of the Finger

손가락 끝 통증의 흔한 원인은 아니며, 손가락 끝의 혈류를 조절하는 기능을 하는 신경근동맥 기구(neuromyoarterial apparatus)인 사구체(glomus body)의 종양이다. 대부분 30~50세의 여자이다. 통증이 매우 심하며 꾹꾹 쑤시며, 흔히 손톱바닥(nail bed)에 생기고, 손가락 끝에 생기기도 한다. 매우 심한 손가락 끝 통증, 찬것에 못견딤, 압통이 3가지 전형적인 증상이다. 25%에서 다발성으로 생긴다. 발 혹은 신체 다른 곳에도 생길 수 있다.

병변이 있는 손가락을 얼음물에 담그면 통증이 재현되며, 특징적인 꾹꾹 쑤시는 심한 통증이 30~60초 내에 생기면 얼음물 검사가 양성이다. 병변이 없는 손가락에서는 증상이 안 생긴다. 많은 환자에서 손톱바닥에 마루(ridging)가 형성되며, 10~15% 환자에서 청색 혹은 흑적색 점이 보인다(그림 99-1). 종종 환자들은 손가락에 자극이 안 가도록 손가락 보호대를 하고 다닌다.

MRI를 하면 확인되며 T2 영상에서 종양밑으로 침식이나 천공성 병변이 보이기도 한다(그림 99-2). X선 검사에서 주의 깊게 살펴보면 뼈변화가 관찰되며, 뼈 동위원소 검사에서는 골파괴 소견이 보이기도 한다.

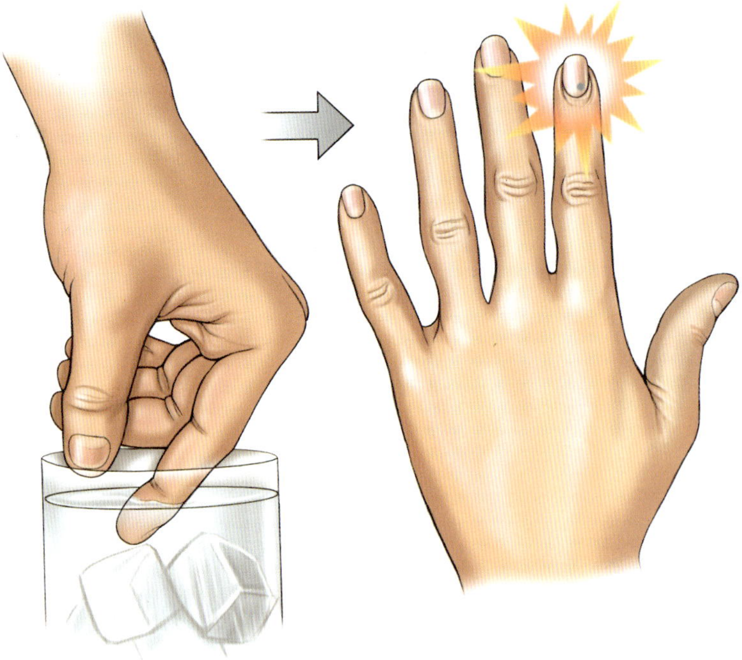

■ **그림 99-1.** 매우 심한 손가락 끝 통증, 찬것에 못견딤, 압통이 3가지 전형적인 증상

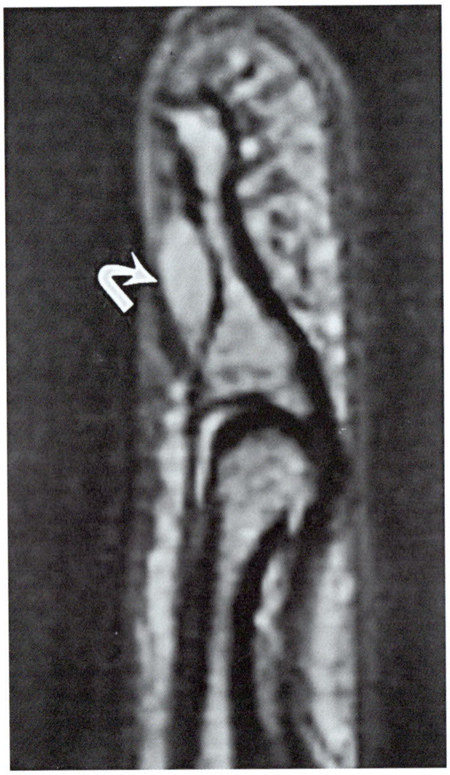

■ **그림 99-2.** T2 시상영상. 작은 고영상 종괴가 보이며(굽어진 화살표), 골침식을 유발한다.

SECTION

6

흉벽, 흉부, 흉추

The Chest Wall, Thorax, and Thoracic Spine

CHAPTER

100 Bell의 긴흉추신경 포획에 의한 견갑골 날개 징후

The Winged Scapula Sign for Entrapment of the Long Thoracic Nerve of Bell

긴흉추신경(long thoracic nerve)이 앞톱니근(serratus anterior)에 분포하기 위하여 견갑오목근(subscapularis) 밑을 지날 때에 스트레칭되거나 눌려서 생긴다(그림 100-1). 신경 압박의 가장 흔한 원인은 유방절제 수술이나 흉곽출구 증후군 수술로 인한 직접적인 신경 손상이다. 선반에서 떨어진 둔탁한 물건에 의한 손상도 원인이 된다. 제 1늑골 골절시에도 생길 수 있다. 신경의 스트레칭 손상은 힘든 일을 오래하거나 잘 맞지 않는 등가방에 의해 종종 잘 온다.

앞톱니근에 무통성 마비가 와서 견갑골을 후흉벽에 견고하게 닿게 못하므로 견갑골이 날개모양으로 뜬 모양을 하는 것이 특징이다. 환자에게 양손을 벽에 대고 미는 동작을 취하도록 하면 잘 나타난다(그림 100-2). 또한 상지를 머리위로 완전히 신전시키지 못하며, 마지막 25-30도 정도의 신전운동에 제한이 온다.

근전도가 진단에 도움이 되며, 견갑골이나 제 1늑골 골절 같은 뼈병변을 배제하기 위하여 모든 환자에서 X선 검사를 한다.

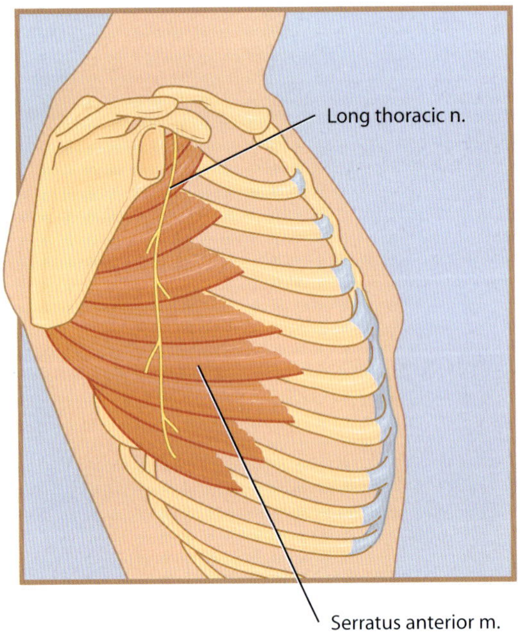

■ 그림 100-1. 긴 흉추신경 포획 증후군

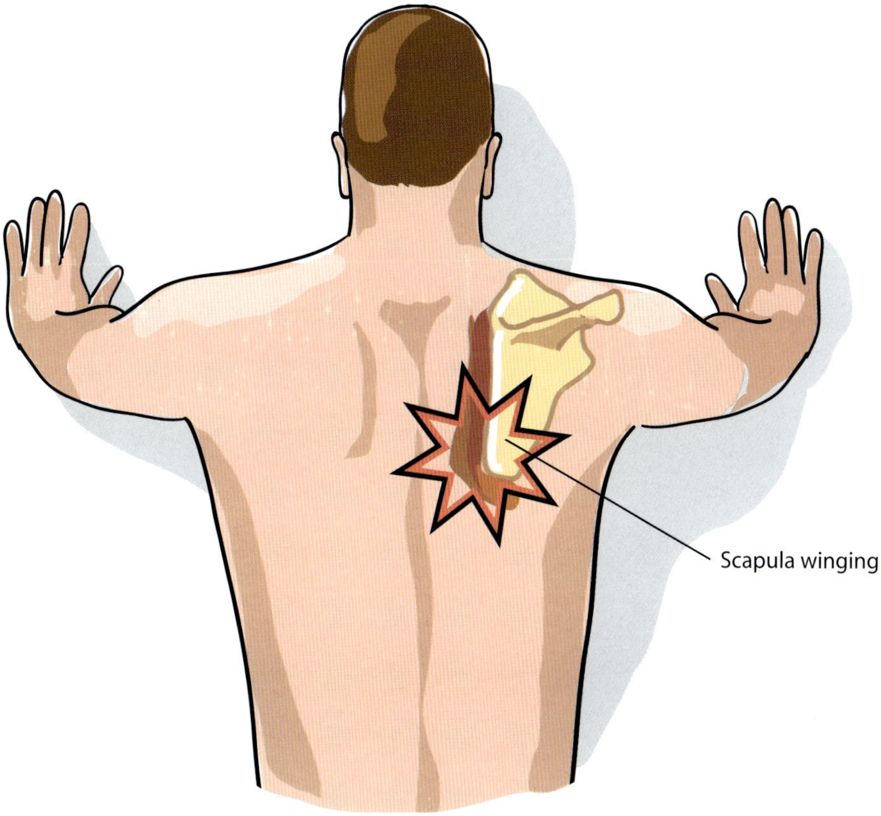

■ **그림 100-2.** 견갑골 날개 징후(Winged scapular sign)

CHAPTER

101 견갑골위 신경 포획 증후군에서 견갑골위 패임 징후

The Suprascapular Notch Sign for Suprascapular Nerve Entrapment Syndrome

견갑골위 신경(suprascapular nerve)이 견갑골위 패임(suprascapular notch) 부위에서 눌려서 나타난다. 가장 흔한 압박 원인은 장시간 무거운 등가방을 맬 때, 트램폴린에서 떨어지거나 럭비시 신경에 대한 직접적인 가격 손상이다(그림 101-1). 심하고 깊은 뻐근한 통증이 견갑골 상방에서부터 동측 어깨로 방사된다. 진찰상 견갑골 상방 패임 부위를 누르면 압통이 있다. 반대쪽 흉부를 가로 지르는 어깨 동작시 통증이 심해진다. 치료를 안하면 견갑위 및 아래근육(supraspinatus & infraspinatus)에 위축이 온다.

양팔을 양옆에 자연스럽게 늘어뜨리도록 하고 견갑골 상방 패임 부위에 갑작스럽고 강한 압력을 가하면(그림 101-2A), 통증이 재현되면서 움칠거린다(그림 101-2B).

종종 점액낭염, 건염, 어깨관절염으로 오진된다. C5 경추신경근병시에도 유사한 증상이 나타난다. Parsonage-Turner 증후군이라 불리는 특발성 상완신경총염(brachial neuritis)도 갑작스런 어깨통증이 나타나므로 혼동이 된다. 종괴 역시 감별질환이다. 근전도가 감별에 도움이 되며, 잠재된 뼈병변 확인을 위하여 모든 환자에서 X선 검사를 한다.

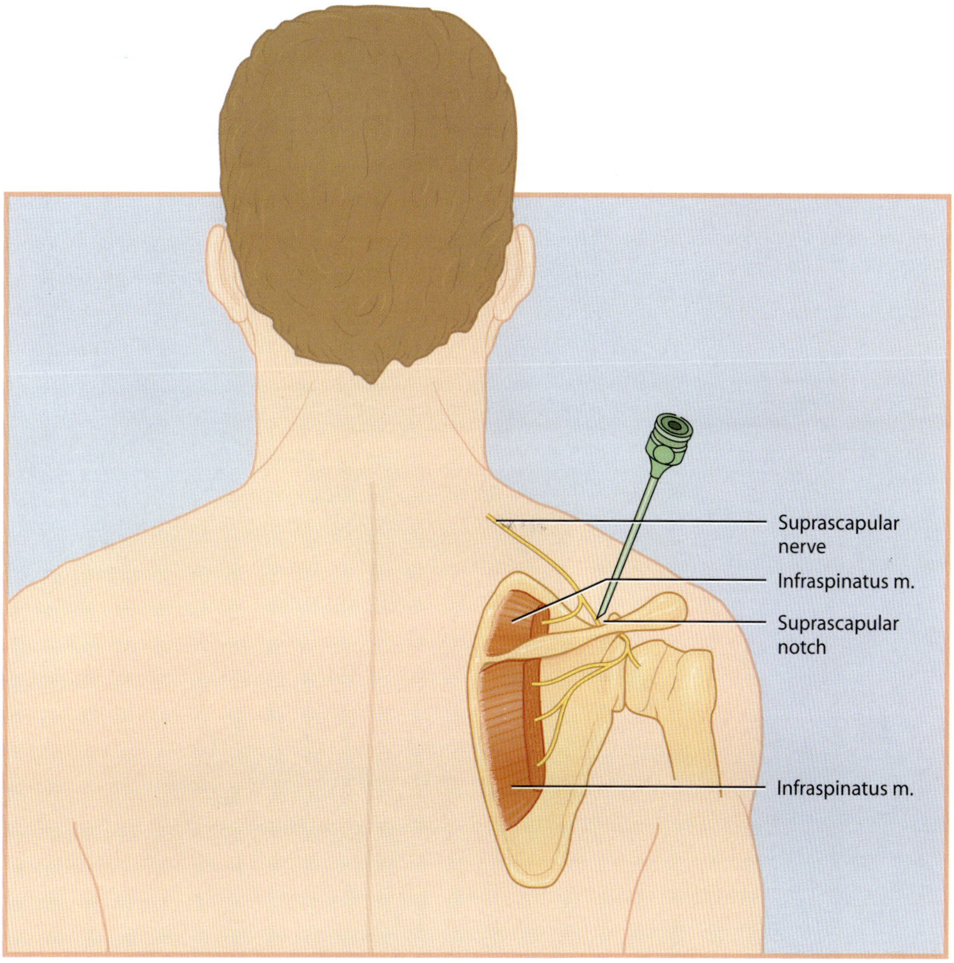

■ 그림 101-1. 관련 해부학

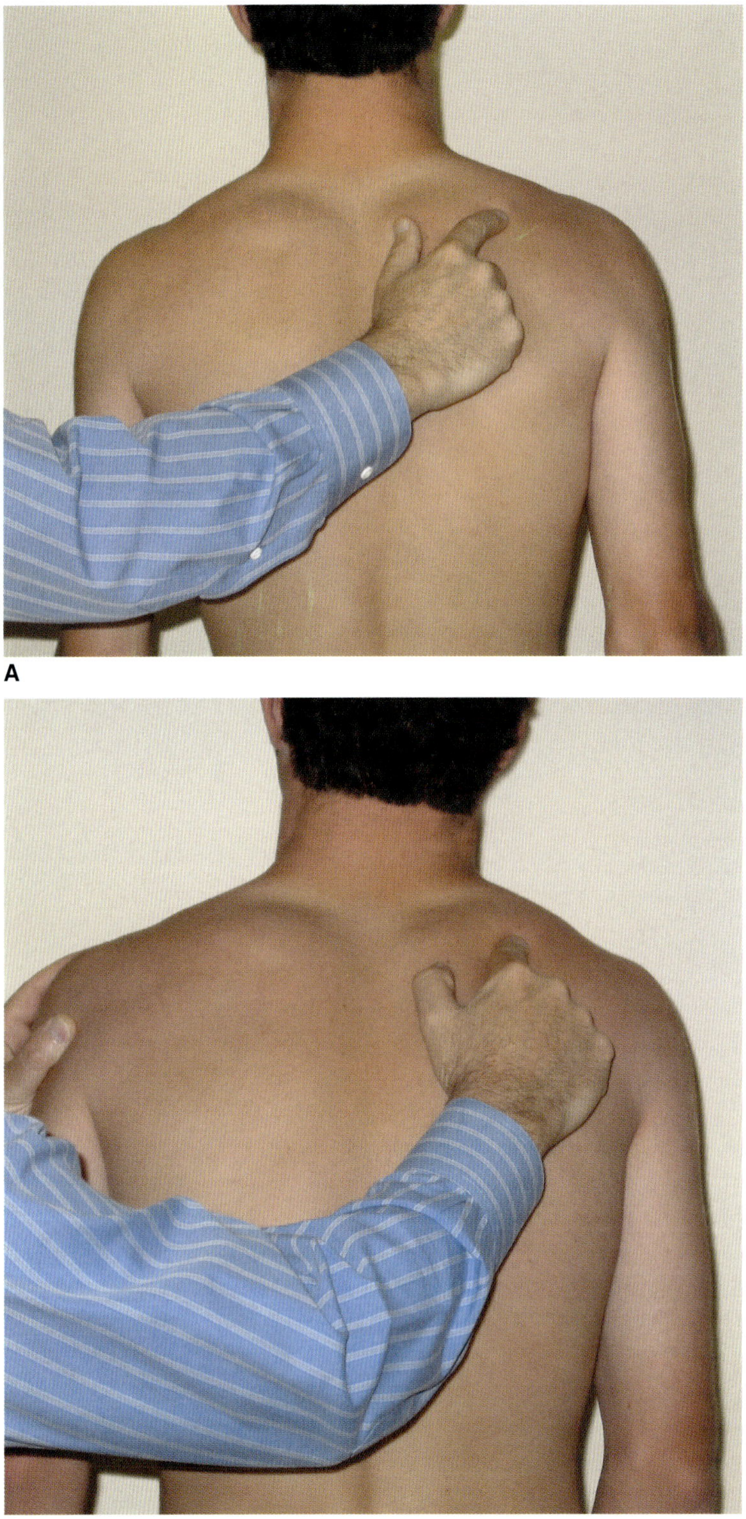

A

B

■ 그림 101-2. A, B 견갑골위 패임 징후

CHAPTER 102

늑흉골 증후군에서 어깨 움츠림 징후

The Shoulder Retraction Test for Costosternal Syndrome

늑흉골 관절의 통증은 마치 심장 병변에 의한 통증과 유사하다. 이 부위는 골관절염, 류마티스 관절염, 강직성 척추염, Reiter 증후군, 건성성 관절염의 호발부위이다. 가속/감속 손상이나 흉벽의 타격에 의해 종종 손상도 잘 온다.

손상이 심하면 탈구나 아탈구도 온다. 반복사용이나 잘못된 사용으로 급성염증이 잘 생기며 통증이 매우 심하다. 흉선암이나 전이암도 잘 생기는 부위이다.

진찰상 어깨를 중립자세로 고정하여 움직이지 않으려는 자세를 취한다. 바로 선 자세에서 어깨를 세게 뒤로 댕기도록 하면(그림 102-1) 전흉벽에 통증이 생긴다.

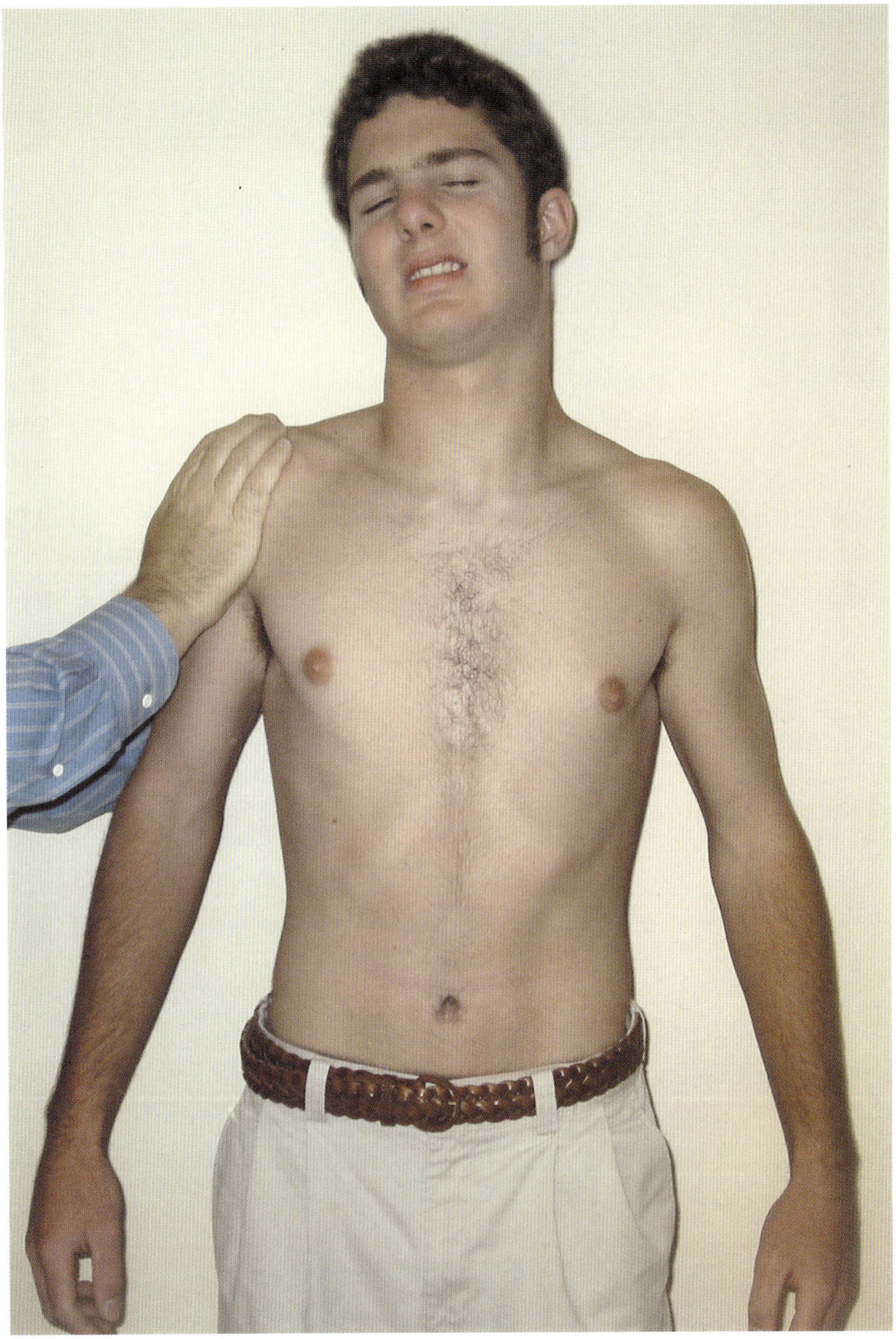

■ 그림 102-1. 어깨움츠림(shoulder retraction) 징후

CHAPTER 103

Tietze 증후군에서 늑흉골관절 팽창 징후

The Swollen Costosternal Joint Sign for Tietze Syndrome

Tiezte 증후군은 늑흉골 증후군과는 다르다(제 102장). 늑골연골의 급성 통증성 팽창으로 1912년 처음 기술된 질환이며, 2, 3번째 늑연골에 가장 호발한다. 늑흉골 증후군과는 달리 10~20대에 호발하며 급성발병을 하고 종종 바이루스성 호흡기 감염이 동반된다. 심한 기침이나 힘든 노동에 의한 관절의 미세손상이 기전으로 생각된다. 2, 3번째 늑연골의 통증성 팽창이 특징이다(그림 103-1). 반면에 늑흉골 증후군시에는 이러한 팽창은 없다.

진찰상 어깨를 중립자세로 고정하여 움직이지 않으려는 자세를 취한다. 어깨를 앞이나 뒤로 오무리거나(protraction or retraction), 움찔거리거나(shurugging), 심호흡, 팔을 완전히 올린 자세를 하면 통증이 재현된다. 기침을 잘 못하므로 가래를 잘 뱉지 못한다. 2, 3번째 늑흉골 관절부위에 압통이 심하며, 팽창되어 있는 것이 전형적인 징후이다.

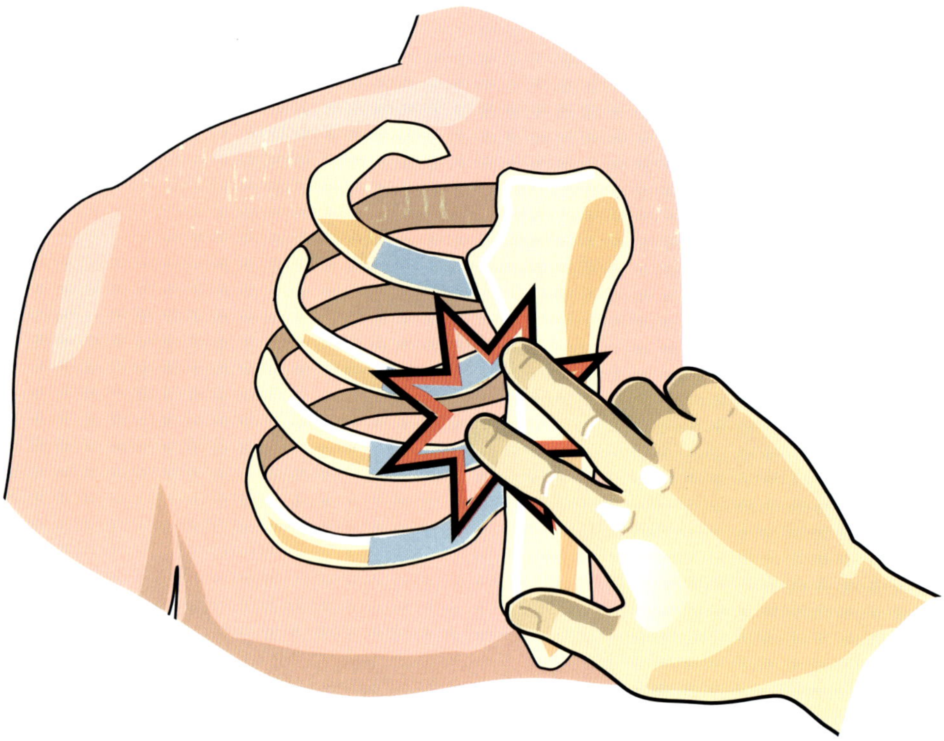

■ 그림 103-1. 늑흉골관절의 팽창

CHAPTER 104

흉쇄관절 이상에서 어깨으쓱 검사

The Shrug Test for Sternoclavicular Joint Dysfunction

마치 심장 병변에 의한 통증과 유사하다. 이 부위는 실질적인 활강(synovial cavity)을 갖고 있는 관절이며, 흉골(manubrium), 쇄골의 흉골쪽 끝, 1늑골의 연골간에 관절운동이 이루어진다. 흉골쪽과 쇄골간에는 관절디스크가 위치하며, 앞뒤로 흉쇄인대가 보강하고 있다. 이외에도 제1늑골과 늑연골부 및쇄골의 하연을 잇는 늑쇄인대도 관절 안정에 기여한다.

골관절염, 류마티스 관절염, 강직성 척추염, Reiter 증후군, 건성성 관절염의 호발부위이다. 가속/감속 손상이나 흉벽의 타격에 의해 종종 손상도 잘 온다. 손상이 심하면 탈구나 아탈구도 온다. 반복사용이나 잘못된 사용으로 급성염증이 잘 생기며 통증이 매우 심하다. 흉선암이나 전이암도 잘 생기는 부위이다.

진찰상 어깨를 중립자세로 고정하여 움직이지 않으려는 자세를 취한다. 급성염증이 있으면 압통과 함께 종창, 열감이 만져진다. 바로선 자세에서 어깨를 앞으로 움추리거나 뒤로 댕기는 자세, 팔을 완전히 올린 자세를 하면 통증이 재현된다.

바로 서서 어깨와 상지에 긴장을 풀도록 하고 검사자는 환자의 흉쇄관절 위에 손을 올려 놓는다(그림 104-1A). 이 자세에서 빠른 속도로 환자에게 어깨를 으쓱거려보도록 한다(그림 104-1B). 최대한 으쓱거리는 자세에서 마찰음이 나면 양성이다.

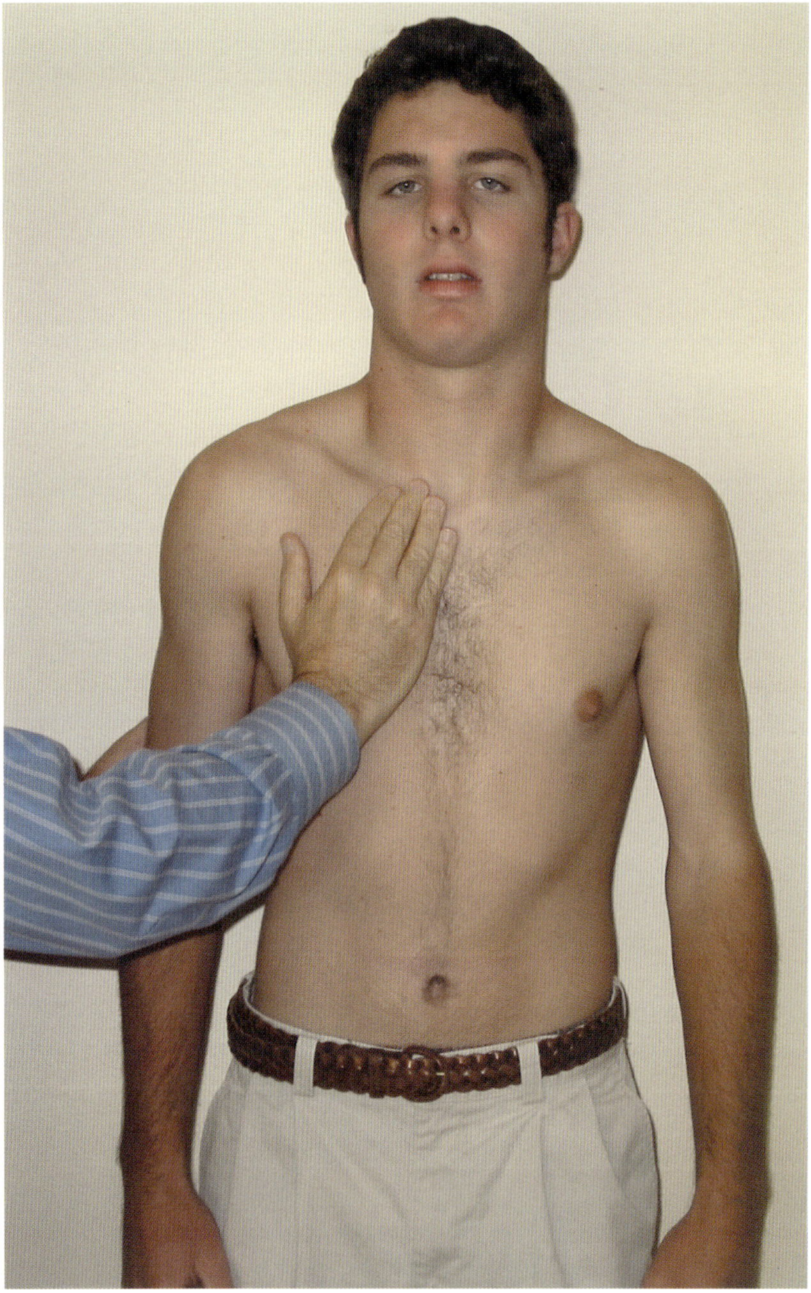

A

■ 그림 104-1. A, B. 어깨으쓱 거림 검사

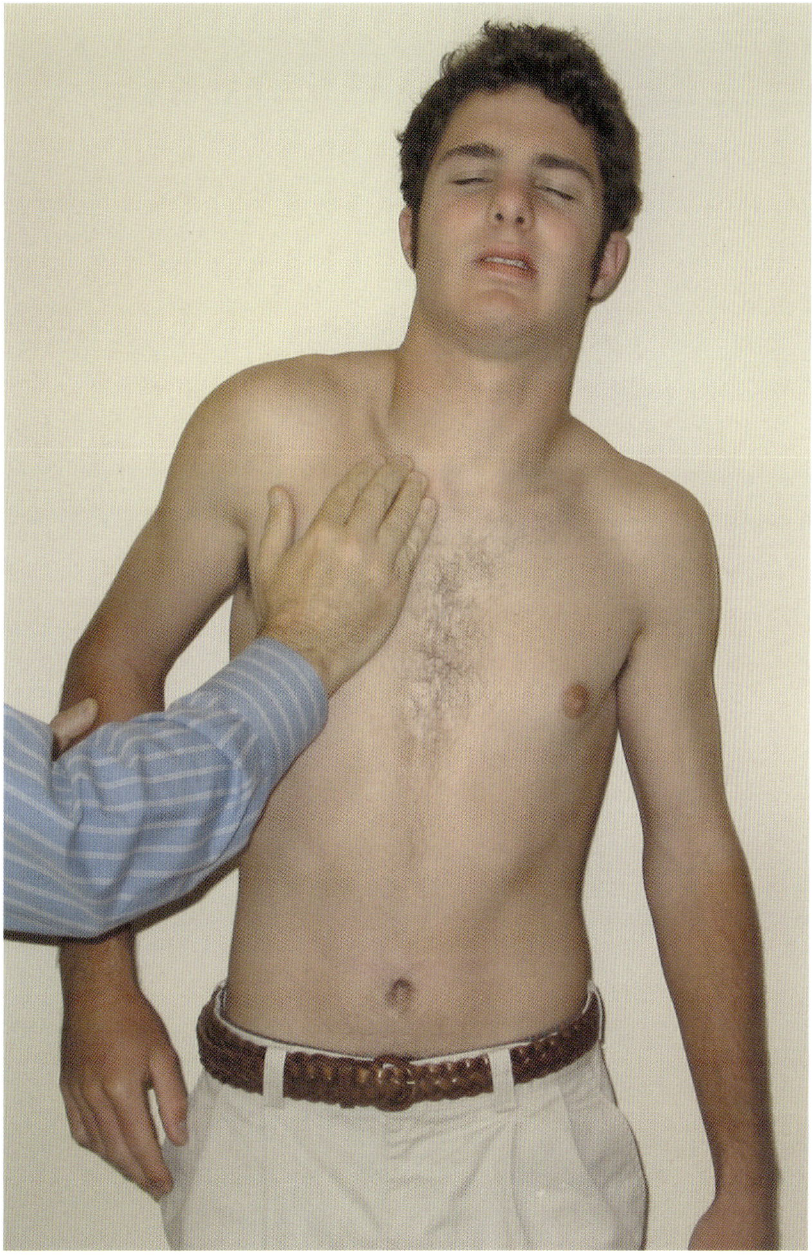

B

■ 그림 104-1 계속. A, B. 어깨으쓱 거림 검사

CHAPTER

105 늑골 미끄러짐 증후군에서 갈고리 검사

The Hooking Maneuver Test for Slipping Rib Syndrome

하부 늑연골의 칼로 찌르는 듯한 통증과 하부 늑연골 전방끝부분의 과다한 가동성(hypermobility)이 특징이다. 10번째 늑골에서 호발하며 8, 9번째에서도 잘 생긴다. 대부분 하부 늑연골의 손상과 관련이 있다. 종종 감속/가속 손상, 둔탁한 직접적인 손상에 의하기도 한다. 병변이 온 늑골을 움직일 때 마찰음을 호소하기도 한다.

환자들은 흉요추를 약간 구부린 자세로 병변이 온 늑골이 안 움직여지도록 하는 자세를 취한다. 복근에 긴장을 풀고 바로 누운 자세에서 검사자는 하부 늑골밑으로 손가락을 걸고 부드럽게 밖으로 당긴다(그림 105-1). 마찰음이나 딸깍거리는 소리가 나면 양성이다.

늑골 골절이나 암을 포함한 뼈 병변을 배제하기 위하여 모든 환자에서 X선 검사를 한다. 환자의 임상양상에 따라 CBC, 요산, ESR, ANA를 하고, 관절 불안정이나 종괴가 의심되면 MRI를 한다.

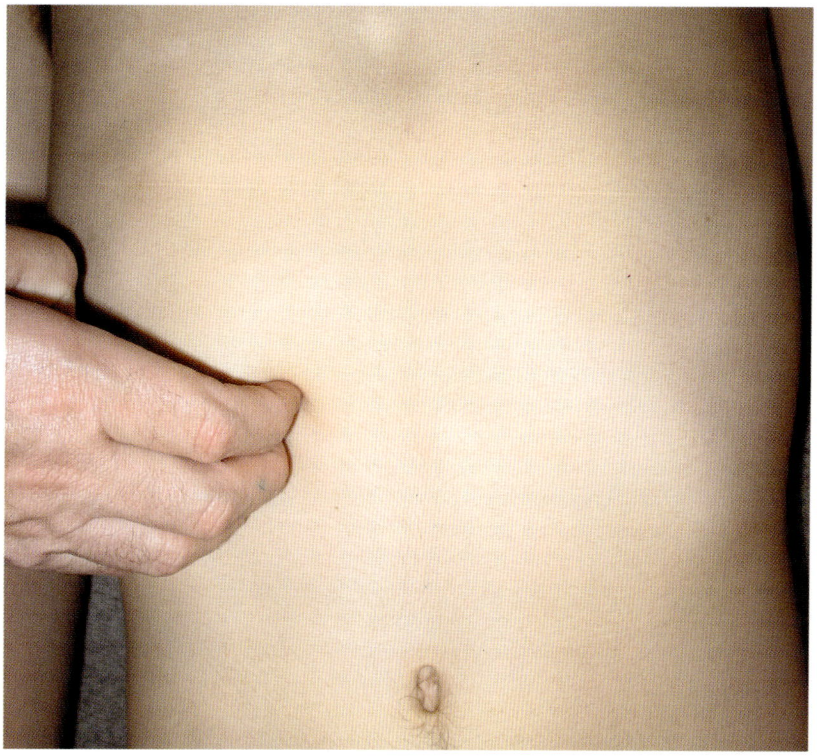

■ 그림 105-1. 늑골 미끄러짐(Slipping rib) 증후군에서 갈고리(Hooking Maneuver) 검사

CHAPTER

106 급성 흉추압박골절에서 굴곡검사

The Flexion Test for Acute Thoracic Vertebral Compression Fracture

골다공증이 가장 흔한 요인이며, 흉추 통증의 가장 흔한 원인 질환 중의 하나이다. 감속/가속 기전에 의한 등쪽 흉추 손상과도 관련이 있다. 골다공증이나 척추암 환자의 경우에는 자연적 혹은 기침만 해도 생길 수 있다.

환자의 통증강도나 기능장애 정도는 손상의 정도, 골절 척추숫자, 척수신경근이나 척수손상 동반 여부에 따라 결정된다. 통증의 경우, 신경손상이 없는 경미한 압박골절의 경우에 오는 둔하고 뻐근한 심부통증 유형에서부터 걷거나 기침을 못할 정도로 심하고 찌르는듯한 통증까지 다양한 형태를 보인다.

심호흡, 기침, 척추운동에 의해 악화된다(그림 106-1). 촉진시 통증과 함께 반사적인 척추주위근의 경축이 유발된다. 손상으로 인한 압박골절 부위 피부에 출혈반점이나 혈종이 보일 수도 있다. 손상에 의한 경우는 골절 외에도 복부나 흉부 내장 손상을 염두에 두어야 한다. 척수신경 손상이 동반되면 장마비와 심한 통증이 오고 척추주위 근육의 심한 경련이 오므로 걷거나 호흡운동에 더 장애가 온다. 이로 인해 호흡저하, 무기폐, 때로는 폐렴까지도 올 수 있다.

바로 서서 검사자는 한손으로는 골절이 의심되는 부위에, 다른 손은 환자의 하복부에 올려놓고, 부드럽게 흉요추를 구부리라고 한다(그림 106-2A). 골절이 있는 경우에는 구부리는 동작을 하다가 척추신경이나 다른 통증에 예민한 구조가 자극되는 시점에서 구부리는 동작을 멈추고 갑자기 허리를 신전시킨다(그림 106-2B). 검사 도중 환자가 넘어지지 않도록 유의한다.

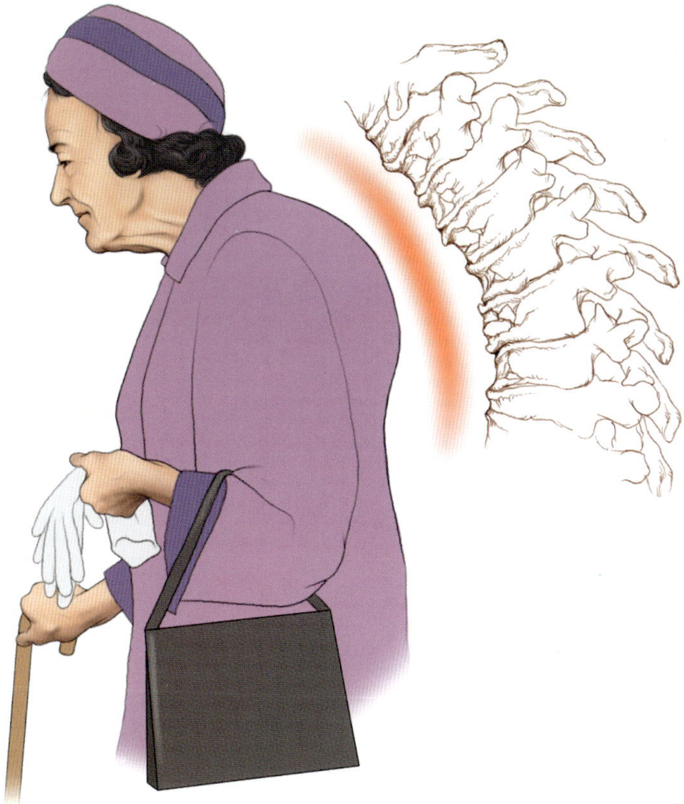

■ **그림 106-1.** 골다공증이 가장 흔한 요인이다.

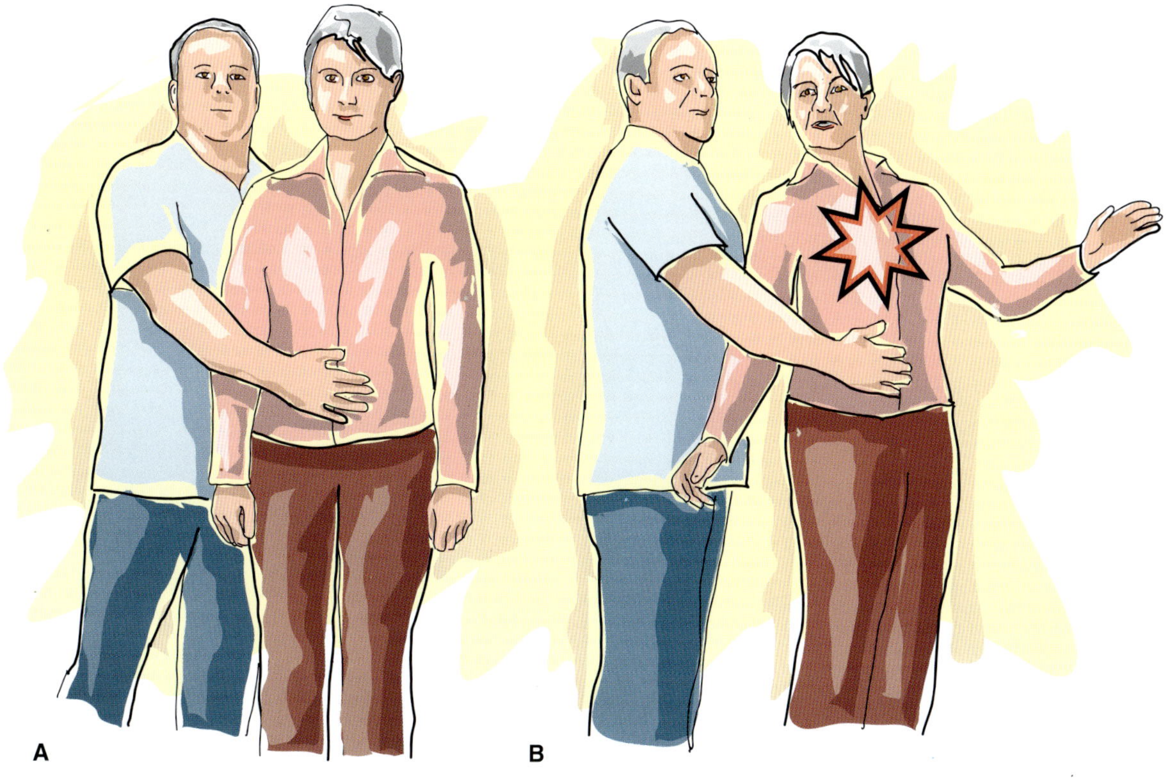

■ **그림 106-2.** A, B. 굴곡검사(Flexion test)

SECTION

7

요추

The Lumbar Spine

CHAPTER

107 요추의 기능해부학

Functional Anatomy of the Lumbar Spine

요추 (The bony elements)

요추는 5개의 척추로 이루어져 있다. 일차적 기능은 상체 무게를 지탱하고 허리와 골반이 조화롭게 굴곡, 신전, 측굴곡 운동이 되도록 한다. 마미(cauda equine)를 보호하는 기능도 한다. 요추 5개 중 상부와 하부의 모양이 다르긴 하지만 기본적인 형태는 유사하다.

각 척추는 전방에는 체중을 받쳐주는 척추체와 후방의 신경궁으로 구성된다. 후방 신경궁(neural arch)은 자세 유지 근육과 인대가 붙는 3개의 돌기가 있다(그림 107-1). 즉, 중앙에 한 개의 극돌기와 양측에 2개의 횡돌기가 위치한다. 횡돌기와 극돌기 사이 부분을 추궁판(lamina)이라 하며, 횡돌기와 척추체 사이를 척추기둥(pedicle)이라 한다.

요추의 운동 (Movement)

인접 척추간의 운동은 3개의 관절에 의해 이루어진다. 첫 번째는 척추체의 상방 및 하방에 있는 종판(endplate)과 사이에 있는 디스크이다(그림 107-2). 두 번째와 세 번째는 후관절(facet joint)이며 zygoapophyseal 관절이라고도 하며 인접 척추의 상관절돌기 및 하관절돌기로 구성된다(그림 107-3). 이로 인해 굴곡과 신전이 가능하다. 측굴곡은 제한되는데, 이는 척추의 외측 안정성에 기여한다.

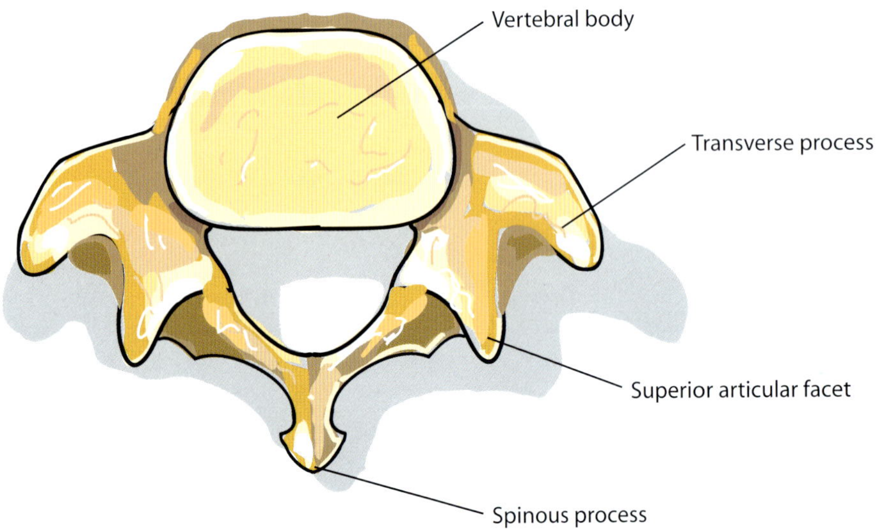

■ 그림 107-1. 후방 신경궁(neural arch)의 돌기들

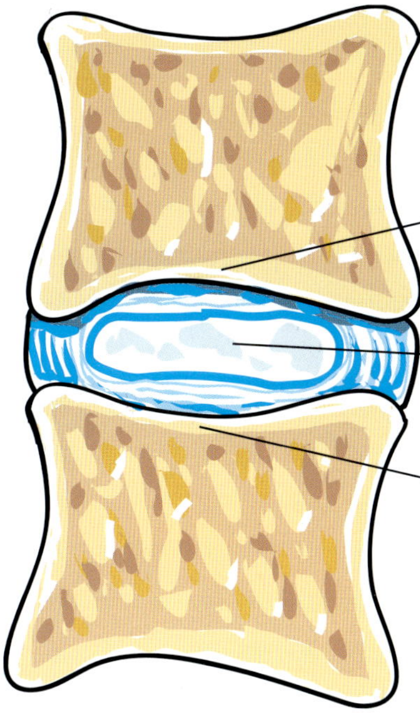

■ **그림 107-2.** 인접 척추간의 운동은 3개의 관절에 의해 이루어진다. 첫 번째는 척추체의 상방 및 하방에 있는 종판(endplate)과 사이에 있는 디스크이다.

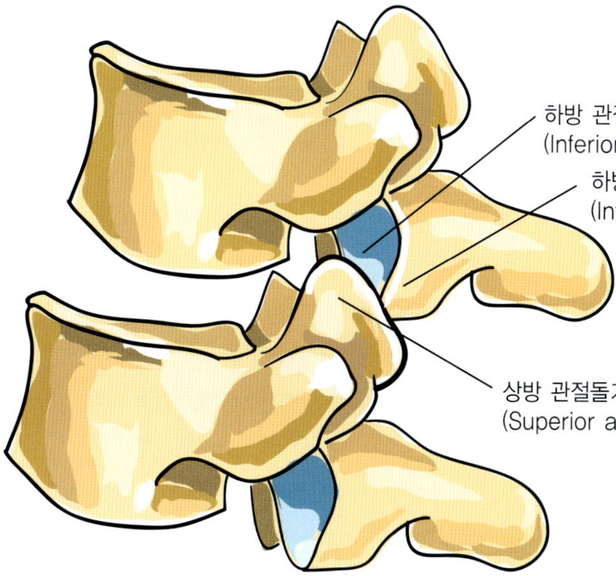

■ **그림 107-3.** 후관절은 윗척추의 하방관절돌기와, 아래척추의 상방관절돌기로 이루어진다.

추간판(The intervertebral disc)

요추에 가해지는 충격을 흡수하고 요추주위로 나오는 신경구조물들이 충돌(impingement)되지 않도록 하면서 척추의 조화로운 운동이 가능하게 하는 두가지 기능이 있다. 이러한 기능은 디스크의 구조 자체의 성격 및 물리법칙에 의해 가능한 것이다.

디스크가 정상적인 기능을 하다가 병변에 생기면 불기능상태로 되는 것을 이해하려면 우선 디스크를 액체가 차 있는 밀폐된 용기로 생각하는 것이다. 이 용기의 가장 외부의 꼭대기와 바닥은 종판(end plate)이라고 불리는 비교적 유연성이 적은 유리질(hyaline) 연골로 되어 있는 구조로 구성된다. 양옆은 종판에 타이트하게 밀착되어 있는 서로 교차로 엮어진 섬유탄력성 기질로 구성된다. 이를 섬유륜(annulus)이라고 부르며 이들은 디스크의 양옆을 꽉 채우고 있다(그림 107-2). 그물모양으로 엮어진 섬유륜의 구조로 인해 아주 강한 구조인 동시에 유연성도 가지고 있어서 요추의 가동운동 동안에 디스크가 탄력있게 눌리는 것이 가능하다.

디스크 구조의 내부는 수핵(nucleosus pulposus)이라고 불리우는 점액다당질의 젤 같은 물질로 구성된 구조가 있다(그림 107-2). 이 수핵은 압박되지 않으며 디스크에 가해진 압력을 주위로 전달하는 역할을 한다. 정상에서는 수핵구성 물질은 디스크내 양압을 형성하여 위아래 척추가 분리되어 있도록 하여 척수와 신경근을 보호한다. 경추가 움직이는 동안에도 디스크내 다른 부위는 이완 혹은 수축이 되더라도 눌리지 않는 성질을 가진 수핵은 일정한 디스크내 압력을 유지하도록 한다.

나이가 들수록 디스크는 혈류가 줄며 디스크안으로 물을 흡수하는 능력이 감소되므로 충격흡수 기능과 조화로운 요추가동 운동 기여 기능이 줄어든다. 이러한 문제들은 섬유륜의 퇴행변화가 추가되면 더 악화되어 디스크벽이 돌출되기도하고 디스크에 가해진 압력을 균일하게 분산시키는 수핵의 기능도 감소된다. 더 진행되면 섬유륜이 파열되기도 하고 수핵이 탈출되기도 하여 임상에서 흔히보는 허리 통증의 원인이 된다.

CHAPTER 108

디스크 병변의 명명

An Overview of the Nomenclature of the Diseased Lumbar Disc

CT나 MRI 도입 이전에 사용하던 진단명, 방사선과 의사나 임상의사간의 통증의 초점을 보는시각의 차이로 인해 경추 디스크관련 질환을 기술하는 용어에는 혼란스러운 면이 있다. 또한 임상적으로도 후관절이나 디스크가 서로 별개의 통증의 원인이 될 수 있는 구조임을 무시하는 관점으로 부적절한 진단명을 붙임으로서 잘못된 치료계획이 수립되는 오류도 존재한다. 따라서 척추통증 환자를 위한 적절한 진단과 치료를 위해서는 임상의와 방사선과 의사들이 각각 사용하는 용어들을 표준화할 필요가 있다. 다음에 기술하는 분류체계들은 방사선과 의사와 임상의가 같은 용어를 사용함으로써 올바른 의사소통이 이루어지도록 해줄 것이다. 이 용어들은 또한 디스크가 척추통증의 유일한 원인일 수가 있으며 MRI 판독에 사용된 용어를 본 임상의가 디스크 요인의 통증 평가를 위해 수술 전에 디스크조영술을 고려하도록 하는 시각도 갖게 할 것이다. 요추에서 임상적으로 중요한 병변의 90% 이상은 4-5 요추 및 5요추-제1 천추 사이에서 발생한다.

정상 디스크 (The normal disc)

제 107장에서 기술한 바와 같이 정상디스크는 중앙에는 젤과 같은 수핵과 이를 둘러싸고 있는 촘촘한 섬유탄력성의 섬유륜으로 구성되어 있다. 디스크의 꼭대기와 바닥은 연골질의 종판이 있으며 인접 척추와 붙어있다. MRI를 해보면

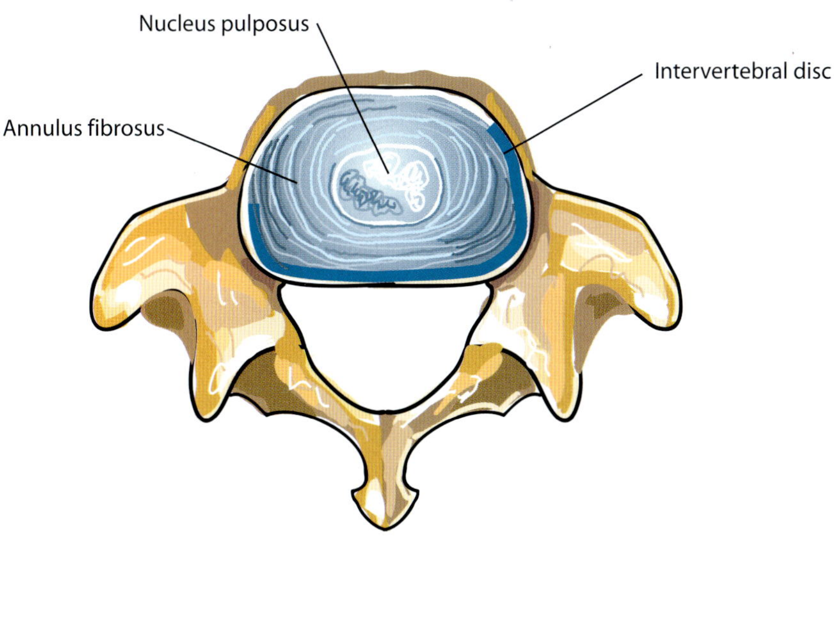

■ 그림 108-1. 정상 요추디스크

T1 이미지에서는 저신호강도로, T2이미지에서는 고신호강도로 나타난다. 정상에서는 디스크의 가장자리는 인접 척추체의 경계를 넘어가지 않는다(그림 108-1)

퇴행이 된 디스크 (The degenerated disc)

나이가 들수록 디스크의 수핵과 섬유륜은 구조적, 생화학적 변화가 와서 MRI상 소견이 바뀌며 그 고유기능도 달라진다. 이는 정상적인 노화과정이지만, 경추손상, 감염, 흡연에 의해 가속화될 수 있으며 심해지면 증상이 유발된다.

수핵은 적정수준의 습도를 유지하는 기능이 감소하며 수핵내의 젤과 같은 성분의 일관성을 유지하는데 필요한 적절한 프로테오글리칸(proteoglycan)을 유지하는 기능도 감소한다. 수핵기질내에 퇴행성 균열이 생기며 일부가 콜라겐으로 대치되어 충격흡수 기능과 유연성이 더 감소된다. 더 진행되면 물리적으로 일정한 압력을 유지하면서 인접 척추를 분리하는 기능이 감소되며 증상이 생기면서 기능이 더욱 떨어진다.

섬유륜은 그물처럼 촘촘하게 형성된 섬유탄력조직의 모양이 깨지면서 작은 파열이 생긴다. 일단 파열이 생기면 노출된 콜라겐 섬유가 육아조직의 성장을 자극하여 디스크성 통증(discogenic pain)의 원인이 된다. 이 균열은 MRI의 T2영상에서 고신호강도의 선모양으로 보이며 디스크조영술 소견과 잘 일치된다(그림 108-2). 이러한 섬유륜 파열은 디스크내 전기열성형술(electrothermal annulo plasty)로 치료하면 호전된다. 이 치료법은 요추부위에서는 통증성 섬유륜 파열의 표준치료법으로 되어 있다(그림 108-3, 108-4).

디스크 팽륜의 확산 (The diffusely bulging disc)

퇴행변화가 더 진행되면 섬유륜이 더 균열되며 수핵내 수분유지 정도가 감소되어 디스크내 압력이 감소되면 디

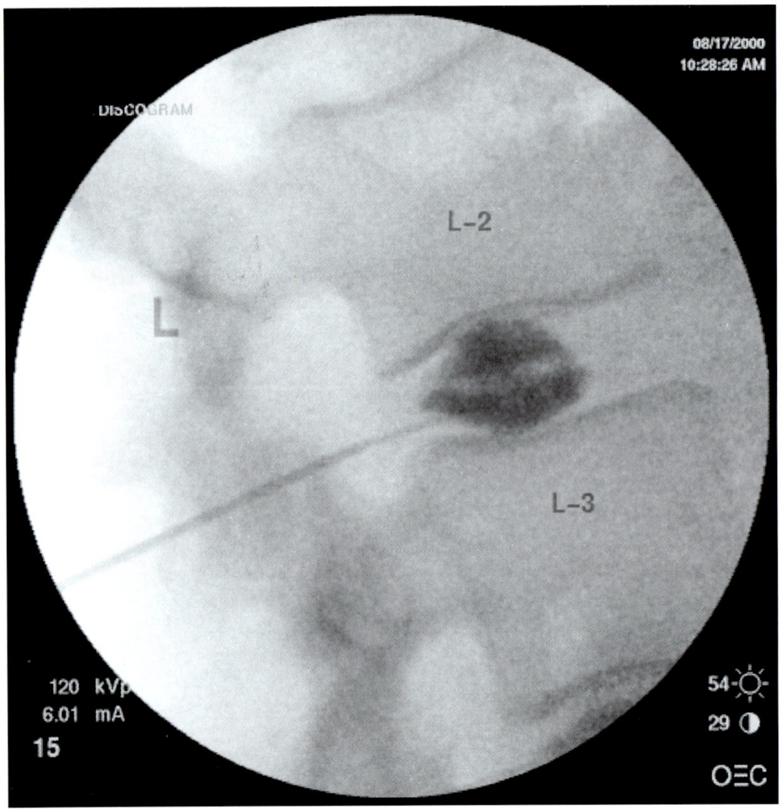

■ 그림 108-2. 요추 디스크 조영술

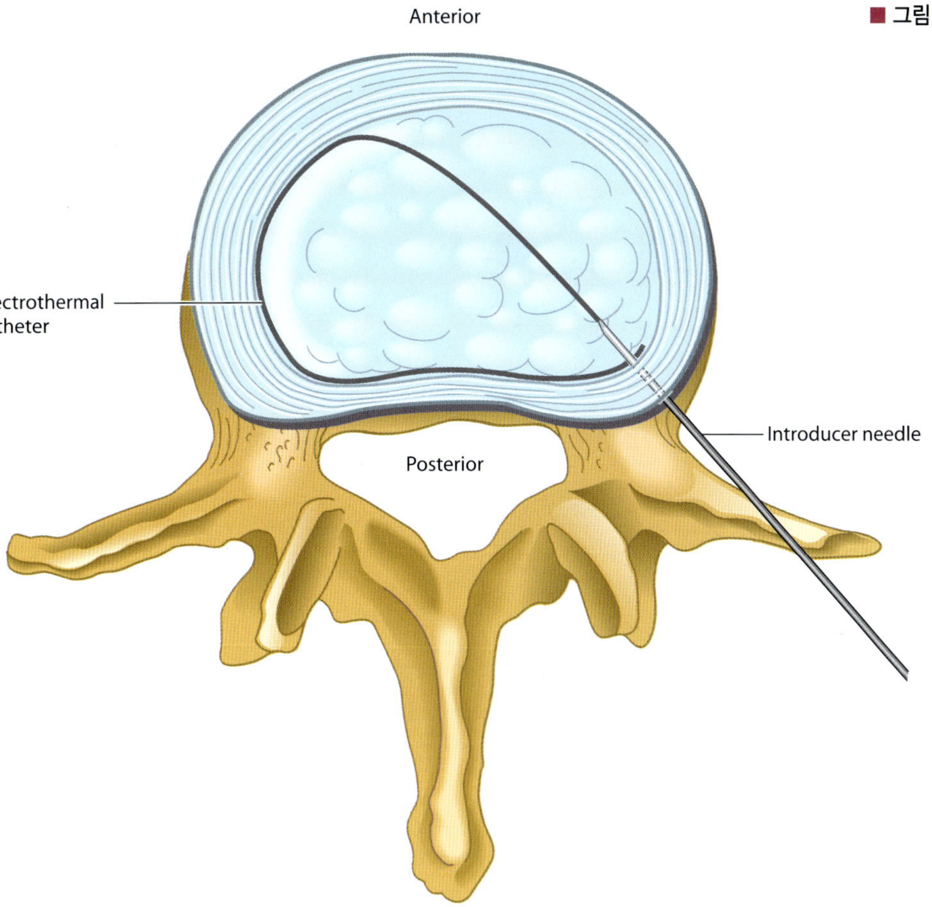

■ 그림 108-3. 디스크내 전기열 섬유륜성형술의 모식도 (Intradiscal electrothermal annuloplasty)

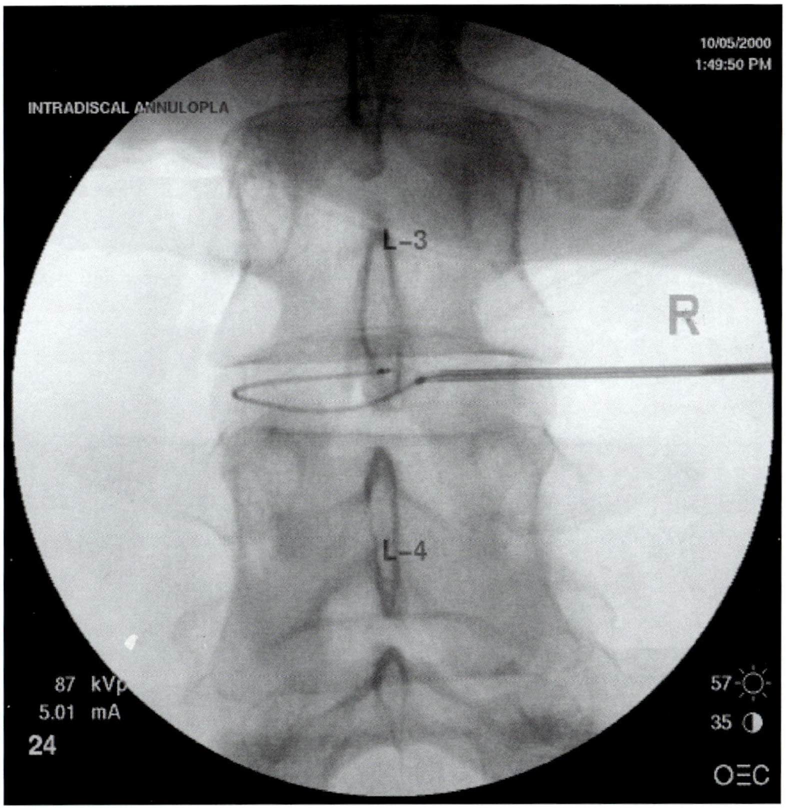

■ 그림 108-4. 디스크내 전기열 섬유륜성형술의 영상

■ 그림 108-5. 다양한 형태의 디스크 퇴행

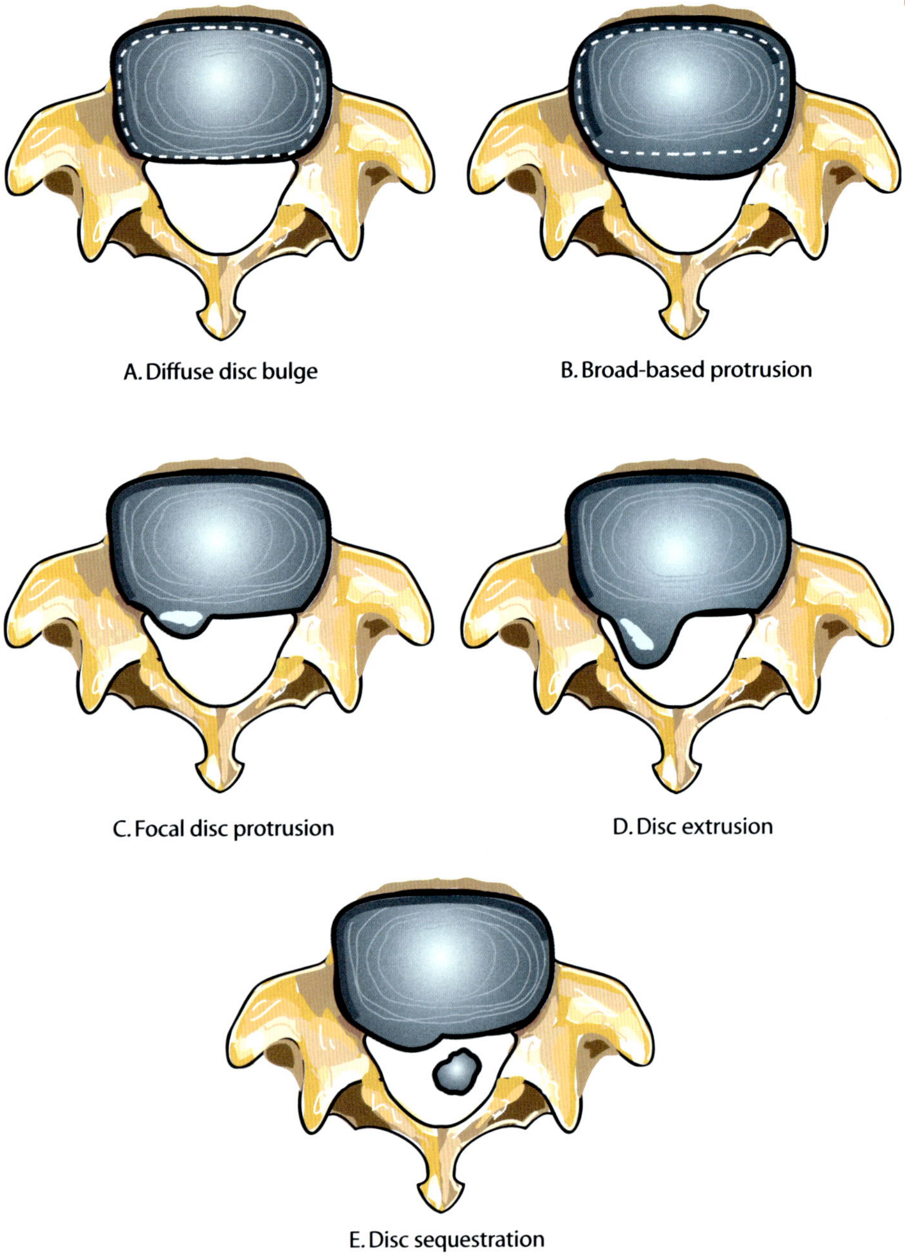

스크 공간이 좁아지고 임상적 증상이 생기게 된다. 디스크 공간이 점점 더 좁아지면 전, 후 종인대가 덜 팽팽해지고 척추체의 가장자리를 넘어 디스크가 팽륜된다(그림 108-5A & B). 이렇게 되면 뼈나 디스크가 신경을 눌르게 되며, 디스크성 통증(discogenic pain)외에 눌린 신경에 의한 통증이 추가되고 MRI에서 잘 확인할 수 있다.

부분 디스크 돌출 (The focal disc protrusion)

섬유륜과 수핵이 점점 더 퇴행되면, 수핵을 완전히 압박해주는 섬유륜의 기능이 소실된다. 섬유륜 벽의 일부가 약해지면서 수핵이 척추관내 또는 통증에 민감한 조직부위로 돌출된다(그림 108-5C). MRI의 T1, T2 영상에서 다 잘 관찰된다. 만일 통증에 민감한 부위로 돌출이 되지 않는 경우에는 무증상일 수 있으며 또는 디스크성 통증처럼 나타날 수도 있고 또는 돌출부위가 척추관이나 신경공내로 될때에는 방사통 양상을 보이기도 한다.

부분 디스크 분출 (The focal disc extrusion)

이 경우는 디스크물질이 종종 위나 아래로 움직여서 신경근을 누르거나 신경근 주위에 염증반응을 유발하므로 임상증상 유발이 흔하다. 이러한 화학적 자극은 많은 환자에서 극심한 통증의 원인이 되며 T2 영상에서 고신호강도로 보일 수 있다. 디스크 돌출이나 분출은 원래의 디스크물질 위치와 연결이 되어 있는 점은 유사한 점이다(그림 108-5D).

격리된 디스크 (The sequestered disc)

디스크 일부가 분리되어 떨어져 나오면 이를 격리된 디스크라 한다(그림 108-5E). 이것은 종종 위나 아래로 이동하여 신경근 밑에 끼이거나 척추와 후종인대 사이에 끼이게 된다. 심한 통증을 유발하고 종종 수술적 제거가 필요하기도 하다. T1 조영 사진에서 종종 영상증강 소견을 보이며, 염증반응을 유발하므로 T2 영상에서 고강도의 가장자리테모양(peripheral rim)으로 보인다. 분리된 이 조각을 확인하여 제거하지 않으면 종종 수술결과가 좋지 않게 된다.

CHAPTER

109 요추의 시진

Visual Inspection of the Lumbar Spine

요추의 진찰은 그 전방, 후방, 측방 시진으로부터 시작된다. 우선 정상적인 전만커브(lordotic curve)가 있는지를 관찰한다(그림 109-1). 정상적인 커브가 소실되거나 일직선 모양으로 변해 있으면 통증에 의한 척추주위 근육의

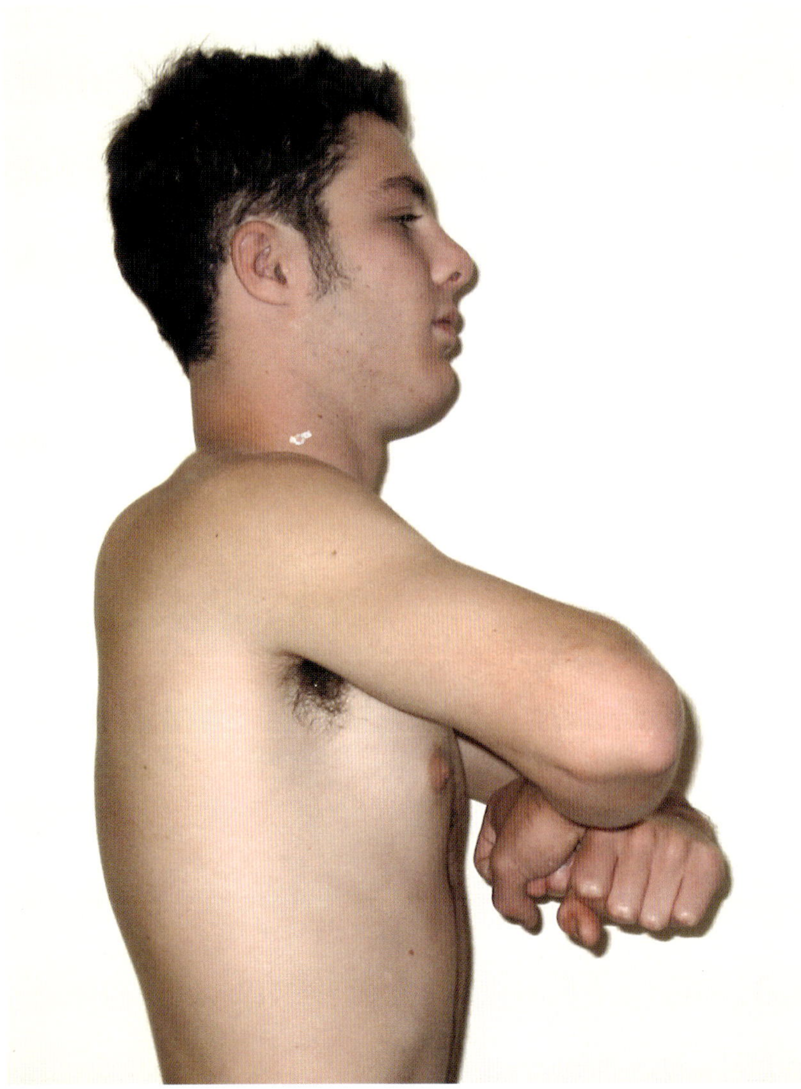

■ 그림 109-1. 정상 경추모양

경직을 시사한다. 이는 측방 방사선 이미지에서 확인할 수 있다. 다음으로는 기울어진 요추의 경우처럼 허리의 자세 변화를 관찰한다(그림 109-2). 다음으로는 대상포진 같은 피부의 수포병변이 있는지, 종괴 등이 있는지를 본다.

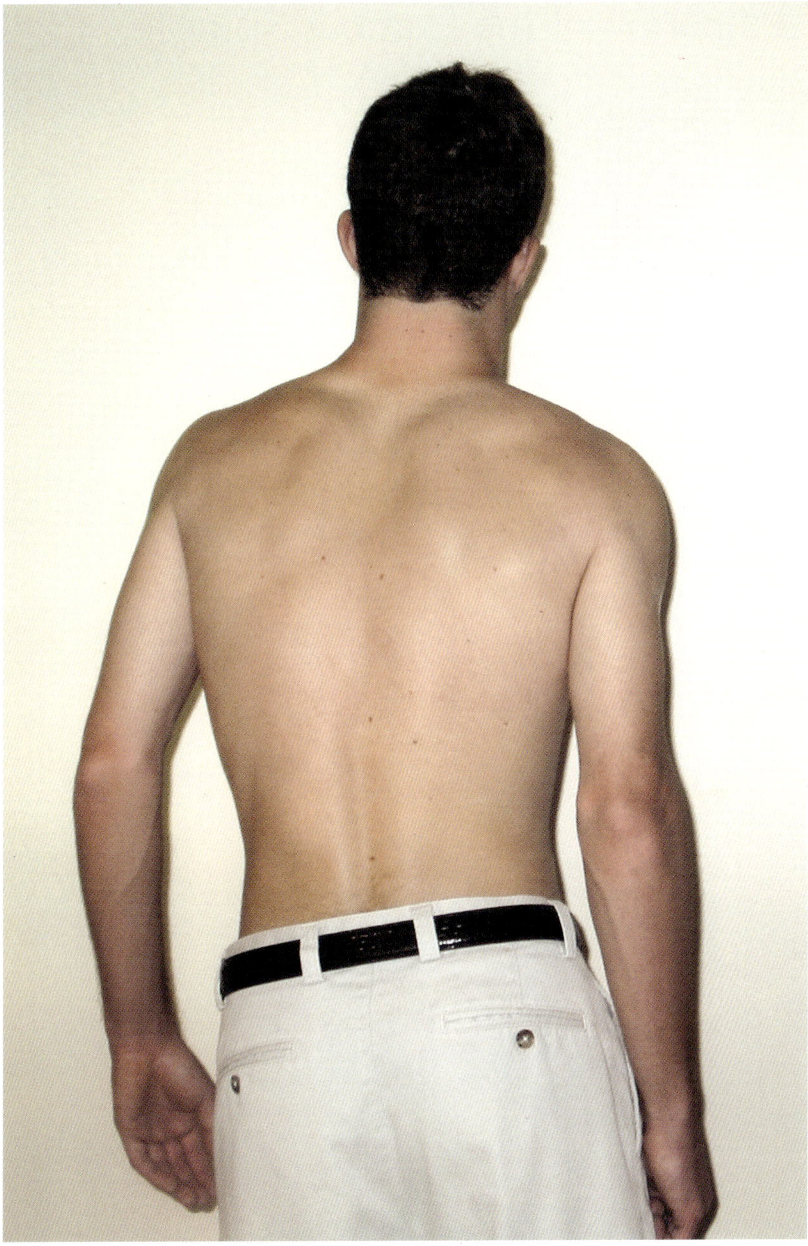

■ **그림 109-2.** 기울어진 허리

CHAPTER

110 요추의 촉진

Palpation of the Lumbar Spine

요추의 촉진시 우선 연조직의 이상여부를 확인해야 한다. 심한 퇴행성 변화나 종괴 등이 없는지 후방요추도 촉진을 해야 한다. 후방 요추에서는 심한 퇴행성변화를 시사하는 뼈의 이상이나 종괴 등을 확인한다. 특히 육종(sarcoma)을 포함한 척주주위근육의 종괴는 항상 염두에 두고 촉진을 하도록 한다. 손상후에는 척추주위 근육의 경직이 흔히 관찰된다. 후방 척주주위 근육을 주의 깊게 촉진하면 섬유근육통을 시사하는 근막유발점(myofascial trigger point)을 확인할 수도 있다(그림 110-1). 특히 유발점을 촉진할 때에 점핑징후는 섬유근육통(fibromyalgia)의 특징적인 소견이다. 근육의 넓은 부위에서 압통이 나타나는 것은 다발성근염이나 루푸스 같은 콜라겐혈관 질환을 시사하며 확진을 위하여 이에 적합한 임상검사를 해야 한다.

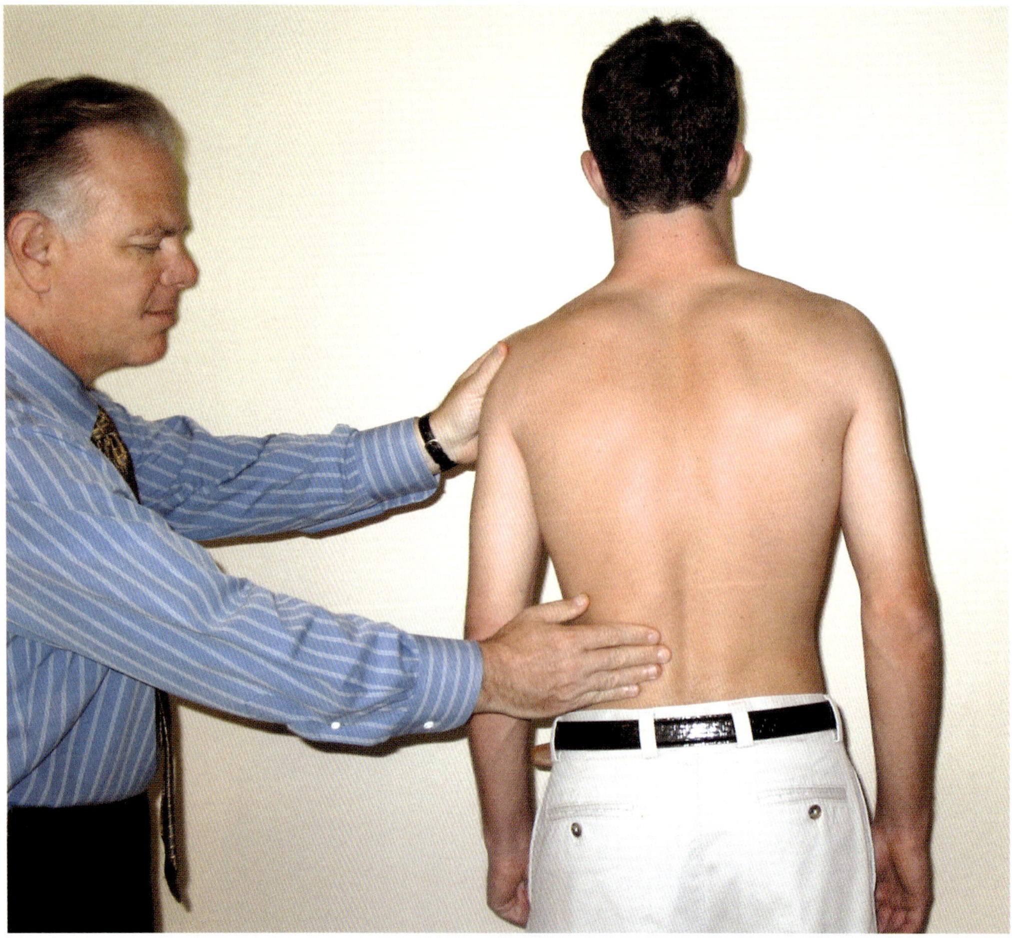

■ 그림 110-1. 요추의 촉진

CHAPTER 111

요추의 가동운동

Range of Motion of the Lumbar Spine

요추의 주된 운동은 굴곡이며, 신전은 제한적이다. 측굴곡은 후관절에 의해 가능하다. 정상에서는 전체 요추가 조화롭게 일치된 운동을 하지만, 병변이 있는 경우에는 한 레벨에서의 이상으로 다른 레벨에서의 기능장애를 유발한다.

굴곡과 신전 (Flexion and extension)

가동운동 평가에 앞서 우선 환자를 중립자세로 서도록 한다. 환자에게 허리를 앞으로 구부려보도록 하면서 가동운동의 제한이나 부드럽고 동시에 일치되게 움직이는 지

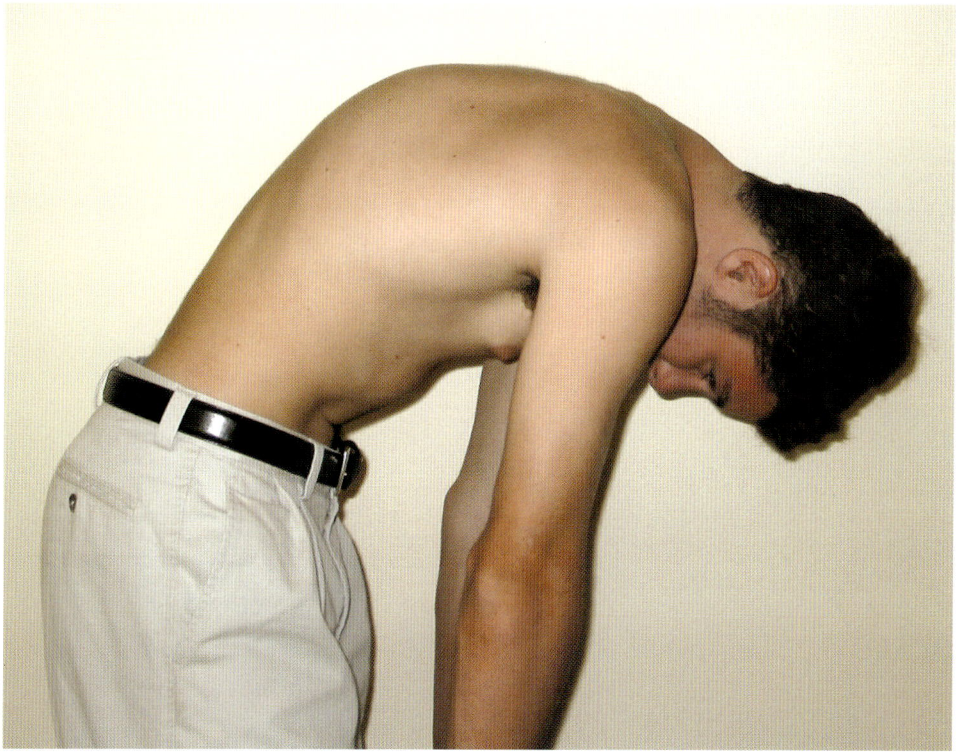

■ 그림 111-1. 요추의 굴곡

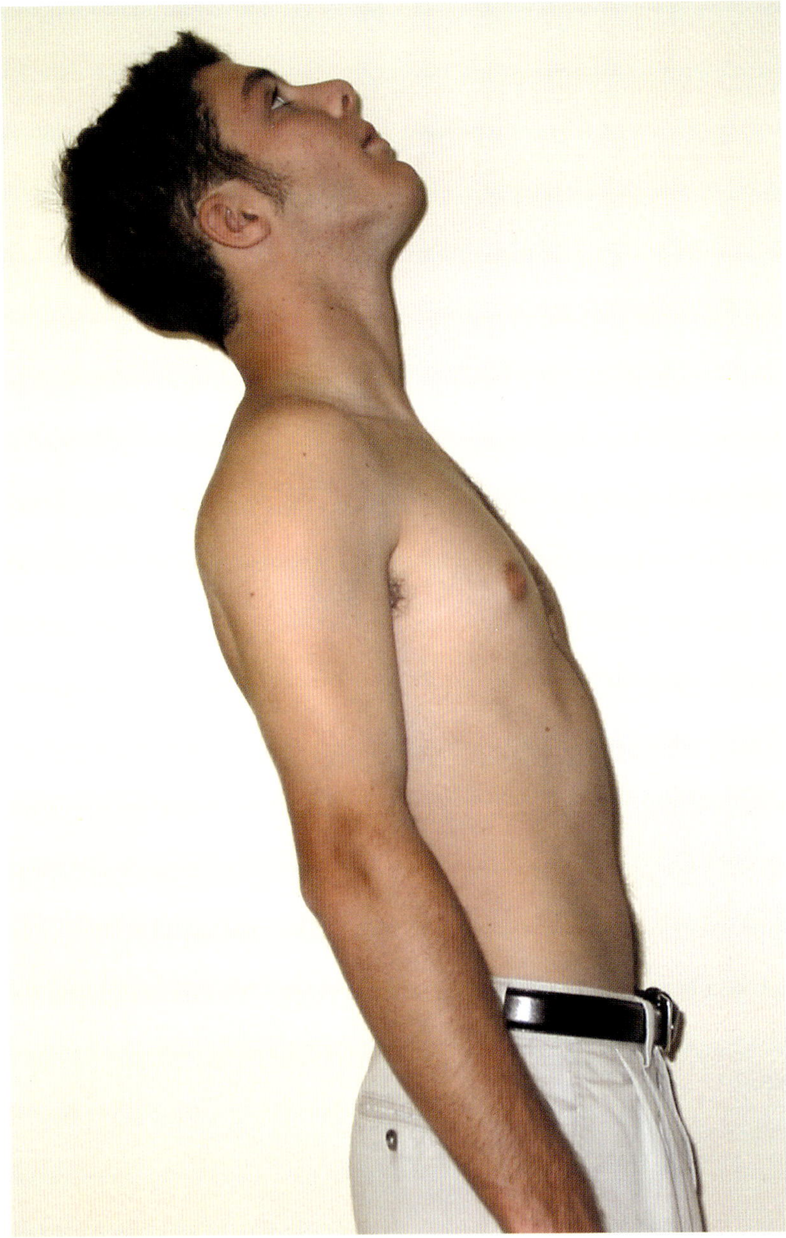

■ 그림 111-2. 요추의 신전

를 관찰한다. 만일 통증이나 이상 분절이 존재하면 이상소견이 관찰된다(그림 111-1). 이후 다시 중립자세로 가도록 한 후에, 뒤로 신전시키도록 하면서 마찬가지로 관찰을 한다(그림 111-2). 요추의 문제를 보상하기 위해서 흉추나 경추를 움직이지 않도록 주의 깊게 보아야 한다.

회전과 측굴곡 (Rotation and lateral bending)

중립자세에서 좌우로 최대한 허리를 회전하도록 하면서 가동운동의 제한이나 부드럽고 동시에 일치되게 움직이는지를 관찰한다. 만일 통증이나 이상 분절이 존재하면

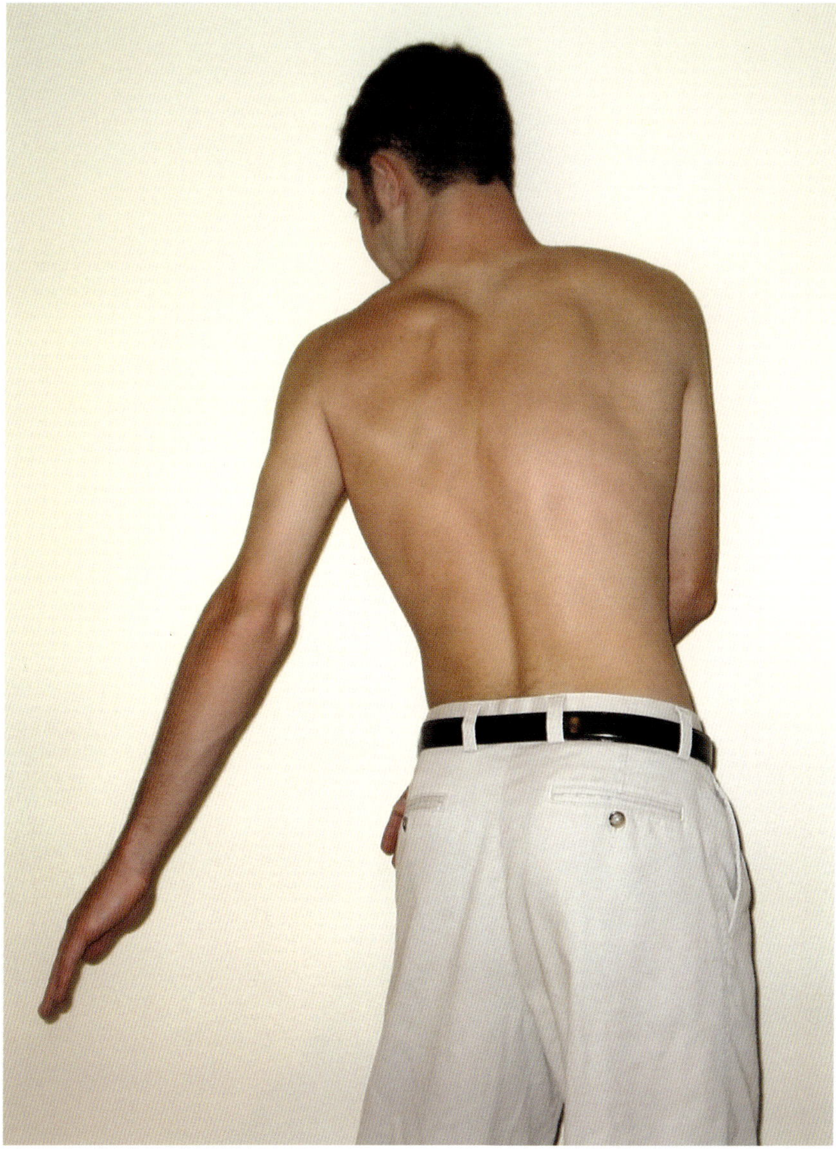

■ 그림 111-3. 회전운동

이상소견이 관찰된다(그림 111-3). 다시 중립자세로 한 후 좌우로 측굴곡운동을 하도록 한다(그림 111-4). 요추의 문제를 보상하기 위해서 경추나 흉추를 움직이지 않도록 주의 깊게 보아야 한다.

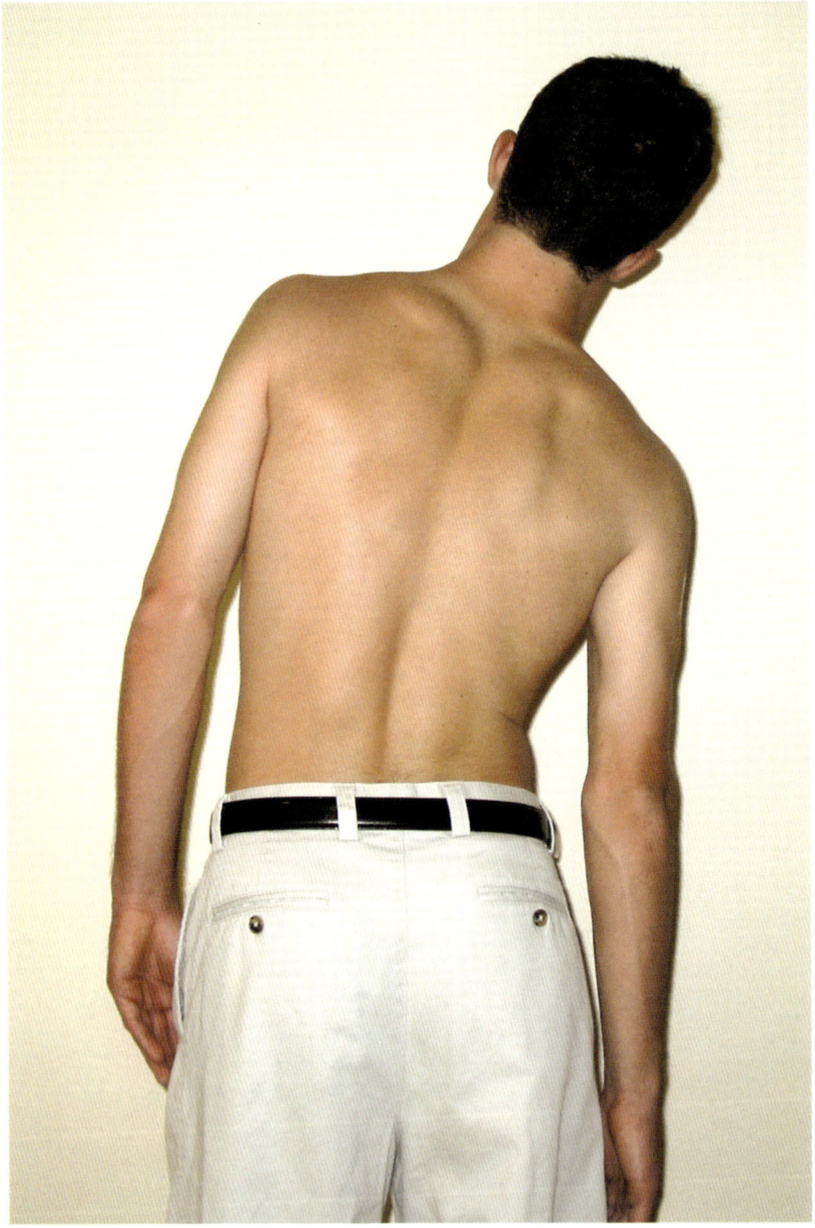

■ 그림 111-4. 측굴곡운동

CHAPTER

요추 피부분절 112

The Lumbar Dermatomes

인체의 피부, 근육, 심부 구조물의 신경분포는 발생학적으로 태아 초기에 결정이되며 놀랍게도 사람간에 서로 차이가 거의 없다. 척수의 각 분절과 해당 척수신경은 일관된 관련성을 갖고 있으므로 통증의 패턴, 근력약화, 건

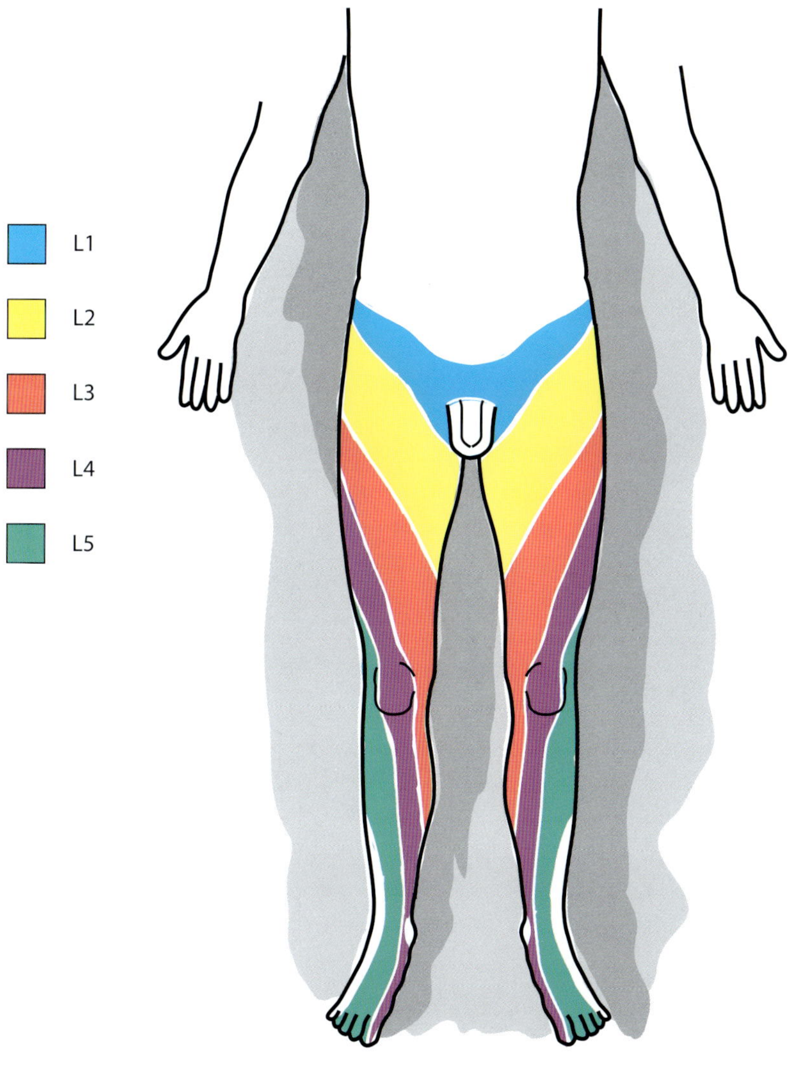

■ 그림 112-1. 피부분절(Dermatome)

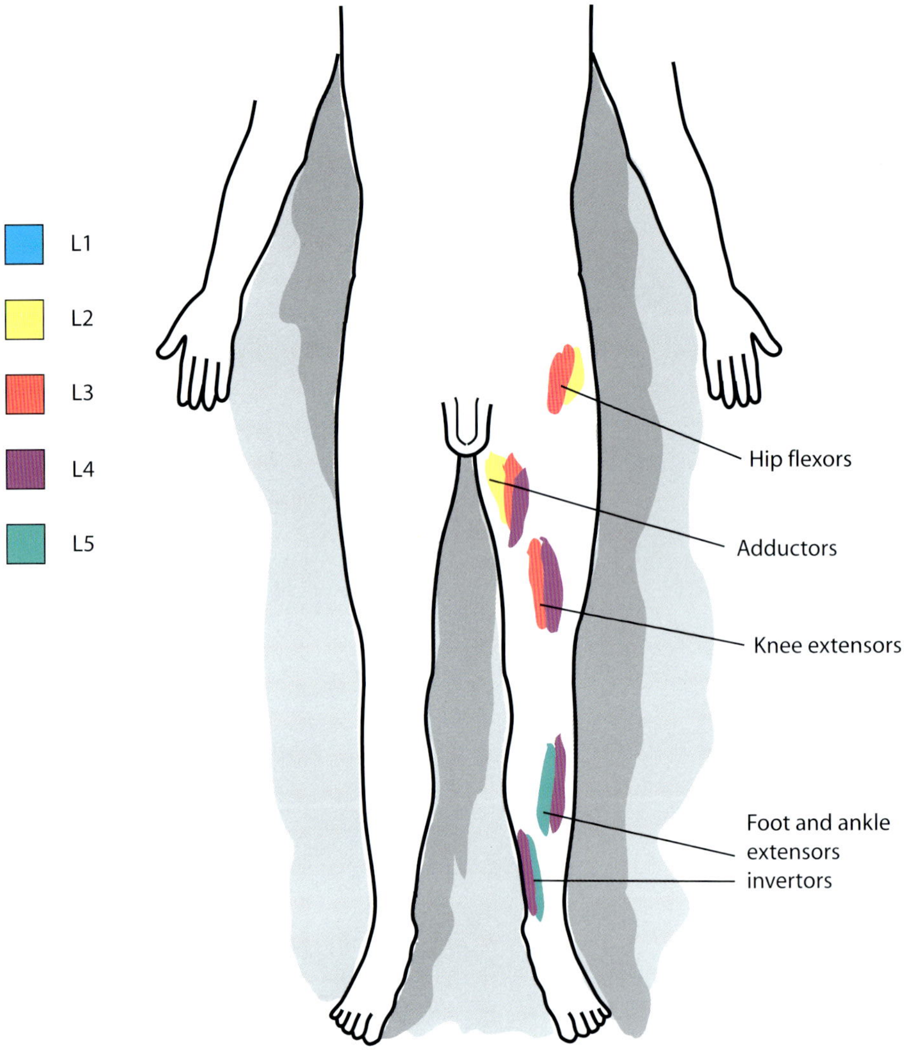

■ 그림 112-2. 근분절(Myotome)

반사 양상에 따라 이상이 있는 분절을 평가할 수 있다.

그림 112-1은 통증이 있는 환자에서 이상 분절을 평가하기 위한 피부분절 챠트이다. 일반적으로 원위부 근육보다는 근위부 근육에서, 등쪽근육보다는 앞쪽근육이 상부 요추 분절에 의해 지배된다. 그림 112-2는 근력약화와 관련된 해당 요추신경의 근분절(myotome) 모식도이다. 국소부위의 근육이나 관절 통증을 호소하는 경우에 통증은 원인은 통증부위가 아닌 그 부위를 지배하는 요추신경인 경우가 있음을 알고 있어야 한다.

임상의가 또 알고 있어야 하는 것은, 만일 관절이나 건 부착부위 같은 심부 조직에서 통증을 느끼는 경우에는 비교적 일관되게 분포하는 피부분절(dermatome)이나 근육분절(myotome)이 아닌 다른 분포로 통증이 존재함을 알고 있어야 한다. 즉 이런 경우에는 그림 112-3과 같은 또 다른 신경분포인 골분절(sclerotome)에 따라 통증원인을 평가해야 한다. 골분절에 의해 나타난 이상분절의 레벨은 피부분절이나 근육분절 평가에 의해 나타난 이상 분절 레벨보다는 대개 몇 레벨 높거나 낮은 부위이다.

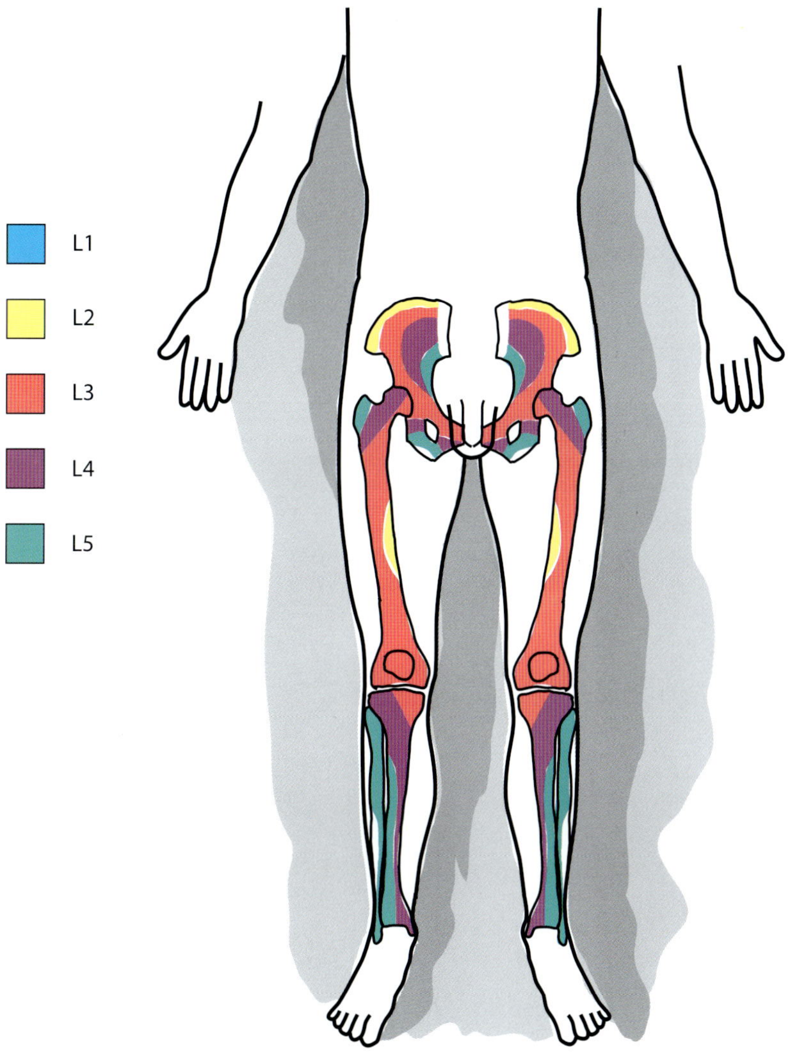

■ 그림 112-3. 골분절(sclerotome)

CHAPTER

113 L4 신경진단

The L4 Neurologic Level

특정 요수나 요추신경의 이상을 진찰을 통해 진단하는 근거는 해당 레벨의 이상이 존재하는 경우에는 비교적 일정한 패턴으로 기능장애, 감각이상, 통증이 나타난다는 것이다. 완전한 것은 아니지만 하지의 해당 신경분포를 고려하면 환자가 호소하는 이상의 평가를 좀 더 정확하게 빠른 시간에 할 수 있다. 여기에 MRI 소견에서 얻은 신경해부학적 이상, 근전도에서 확인된 신경생리학적인 이상소견을 종합하면 환자가 호소하는 증상의 병변 레벨이 어디인지 보다 정확한 진단이 가능하다.

L4 피부분절(dermatome)의 검사는 엄지발가락의 내측에서의 감각검사로 가장 정확히 수행할 수 있다(그림 113-1). 이 해부학적 부위에서 감각이 감소하면 종양 같은 척수내병변이나 마미(cauda equine) 병변, 디스크탈출 등에 의한 L4 신경근 이상, 혹은 충돌(impingement)에 의한 말초신경인 심부비골신경(deep peroneal nerve)의 병변이 흔한 원인들이다. 이를 감별하려면 근력검사, 건반사 변화, 영상학적 검사나 근전도 검사가 도움이 된다.

L4 근육분절(myotome) 검사는 전경골근(anterior tibialis) 검사로 가장 정확하다. 이 근육의 대부분을 지배하는 신경은 L4이며 일부 L5가 지배하기 때문이다. 대부분의 환자에서 발의 내번(inversion) 운동은 L4의 기능이므로 근력검사는 다음과 같은 방법으로 시행한다; 무릎을 90도로 구부리고 앉은 자세에서 다리는 진찰 테이블 밖으로 늘어뜨리도록 한다. 이 자세에서 발을 내번시키도록 하면서 검사자는 저항을 준다(그림 113-2).

심부 슬개건반사는 L4 신경에 의해 이루어진다. 무릎을 90도로 구부리고 앉은 자세에서 다리는 진찰 테이블

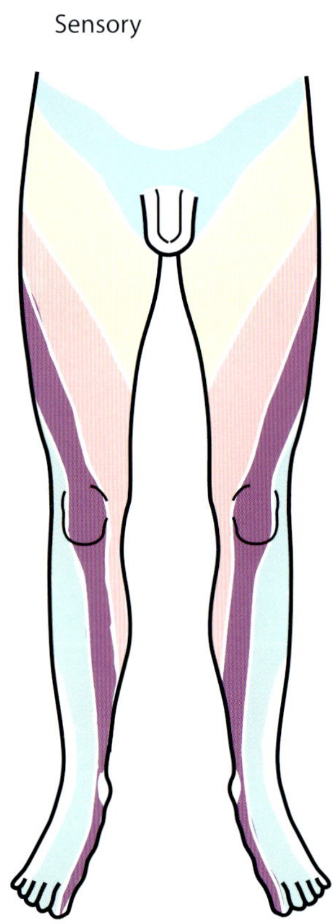

■ 그림 113-1. L4 피부분절의 분포

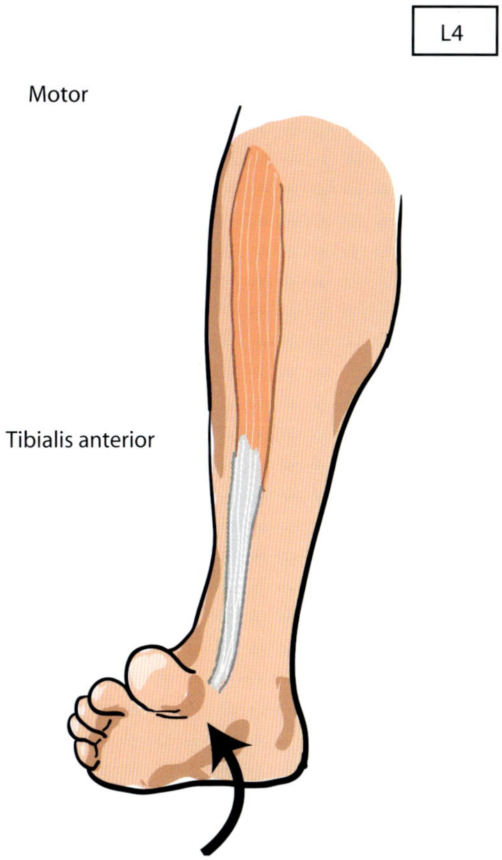

■ 그림 113-2. L4 근육분절의 통합 검사

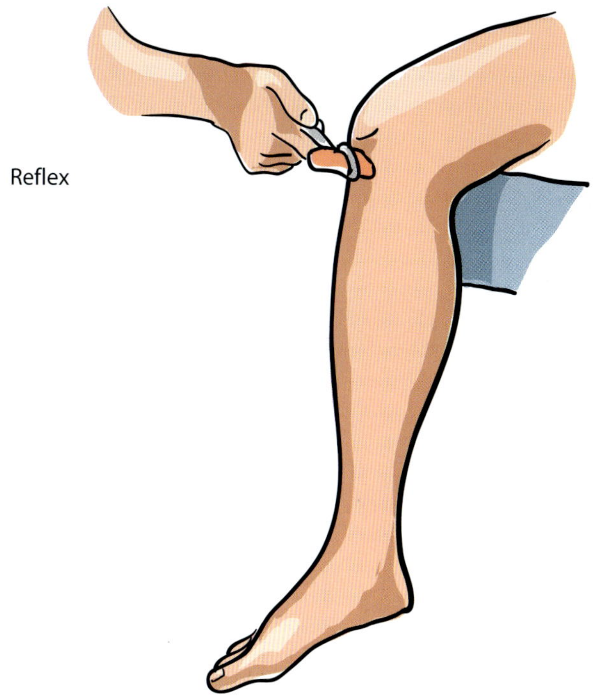

■ 그림 113-3. 슬개 심부건반사

밖으로 늘어뜨리도록 한다. 이 자세에서 햄머로 슬개건의 하방부위를 톡 치면서 그 반응으로 등급을 정한다(그림 113-3). 건반사가 소실되거나 감소하면 L4 분절의 이상, 반면에 항진되면 척수내 병변을 시사한다.

CHAPTER

114 L5 신경진단

The L5 Neurologic Level

L5 피부분절(dermatome)의 검사는 발등에서의 감각 검사로 가장 정확히 수행할 수 있다(그림 114-1). 이 해부학적 부위에서 감각이 감소하면 척수내병변이나 마미(cauda equine) 병변, 디스크탈출 등에 의한 L5 신경근 이상, 혹은 말초신경인 심부비골신경(deep peroneal nerve)의 병변이 흔한 원인들이다. 이를 감별하려면 근력검사, 건반사 변화, 영상학적 검사나 근전도 검사가 도움이 된다. 척수내병변, 디스크탈출 등에 의한 C6 신경근 이상, 혹은 말초신경인 액와신경의 병변이 흔한 원인들이다. 이를 감별하려면 근력검사, 건반사 변화, 영상학적 검사나 근전도 검사가 도움이 된다.

L5 근육분절(myotome) 검사는 긴발가락폄근(extensor digitorum longus) 검사가 가장 정확하다. 이 근육의 대부분을 지배하는 신경은 L5이며, 엄지발가락을 펴는 기능을 한다. 근력검사는 다음과 같은 방법으로 시행한다; 무릎을 90도로 구부리고 앉은 자세에서 다리는 진찰 테이블 밖으로 늘어뜨리도록 한다. 이 자세에서 저항을 주면서 가운데 발가락을 펴보도록 한다(그림 114-2). L5 요추분절을 평가하는데 유용한 심부건반사 검사는 없다.

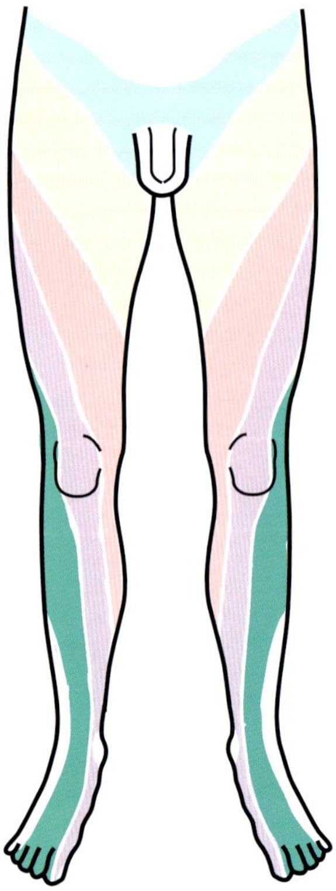

■ 그림 114-1. L5 피부분절의 분포

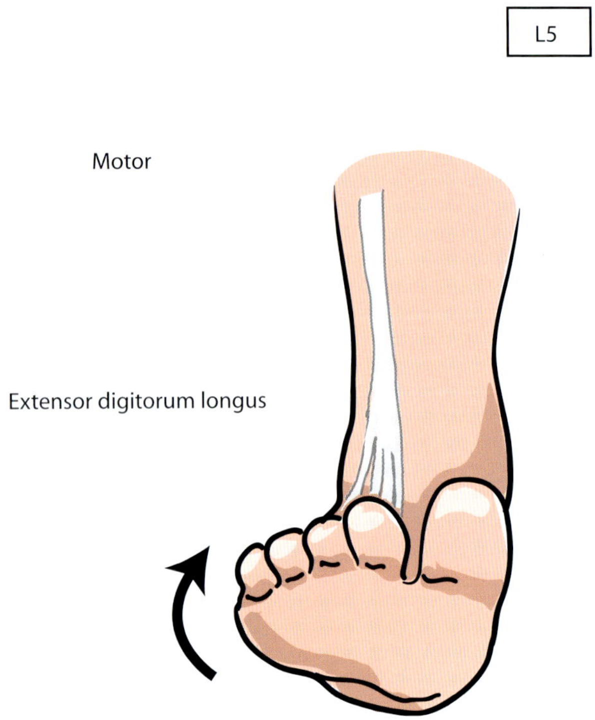

■ 그림 114-2. L5 근육분절의 통합 검사

CHAPTER

S1 신경진단 115

The S1 Neurologic Level

S1 피부분절(dermatome)의 검사는 새끼발가락의 외측에서의 감각검사로 가장 정확히 수행할 수 있다(그림 115-1). 이 해부학적 부위에서 감각이 감소하면 종양 같은 척수내병변이나 마미(cauda equine) 병변, 디스크탈출 등에 의한 S1 신경근 이상, 혹은 말초신경인 경골신경(tibial nerve)의 병변이 흔한 원인들이다. 이를 감별하려면 근력검사, 건반사 변화, 영상학적 검사나 근전도 검사가 도움이 된다.

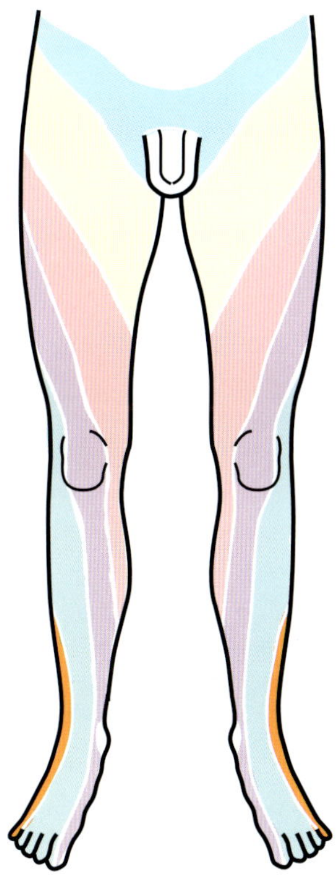

■ 그림 115-1. S1 피부분절의 분포

S1 근육분절(myotome) 검사는 짧고 긴 비골근(peroneus longus and brevis) 검사가 가장 정확하다. 짧은 비골근의 대부분이 S1의 지배를 받으며 일부는 L5가 지배하고, 긴비골근은 L5와 S1이 지배한다. 대부분의 환자에서 발의 외번(eversion) 운동은 S1의 기능이므로 근력검사는 다음과 같은 방법으로 시행한다; 무릎을 90도로 구부리고 앉은 자세에서 다리는 진찰 테이블 밖으로 늘어뜨리도록 한다. 이 자세에서 발을 외번시키도록 하면서 검사자는 저항을 준다(그림 115-2).

심부 아킬레스 건반사는 S1 신경에 의해 이루어진다. 무릎을 90도로 구부리고 앉은 자세에서 다리는 진찰 테이블 밖으로 늘어뜨리도록 한다. 이 자세에서 햄머로 아킬레스건 부위를 톡 치면서 그 반응으로 등급을 정한다(그림 115-3). 건반사가 소실되거나 감소하면 S1 분절의 이상, 반면에 항진되면 척수내 병변을 시사한다.

S1

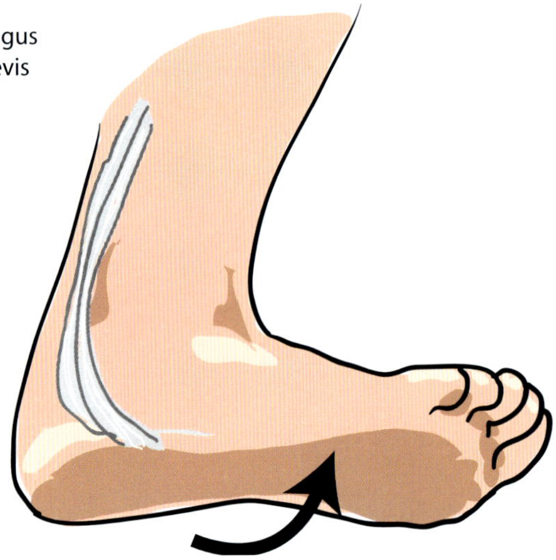

■ **그림 115-2.** S1 근육분절의 통합 검사

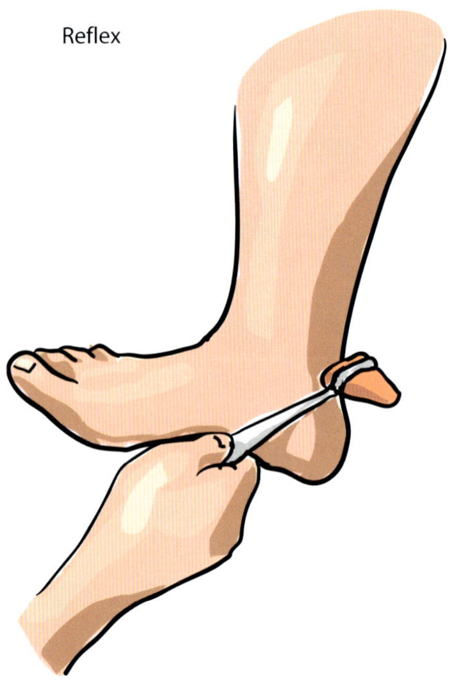

■ **그림 115-3.** 아킬레스건 심부건반사

CHAPTER 116

요추신경근 자극에 대한 하지직거상검사

The Lasegue Straight Leg Raising Test for Lumbar Root Irritation

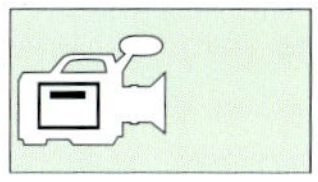

좌골신경을 구성하는 요추신경간(lumbar nerve trunk)을 스트레칭시키면 건강인에서는 통증이 없지만, 자극(irritation)이 되거나 포획(entrapped)이 있는 신경에서는 통증이 유발됨이 검사의 기본 원리이다. 많은 임상의들이 믿고 있는 것처럼 이 검사가 추간판탈출증에 대한 진단검사는 아니지만, 하지직거상 검사는 요추신경의 자극이나 포획이 존재하는 경우에는 일관되게 양성을 보인다. 또한 본 검사는 근전도 소견이나 요추, 요추신경통에 대한 MRI 소견과 일치도가 높은 편이다. 검사 자체가 쉽고 검사자간에 이상소견의 일치도가 높으므로, 하지로 방사되는 요통환자의 진찰시 젤 먼저 시작하기에 적합하다.

진찰 테이블에 바로 누워서 정상쪽 다리의 무릎을 45도 구부리고 병변쪽 다리는 쭉 편다(그림 116-1). 병변쪽 다리의 발목을 90도 구부리게 하고, 검사자는 병변쪽 다리를 무릎은 쭉 편 상태를 유지하면서 서서히 천장을 향해 들어올린다(그림 116-2). 이때 환자가 평상시 불편한 증상과 유사하게 하지쪽으로 통증과 이상감각이 재현되면 양성이다. 그리고 추가로 MRI나 근전도 검사를 고려할 수 있다. 다른 확인 검사로 앉은 자세에서의 하지직거상검사, Naffziger 검사, Flip 검사, buckling 슬검사, Spurling 검사, Bragard 검사, Ely 검사, Fajersztajn 검사(제 117-224장) 등이 있다.

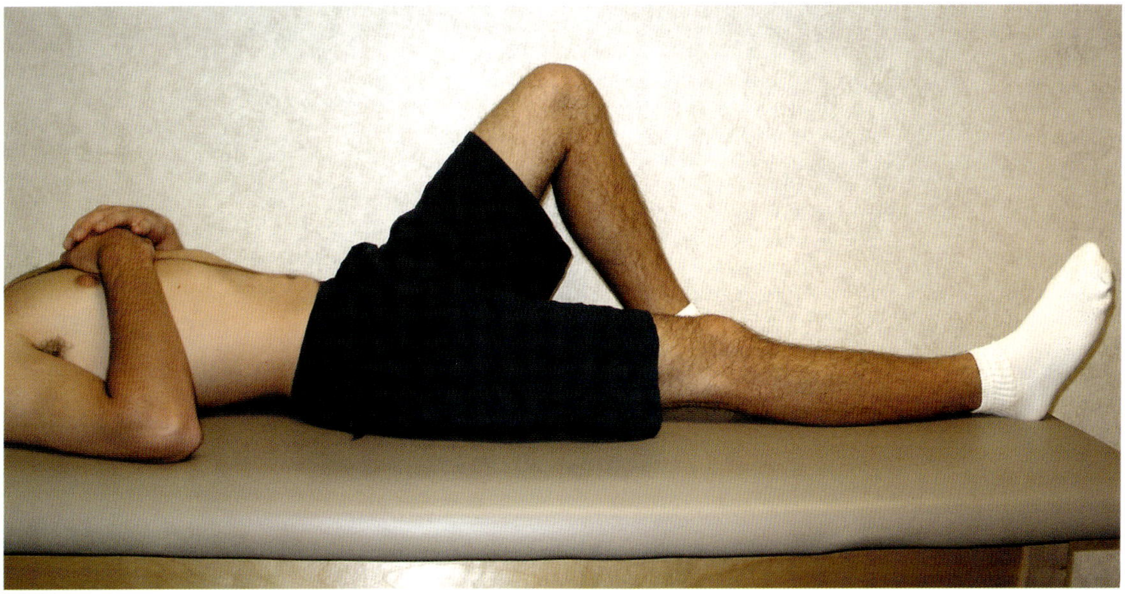

■ 그림 116-1. 하지직거상검사: 바로 누워서 정상쪽 다리의 무릎을 45도 구부리고 병변쪽 다리는 쭉 편다

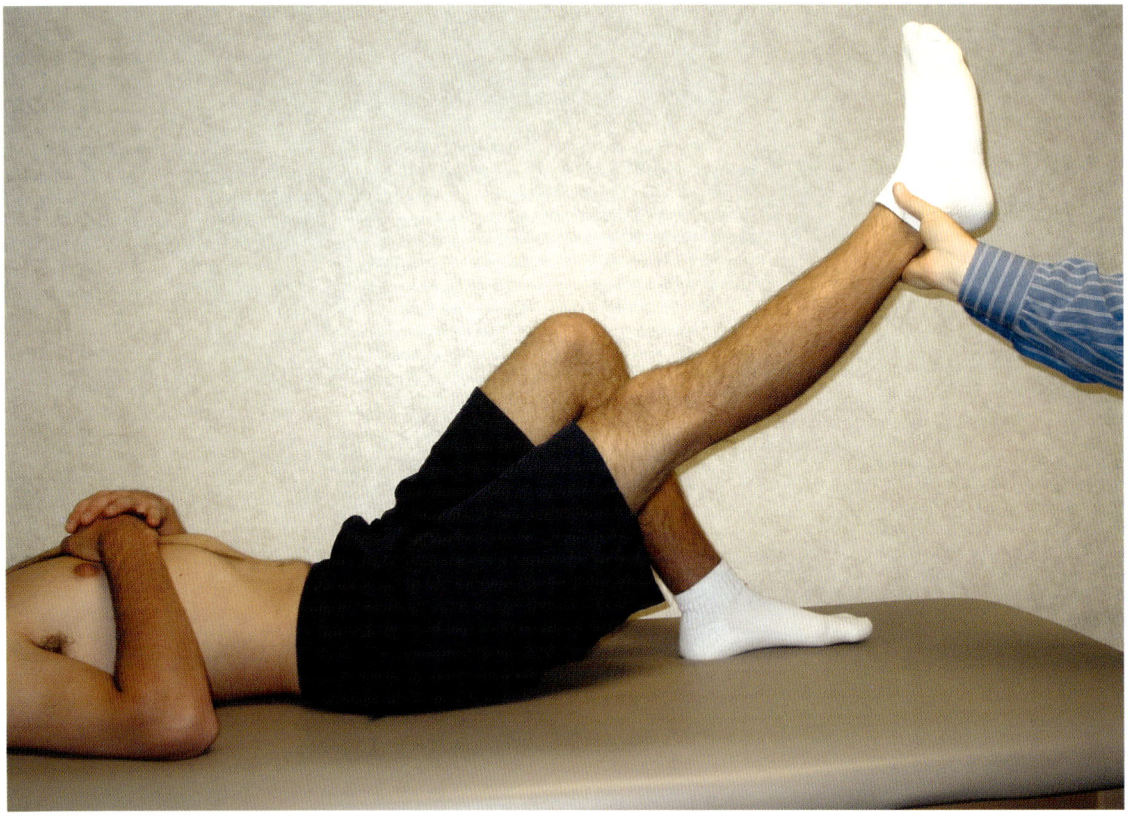

■ 그림 116-2. 병변쪽 다리의 발목을 90도 구부리게 하고, 검사자는 병변쪽 다리를 무릎은 쭉 편 상태를 유지하면서 서서히 천장을 향해 들어올린다.

CHAPTER 117

요추신경근 자극에 대한 앉은 자세에서의 하지직거상검사

The Sitting Straight Leg Raising Test for Lumbar Root Irritation

일부 임상의들은 클래식한 하지직거상 검사보다 앉은 자세에서 하는 직거상 검사가 더 정확하다고 믿고 있다.

등받이가 곧은 의자에 앉아서 정상쪽 다리의 발은 바닥에 댄다. 환자에게 신경근에 대한 스트레스 압력이 증가하도록 몸통을 약간 앞으로 구부리도록 하고(그림 117-1), 병변쪽 다리의 발목을 90도 구부리게 하여 검사자는 병변쪽 다리를 무릎은 쭉 편 상태를 유지하면서 서서히 천장을 향해 들어올린다(그림 117-2). 이때 환자가 평상시 불편한 증상과 유사하게 하지쪽으로 통증과 이상감각이 재현되면 양성이다. 슬굽힘근(hamstring)이 긴장되면 의양성 검사가 될 수 있다. 검사 결과가 불확실하면 환자의 증상이 재현되는 다리의 상승각도를 측정해 둔다. 그리고서 병변쪽 하지를 테이블 밑으로 더 내리고서 반복하여 직거상 검사를 하되, 이전에 증상이 재현되던 직전 각도까지만 들어올리고 10초간 그대로 유지한 후에 발을 배굴곡(dorsiflex)시킨다. 이때 증상이 나타나면 양성이며, 추가로 MRI나 근전도 검사를 고려할 수 있다. 다른 확인 검사로 전형적인 Lasegue 하지직거상 검사, Naffziger 검사 등이 있다.

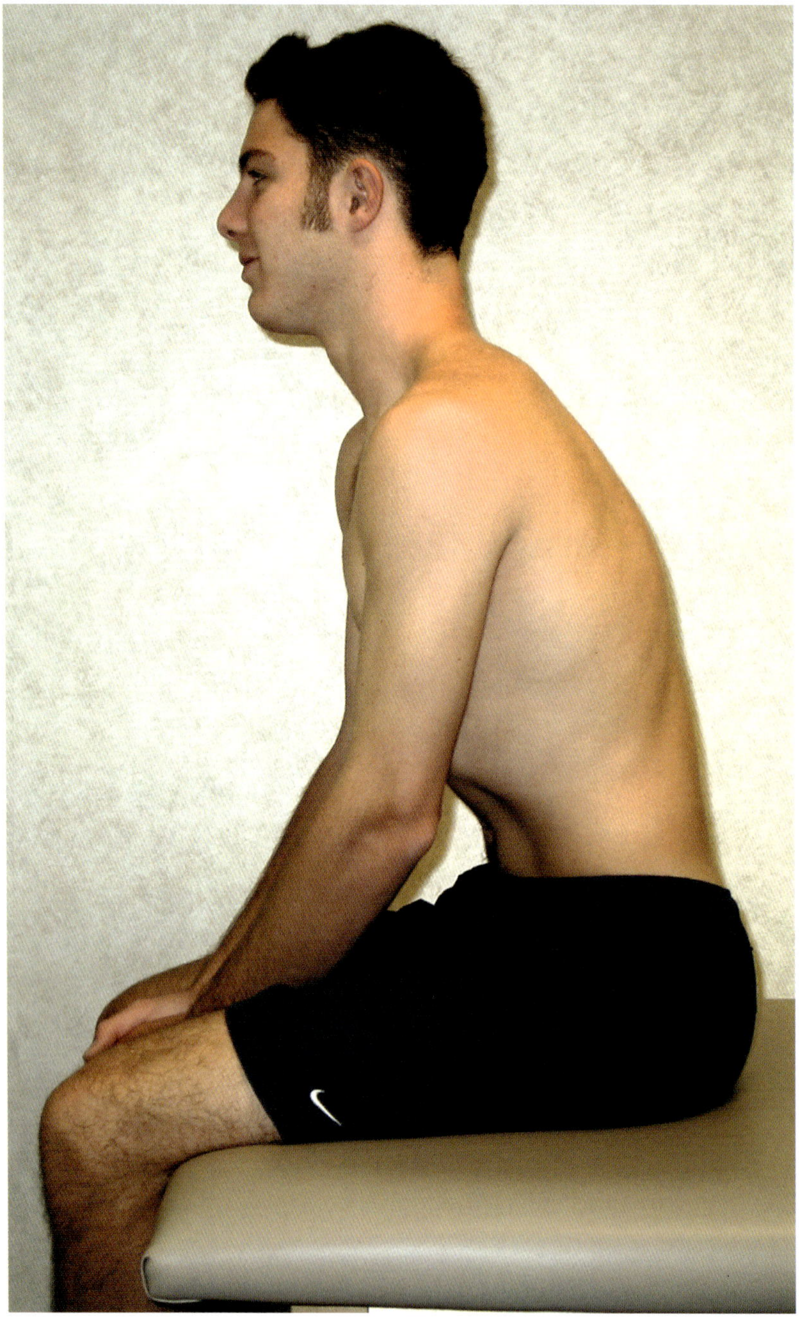

■ 그림 117-1. 앉은 자세에서 하지직거상 검사: 의자에 앉아서 정상쪽 다리의 발은 바닥에 댄다. 환자에게 신경근에 대한 스트레스 압력이 증가하도록 몸통을 약간 앞으로 구부리도록 한다.

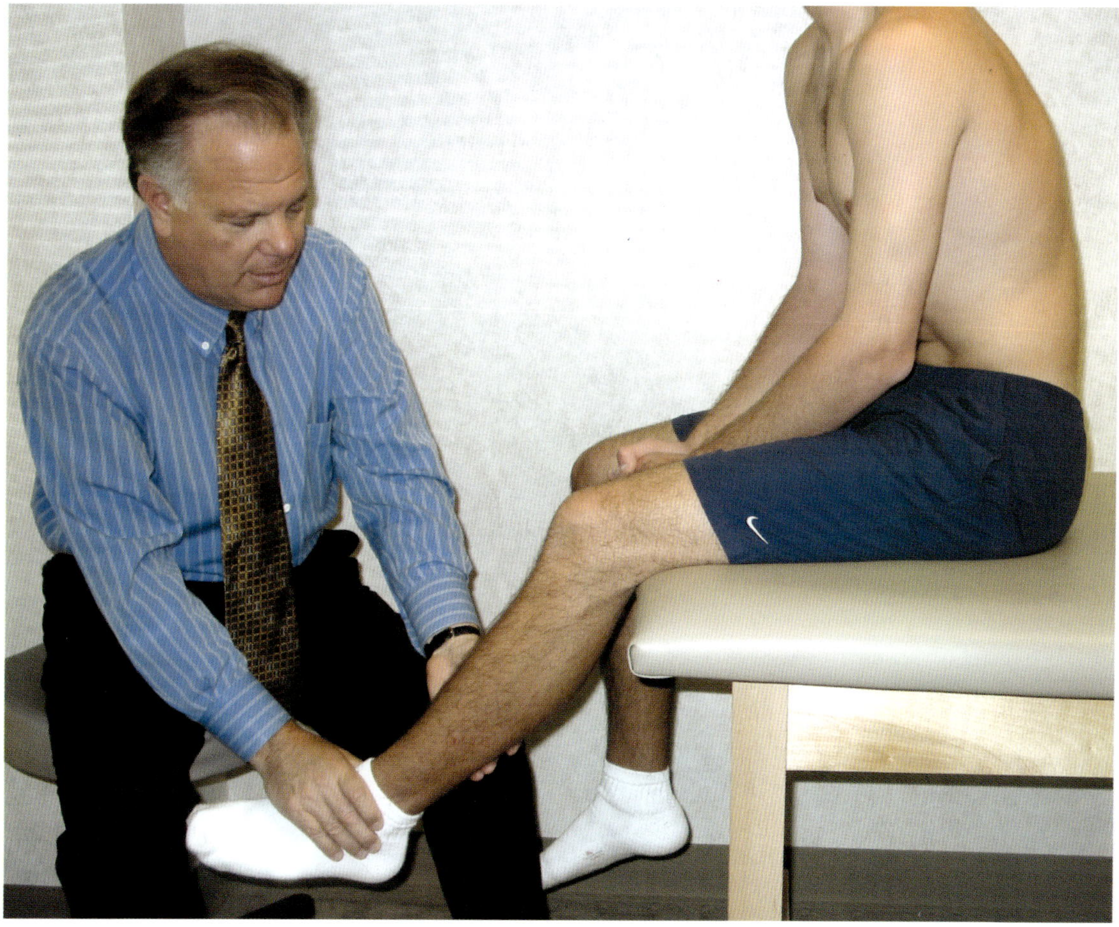

■ 그림 117-2. 병변쪽 다리의 발목을 90도 구부리게 하여 검사자는 병변쪽 다리를 무릎은 쭉 편 상태를 유지하면서 서서히 천장을 향해 들어올린다

CHAPTER

118 Lasegue 하지직거상 검사 결과가 모호할 때 Naffziger 경정맥 압박검사

The Naffziger Jugular Compression Test for an Equivocal Lasegue Straight Leg Raising Test

Lasegue 하지직거상 검사는 요추신경 자극 존배에 대한 표준검사이며 요추신경의 자극이나 포획이 존재하는 경우에는 일관되게 양성을 보인다. 또한 본 검사는 근전도 소견이나 요추, 요추신경통에 대한 MRI 소견과 일치도가 높은 편이다. 검사 자체가 쉽고 검사자간에 이상소견의 일치도가 높으므로, 하지로 방사되는 요통환자의 진찰시 제일 먼저 시작하기에 적합하다. 하지만 불행하게도 가끔 검사결과가 애매하게 나온다. 이런 경우에는 앉은 자세에서 직거상 검사를 하거나(제 117장), Naffziger 경정맥 압박검사를 한다.

진찰 테이블에 바로 누워서 정상쪽 다리의 무릎을 45도 구부리고 병변쪽 다리는 쭉 편다(그림 116-1). 병변쪽 다리의 발목을 90도 구부리게 하고, 검사자는 병변쪽 다리를 무릎은 쭉 편 상태를 유지하면서 서서히 천장을 향해 들어올린다(그림 116-2). 이 상태에서 검사결과가 애매하면 검사 보조자에게 환자의 양쪽 경정맥을 압박하도록 하여, 척추정맥총의 확장으로 인한 척추내 압력이 증가되도록 한다(그림 118-1). 15초 내에 환자가 평상시 불편한 증상과 유사하게 하지쪽으로 통증과 이상감각이 재현되면 양성이다.

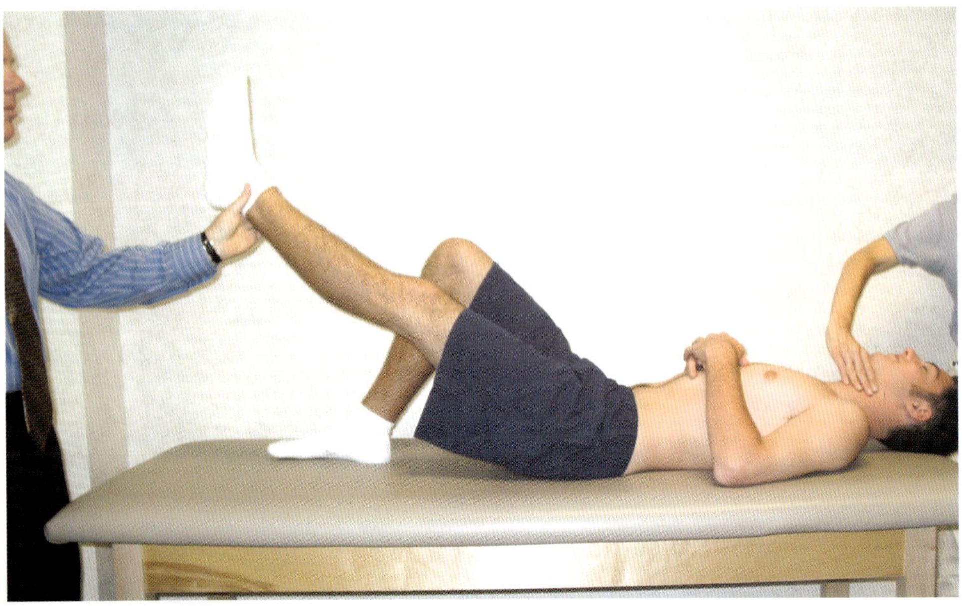

■ 그림 118-1. Naffziger 경정맥 압박검사

CHAPTER 119

요추신경근 자극에 대한 Flip 검사

The Flip Test for Lumbar Nerve Root Irritation

하지로 방사되는 요통 환자에서 추가로 할 수 있는 검사이며, 하지직거상 검사 결과의 재확인시 유용하다. 환자에게 진찰 테이블 모서리를 양손으로 쥐고 양 다리가 흔들거리도록 편하게 앉게 하고, "무릎이 아프지 않는냐?" 하고 물으면서 환자의 주의를 다른데로 돌린다(그림 119-1). 이 자세에서 환자의 발을 들어 올리면서 무릎은 쭉 펴지게 한다. 이때에 요추신경 자극이나 포획이 존재하는 경우에는 신경에 가해지는 긴장을 줄이기 위하여 갑자기 휙 몸통을 뒤로 움직인다(그림 119-2). 검사시에는 환자의 머리가 뒤쪽 벽에 부딪치지 않도록 주의한다.

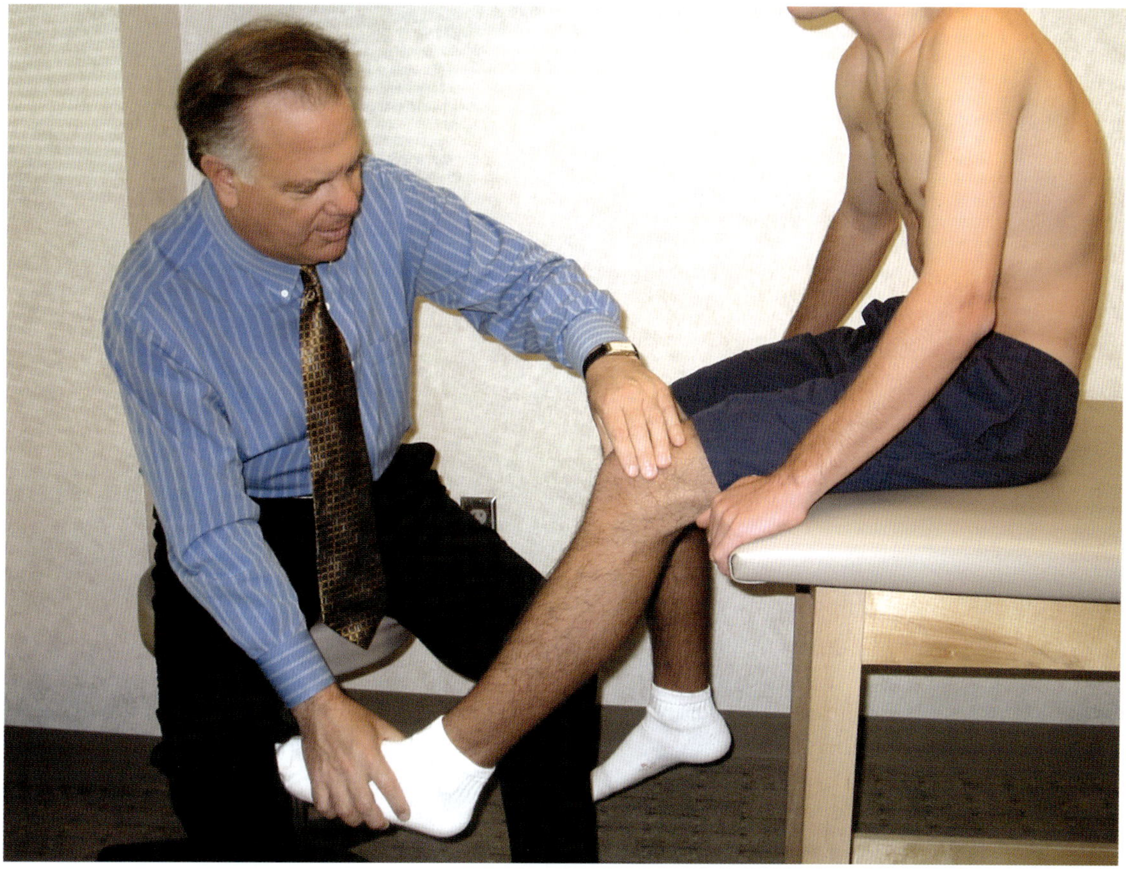

■ 그림 119-1. 요추신경 자극에 대한 Flip 검사

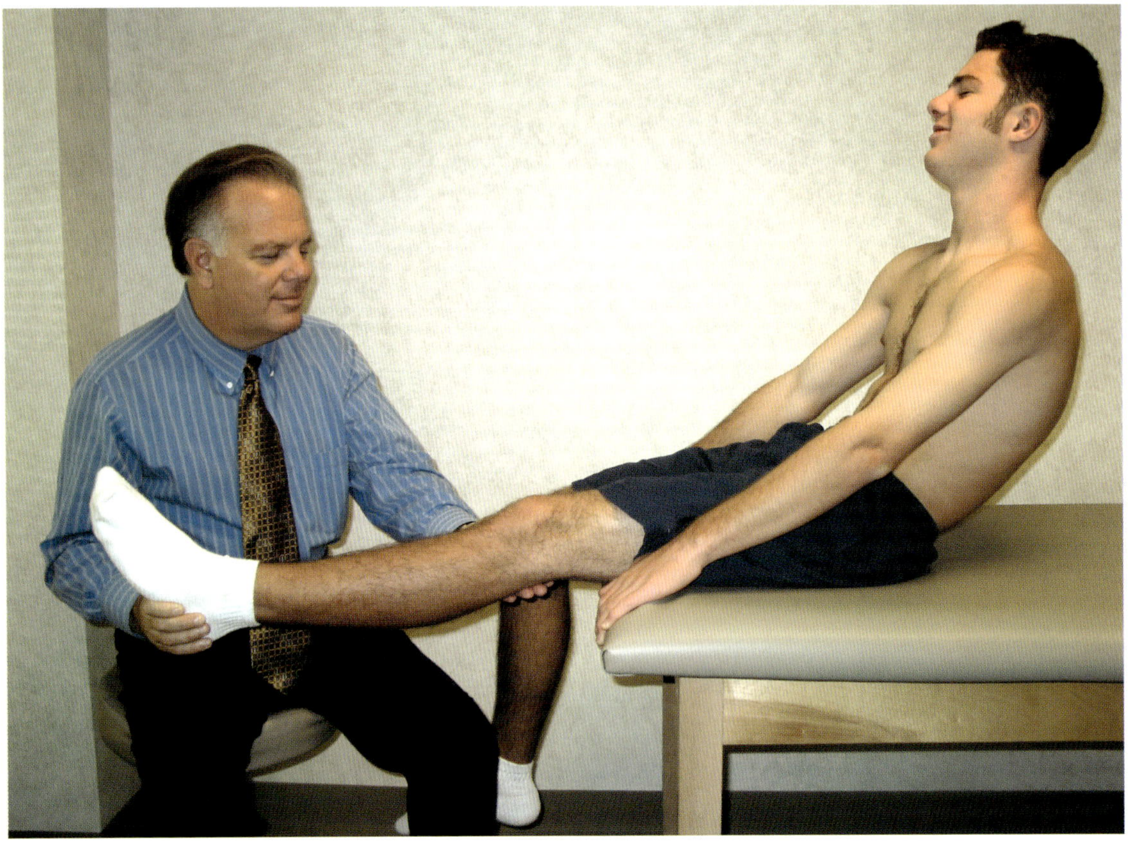

■ 그림 119-2. 요추신경 자극이나 포획이 존재하는 경우에는 신경에 가해지는 긴장을 줄이기 위하여 갑자기 휙 몸통을 뒤로 움직인다("flip").

CHAPTER 120

요추신경근 자극에 대한 Buckling Knee 검사

The Buckling Knee Test for Lumbar Nerve Root Irritation

진찰 테이블에 바로 누워서 정상쪽 다리의 무릎을 45도 구부리고 병변쪽 다리는 쭉 편다(그림 116-1). 병변쪽 다리의 발목을 90도 구부리게 하고, 검사자는 병변쪽 다리를 무릎은 쭉 편 상태를 유지하면서 서서히 천장을 향해 들어올린다(그림 120-1). 이때 환자가 평상시 불편한 증상과 유사하게 하지쪽으로 통증과 이상감각이 재현되면서 자극이나 포획이 존재하는 요추신경에 대한 압력을 줄이기 위하여 반사적으로 무릎을 뒤로 움츠리면 양성이다(그림 120-2). 그리고 추가로 MRI나 근전도 검사를 고려할 수 있다.

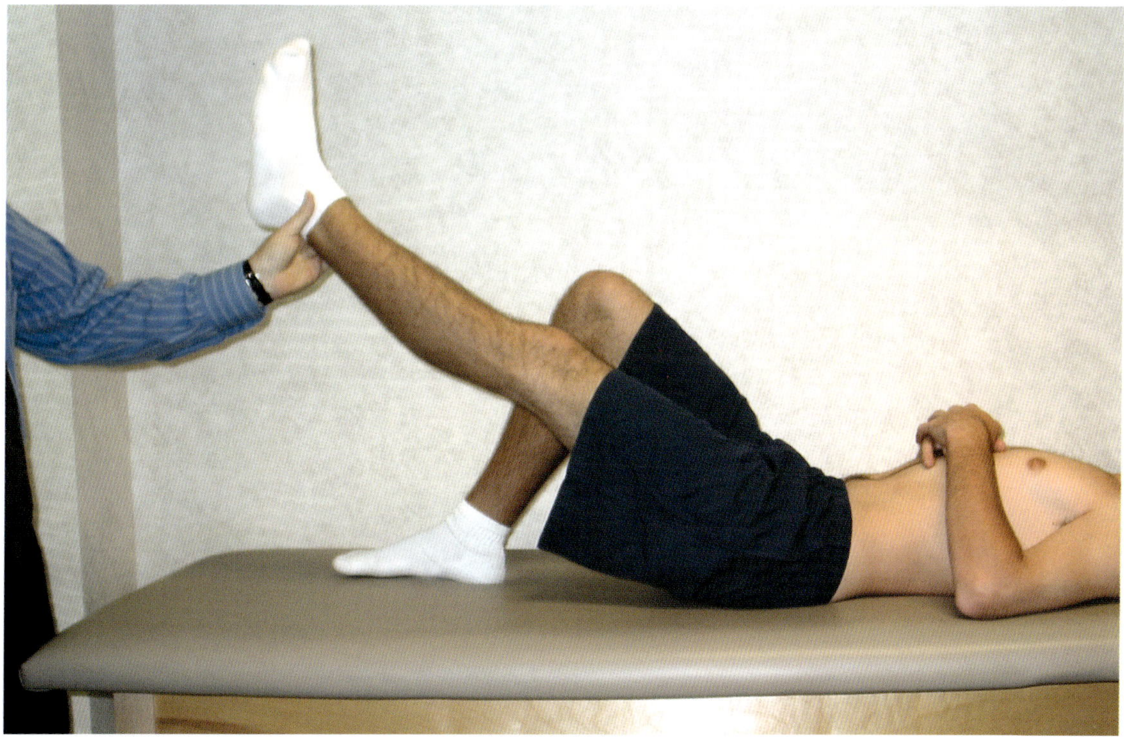

■ 그림 120-1. 요추신경근 자극에 대한 Buckling Knee 검사

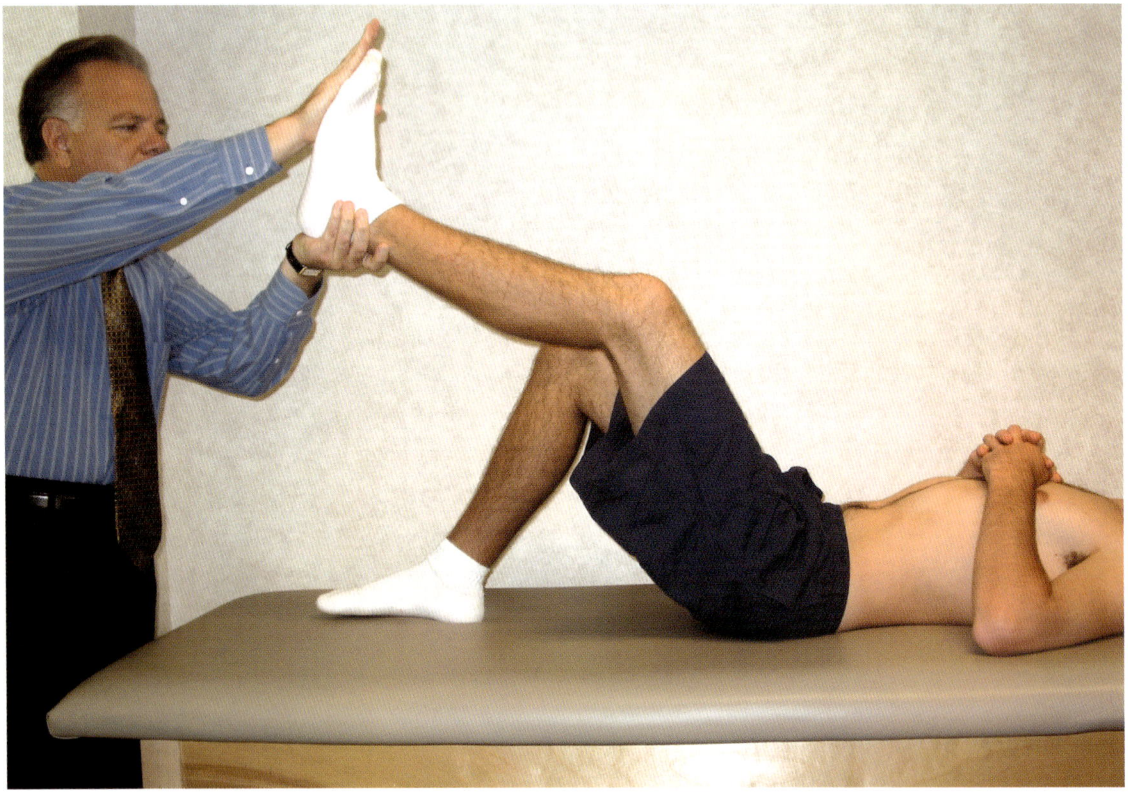

■ **그림 120-2.** 평상시 불편한 증상과 유사하게 하지쪽으로 통증과 이상감각이 재현되면서 자극이나 포획이 존재하는 요추 신경에 대한 압력을 줄이기 위하여 반사적으로 무릎을 뒤로 움츠리면 양성이다.

CHAPTER 121

요추신경근 자극에 대한 Spurling 검사

The Spurling Test for Lumbar Nerve Root Irritation

진찰 테이블에 바로 누워서 정상쪽 다리의 무릎을 45도 구부리고 병변쪽 다리는 쭉 편다(그림 116-1). 병변쪽 다리의 발목을 90도 구부리게 하고, 검사자는 병변쪽 다리를 무릎은 쭉 편 상태를 유지하면서 서서히 천장을 향해 들어올린다(그림 120-1). 이때 환자가 평상시 불편한 증상과 유사하게 하지쪽으로 통증과 이상감각이 재현되면, 이때 검사자는 증상이 재현된 다리의 상승각도를 재고 증상이 가라 앉을 때까지 잠시 기다린다. 증상이 사라지면 처음 증상이 재현된 것보다 바로 아래 각도에서 발을 배굴곡시킨다(그림 121-1). 이때 증상이 다시 재현되면 양성이다. 이 검사를 약간 변형하여 발 대신 엄지발가락을 배굴곡시키는 검사가 Sicard 검사이다(그림 121-2). 양성시에는 추가로 MRI나 근전도 검사를 고려할 수 있다.

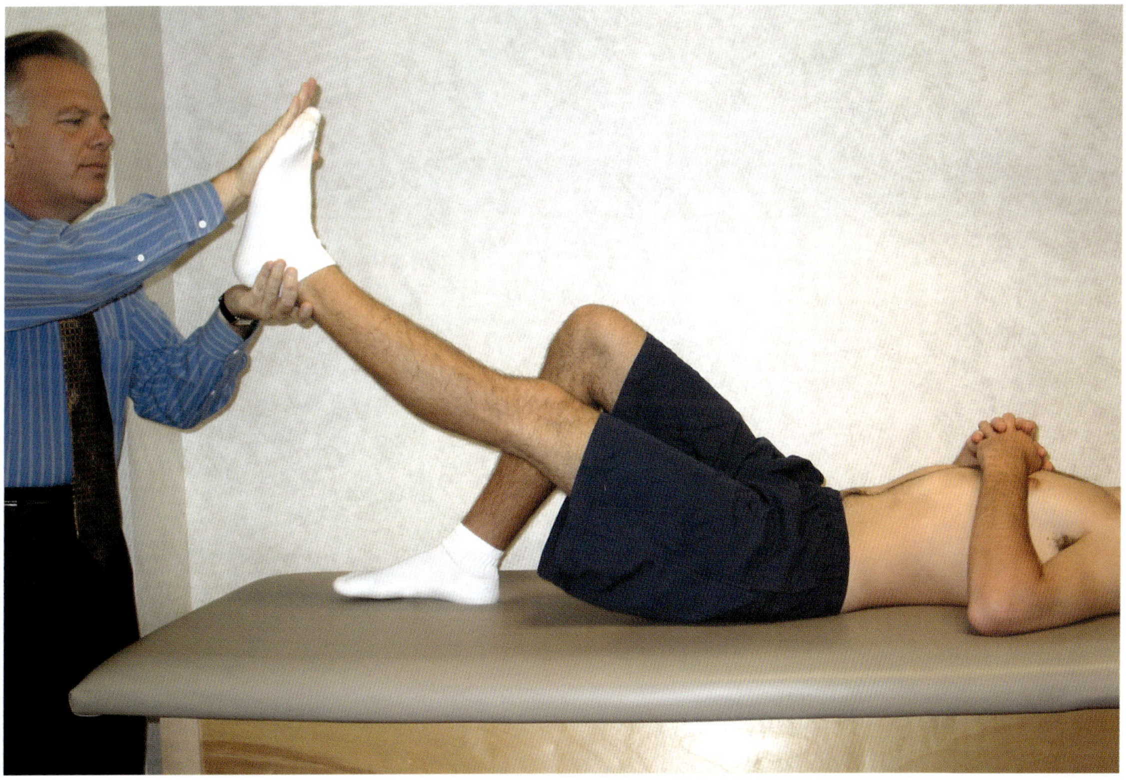

■ 그림 121-1. 요추신경근 자극에 대한 Spurling 검사

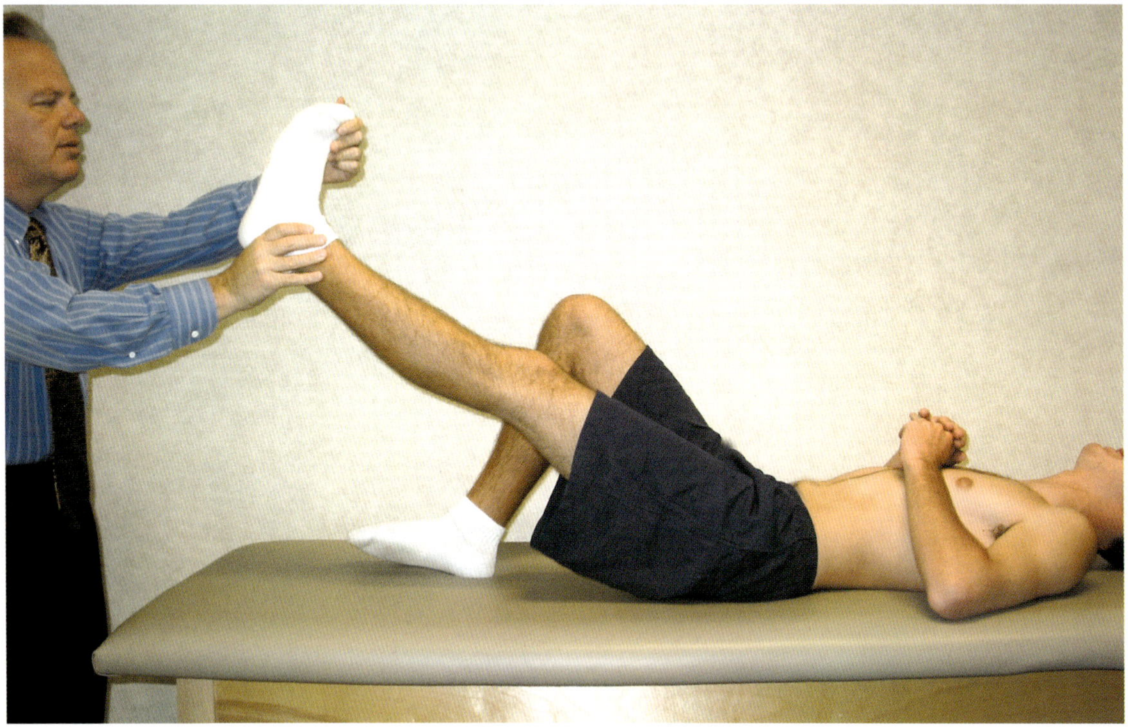

■ 그림 121-2. 요추신경근 자극에 대한 Sicard 검사

CHAPTER 122

요추신경근 자극에 대한 Bragard 검사

The Bragard Test for Lumbar Nerve Root Irritation

진찰 테이블에 바로 누워서 정상쪽 다리의 무릎을 45도 구부리고 발은 테이블에 닿도록 한다(그림 116-1). 병변쪽 다리의 무릎을 복부에 닿을때까지 구부린다(그림 122-1). 이 상태에서 다리를 다시 쭉 펴거나 혹은 증상이 재현될때까지 쭉 펴고(그림 122-2), 발을 배굴곡 시킨다(그림 122-3). 통증이 나타나면 양성이며 추가로 MRI나 근전도 검사를 고려할 수 있다.

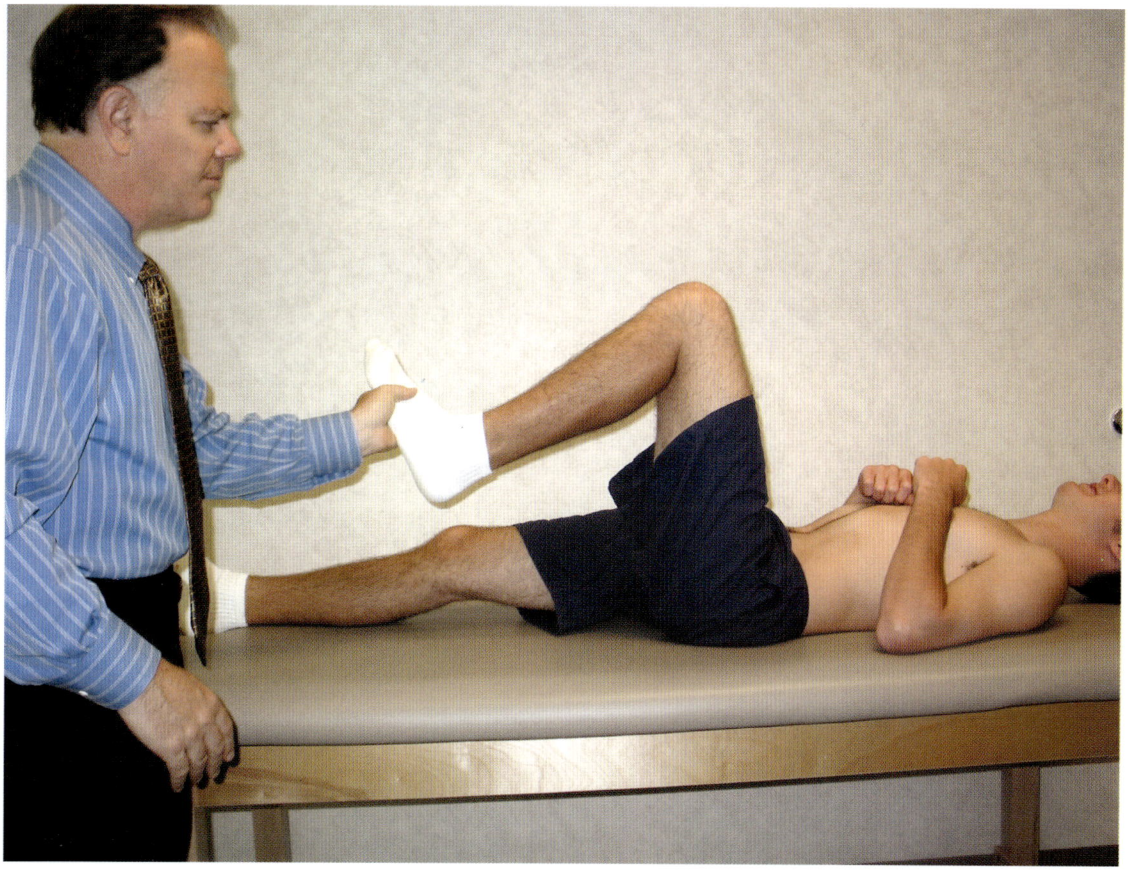

■ 그림 122-1. 병변쪽 다리를 복부에 닿을 때까지 구부린다.

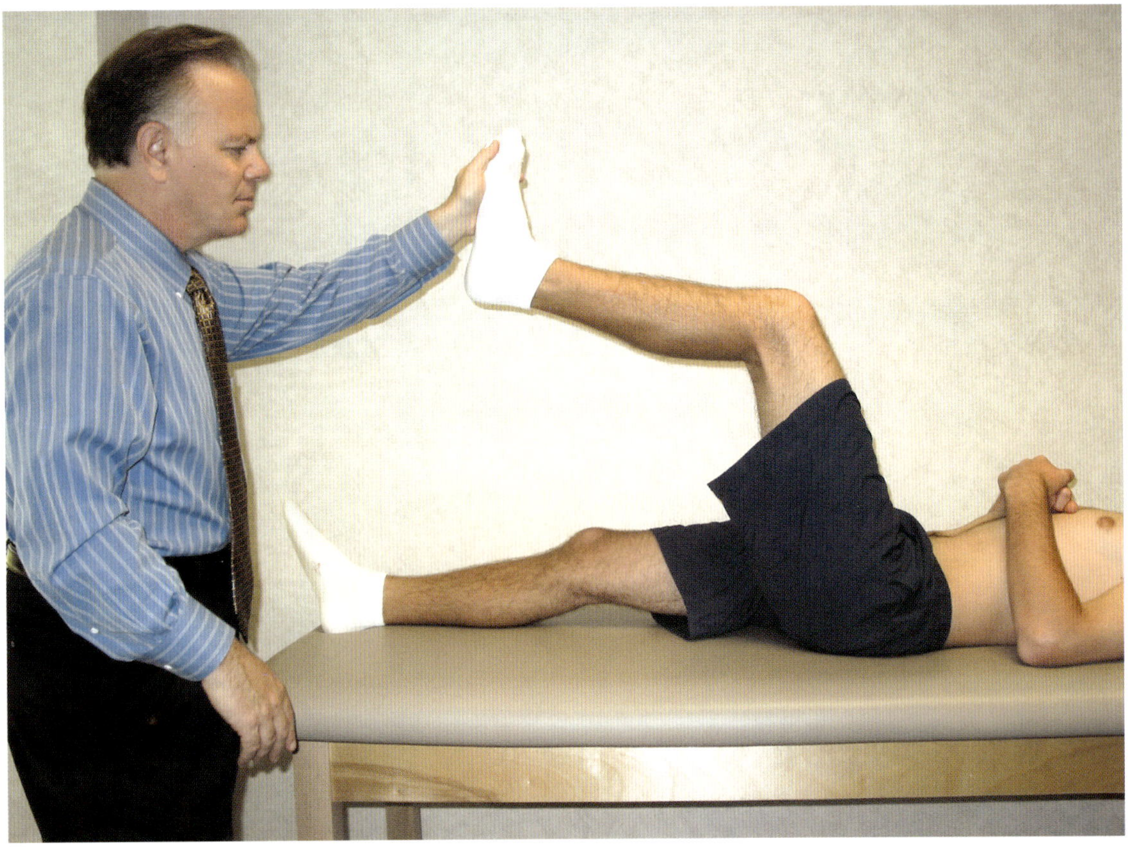

■ 그림 122-2. 다시 쭉 펴거나 혹은 증상이 재현될 때까지 쭉 편다.

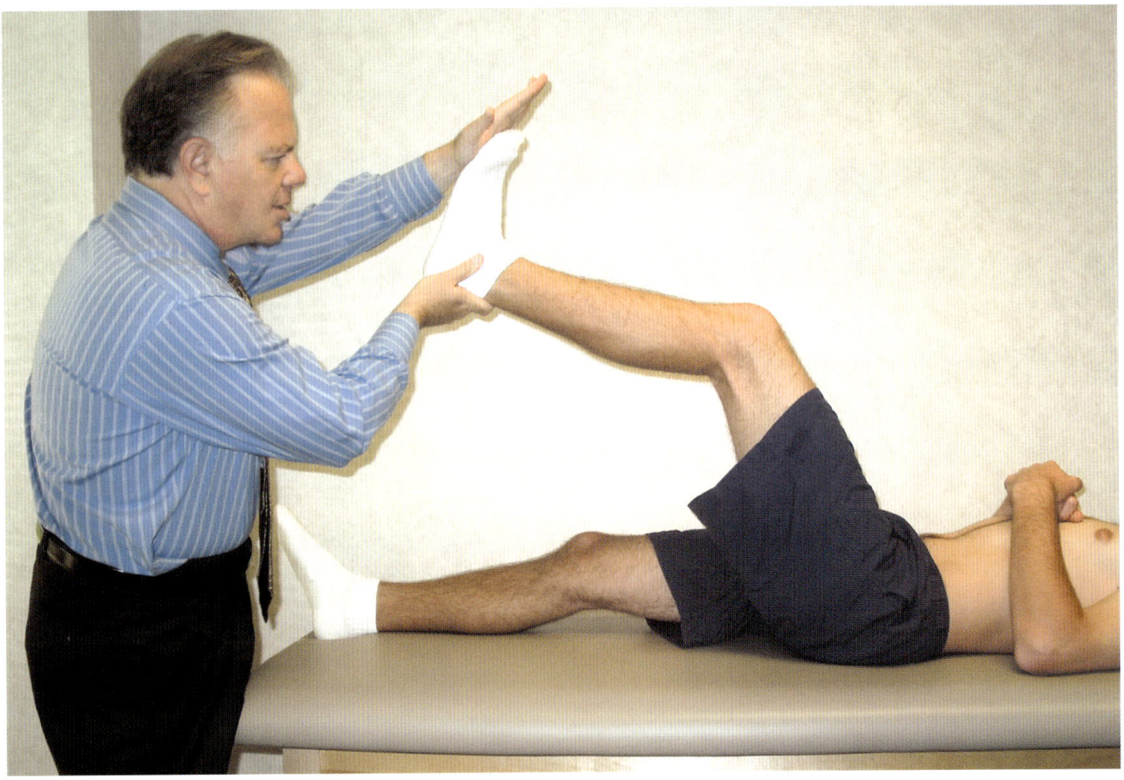

■ 그림 122-3. 이 자세에서 발을 배굴곡시킨다.

CHAPTER 123

요추신경근 자극에 대한 Ely 검사

The Ely Test for Lumbar Nerve Root Irritation

엎드린 자세에서 병변쪽 다리가 엉덩이에 닿도록 구부리게 하고(그림 123-1), 고개를 쳐들면서 가슴이 테이블에서 떨어지게 한다(그림 123-2). 통증이 나타나면 양성이며 추가로 MRI나 근전도 검사를 고려할 수 있다.

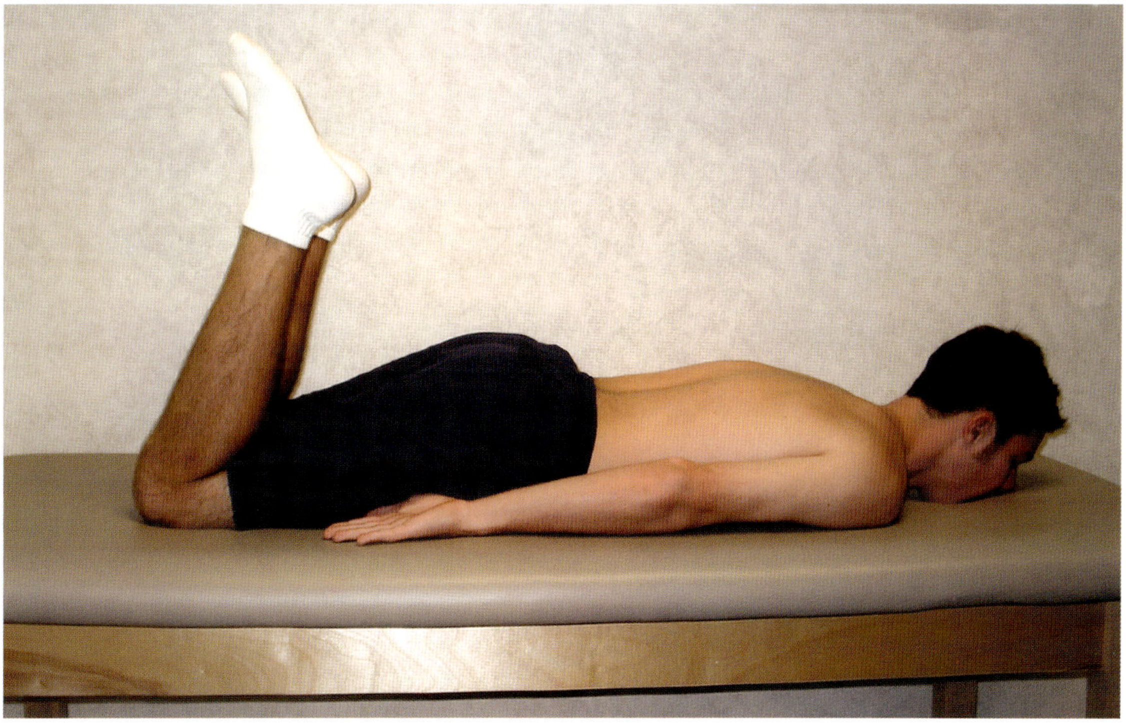

■ **그림 123-1.** 엎드린 자세에서 병변쪽 다리가 엉덩이에 닿도록 구부리게 한다.

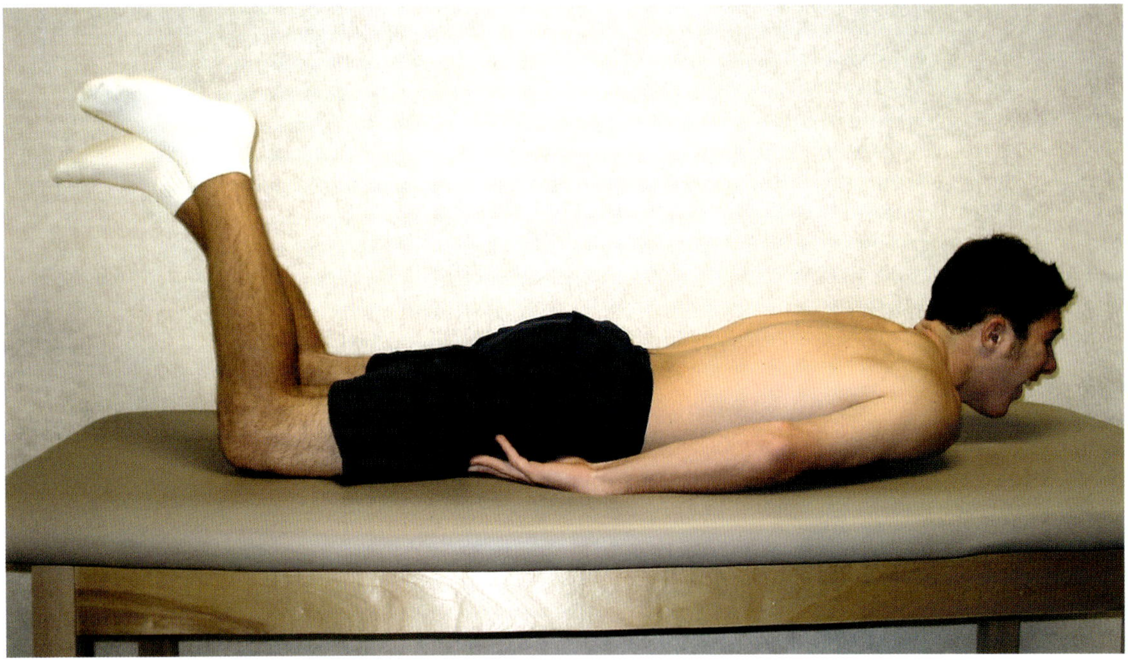

■ 그림 123-2. 고개를 쳐들면서 가슴이 테이블에서 떨어지게 한다.

CHAPTER 124

요추신경근 자극에 대한 Fajersztajn 검사

The Fajersztajn Test for Lumbar Nerve Root Irritation

진찰 테이블에 바로 누워서 병변쪽 다리의 무릎을 45도 구부리고 발을 테이블 바닥에 댄다(그림 124-1). 정상쪽 다리의 발목을 90도 구부리게 하고, 검사자는 정상쪽 다리를 무릎은 쭉 편 상태를 유지하면서 서서히 천장을 향해 들어올린다(그림 124-2). 이때 환자가 평상시 불편한 증상과 유사하게 하지쪽으로 통증과 이상감각이 재현되면 양성이다. 양성시에는 추가로 MRI나 근전도 검사를 고려할 수 있다.

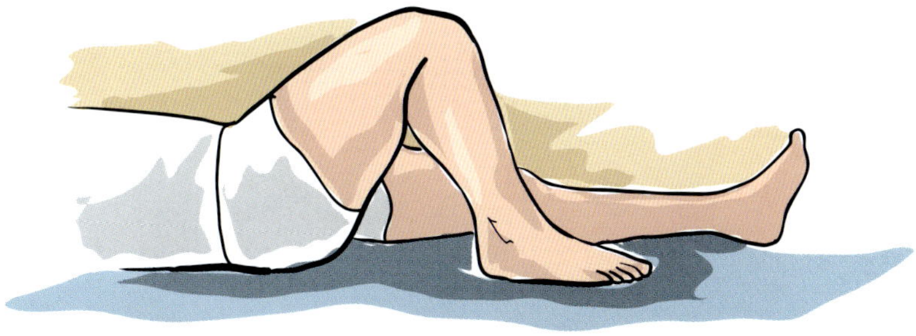

■ 그림 124-1. 환자의 검사 자세

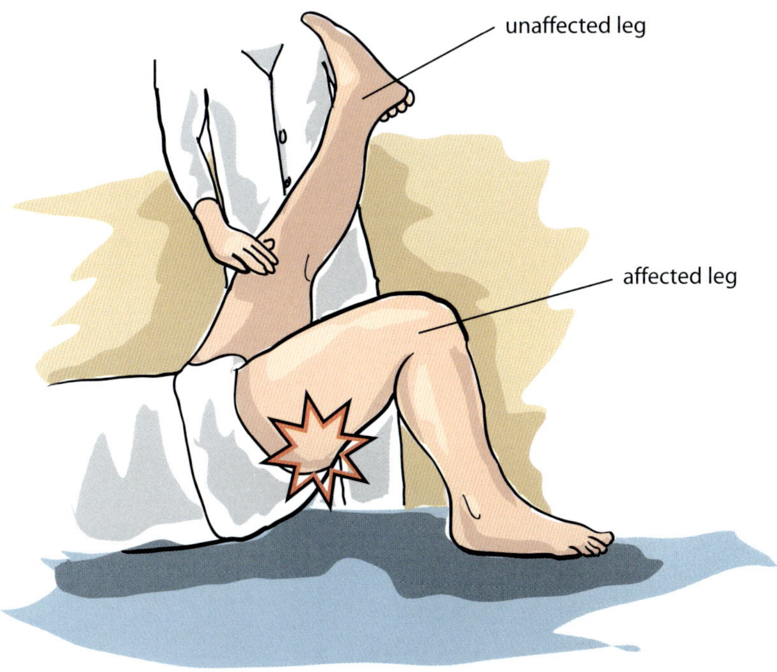

■ 그림 124-2. 정상쪽 다리의 무릎은 쭉 편채로 서서히 다리를 들어올린다.

CHAPTER

125 척추협착증에서 웅크린자세 검사

The Stoop Test for Spinal Stenosis

걷거나 달리기시에 소위 가성파행(pseudoclaudication) 또는 신경학적 파행이라고 불리우는 피로감, 근력약화, 경련, 저리거나 무감각 등의 복합증상이 척추협착증 환자에서 흔히 보이는 증상이다. 환자마다 이러한 증상이 나타나는 한계 보행거리가 있다. 일단 이런 한계 보행거리를 초과하면서부터는 증상이 지속되다가 환자는 구부정한 자세를 취하게 된다. 대개 체간은 앞으로 구부리고 무릎은 약간 구부린 소위 유인원 자세(simian posture)를 취하게 되는데, 이는 보행으로 인한 대사적 요구 증가를 충족을 못 시켜서 허혈이 된 신경근에 척추관을 넓혀 혈류가 증가되게 함으로써 증상을 완화하기 위함이다(그림 125-1). 이런 이유로 환자들은 허리가 앞으로 구부러지게 되는 계단 오르기시에는 보다 긴 거리를 보행할 수 있지만, 반대로 허리가 펴지게 되는 계단내려가기는 보행 가능 거리가 짧아진다.

검사 방법은 환자에게 보행 한계거리에 도달할 때까지 빠른 속도로 2~3분 걷게한 후 증상이 나타나면 30초간을 더 걷게 하고 등이 곧은 의자에 앉게 한다(그림 125-2A). 이 상태에서 다시 환자에게 등을 앞으로 구부려 앉게 한다(그림 125-2B). 이 때에 환자의 증상이 완화되면 양성이며 일단 척추협착증으로 추정 진단을 내리고, MRI나 CT 그리고 근전도 및 신경전도 검사를 한다. 의심되는 척추분절에 척수조영술을 할 수도 있다.

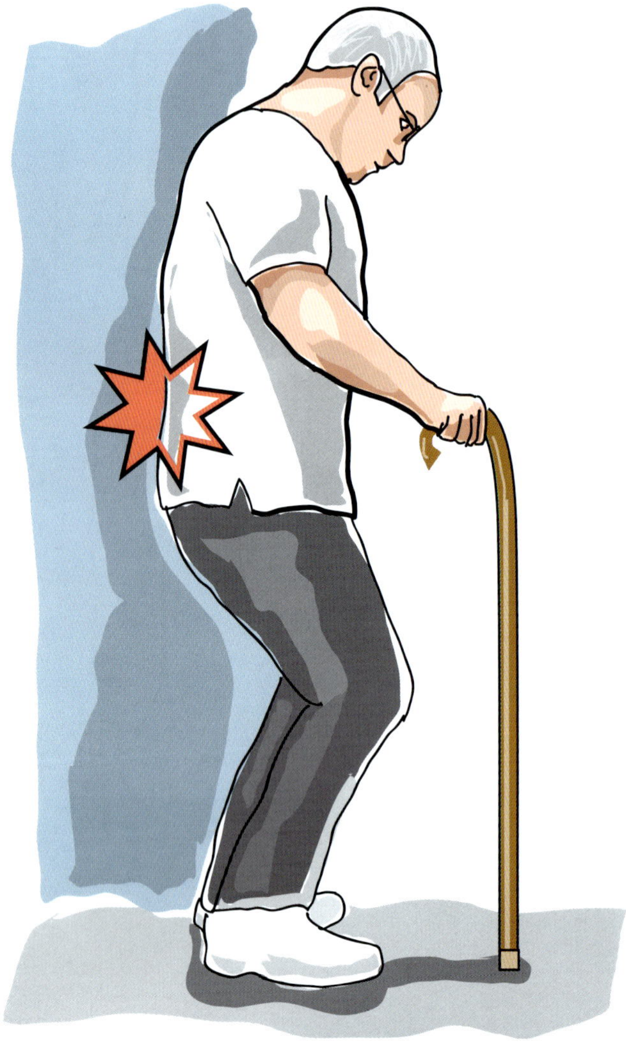

■ 그림 125-1. 체간은 앞으로 구부리고 무릎은 살짝 구부린 유인원 자세(simian posture)

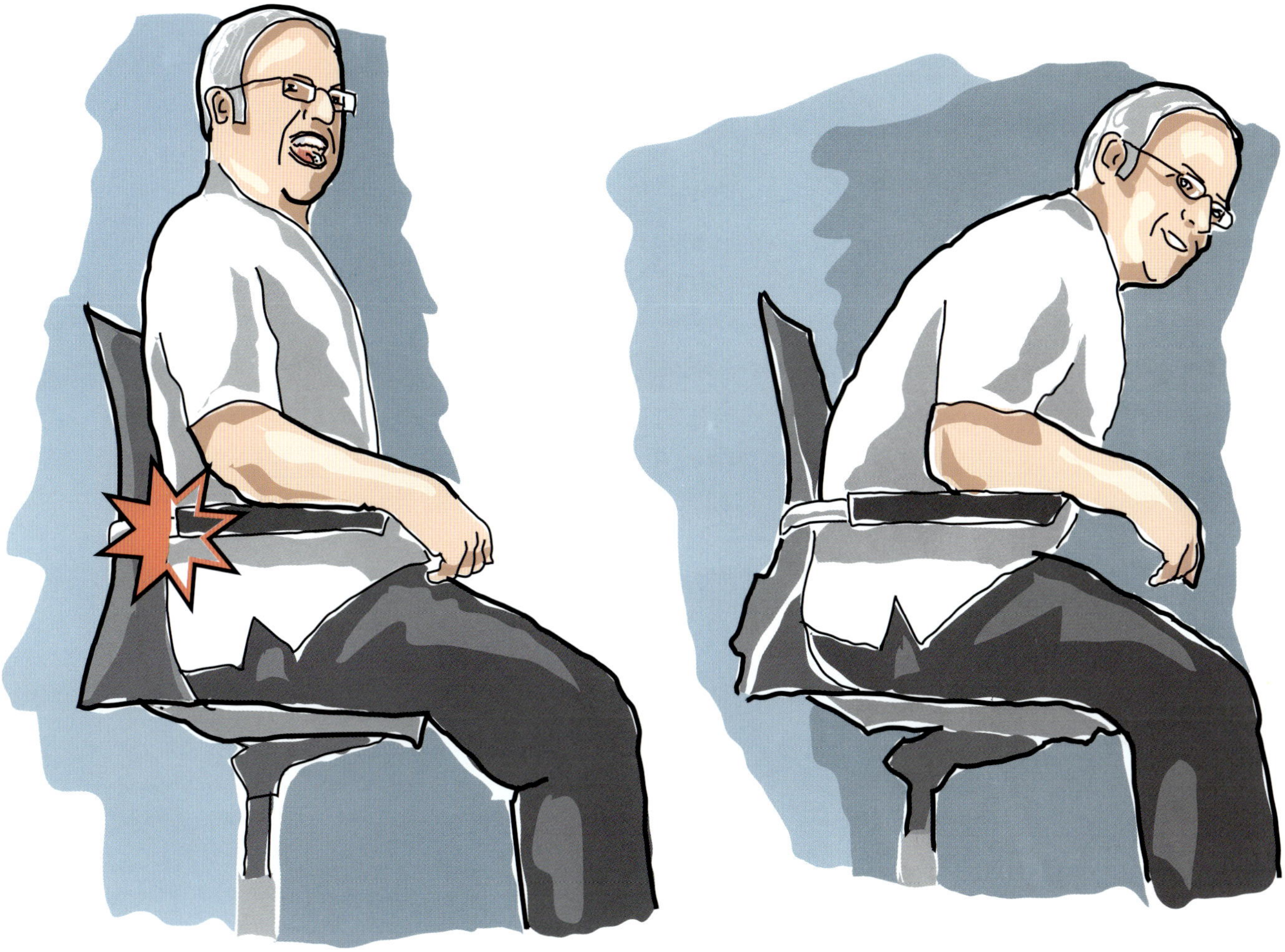

A B

■ 그림 125-2. A & B. 척추협착증에서 Stoop 검사

CHAPTER

126 대뇌피질-척수 경로 질환에서 Babinski 징후

The Babinski Sign for Diseases of the Corticospinal System

정상인에서는 발바닥을 자극하면, 엄지발가락보다 새끼발가락 부위가 더 구부러지는 "발가락의 족굴곡반응(plantarflexion)" 반응을 보이지만, 대뇌피질-척수 경로에 질환이 있으면 반대 양상을 보인다. 즉 발가락에 "배굴곡 반응"이 나타나되 새끼발가락보다는 엄지발가락 쪽에 배굴곡반응이 더 큰 양상이다. Babinsky는 이러한 병리적 반사 소견을 phenomene des orteils 또는 발가락의 배굴곡 이라고 기술하였다. 이 소견외에 추가로 나타나는 발가락의 송풍기모양(fanning) 또는 signe del' eventail에 대해서도 기술하였다. 이러한 전형적인 증상들을 Babinsky징후라고 부르며, "피질-척수경로 질환의 존재' 와 동의어로 사용할 정도로 전형적인 증상이다.

발바닥을 노출 시킨 채 편하게 눕게 한 후, 압설자 같은 뭉툭한 물체로 발꿈치에서부터 앞쪽으로 발바닥을 가볍게 긁으면서 자극한다(그림 126-1A). 너무 세게 누르거나 강한 자극을 주면 통증에 의한 '후퇴반응"이 나타나서 위양성 소견을 보일 수 있다. 발가락들이 빠른 속도로 배굴곡되면서 동시에 발가락들이 송풍기 팬 모양으로 되면 양성이며 대뇌피질-척수로 질환이 있음을 강력히 시사하며(그림 126-1B), 정밀한 추가 평가를 하여야 한다. 이미 기술한 바와 같이 족굴곡 반응은 정상이다.

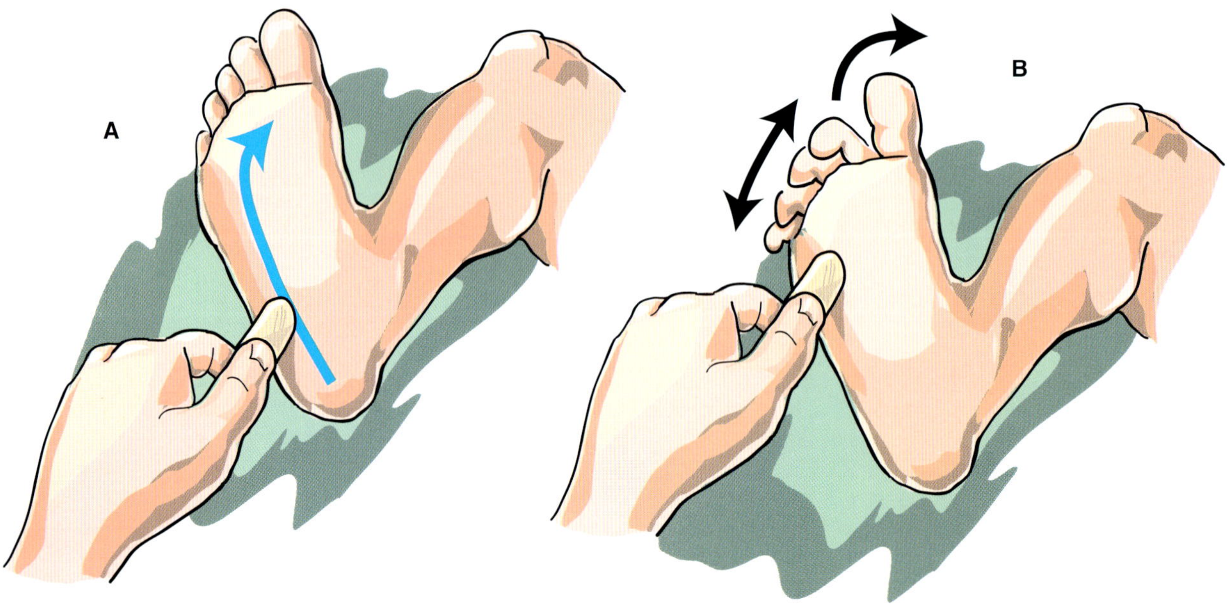

■ 그림 126-1. A & B. Babinsky 징후 검사

CHAPTER 127

대뇌피질-척수 경로 질환에서 Chaddock 징후

The Chaddock Sign for Diseases of the Corticospinal System

Babinsky 검사보다는 덜 예민하지만, 대뇌피질-척수로 질환이 의심되면서 babinsky 검사 결과가 애매할 때 유용하다. 또한 발바닥에 각화증이 있거나 상처가 있어서 Babinsky 검사 시행이 어려울 때에도 유용하다.

발바닥을 노출 시킨 채 편하게 눕게 한 후, 압설자 같은 뭉툭한 물체로 발꿈치의 외복사뼈(lateral malleolus)가 있는 외측에서부터 발의 외측면을 따라 새끼발가락 외측면을 향해 가볍게 긁으면서 자극한다(그림 127-1A). 너무 세게 누르거나 강한 자극을 주면 통증에 의한 '후퇴반응"이 나타나서 위양성 소견을 보일 수 있다. 발가락들이 빠른 속도로 배굴곡되면서 동시에 발가락들이 송풍기 팬 모양으로 되면 양성이며 대뇌피질-척수로 질환이 있음을 강력히 시사하며(그림 127-1B), 정밀한 추가 평가를 하여야 한다. 이미 기술한 바와 같이 족굴곡 반응은 정상이다.

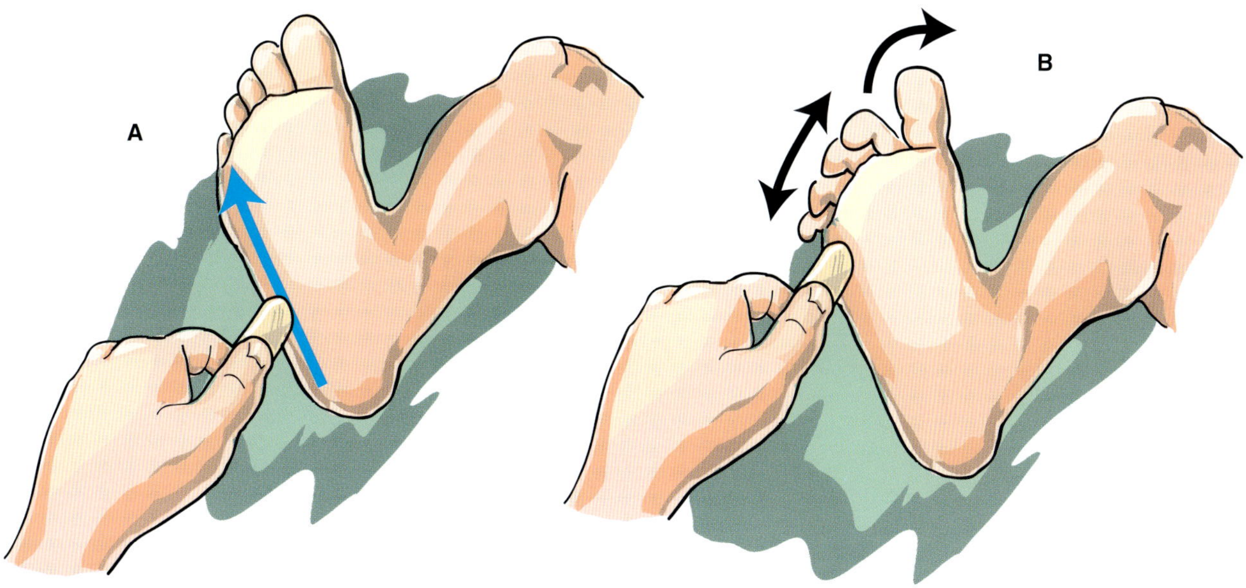

■ 그림 127-1. A & B. Chaddock 징후 검사

CHAPTER

128 대뇌피질-척수 경로 질환에서 Oppenheim 징후

The Oppenheim Sign for Diseases of the Corticospinal System

Babinsky나 Chaddock 검사보다는 덜 예민하지만, 대뇌피질-척수로 질환이 의심되면서 babinsky 검사 결과가 애매할 때 유용하다. 또한 발바닥이나 발외측면에 각화증이 있거나 상처가 있어서 Babinsky나 Chaddock 검사 시행이 어려울 때에도 유용하다.

전방 경골부 피부와 발바닥을 노출 시킨 채 편하게 눕게 한 후, 압설자 같은 뭉툭한 물체로 무릎 바로 아래의 경골부 전방 피부면에서부터 시작하여 빠른 속도로 발목쪽으로 세게 긁으면서 자극한다(그림 128-1A). 자극은 적당히 세게하되 통증에 의한 '후퇴반응"이 나타나서 위양성 소견을 보일 수 있으므로 아프지는 않게 한다. 발가락들이 빠른 속도로 배굴곡되면서 동시에 발가락들이 송풍기 팬 모양으로 되면 양성이며 대뇌피질-척수로 질환이 있음을 강력히 시사하며(그림 128-1B), 정밀한 추가 평가를 하여야 한다. 이미 기술한 바와 같이 족굴곡 반응은 정상이다.

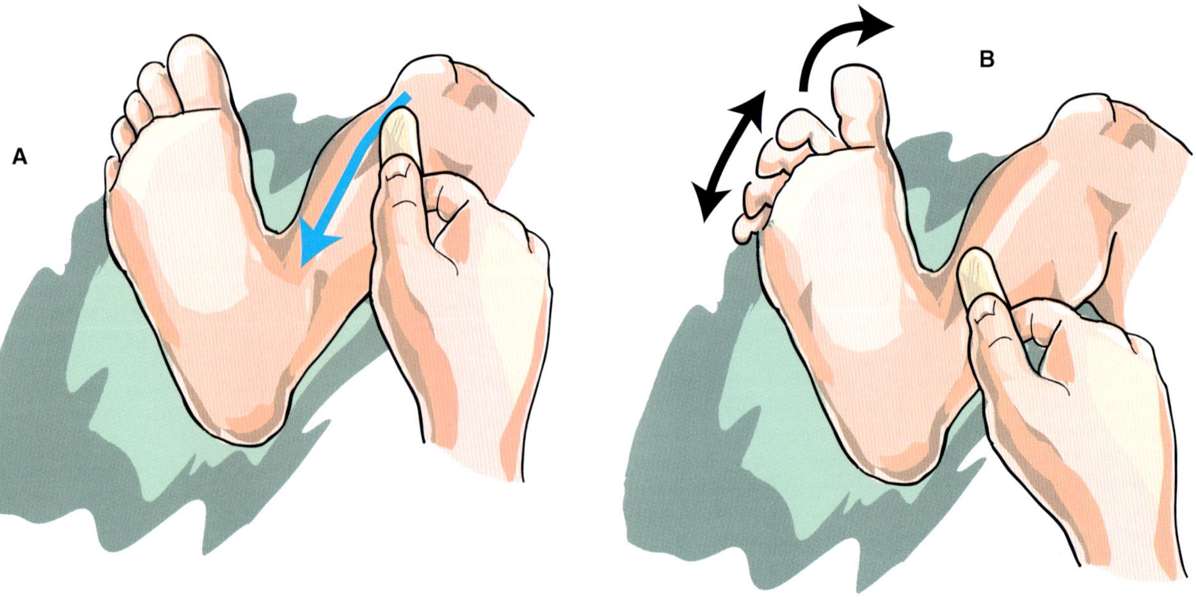

■ 그림 128-1. A & B. Oppenheim 징후 검사

CHAPTER 129

요추에서 기인하는 통증 병변들

An Overview of Painful Conditions Emanating from the Lumbar Spine

우선 환자 요추와 피부분절을 검사하여 감별진단의 범위를 좁히고 그에 맞는 임상검사를 선택하도록 한다. 이 과정을 좀 더 정확 신속히 수행하기 위하여 경추에서 발생하는 흔한 통증의 원인들을 알고 있어야 한다. 요추의 병변들은 서로 그 특징이 중복되지만, 표 129-1의 병변들을 알고 있으면 보다 정확한 진단을 내리는데 도움이 되고 흔하진 않지만 허리통증과 하지 통증의 원인이 되는 병변들을 놓치지 않는다. 가장 흔히 소홀히되며 잘못된 치료를 하게 되는 경우는 표에서 마지막 3범주의 병변들이다. 따라서 항상 이들 질환에 대한 감별을 잊지 않고 있어야 한다.

표 129-1. 허리 and/or 하지의 통증 원인들

Localized Bony, Disc Space, or Joint Space Pathology	Primary Hip Pathology	Systemic Disease	Sympathetically Mediated Pain	Pain Referred from Other Body Areas
Vertebral fracture Primary bone tumor Facet joint disease Localized or generalized degenerative arthritis Osteophyte formation Disc space infection Herniated lumbar disc Degenerative disc disease Primary spinal cord and/or cauda equina pathology Osteomyelitis Epidural abcess Epidural hematoma	Bursitis Tendinitis Aseptic necrosis Osteoarthritis Joint instability Muscle strain Muscle sprain Periarticular infection not involving joint space	Rheumatoid arthritis Collagen vascular disease Reiter's syndrome Gout Other crystal arthropathies Charcot's neuropathic arthritis Multiple sclerosis Ischemic pain secondary to peripheral vascular insufficiency Ankylosing spondylitis	Causalgia Reflex sympathetic dystrophy Post-thrombophlebitis pain (milk leg)	Pancreatitis Malignancy of the retroperitoneal space Lumbar plexopathy Fibromyalgia Myofascial pain syndromes Entrapment neuropathies Intra-abdominal tumors

SECTION

8

복벽과 골반

The Abdominal Wall and Pelvis

CHAPTER

130 전방피부신경 포착 증후군 진단을 위한 윗몸 일으키기 징후

The Sit-Up Sign for Anterior Cutaneous Nerve Entrapment Syndrome

전복벽에 칼로 찌르는 듯한 심한 통증이 있으면서 전방 피부신경 부위에 국소압통을 보이는 증후군이다. 통증은 백색선(linea alba) 내측으로 방사되지만 거의 모든 경우에서 중앙선을 넘지는 않는다. 젊은 여성에서 호발한다. 환자들은 종종 병변이 있는 늑간신경(intercostals nerve)의 전방 피부분지가 복직근 외측경계 부위에서 그 근막을 뚫고 나오는 지점에 국소통증이 있음을 정확히 가리킨다. 이 지점은 바로 늑간신경의 전방 피부분지가 전복벽에 분포하기 위하여 예각으로 꺾여 나오는 부위이다(그림 130-1). 이 신경은 근막을 뚫고 나올 때에 단단한 섬유성의 환구조물을 통과하며 이 부위가 포착의 호발부위이다. 근막을 통과시에는 상복벽 동정맥(epigastric artery and vein)도 같이 주행한다. 근막 환구조물 부위로 적은 양의 지방이 빠져 나올 수 있으며 이로 인해 신경 포착이 더 심해진다. 복근이 수축하면 신경에 추가적인 압박이 가해져서 신경분포 피부부위에 갑작스럽고 날카로운 통증이 유발될 수 있다.

이학적 검사상 환자는 복근에 가해지는 압력을 줄이려고 흉요추를 약간 구부리는 자세를 취함을 관찰할 수 있다. 복직근 외측 경계부위에서 신경이 근막을 뚫고 나오는 자리를 누르면 압통이 나타난다. 무릎은 구부리고 발바닥은 바닥에 댄 자세로 눕게 하고 깊이 숨을 들이마신 후 참은 상태로 약간 윗몸 일으키기를 시키면 통증이 재현된다.

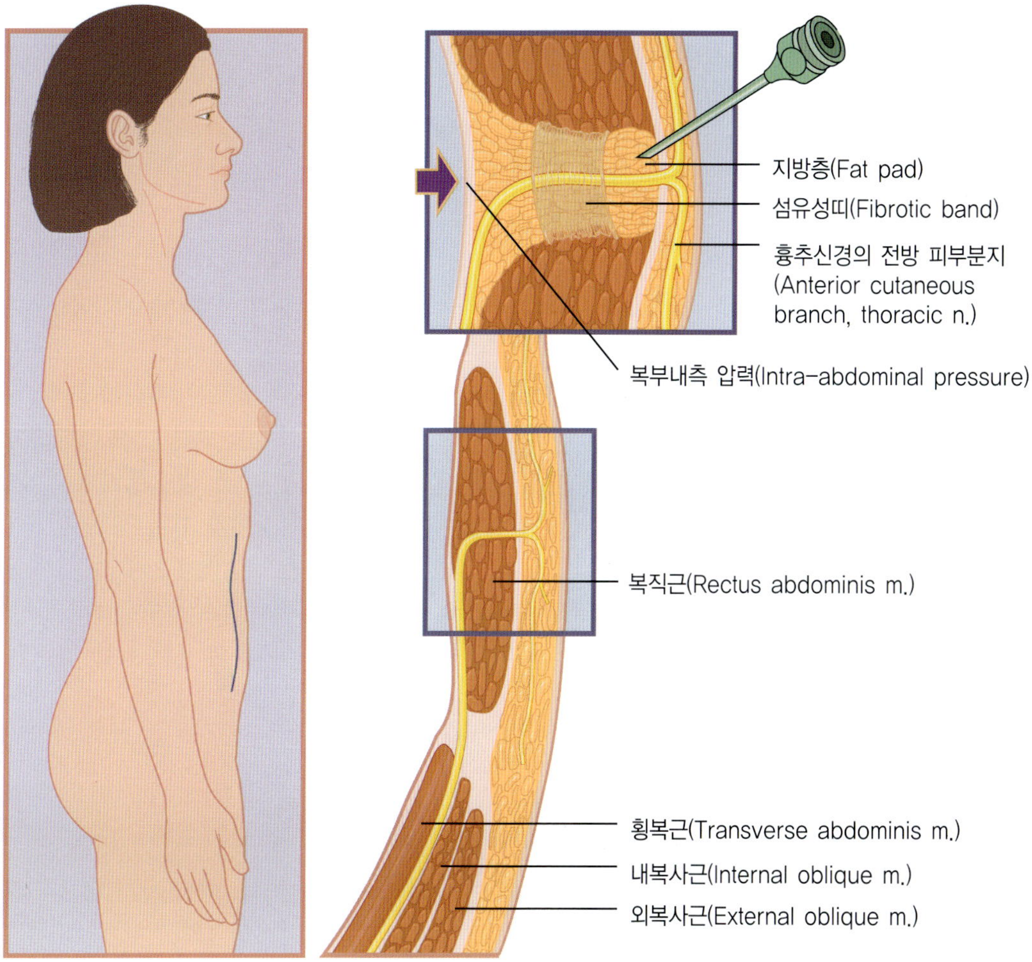

■ 그림 130-1. 늑간신경(intercostals nerve)의 전방 피부분지가 복직근 외측경계부위에서 그 근막을 뚫고 나오는 지점에 국소통증

CHAPTER

131 치골염 증후군에서 뒤뚱걸음 징후

The Waddling Gait Sign for Osteitis Pubis Syndrome

치골염은 치골부위의 국소통증과 대퇴안쪽으로의 방사통, 뒤뚱걸음이 특징이다. X선상 치골의 침식, 경화(sclerosis)가 특징이며, 치골염시에는 뼈의 벌어짐(widening)이 전형적인 소견이다(그림 131-1). 20~40대 여성에서 호발한다. 방광, 서혜부, 전립선 수술 후에 가장 흔히 생기며 비교적 혈류가 적은 치골로의 혈행성 감염전파가 원인으로 생각된다. 분명한 유발요인이나 감염없이도 생길 수 있다. 류마티스 관절염이나 강직성 척추염시에도 유사한 통증을 보이지만 치골염때 보이는 X선 소견은 안 보인다.

이학적 검사상 치골에 국소압통이 나타난다. 골반 전방부에 압통이 나타날 수도 있으며 치골을 누르면 대퇴내측으로 방사통이 나타나기도 한다. 대부분의 환자에서 뒤뚱걸음 징후가 보인다. 이러한 걸음걸이로 인하여 하지에 점액낭염이나 건염이 생기면 임상양상이 혼돈되며 환자의 통증이나 장애가 더 심해진다. 환자에게 검사자를 향하여 빠른 걸음으로 걸어오게 하면, 치골염 환자의 경우에는 염증이 온 치골의 움직임을 최소화하기 위하여 빨리 걷지 못하고 뒤뚱거리게 된다(그림 131-2).

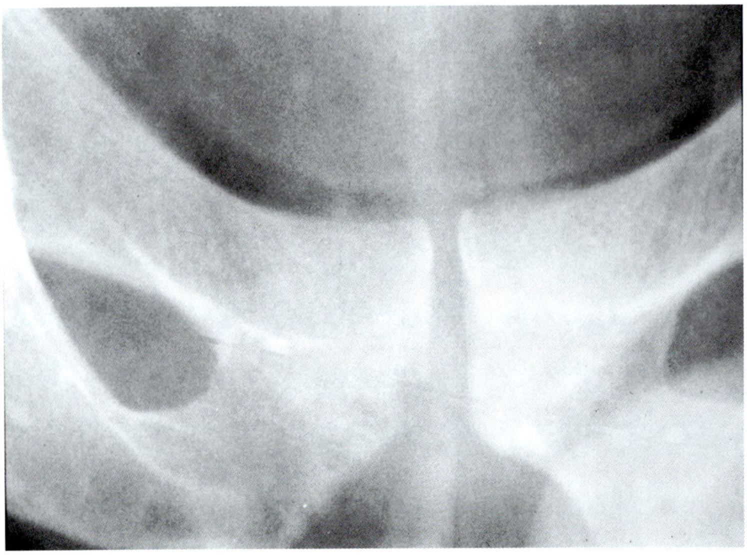

■ 그림 131-1. 치골염. 골반의 전후방 사진에서 치골의 벌어짐, 우측 치골가지(pubic ramus)의 침식이 보인다.

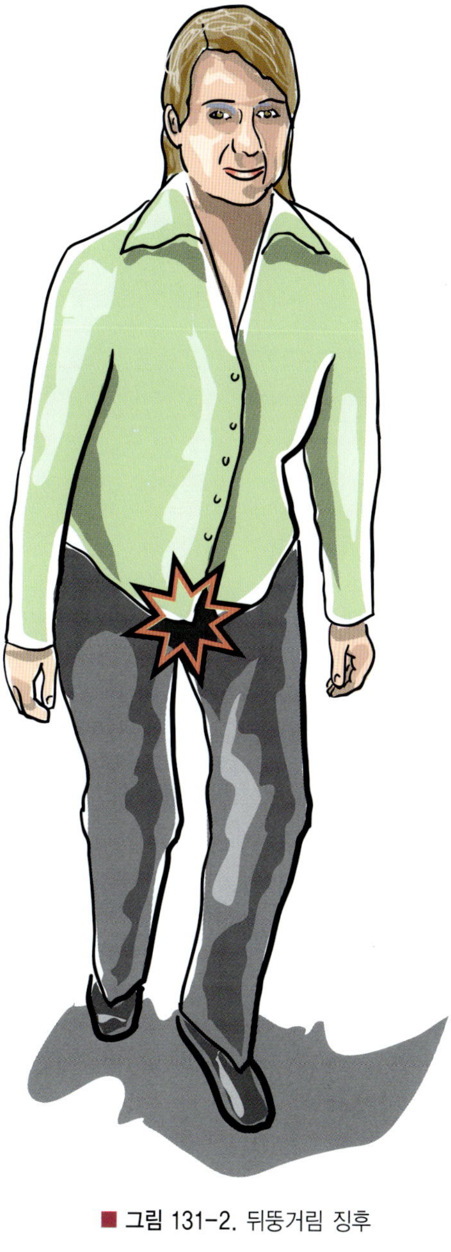

■ 그림 131-2. 뒤뚱거림 징후

CHAPTER

132 폐쇄신경 포착 증후군시 내측대퇴부 감각마비

The Numb Medial Thigh Sign for Obturator Nerve Entrapment Syndrome

폐쇄관(obturator canal)의 상부를 주행시 폐쇄신경이 눌려서 생긴다(그림 132-1). 가장 흔한 원인은 총상, 골반 골절, 엉치관절 전치수술 후 시멘트의 탈출, 그리고 드물지만 출산 중의 손상이다. 내측 대퇴부에 감각이상과 통증을 호소하며, 드물게 무릎아래로 방사되고 하지를 외측으로 움직이거나 펴면 신경을 잡아당기게 되므로 증상이 악화된다. 치료를 하지 않으면 점차 악화되어 내전근의 근력약화로 인해 엉치관절을 안정화시키지 못하는 기능장애가 온다. 이 경우 환자들은 엉치를 완전히 외전시킨 자세로 보폭을 넓게 하여 걷게 된다.

바로 눕힌 자세에서 대퇴부의 끝에서부터 시작하여 점차 내측으로 소독바늘로 감각검사를 하다가(그림 132-2A,B), 감각이 처음 둔해지는 지점을 환자에게 말하도록 한다. 한가지 명심할 것은 폐쇄신경 단독 병변보다는 손상이나 혈종으로 인한 요추신경총(lumbar plexus) 이상, 당뇨성 신경병증이나 염증이 이런 증상의 보다 흔한 원인이다. 근전도 검사는 요추신경총병증, 요추신경근병증, 당뇨성 다발성멀초신경병증, 폐쇄신경 포착 증후군들을 감별하는데 도움을 준다. 뼈의 병변을 배제하기 위하여 모든 환자에서 엉치와 골반의 X선 검사가 필요하며, 환자의 임상양상에 따라 필요하면 CBC, 요산, ESR, ANA 검사를 추가한다. 암이나 혈종이 의심되면 MRI를 한다.

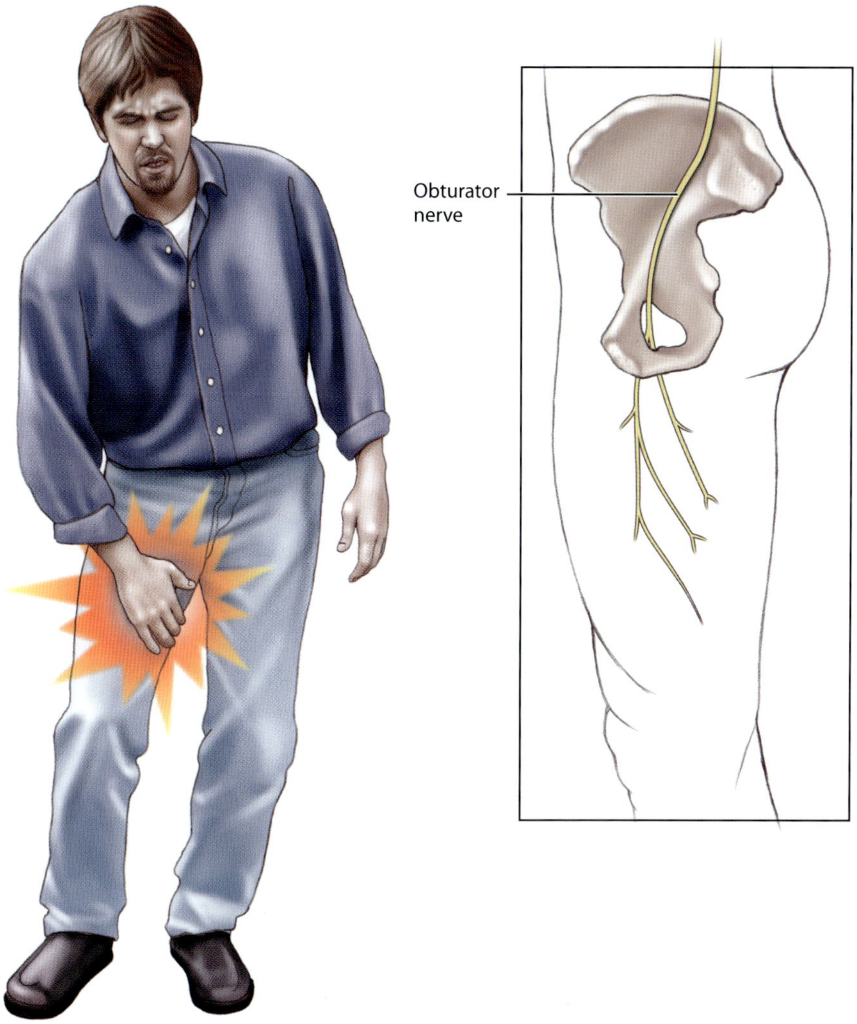

■ 그림 132-1. 내측 내퇴부에 증상을 호소하는 환자

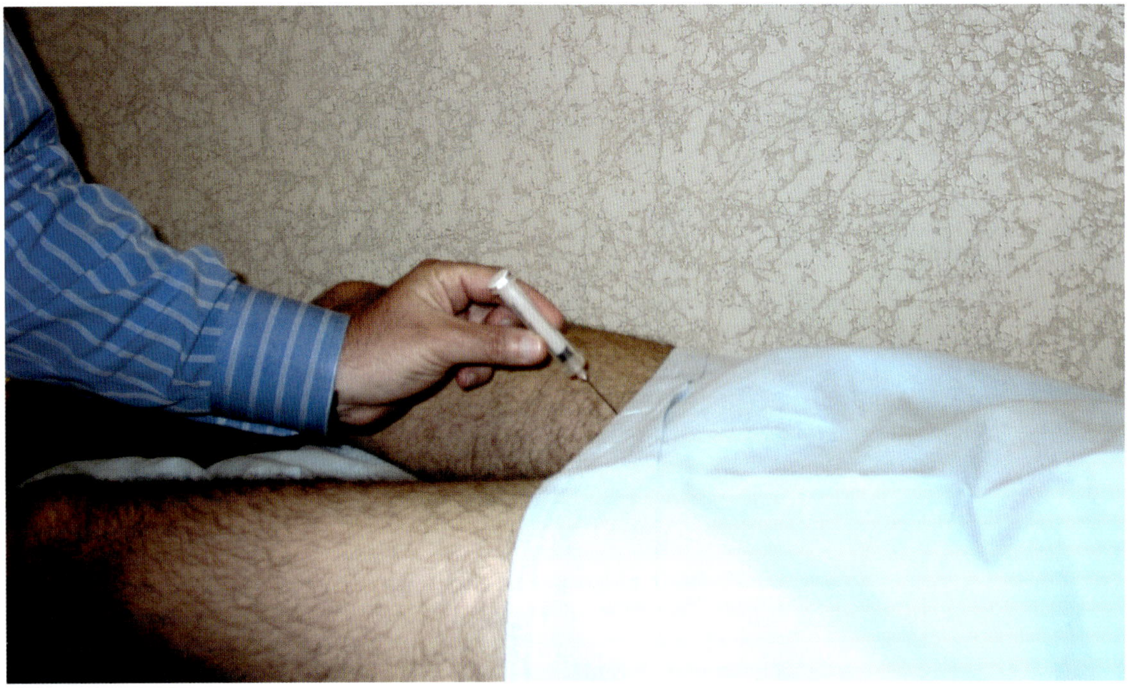

A

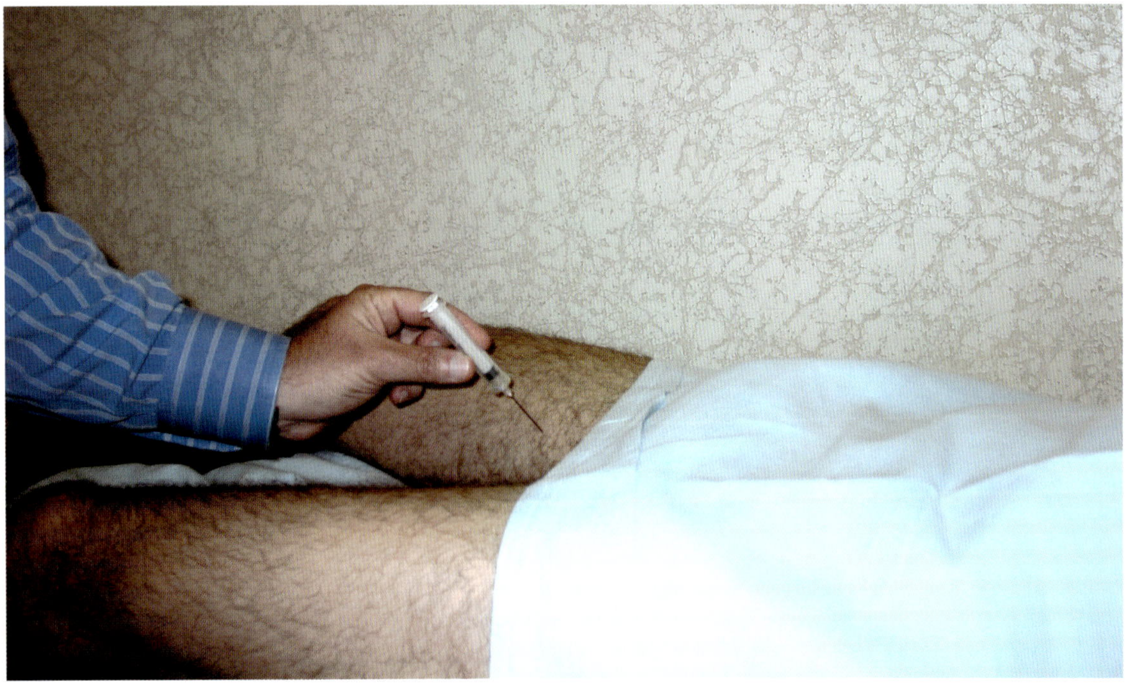

B

■ 그림 132-2. A, B 내측 대퇴부 감각마비 검사

CHAPTER 133

장골서혜신경 포착 증후군시 스키 초보자 징후

The Novice Skier Sign for Ilioinguinal Nerve Entrapment Syndrome

장골서혜 신경이 전상방 장골극(ASIS: anterior superior iliac spine) 높이에서 횡복근을 통과하여 주행시에 눌려서 유발된다. 가장 흔한 원인은 신경에 대한 직접적인 둔탁한 타격, 서혜부 헤르니아 수술시, 골반 수술시의 신경 손상이다. 드물게 자연적으로 일어나기도 한다. 하복부에 감각이상과 타는 듯한 통증을 호소하며, 가끔은 음낭이나 음순(labia), 내측상방 대퇴부로 방사되는 감각마비도 호소한다. 통증이 무릎아래로 방사되지는 않는다. 요추부 허리를 펴면 신경을 잡아 당기게 되므로 통증이 악화된다. 종종 환자들은 스키 초보자처럼 어정쩡하게 앞으로 구부린 자세를 취한다(그림 133-1A). 치료를 하지 않으면 근력약화가 점점 심해져서 전복벽이 솟아오를 수도 있으며, 이 경우 서혜부 헤르니아와 혼동된다. 이학적 검사상 신경의 분포부위인 내측 대퇴부, 음낭, 음순에 감각장애, 전복벽근 약화가 보인다. 신경이 복횡근을 뚫는 지점 위를 두드리면 Tinel 징후가 양성으로 나온다.

바로 선 자세에서 검사자를 향해 걸어오도록 한다. 만일 환자가 앞으로 구부린 스키 초보자 같은 자세를 취하면 검사자가 가서 환자의 허리를 신전시킨다(그림 133-1B). 이때 통증이 나타나면 양성이다. 한가지 명심할 것은 손상이나, 종양, 혈종으로 인한 요추신경총(lumbar plexus)이상, 당뇨성 신경병증이나 염증시에도 유사한 증상이 나타나므로 감별하여야 한다. 이런 증상의 보다 흔한 원인이다. 근전도 검사는 요추신경총병증, 요추신경근병증, 당뇨성 다발성멀초신경병증, 장골서혜 신경 포착 증후군들을 감별하는데 도움을 준다. 뼈의 병변을 배제하기 위하여 모든 환자에서 엉치와 골반의 X선 검사가 필요하며, 환자의 임상양상에 따라 필요하면 CBC, 요산, ESR, ANA 검사를 추가한다. 암이나 혈종이 의심되면 MRI를 한다.

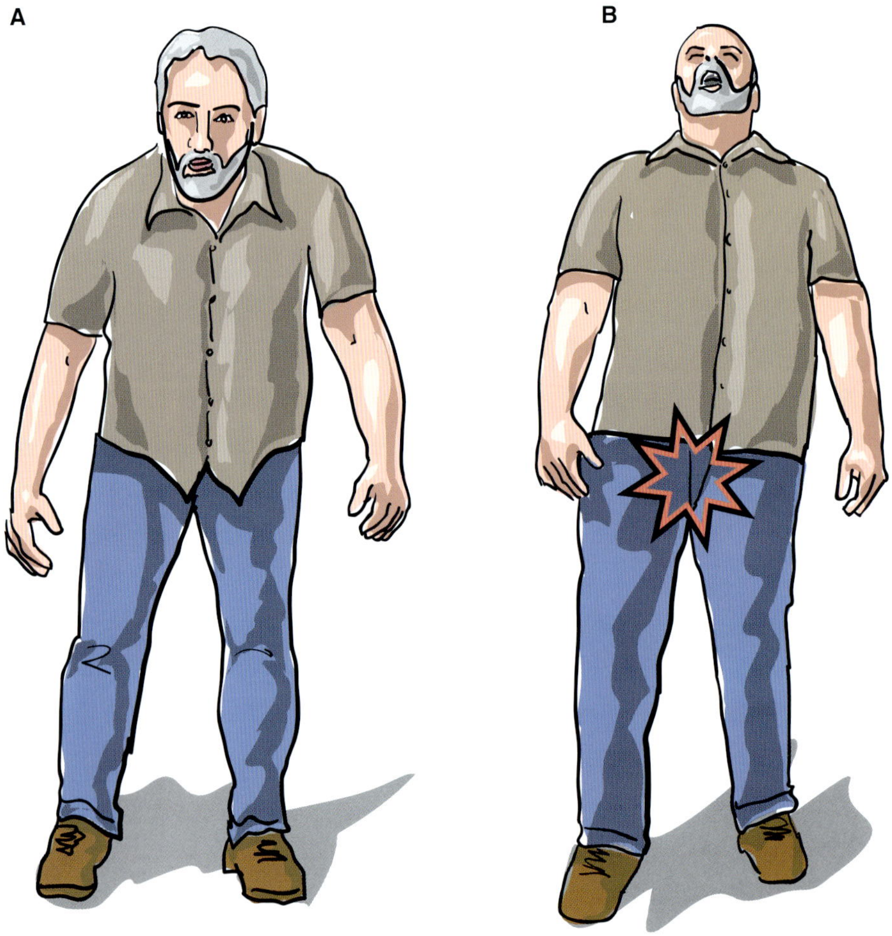

■ 그림 133-1. A & B. 스키 초보자 징후(Novice Skier sign)

CHAPTER 134

마비성 대퇴신경통시 외측대퇴부 작열감 징후

The Burning Lateral Thigh Sign for Meralgia Paresthetica

서혜인대(inguinal ligament)나 그 밑으로 외측 대퇴피부신경(lateral femoral cutaneousnerve)이 주행시 인대에 눌려서 유발된다(그림 134-1). 신경 분포 피부에 통증, 감각마비, 이상감각증이 나타난다. 종종 대퇴외측에 타는 듯한 작열통과 피부과민증으로 시작된다. 앉거나 쪼그리기, 폭이 넓은 벨트 착용은 신경을 누르므로 증상을 악화시킨다. 손상이 원인이긴 하지만, 대부분의 환자에서 분명한 선행 손상요인이 없다. 전상방 장골극(ASIS) 부위에 있는 서혜 인대의 시작부를 누르면 압통이 있다. 서혜인대 밑을 주행하는 신경을 두드리면 Tinel 징후가 양성이다.

대퇴부의 중앙 상방끝 지점에서부터 소독바늘을 가지고 외측을 향해 점차 감각검사를 해보면 환자가 처음 감각이 둔해지는 지점을 지적한다(그림 134-2A,B). 신경 분포부위에 감각장애가 나타나면서 운동장애가 없으면 외측대퇴부 작열통 징후가 양성이다.

종종 요추신경근병, 대전자 점액낭염, 엉치 병변 등으로 오진되기도 하므로 X선 검사와 근전도 검사를 하여 감별한다. 요추신경근병시에는 대부분 요통, 하지의 통증, 건반사, 운동 및 감각변화가 있지만 마비성 대퇴신경통시에는 요통, 건반사, 운동변화가 없으며, 감각변화는 신경의 분포지역에 국한되고 무릎 아래에 까지 나타나지는 않는다. 간혹 이들 주 질환이 동반되기도 하며 이를 double crush 증후군이라 부른다. 간혹 당뇨성 대퇴신경병증이 대퇴전방부 통증을 유발하므로 혼돈이 된다.

근전도는 요추신경근병, 당뇨성 대퇴신경병증, 마비성 대퇴신경통을 감별하는데 유용하며, 모든 환자에서 요추, 엉치, 골반 뼈의 병변을 배제하기 위하여 X선 검사가 필요하다. 환자의 임상양상에 따라 필요하면 CBC, 요산, ESR, ANA 검사를 추가한다. 추간판 탈출증, 척추협착증, 종괴가 의심되면 MRI를 한다. 국소마취제로 외측 대퇴피부신경을 차단하는 것은 진단 및 치료적 가치가 있다.

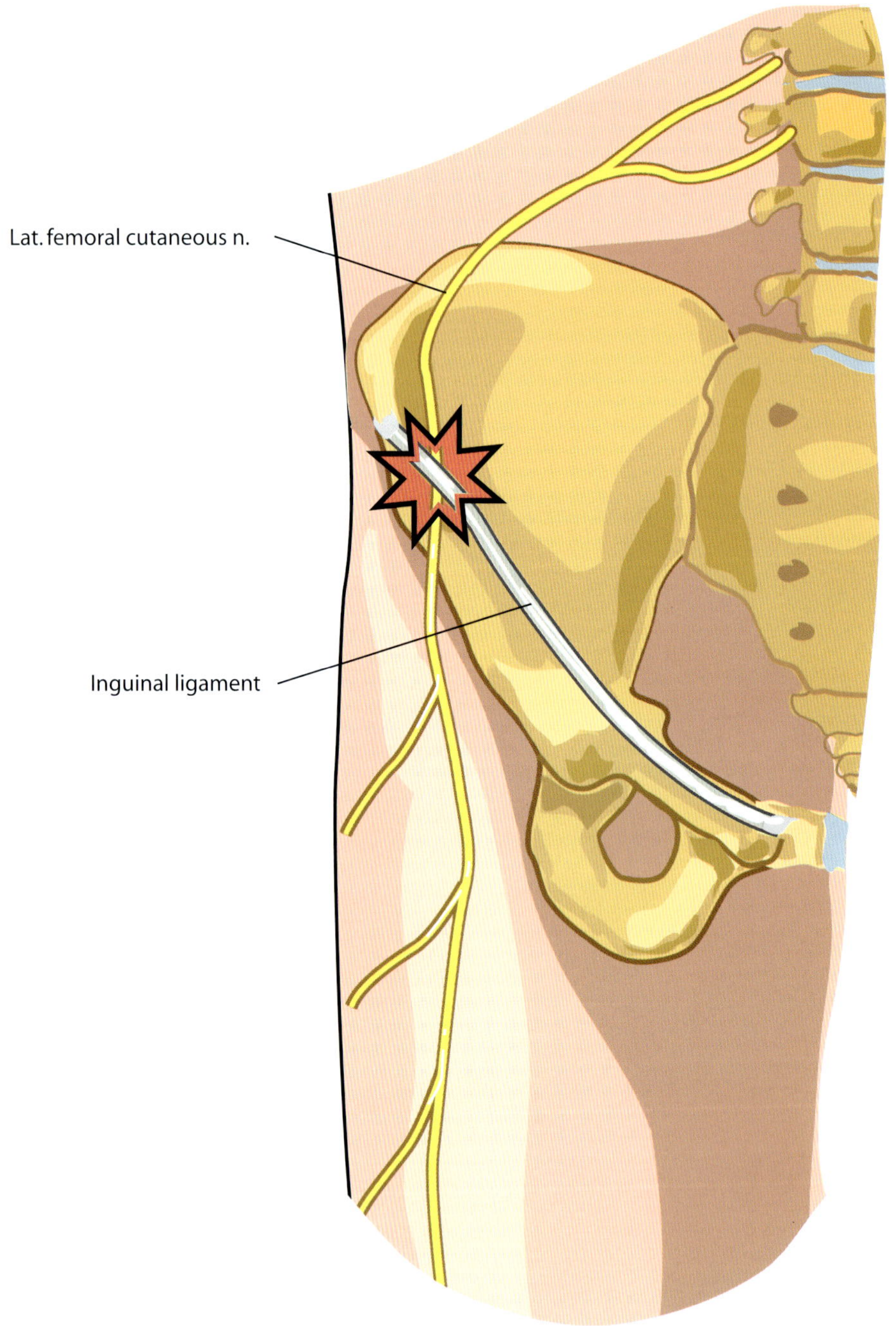

■ **그림 134-1.** 서혜인대(inguinal ligament)나 그 밑으로 외측 대퇴피부신경(lateral femoral cutaneousnerve)이 주행시 인대에 눌려서 유발된다.

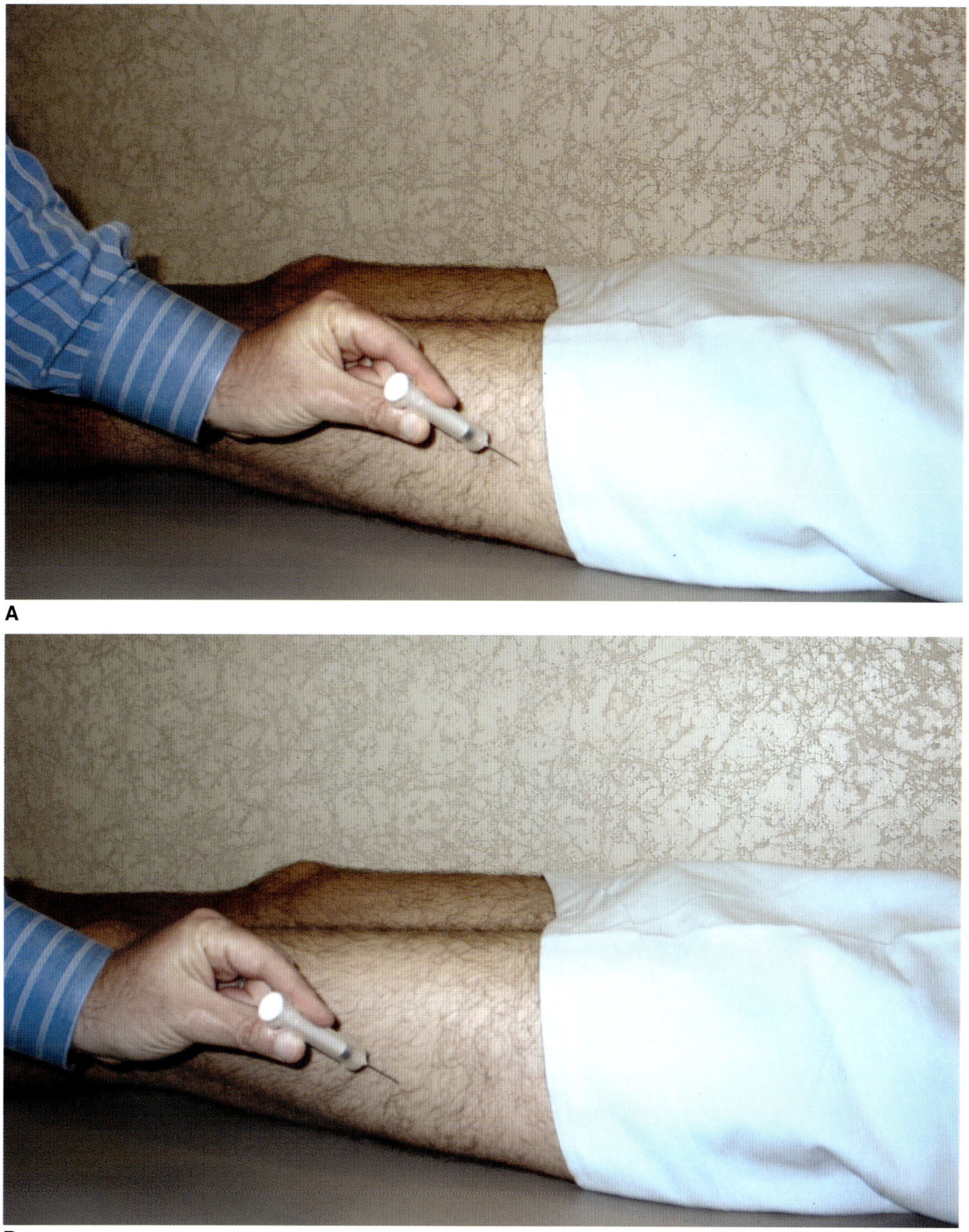

A

B

■ 그림 134-2. A & B. 외측 대퇴부 작열감 검사

SECTION 9

둔부와 대퇴관절

The Hip

CHAPTER

135 둔부의 기능해부학

Functional Anatomy of the Hip

대퇴관절(hip joint)은 대퇴골두와 컵 모양의 절구(acetabulum)로 형성된 볼-소켓관절이다(그림 135-1). 대퇴골두는 중앙의 원인대(ligamentum teres)가 붙는 오목부(fovea)를 빼고는 전부 유리질의 연골(hyalinecartilage)로 완전히 덮여 있다. 어깨관절에서 이에 상응하는 매우 깊이가 얕은(shallow) 관절와(glenoid fossa)와는 달리 절구는 장골(ilium), 치골(pubic bone), 좌골(ischium)이 만나서 형성하며 매우 깊다. 절구의 깊은 컵모양의 형태로 인하여, 관절순(labrum)과 인대에 의해 안정되는 어깨와는 달리 엉치를 더욱 견고히 안정시킨다. 절구의 컵은 말굽모양의 연골이 있어서 그 개구부로 원인대가 지나간다(그림 135-2). 원인대 안에는 폐쇄동맥의 중앙분지가 있으며 이는 대퇴골두의 오목부에 혈류를 공급한다. 이 혈류는 충분치 않으므로 손상이 되거나 혈류이상이 생기면 대퇴골두의 무혈성 골괴사가 생길 수 있다(그림 135-3).

대퇴골두는 대퇴목(neck)에 의해 대퇴몸통(shaft)과 연결되어 있으며 정상적으로 골두와 몸통의 각도는 125~140도로 서 있는 자세에서 대퇴관절융기(condyle)와 골두가 정렬이 되도록 해 준다. 대퇴목과 몸통 사이에는 두 개의 뼈돌기인 큰대퇴돌기 및 작은 대퇴돌기(greater & lesser trochanter)가 있다. 외측의 큰 대퇴골두는 둔부근육이 붙으며, 내측의 작은 돌기는 엉치 내전근들이 붙는다(그림 135-3).

대퇴관절은 섬유성 연골피막과 3개의 인대인 전방을 지지하는 장골대퇴인대, 후방부를 지지하는 좌골대퇴인대 및 치골대퇴인대에 의해 더욱 강화된다.

주위 근육들은 구부림과 폄, 내전과 외전, 내회전과 외회전, 3면에서의 움직임에 관여한다. 굴곡운동은 장요골근(iliopsoas), 신전은 대둔근과 슬굽힘근(hamstring), 외전은 중둔근과 소둔근, 내전은 짧은내전근과 긴내전근(adductor longus and brevis)이 담당한다. 외회전은 폐쇄근(obturator), 대퇴사각근(quadratus femoris)과 쌍둥이근(gemelli), 내회전은 대퇴근막긴장근(tensor fascia lata), 중둔근, 소둔근이 담당한다. 점액낭은 이들 근육의 움직임을 원활하게 해주며 염증이 잘 생기고 기능장애와 통증의 원인이 된다.

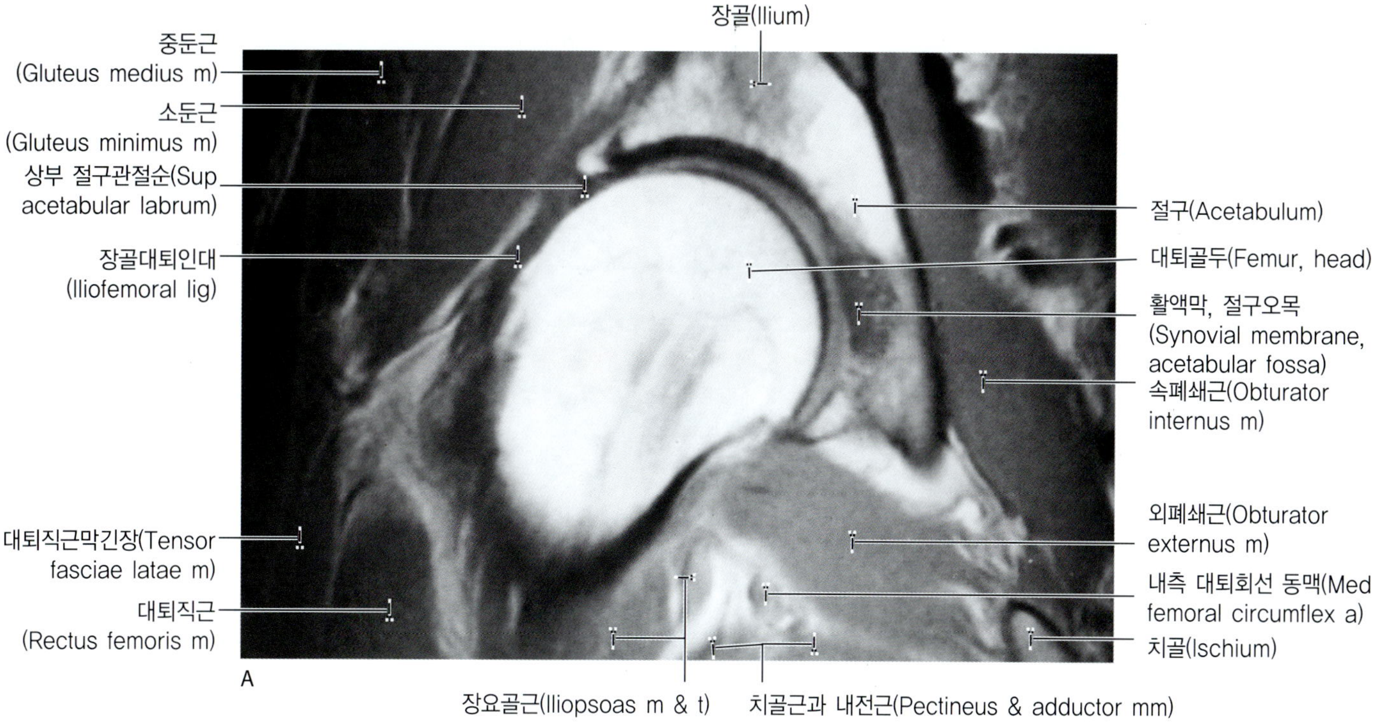

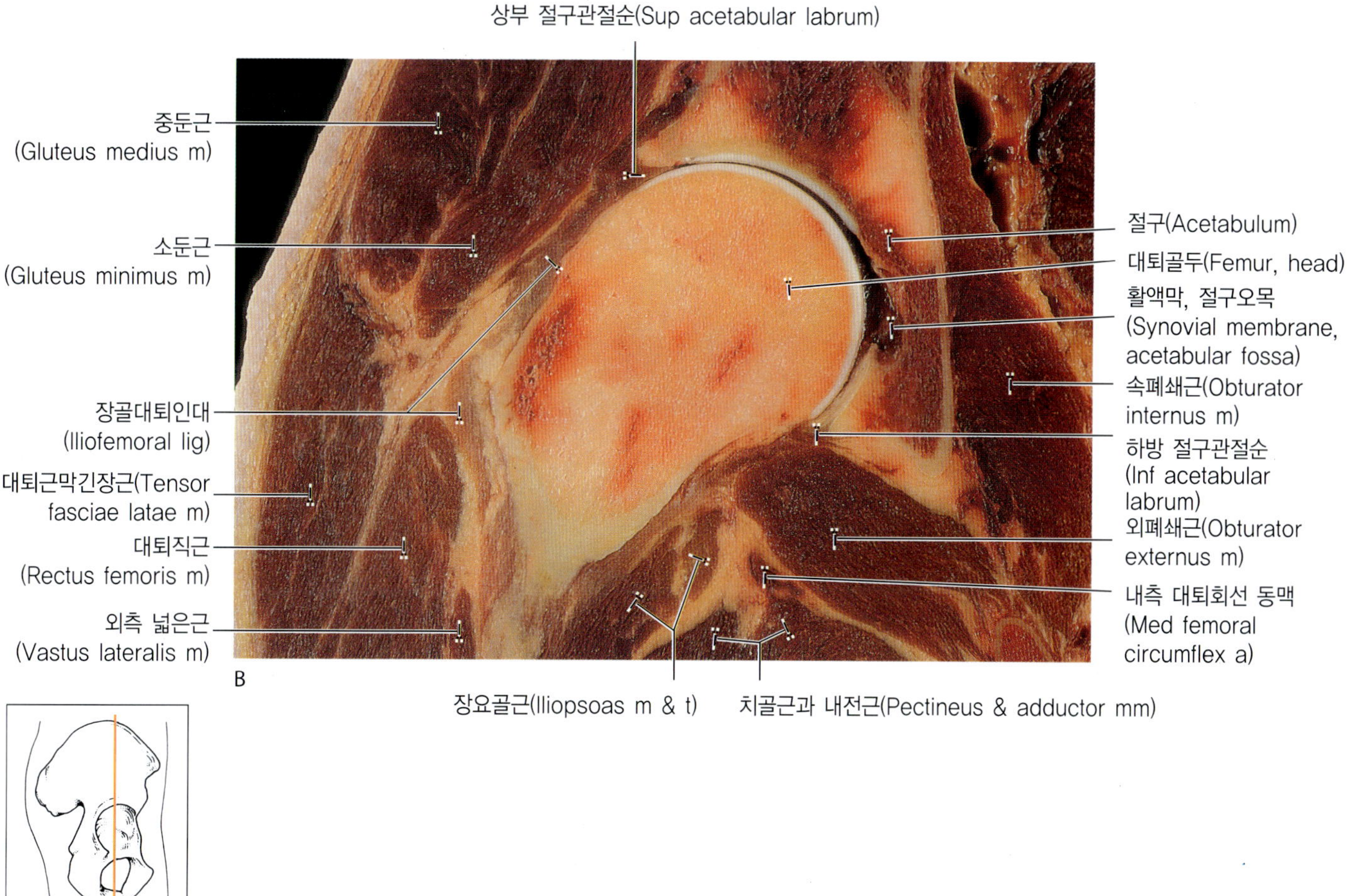

■ 그림 135-1. 대퇴관절, 관상면

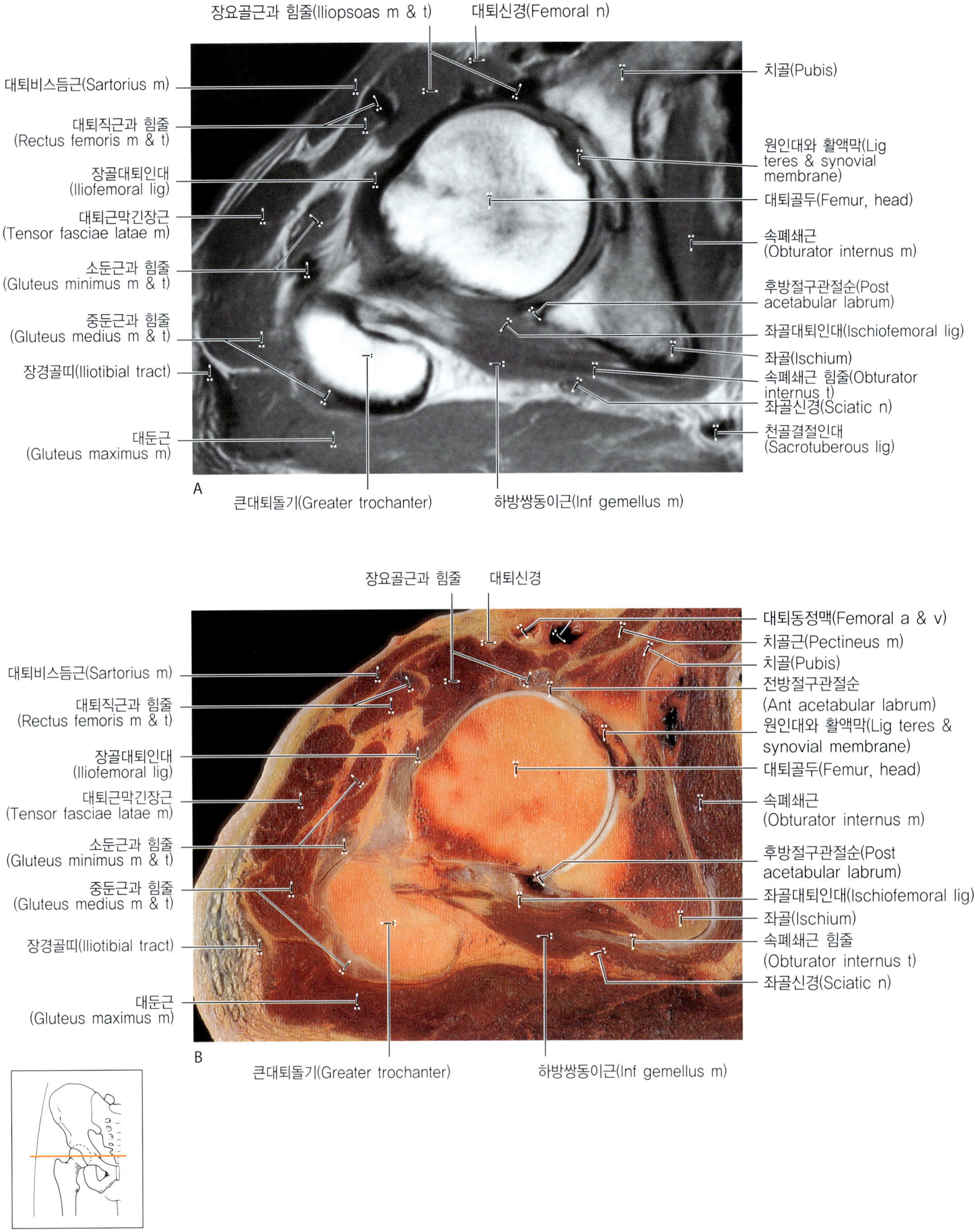

■ 그림 135-2. 대퇴관절, 횡단면

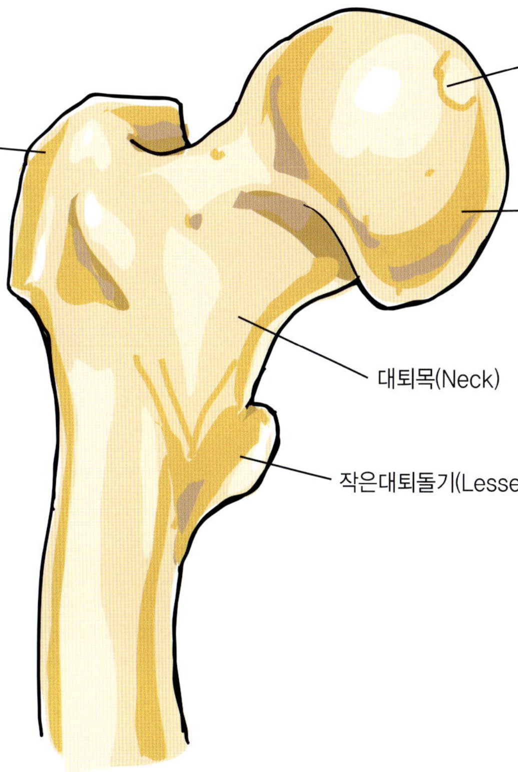

■ **그림 135-3.** 폐쇄동맥의 중앙분지가 있으며 이는 대퇴골두의 오목부에 혈류를 공급한다. 이 혈류는 충분치 않으므로 손상이 되거나 혈류이상이 생기면 대퇴골두의 무혈성 골괴사가 생길 수 있다.

CHAPTER

136 대퇴관절의 관찰

Visual Inspection of the Hip Joint

진찰의 시작은 관절과 주위 구조의 시진이다. 속옷 입을 때의 불편감 등을 물어보는 것은 환자의 대퇴관절부 이상 유무를 알아보는데 유용한 질문이다. 내의를 벗기고 관찰하도록 하며, 대퇴관절의 전후측방에서 급만성 병변을 시사하는 근위축, 종창, 발적, 점상출혈이 있나 본다(그림 136-1). 다음에는 만성적인 탈구나 골괴사 때에 나타날 수 있는 비대칭이 있나 보아야 한다. 불안정하거나 통증이 있는 관절병변시 나타나는 골반(pelvis)과 대퇴관절과의 위치 이상을 보도록 한다. 대퇴관절 병변이나 하지 길이가 다를 때 나타나는 골반의 기울기가 있나 본다. 하지 길이가 더 긴 쪽의 둔부피부 주름이 더 높게 위치할 수 있다.

이러한 일차 시진 소견에 따라 추가적인 이학적 검사, 방사선 검사, MRI 등을 시행하여 통증과 기능장애의 원인을 찾아가도록 한다.

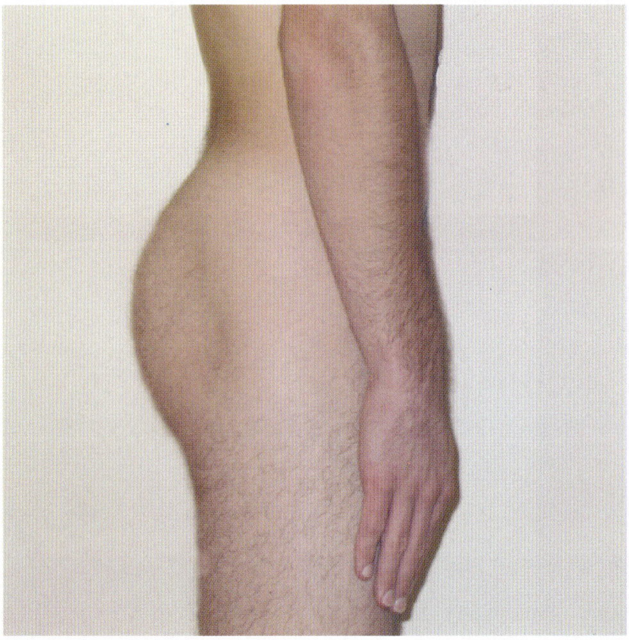

■ 그림 136-1. 대퇴관절의 관찰

CHAPTER 137

대퇴관절의 촉진
Palpation of the Hip

시진 다음에는 촉진을 한다. 대퇴관절 부위는 비록 마른 사람이라할지라도 근육과 연조직층이 두꺼워서 관절을 직접 촉진하기는 어렵다. 관절부위의 온도 같은 소견은 매우 중요하므로 이를 놓치지 않으려면 옷을 벗기고 촉진하여야 한다. 전후방외측과 서혜부에서 종괴, 종창, 온도상승, 관절삼출액, 뼈이상이 있나 만져보도록 한다.

대퇴관절 통증이나 기능장애의 일차 혹은 이차원인이 되는 좌골점액낭, 대퇴돌기 점액낭을 주의 깊게 촉진한다(그림 137-1). 서혜부에서도 관절통증의 원인이 될 수 있는 서혜부탈장이 있나 만져본다. 관절의 불안정성을 평가하도록 하고 건염, 유착성 관절피막염, 관절염을 시사하는 마찰음(crepitus)이 있나 본다. 촉진시 이상소견에 따라 추가의 이학적 검사나 X선 검사, MRI 등을 하도록 한다.

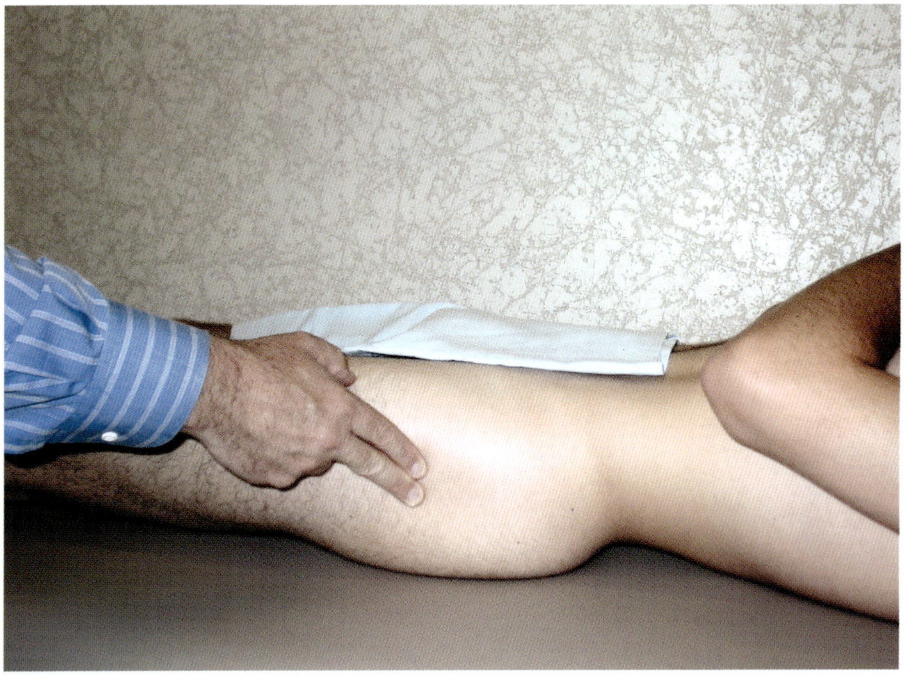

■ 그림 137-1. 대퇴관절의 촉진

CHAPTER

138 대퇴관절의 굴곡

Flexion ot the Hip

바로 누운 자세에서 무릎은 90도 구부리게 하고(그림 138-1), 대퇴관절을 최대한 구부리게 한다(그림 138-2). 정상에서는 무릎이 90도 구부린 자세에서 135도까지, 무릎을 완전히 편 자세에서는 90도까지 구부릴 수 있다. 만성적인 관절통증이 있는 환자에서 굴곡운동의 이상은 흔한 소견이다. 잠재적인 대퇴관절의 굴곡 이상 진단을 위해 Thomas 굴곡 기형 검사가 도움이 된다(제 145장).

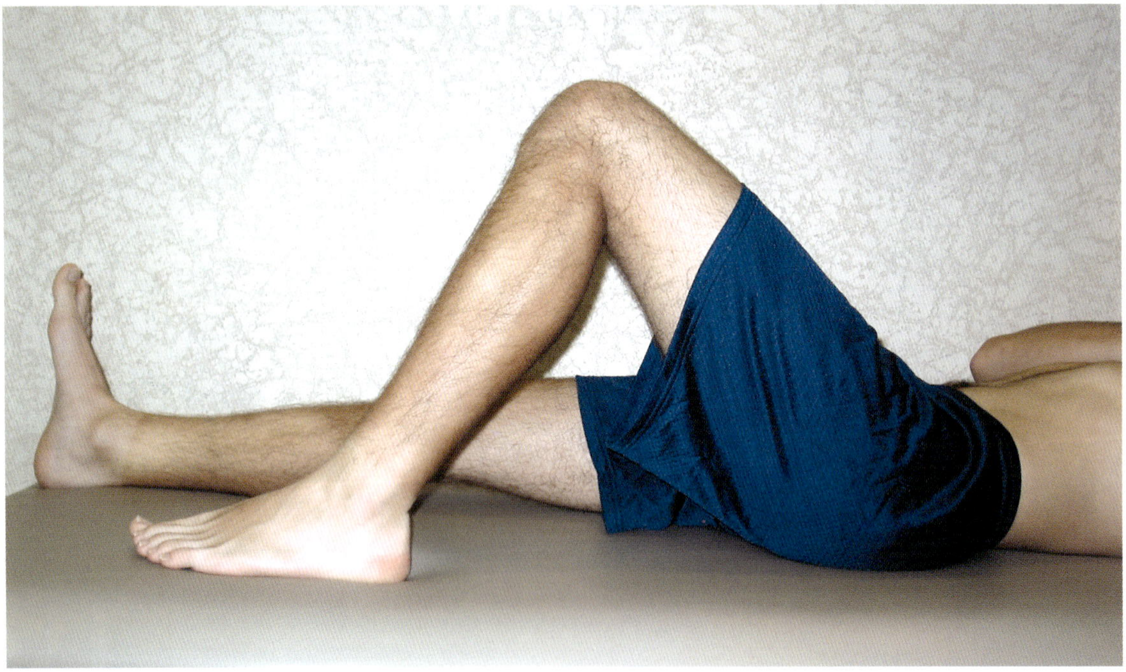

■ 그림 138-1. 대퇴관절의 굴곡 평가를 위한 자세

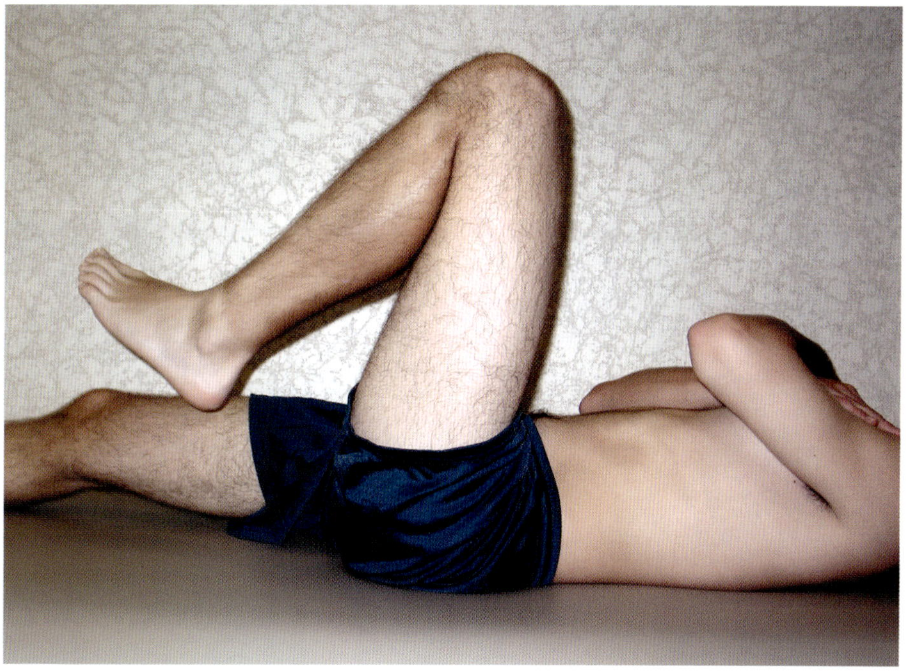

■ 그림 138-2. 대퇴관절의 최대 굴곡

CHAPTER

139 대퇴관절의 폄

Extension of the Hi

엎드린 자세에서 한번에 최대한 펴보도록 한다 (그림 139-1). 정상은 25도 정도이다.

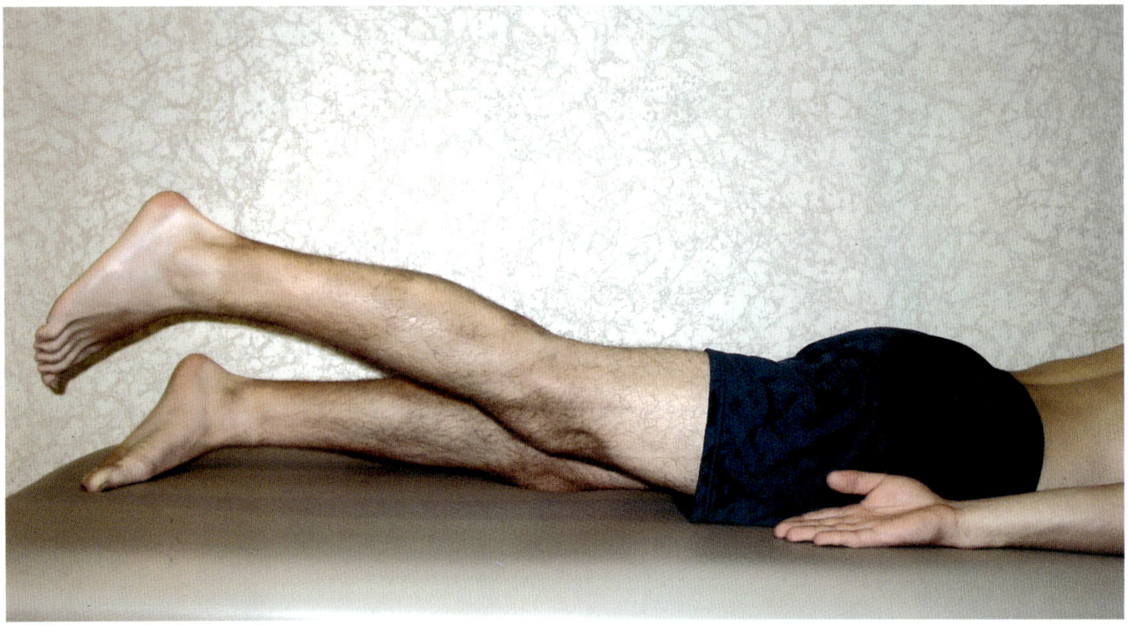

■ 그림 139-1. 편 상태에서의 대퇴관절

CHAPTER

대퇴관절의 외전 140

Abduction of the Hip

정상 외전각도는 45~50도 정도이다. 다리를 모으고 누운 자세에서 검사자는 환자의 골반에 손을 올려 놓은 상태에서 환자에게 서서히 외전운동을 하도록 한다(그림 140-1). 대퇴관절이 최대한 외전상태가 되면 골반이 상방으로 움직이기 시작한다(그림 140-2).

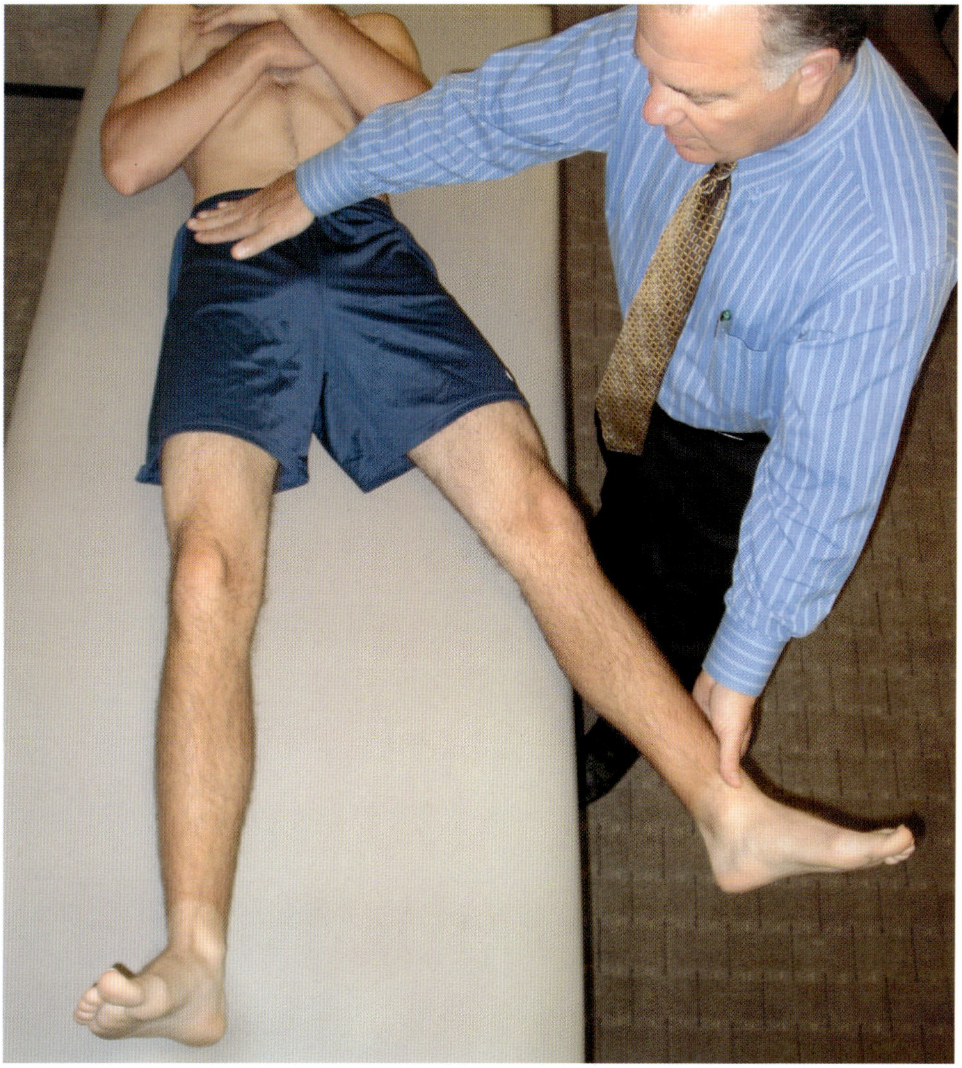

■ 그림 140-1. 외전운동 평가를 위한 환자의 자세

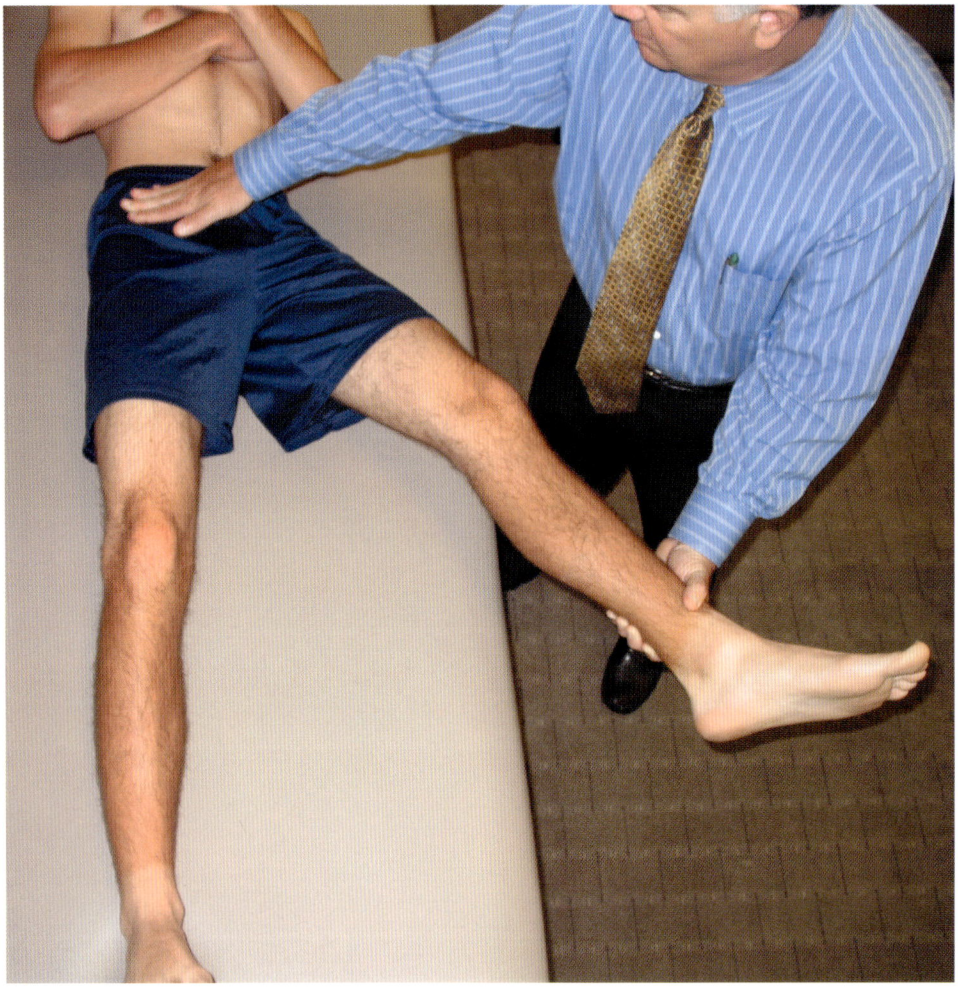

■ 그림 140-2. 최대한의 외전상태

CHAPTER

대퇴관절의 내전 141

Adduction of the Hip

정상 내전각도는 30도 정도이다. 다리를 모으고 누운 자세에서 검사자는 환자의 골반에 손을 올려 놓은 상태에서 환자에게 서서히 내전운동을 하도록 한다(그림 141-1). 대퇴관절이 최대한 내전상태가 되면 골반이 상방으로 움직이기 시작한다(그림 141-2).

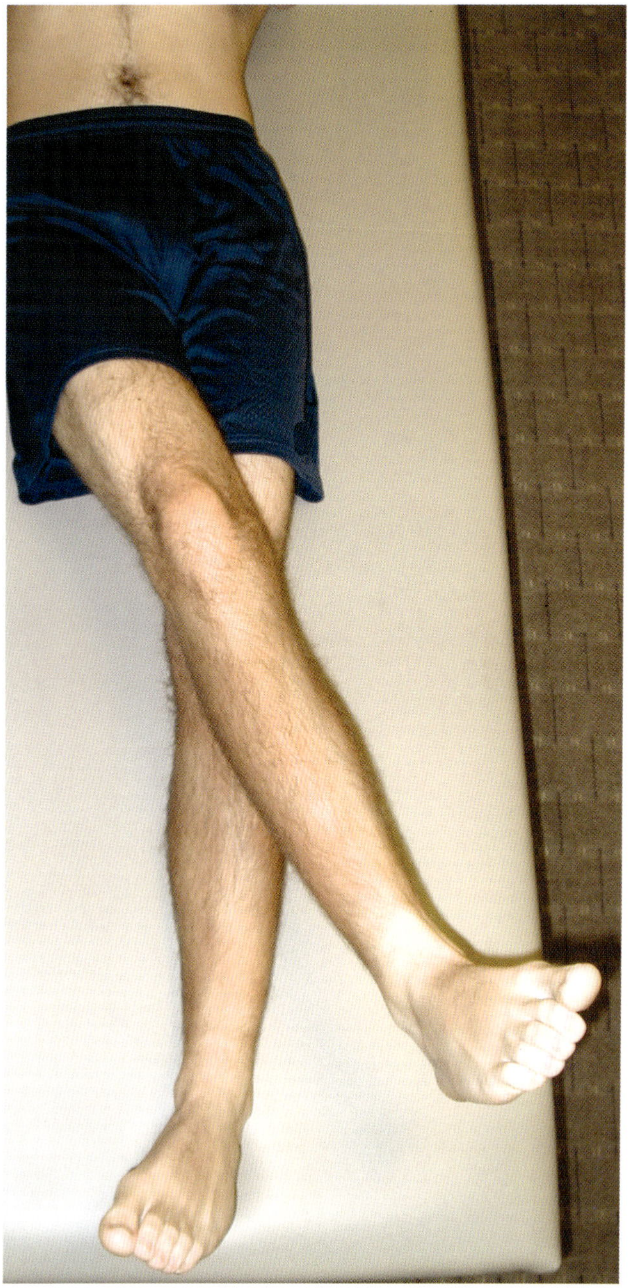

■ 그림 141-1. 내전운동 평가를 위한 환자의 자세

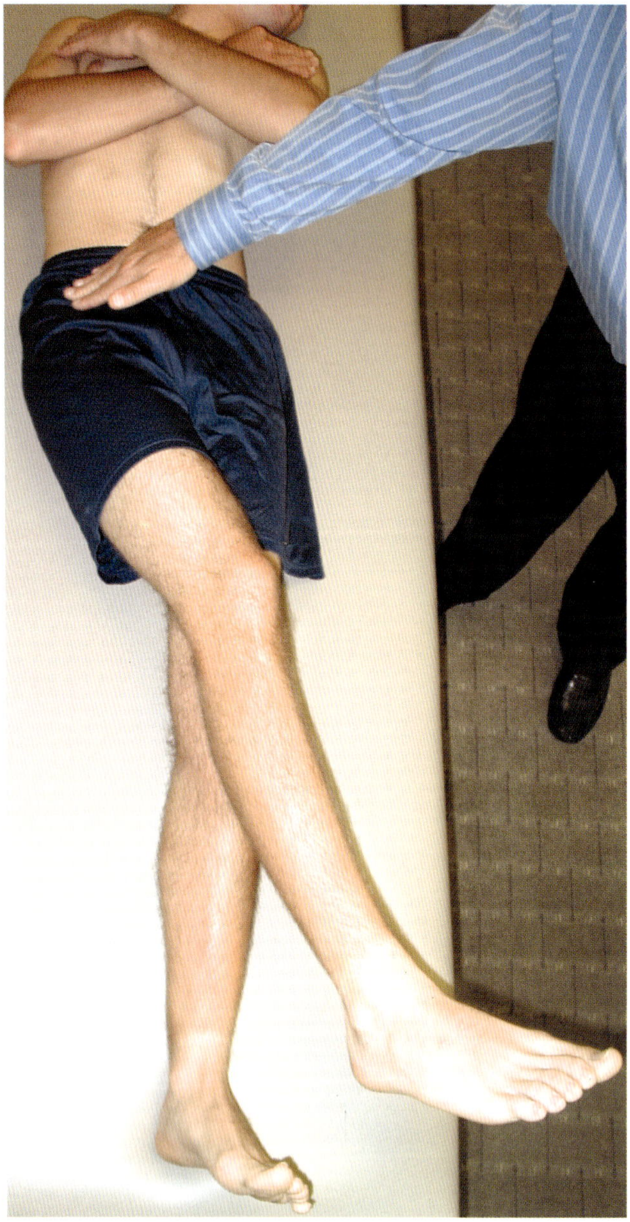

■ 그림 141-2. 최대한의 내전상태

CHAPTER 142

대퇴관절의 내회전

Internal Rotation of the Hip

정상 내회전각도는 35도 정도이다. 무릎을 가지런히 모으고 90도 구부린채로 엎드리게 한 자세에서(그림 142-1), 환자에게 서서히 양발이 벌어지도록 시킨다. 장애가 있는 관절에서는 어느 지점부터는 더 이상 움직여지지 않지만 정상관절에서는 정상 각도까지 움직여진다.

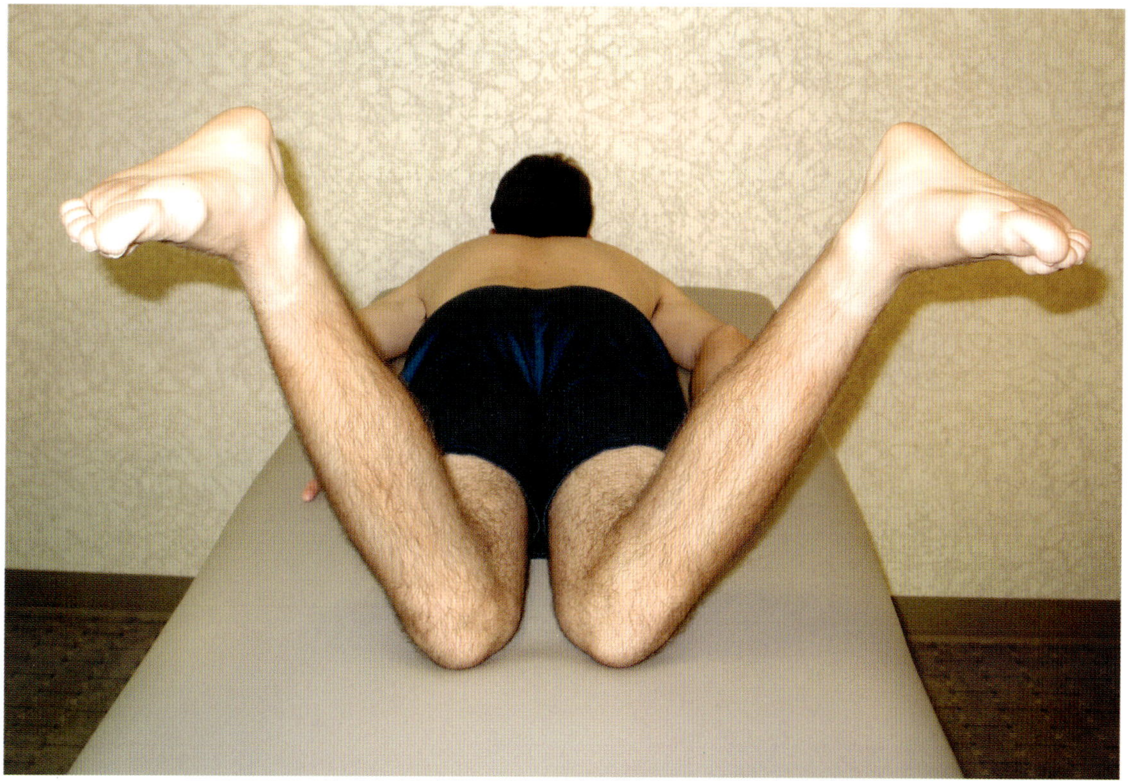

■ 그림 142-1. 대퇴관절의 내회전

CHAPTER

143 대퇴관절의 외회전

External Rotation of the Hip

정상 외회전각도는 45도 정도이다. 무릎을 가지런히 모으고 90도 구부린채로 엎드리게 한 자세에서 양 다리를 교차하도록 하고(그림 143-1), 그림처럼 양발을 움직이도록 한다. 장애가 있는 관절에서는 어느 지점부터는 더 이상 움직여지지 않지만 정상관절에서는 정상 각도까지 움직여진다.

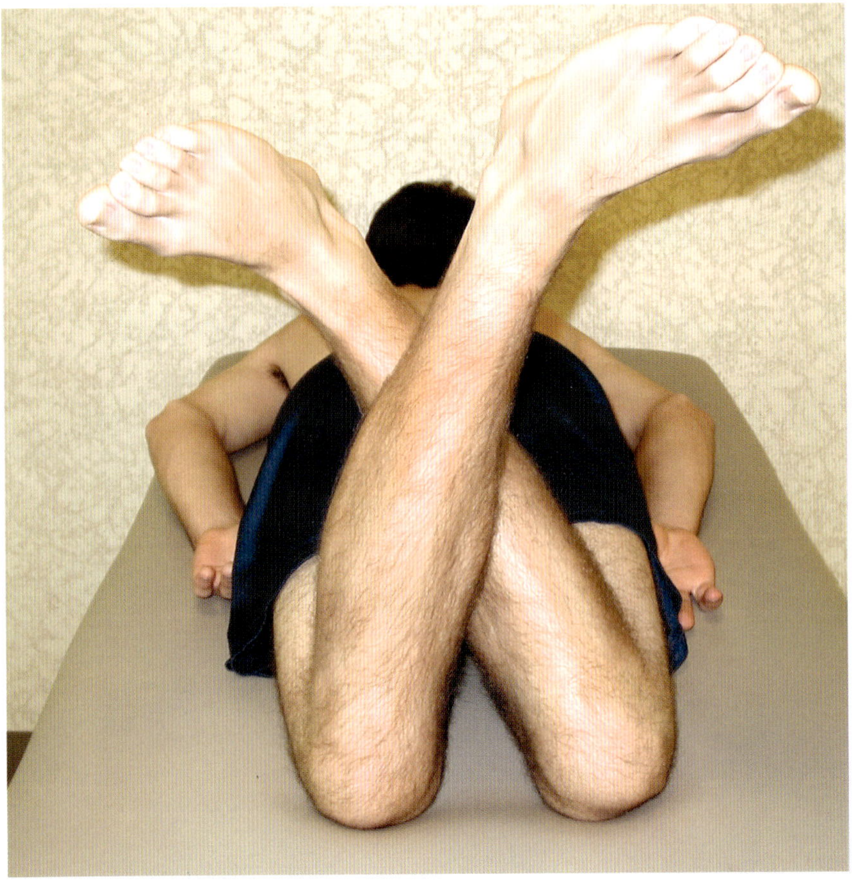

■ 그림 143-1. 대퇴관절의 외회전

대퇴관절에서 기인하는 통증 병변들

Painful Conditions of the Hip

CHAPTER 144

우선 초기 이학적 검사로 감별진단의 범위를 좁히고 그에 맞는 추가 이학적 검사, 실험실검사, 영상학적 검사를 하여 기능장애와 통증의 원인을 확인하도록 한다. 물론 이학적 검사에 앞서 통증과 기능장애의 흔한 원인들을 숙지하고 있는 것이 매우 중요하다. 대퇴관절 병변들은 서로 비정상 소견이 겹치고 여러 요인이 얽혀 있어서 원인질환에 대한 절대적인 분류가 있는 것은 아니지만 표 144-1은 원인을 감별하고 흔치 않은 질환들을 놓치지 않도록 하는데 매우 큰 도움이 된다. 표의 질환 중에서 가장 흔하게 놓칠 수 있고 잘못된 진단과 치료가 행해지는 질환은 교감신경 중재에 의한 통증, 다른 부위로부터 전이되는 질환들, 혈관성 질환들이다.

표 144-1. 무릎통증의 흔한 원인들

Localized Bony or Joint Space Pathology	Periarticular Pathology	Systemic Disease	Sympathetically Mediated pain	Referred from Other Body Areas	Vascular Disease
Fracture Primary bone tumor Primary synovial tissue tumor Joint instability Localized arthritis Osteophyte formation Osteonecrosis of the femoral head Joint space infection Hemarthrosis Villondular synovitis Intra-articular foreign body Slipped capital femoral epiphysis (Legge-Perthes disease) Chronic dislocation of the hip	Bursitis Tendinitis Adhesive capsulitis Joint instability Muscle strain Muscle sprain Periarticular infection not involving joint space	Rheumatoid arthritis Collagen vascular disease Reiter's syndrome Gout Other crystal arthropathies Charcot's neuropathic arthritis	Causalgia Reflex sympathetic dystrophy Lumbar spondylosis Fibromyalgia Myofascial pain	Lumbar plexopathy Lumbar radiculopathy syndromes Inguinal hernia Entrapment neuropathies Intrapelvic tumors Retroperitoneal tumors	Aortoiliac atherosclerosis Internal iliac artery occlusion

CHAPTER

145 대퇴관절 굴곡기형 진단을 위한 Thomas 검사

The Thomas Test for Flexion Deformity of the Hip

만성적인 대퇴관절 통증과 기능장애가 있는 환자에서는 굴곡구축(flexion contracture)은 흔히 발견되며, 이를 발견하는데 유용한 검사가 Thomas 검사이다. 누운 자세에서 정상쪽 대퇴부를 복부를 향해 최대한 굴곡하도록 한다(그림 145-1A). 이 자세는 이 자세는 허리의 보상적인 과전만(hyperlordosis)을 제거하여 준다. 이 자세에서 환자에게 반대쪽 다리를 테이블 바닥에 딱 붙도록 완전히 펴 보도록 한다(그림 145-1B). 만일 다리가 테이블에 닿도록 쭉 못 펴면 양성이며 이는 굴곡구축이 있음을 시사한다.

A

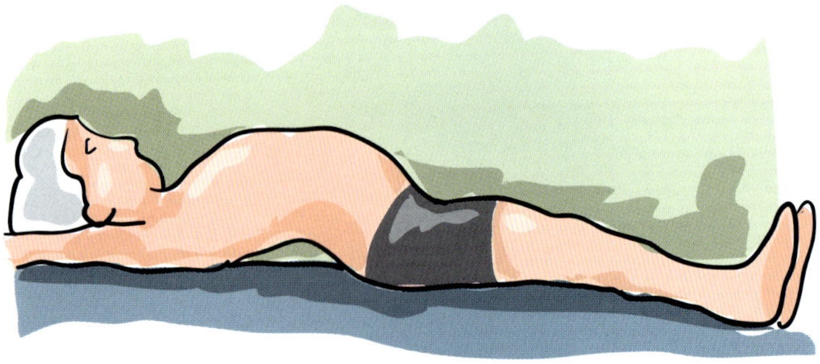

B

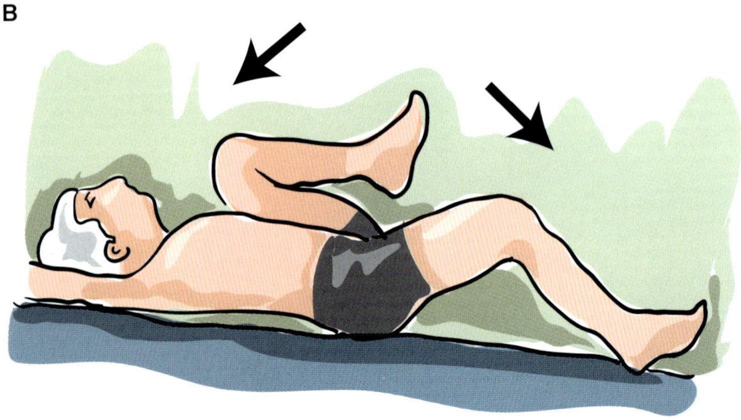

■ **그림 145-1.** A & B. 대퇴관절 굴곡기형 진단을 위한 Thomas 검사

CHAPTER 146

대퇴외전근 약화 진단을 위한 Trendelenburg 검사

The Trendelenburg Test for Weak Hip Abductors

환자의 대퇴관절 통증과 기능장애에 외전근의 약화가 원인이 되는지 혹은 기여하는지를 알게 해주는 검사이다. 선 자세에서 정상쪽 다리로 딛고 균형을 잡고 서도록 하고, 무릎을 서서히 45도까지 구부리도록 하면서 검사자는 환자의 골반을 주의 깊게 관찰한다. 무릎을 올린 다리쪽 골반이 올라가면, 검사는 음성이며 이는 대퇴외전근의 근력이 적절함을 시사한다(그림 146-1A). 만일 무릎을 올린 다리쪽 골반이 내려가면 검사는 양성으로 그쪽의 외전근 약화를 시사한다(그림 146-1B).

검사가 양성인 환자는 거의가 다 보행시 균형을 맞추기 위하여 근력약화가 있는 쪽 반대로 무게중심을 기울이는 절름걸이식 걸음을 걷는다. 이를 Trendelenburg 보행 또는 외전근 보행이라고 한다. 만일 통증이 동반되면 통증성 보행(antalgic gait)이 겹쳐 나타나서 임상양상에 혼동을 준다(제 147장 참조).

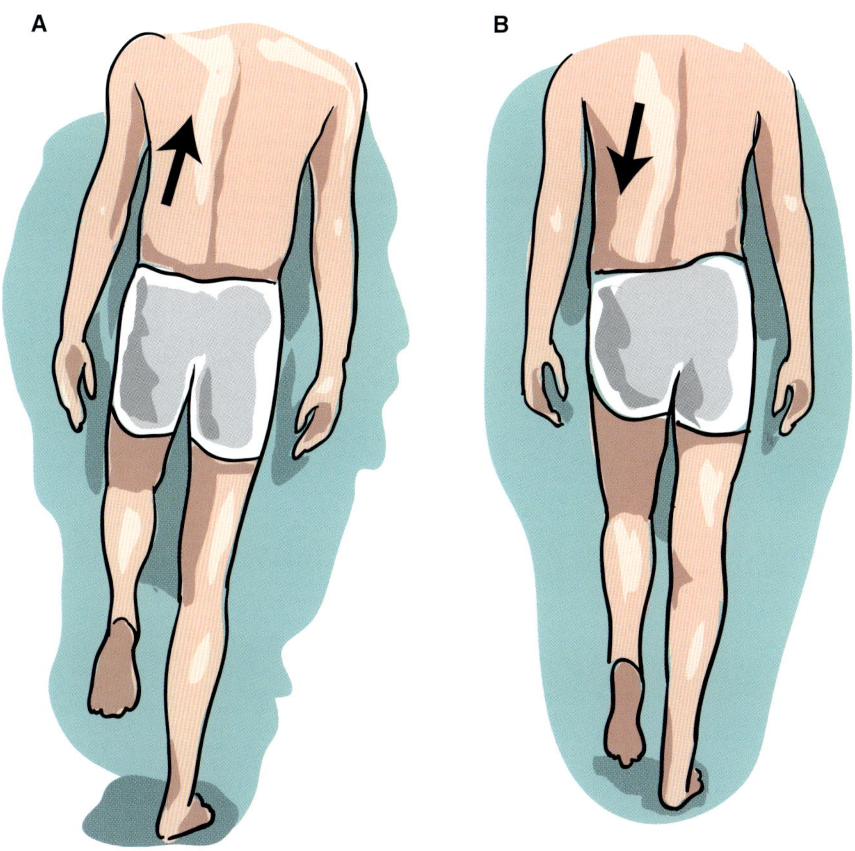

■ 그림 146-1. A & B. 대퇴외전근 약화 진단을 위한 Trendelenberg 검사

CHAPTER

147 통증성 보행 진단을 위한 Hopalong Cassidy 징후

The Hopalong Cassidy Sign for Antalgic Gait

보행이상의 평가는 대퇴관절 통증과 기능장애의 원인에 대해 중요한 단서를 제공해 준다. 이론적으로는 질환마다 이상 소견이 겹치므로 보행평가가 단순해 보이지만, 실제로는 그리 간단한 것은 아니다. 보행평가를 함에 있어서 혼돈을 주는 흔한 요인 중의 하나가 통증성 보행시 보이는 이상소견이 겹쳐 나타나는 것이다.

보행평가를 이해하기 위해서 우선 정상 보행의 두 요소인 디딤시기와 약진시기를 이해하여야 한다. 디딤시기(stance phase)는 발꿈치가 땅을 짚을 때서부터 시작하여 발가락이 땅에서 떨어질 때까지이며, 약진시기는 발가락이 땅에서 떨어질 때부터 발꿈치가 닿을 때까지이다(그림 147-1 A, B).

대퇴관절에 통증이 있는 환자는 소위 HopalongCassidy 징후가 나타나며 이는 통증성 보행과 비슷한 의미이다. 바로 선 자세에서 걸어보도록 하면, 통증이 존재하는 경우에는 해당 대퇴관절에 체중이 부하되는 시간을 줄이기 위하여 디딤 시기가 짧아진다. 이때에 환자가 통증이 있는 대퇴관절로 체중이 부하되는 시기를 서둘러 짧게 하려는 시도를 Hopalong Cassidy 징후라 한다(그림 147-2).

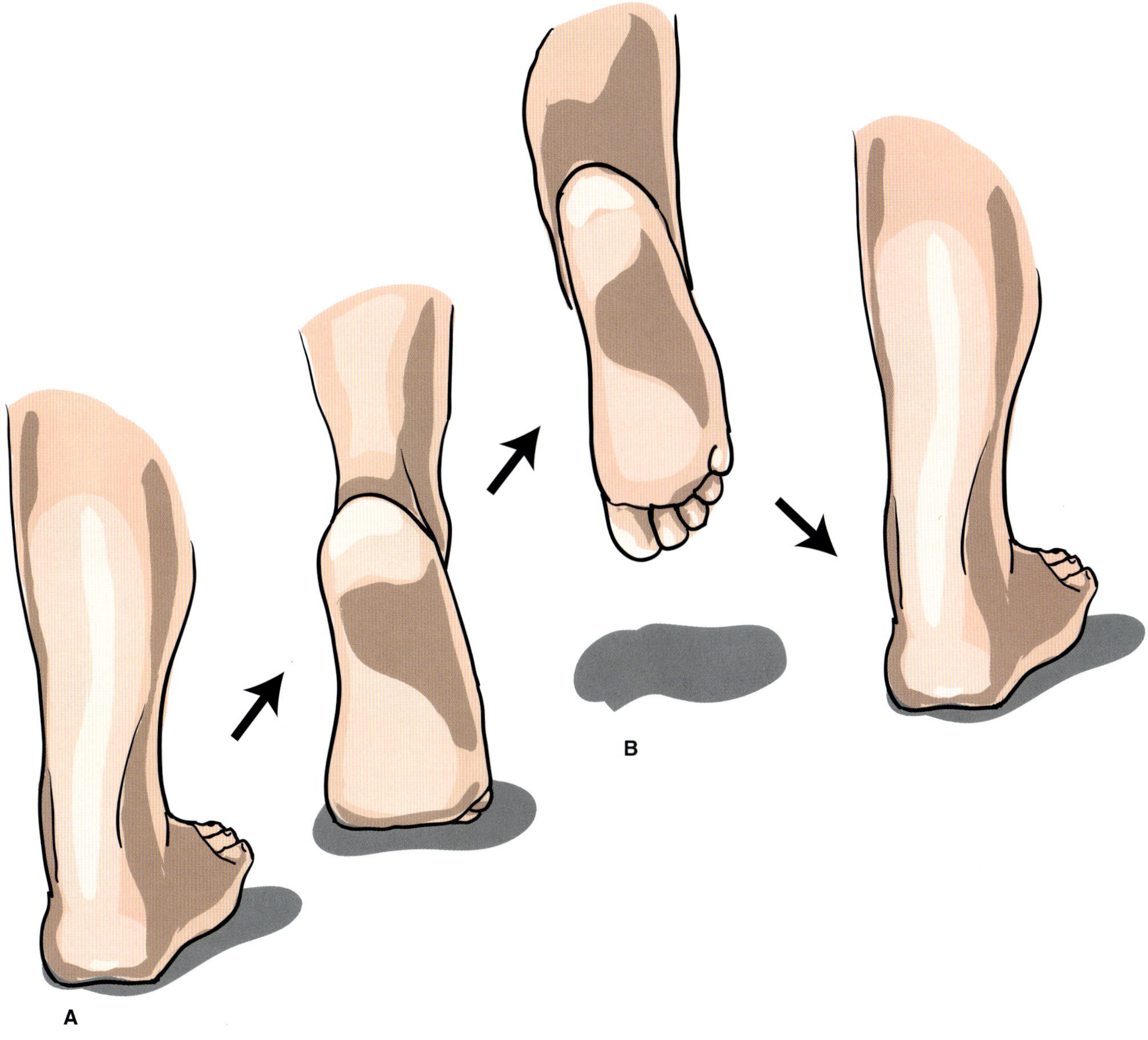

■ **그림 147-1.** 정상보행의 두 구성요소. A. 디딤시기(stance phase) B. 약진시기(swing phase)

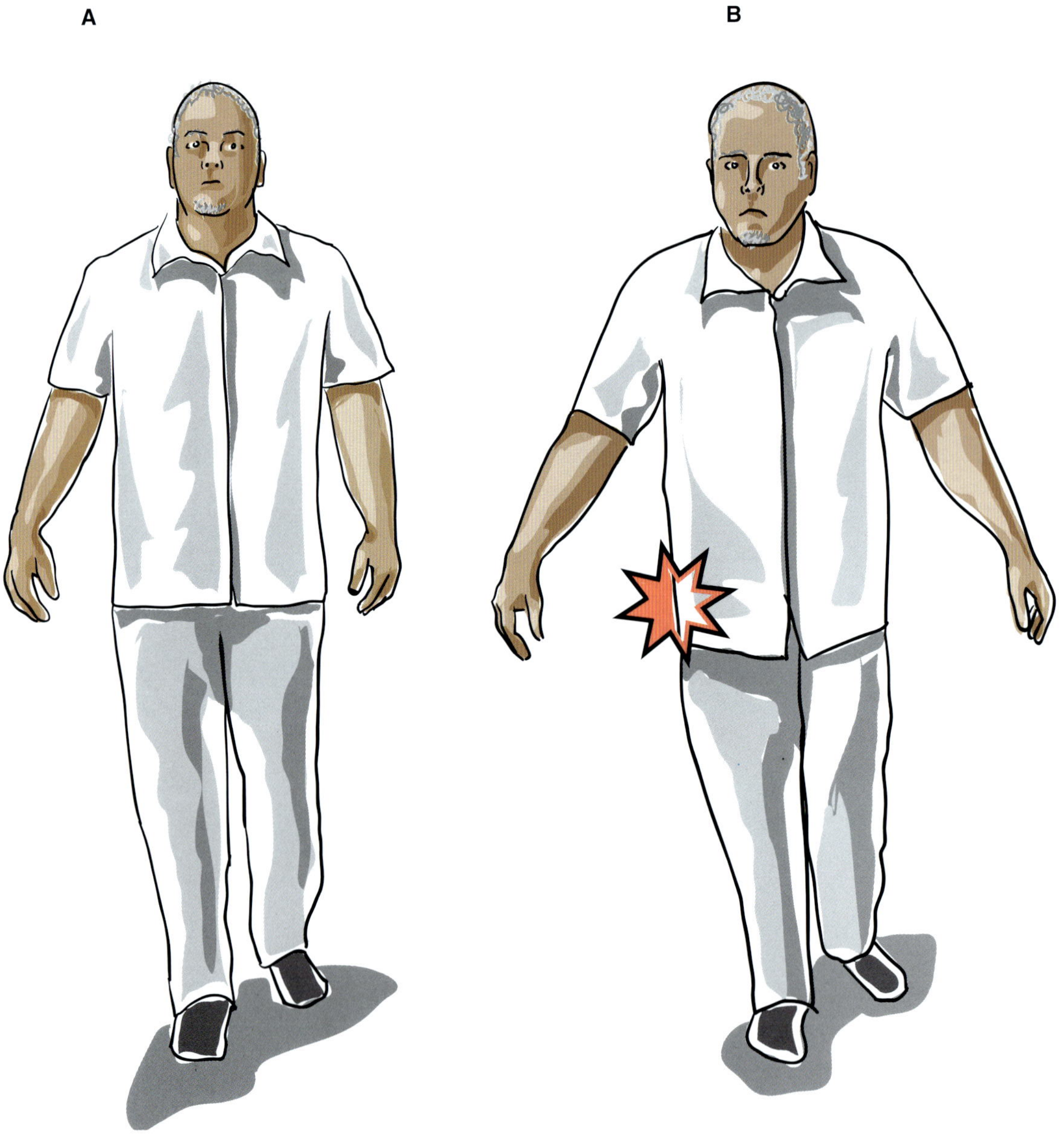

■ 그림 147-2. Hopalong Cassidy 징후

CHAPTER 148

대퇴관절 병변 진단시 Patrick/FABER 검사

The Patrick/FABER Test for Hip Pathology

대퇴관절의 병변 존재 유무를 신속하게 알 수 있도록 도움을 주는 검사이다. FABER는 각각 Flexion, Abduction, External Rotation의 해당 앞머리 글자를 뜻한다. 바로 누운 자세에서 대퇴관절과 무릎을 각각 90도 구부리게 하고(그림 148-1A), 구부린 다리쪽 발을 반대 무릎위에 올려 놓도록 한다. 이 동작을 할때에는 대퇴부는 서서히 외전 및 외회전이 된다(그림 148-1B). 대퇴관절 가동범위의 제한이 있거나 서혜부 통증이나 경축(spasm)이 있으면 양성이다.

이 검사가 양성이면 뼈병변을 배제하기 위하여 대퇴관절과 골반 X선 검사를 한다. 환자의 임상양상에 따라 필요하면 추가로 CBC, 요산, ESR, ANA를 한다. 대퇴골두의 골괴사나 종괴가 의심되면 MRI를 한다. 폐쇄신경(obturator nerve)에 대한 국소마취제 차단 주사는 진단 및 치료가치가 있다.

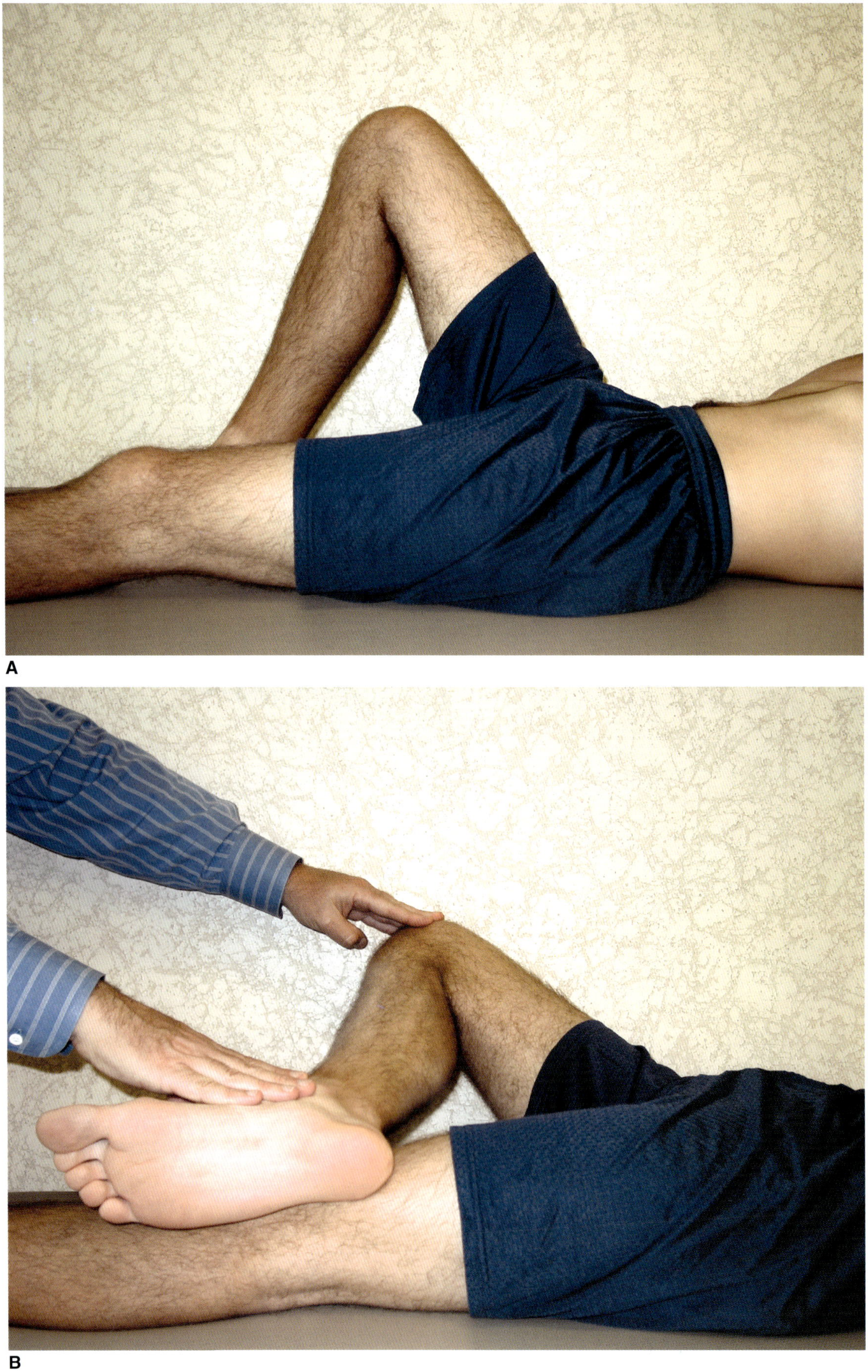

A

B

■ 그림 148-1. A & B. Patrick/FABER 검사

CHAPTER 149

내전근 건염 진단을 위한 Waldman의 무릎죄이기 검사

The Waldman Knee Squeeze Test for Adductor Tendinitis

대퇴관절의 내전운동에 관여하는 근-건 단위들은 과사용이나 스트레칭 손상 같은 것이 흔하여서 건염이 잘 생긴다. 하지강화를 위한 무리한 운동기구 사용, 장기간의 승마처럼 근건단위가 스트레칭되어 생기는 급성 손상 등이 유발요인이다. 통증은 지속적이고 날카로우며 심하여 불면증의 원인이 되기도 한다. 환자들은 보행시 상체를 병변이 온 쪽으로 기울여서 염증이 온 힘줄에 무리가 덜 가도록 하려고 한다. 통증의 위치는 대부분 서혜부 피부주름 부위나 내측대퇴부이다. 반면에 장요골 점액낭염(iliopsoas bursitis)시는 저항적 내전운동시 통증이 악화되기는 하지만, 통증의 위치가 달라서 서혜부 피부주름 바로 하방의 전방 서혜부 부위이다(제 152장 참조).

이학적 검사상 내전근 기시부를 촉진하면 압통이 있다(그림 149-1). 능동적 저항적 내전을 시키거나 수동적 외전을 시켜보면 통증이 있다. 무릎이 테이블 위에 걸쳐지도록 앉은 자세에서 환자 무릎 사이에 테니스 공을 놓고(그림 149-1), 최대한 빨리 세게 공을 죄이도록 한다. 내전근 건염이 있는 경우에는 강한 내전운동으로 인한 갑작스런 통증 악화로 병변쪽 다리가 펴지면서 무릎이 열려 공이 떨어지게 된다(그림 149-2). 이렇게 테니스 공이 떨어지면 무릎 죄이기 검사가 양성이다.

많은 환자에서 주위 점액낭염이 동반되므로 통증이나 기능장애가 더 심하게 된다. 내전근 건염 환자에서는 위에 기술한 통증 외에도 대퇴관절 가동범위가 점진적으로 제한되어 차를 타고 내리는 것 같은 일상동작에 어려움을 겪는다. 이로 인해 오랫동안 근육을 사용하지 않으면 근위축이 생길 수 있으며 대퇴관절의 유착성 피막염(adhesive capsulitis)이 생기기도 한다.

대퇴관절 통증이 있는 모든 환자에서 X선 검사를 한다. 환자의 임상양상에 따라 필요하면 추가로 CBC, 요산, ESR, ANA를 한다. 골괴사나 종괴가 의심되면 MRI를 한다.

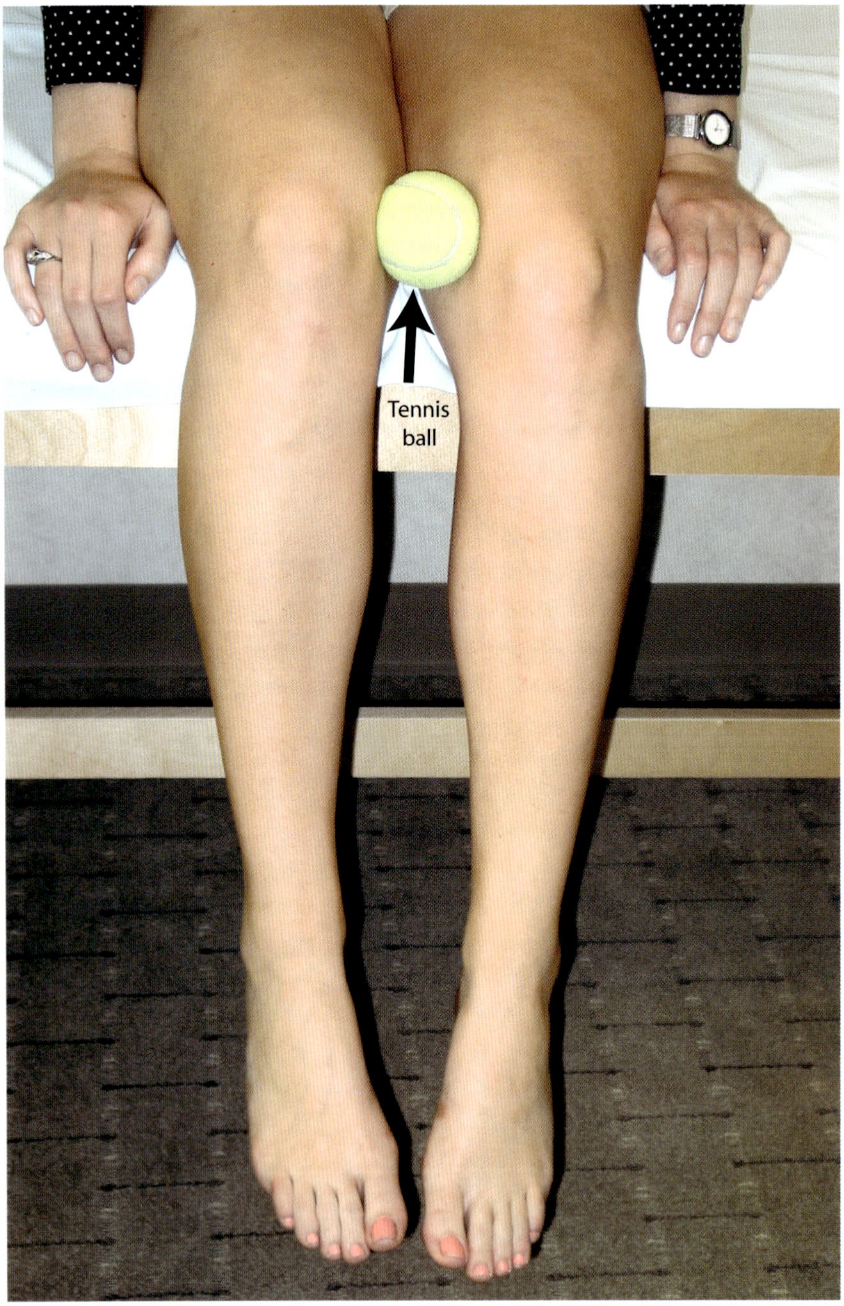

■ 그림 149-1. 내전근 힘줄 기시부의 촉진

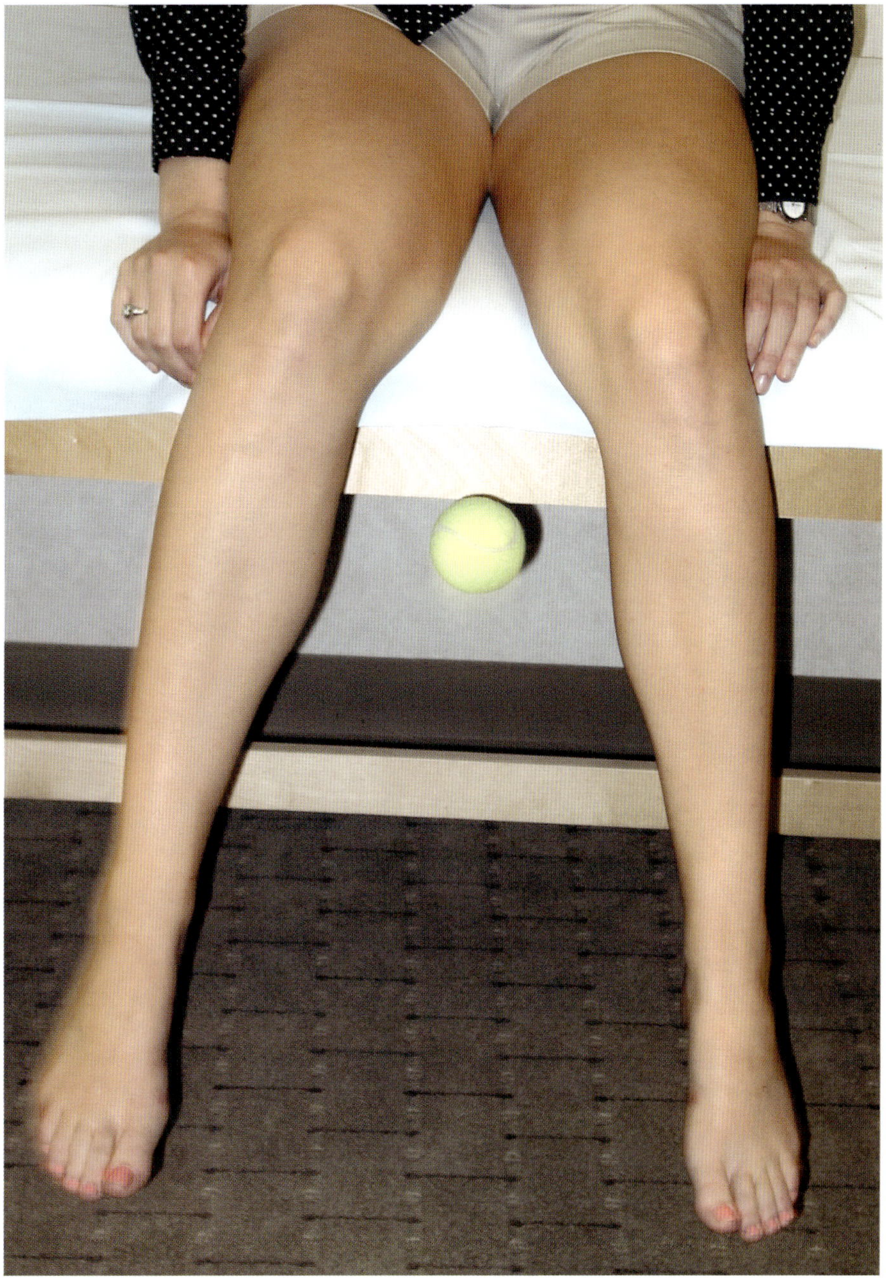

■ 그림 149-2. Waldman의 무릎죄이기 검사

CHAPTER

150 좌골 점액낭염 진단을 위한 저항적 대퇴관절 신전 검사

The Resisted Hip Extension Test for Ischial Bursitis

좌골 점액낭은 좌골결절(ischial tuberosity)과 대둔근 사이에 위치한다. 단일 점액낭인 경우도 있고 다엽성인 경우도 있다. 급성 손상이나 반복되는 경미한 손상에 예민하다. 엉치로 떨어지거나 장기간 승마나 자전거를 타고난 후에 잘 온다. 모래처럼 부드럽거나 표면이 불규칙한 곳을 달리기 것도 유발요인이 된다. 만성적인 경우는 석회화가 생기기도 한다.

환자들은 흔히 보행시 엉덩이 기저부에 통증을 자주 호소한다. 좌골결절 위에 국소 통증이 특징이며 슬굽힘근(hamstring)으로 통증이 전이되기도 한다. 슬굽힘근의 건염이 동반되기도 한다. 종종 병변쪽으로 잠을 못 자며 아침에 처음 깨면서 대퇴관절을 펴거나 구부릴 때에 날카롭게 뭔가 걸리는 듯한 느낌(catching sensation)을 호소한다. 이학적 검사상 좌골결절 위에 국소압통이 있다. 수동적으로 병변쪽 하지 거상 운동을 할 때 통증이 온다. 진찰 테이블 가장자리로 엎드린 자세에서 검사자는 환자의 대퇴부를 단단히 잡고 저항을 주면서 환자에게 대퇴를 신전하도록 한다(그림 150-1). 평상시 환자가 통증을 느끼는 부위에 통증이 재현되면 양성이다. 검사 중 갑자기 저항을 풀 때 통증이 더 심해지면 진단이 더욱 확실해진다.

X선 검사상 주위구조에 석회화가 보일 수 있으며 이는 만성 염증을 시사한다. 슬굽힘근-건의 파열이 의심되면 MRI를 한다.

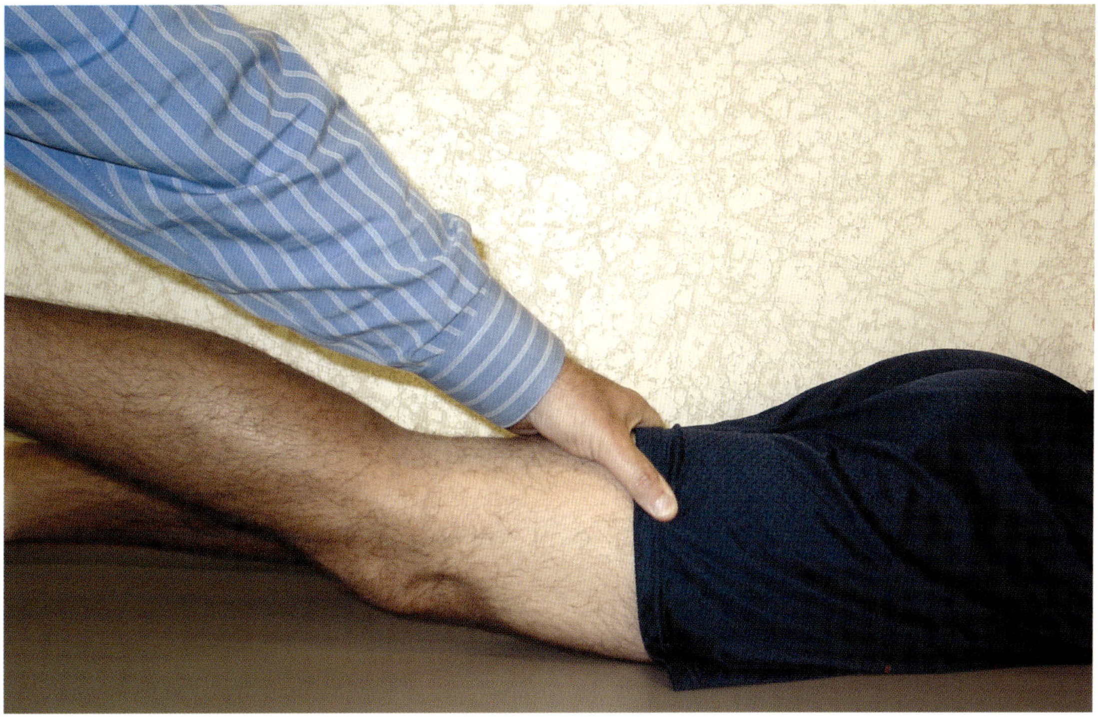

■ **그림 150-1.** 좌골 점액낭염(Ischial bursitis) 진단을 위한 저항적 대퇴관절 신전 검사

CHAPTER

151 둔부 점액낭염 진단을 위한 저항적 대퇴관절 외전 검사

The Resisted Hip Abduction Test for Gluteal Bursitis

둔부 점액낭은 대둔근, 중둔근, 소둔근 사이 그리고 이들 근육과 밑의 뼈사이에 위치한다. 단일 점액낭인 경우도 있고 다엽성인 경우도 있다. 급성 손상이나 반복되는 경미한 손상에 예민하다. 엉치로 떨어지거나 반복적인 근육주사, 부드럽거나 표면이 불규칙한 곳을 오랜 시간 달리기 것도 유발요인이 된다. 만성적인 경우는 석회화가 생기기도 한다.

환자들은 흔히 엉덩이 상외측 1/4 부위에 통증을 자주 호소한다. 같은 부위에 국소 통증이 특징이며 좌골절흔(sciatic notch) 통증이 전이되기도 한다. 종종 병변쪽으로 잠을 못자며 아침에 처음 깨면서 대퇴관절을 펴고 외전시킬 때에 날카롭게 뭔가 걸리는 듯한 느낌(catching sensation)을 호소한다. 이학적 검사상 같은 부위에 국소 압통이 있다. 수동적으로 병변쪽으로 굽히고 내전시키면 통증이 재현된다. 정상쪽 다리가 밑으로 가게 옆으로 누워서 검사자는 병변쪽 대퇴부를 단단히 잡고 저항을 주면서 환자에게 외전운동을 하도록 한다(그림 151-1). 둔부에 통증이 재현되면 양성이다. 검사 중 갑자기 저항을 풀 때 통증이 더 심해지면 진단이 더욱 확실해진다.

X선 검사상 주위구조에 석회화가 보일 수 있으며 이는 만성 염증을 시사한다. 종괴가 의심되면 MRI를 한다.

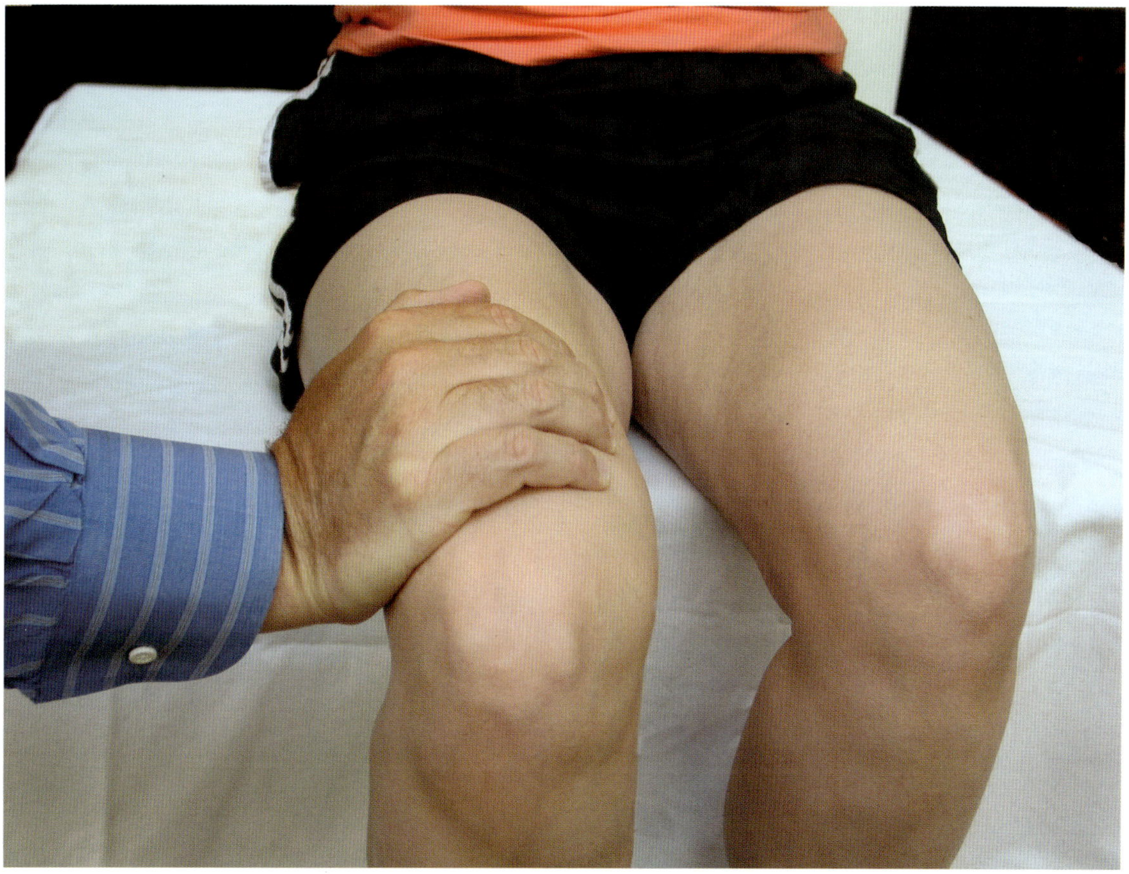

■ **그림 151-1.** 둔부 점액낭염 진단을 위한 저항적 대퇴관절 외전 검사

CHAPTER

152 장요근 점액낭염 진단을 위한 저항적 대퇴관절 내전 검사

The Resisted Hip Adduction Test for Iliopsoas Bursitis

장요근 점액낭은 대퇴목의 전방부와 요근(psoas)의 힘줄 사이에 위치하며, 대퇴삼각(femoral triangle)에서 내측에 위치한다(그림 152-1). 단일 점액낭인 경우도 있고 다엽성인 경우도 있다. 급성 손상이나 반복되는 경미한 손상에 예민하다. 좌석벨트에 의한 손상이나 창던지기나 발레 같은 대퇴부를 반복적으로 무리하게 구부리는 동작 등도 유발요인이 된다. 만성적인 경우는 석회화가 생기기도 한다.

환자들은 흔히 서혜부에 통증을 자주 호소한다. 내측 대퇴부에 통증이 있는 내전근 건염과는 달리, 서혜부 피부주름 바로 밑 전방에 국소통증이 있으며 대퇴관절로 통증이 전이된다. 종종 병변쪽으로 잠을 못 자며 아침에 처음 깨면서 대퇴관절을 움직일 때에 날카롭게 뭔가 걸리는 듯한 느낌(catching sensation)을 호소한다.

이학적 검사상 대퇴부 상방, 서혜부 피부주름 바로 밑에 국소압통이 있다. 수동적으로 구부리거나 내전, 외전할 때, 능동적으로는 저항을 주면서 굴곡운동을 할 때에 통증이 재현된다. 진찰 테이블 가장자리에 다리를 걸쳐놓고 앉은 자세에서 무릎은 약간 벌리도록 한다. 검사자는 환자의 내측 대퇴부를 단단히 잡고서 저항을 주면서 환자에게 엉치를 내전 하도록 한다(그림 152-2). 서혜부 전방에 통증이 재현되면 양성이다. 검사 중 갑자기 저항을 풀 때 통증이 더 심해지면 진단이 더욱 확실해진다. 만일 이 검사 중 서혜부의 내측에 통증이 오면 내전근 건염을 고려하여야 한다.

X선 검사상 주위구조에 석화화가 보일 수 있으며 이는 만성 염증을 시사한다. 종괴가 의심되면 MRI를 한다.

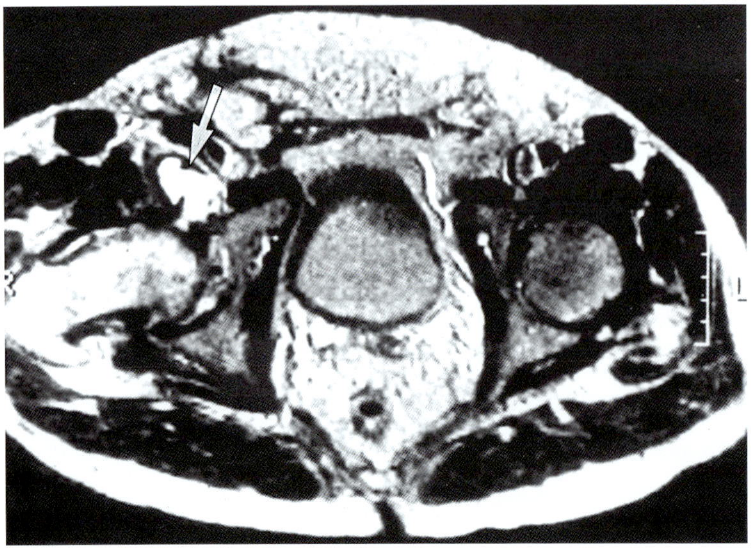

■ 그림 152-1. 장요근 점액낭염. 류마티스 관절염과 우측 대퇴부 통증이 있는 67세 여자에서의 Axial T2 사진. 고영상 신호강도의 종괴가 장요근 부근에 보인다(화살표).

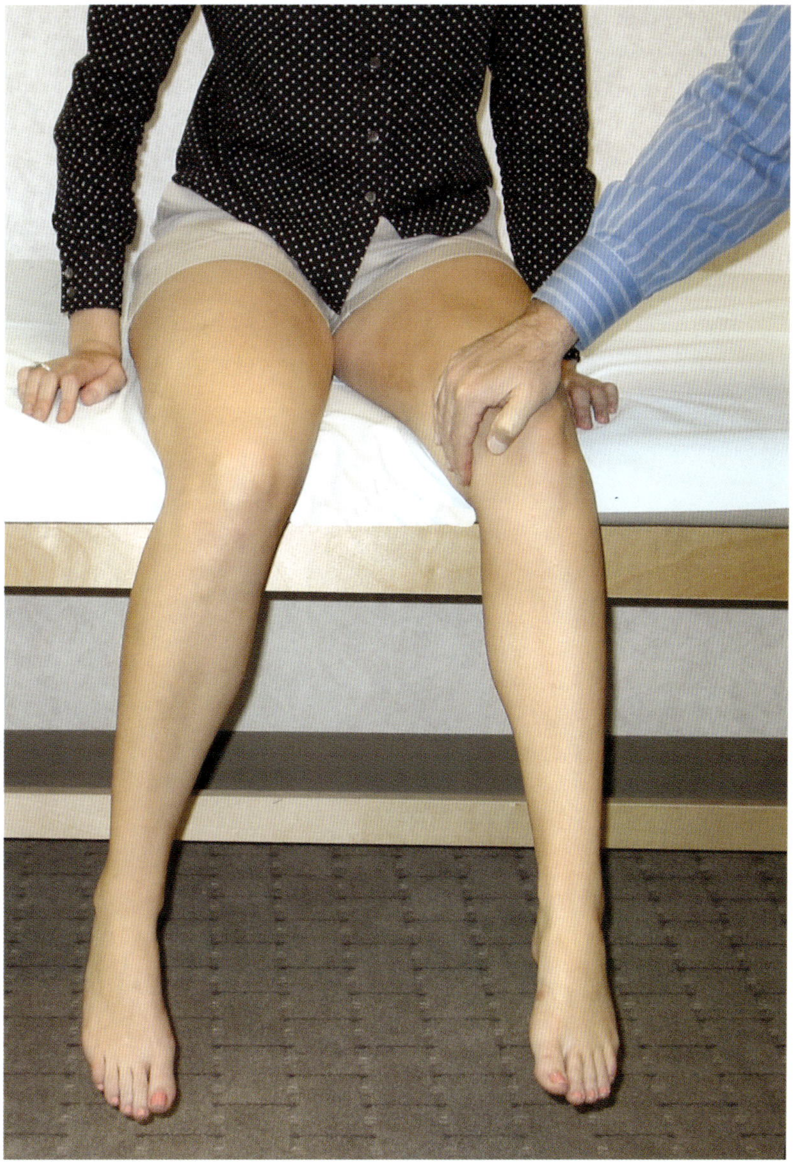

■ 그림 152-2. 장요근 점액낭염 진단시 저항적 대퇴관절 내전 검사

CHAPTER

153 대퇴돌기 점액낭염 통증 진단을 위한 저항적 외전 방출 검사

The Resisted Abduction Release Test for Trochanteric Bursitis Pain

대퇴돌기 점액낭은 큰 대퇴돌기와 중둔근의 힘줄 및 장경골띠 사이에 위치한다(그림 153-1). 단일 점액낭인 경우도 있고 다엽성인 경우도 있다. 급성 손상이나 반복되는 경미한 손상에 예민하다. 대퇴돌기 쪽으로 떨어지거나 이전의 대퇴부 수술 병력, 부드럽거나 표면이 불규칙한 곳을 오랜 시간 달리기 등이 유발요인이 된다. 만성적인 경우는

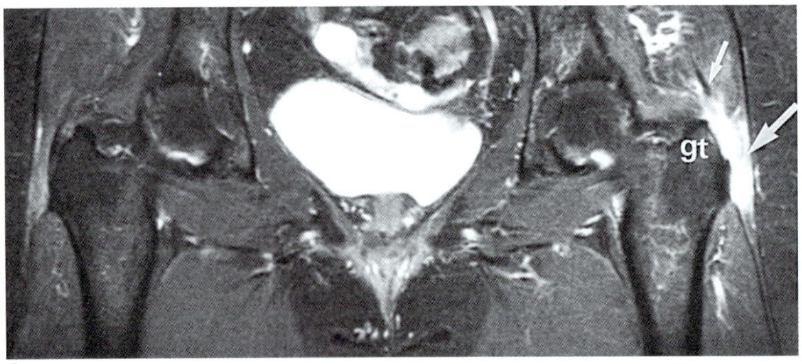

A

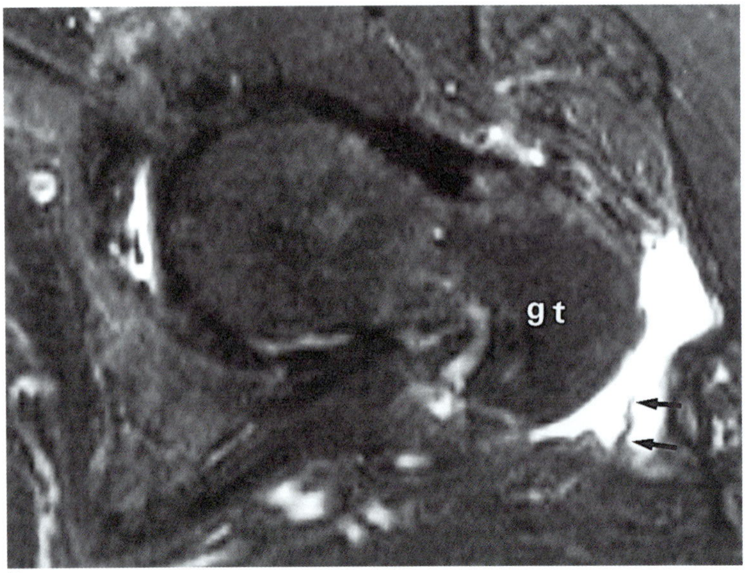

B

■ 그림 153-1. 큰 대퇴돌기 점액낭염

A. 관상면 사진. 큰 대퇴돌기 주위에 국소 고신호영상 음영(화살표, gt). 파열되어 쪼그라진 중둔근 힘줄도 보인다(작은 화살표)

B. 횡단면 사진. 큰 대퇴돌기 점액낭염에 합당한 분명한 수분이 고여있는 음영. 중둔근 힘줄은 파열되어 있다(화살표). 큰 대퇴돌기 점액낭염은 종종 중둔근 피열과 관련된다.

석회화가 생기기도 한다.

환자들은 흔히 대퇴부 외측에 통증을 자주 호소하며, 좌골신경통시처럼 하지로 방사통이 있을 때도 있다. 큰 대퇴돌기 부위에 국소 통증이 특징이며 종종 병변쪽으로 잠을 못 자며 아침에 처음 깨면서 날카롭게 뭔가 걸리는 듯한 느낌(catching sensation)을 호소한다. 계단 오르기가 점점 힘들어 질 수도 있다. 종종 대퇴관절염, 요추와 천장관절 질환, 보행장애가 동반되기도 한다.

이학적 검사상 큰 대퇴돌기 부위에 국소압통이 있다. 수동적 내전 및 외전, 능동적으로 저항을 준 자세에서의 외전시 통증이 재현된다. 정상쪽 다리가 밑으로 가게 옆으로 누워서 검사자는 병변쪽 대퇴부 외측을 단단히 잡고 저항을 주면서 환자에게 외전운동을 하도록 한다(그림 153-2A). 검사 중 갑자기 저항을 풀 때 통증이 더 심해지면 양성이다(그림 153-2B). 진찰시 염두에 둘 것은 대퇴 피부신경 포착증시의 경우와는 달리 해당 신경 분포부위의 감각장애는 없다는 점이다.

X선 검사상 주위구조에 석화화가 보일 수 있으며 이는 만성 염증을 시사한다. 종괴가 의심되면 MRI를 한다. 근전도는 마비성 태퇴통증 증후군(meralgia paresthetica), 좌골신경통(sciatica)과 감별하는데 도움을 준다.

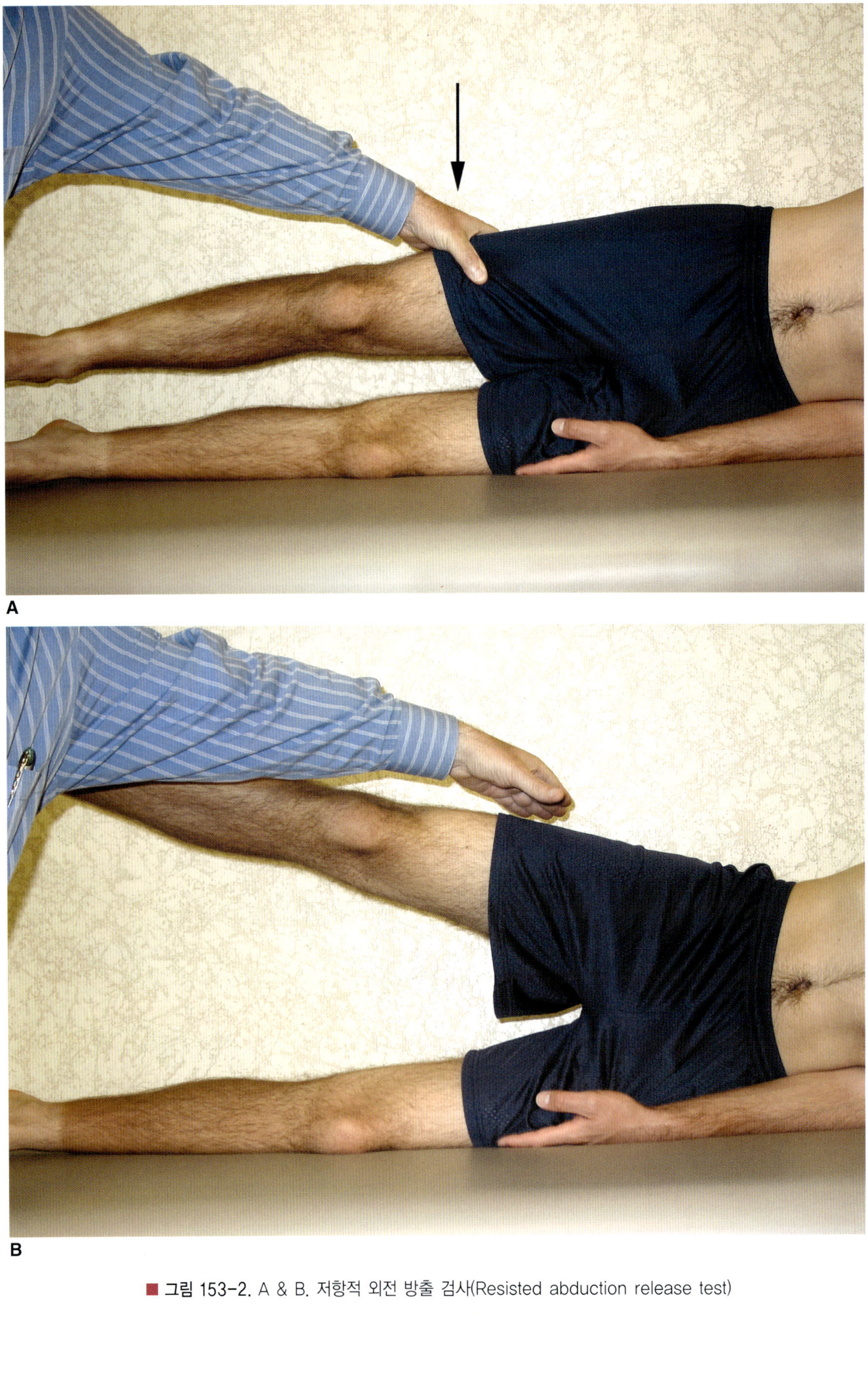

A

B

■ 그림 153-2. A & B. 저항적 외전 방출 검사(Resisted abduction release test)

CHAPTER 154

장경골띠 구축 진단을 위한 Ober 검사

The Ober Test for Iliotibial Band Contracture

대퇴부 심부 근막의 연장인 장경골띠의 구축은 급성 염증 손상후 발생할 수 있다. 대퇴관절 내전이 어렵게 되며 차에 오르내리기는 아주 어렵게 된다. 정상쪽의 대퇴부와 무릎을 구부려 허리가 전만커브가 안되게 하면서 밑으로 가게 옆으로 누워서 병변쪽 다리는 펴면서 완전히 외전시킨다(그림 154-1A). 이 자세에서 검사자는 병변쪽 다리를 받쳐주면서 서서히 수동적으로 내전이 되도록 한다. 구축이 온 다리는 테이블까지 완전히 다리가 내려오지 못하며 검사자가 받쳐준 손을 떼어도 일부 외전된 위치를 유지한다(그림 154-1B).

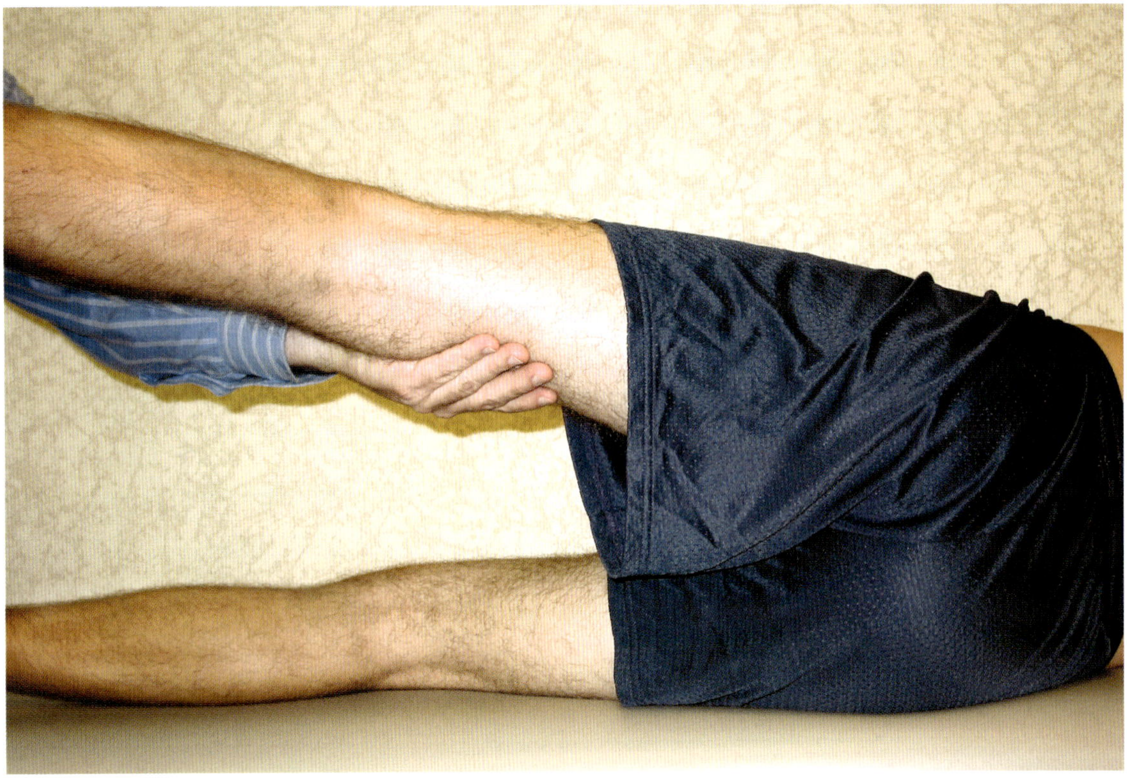

A

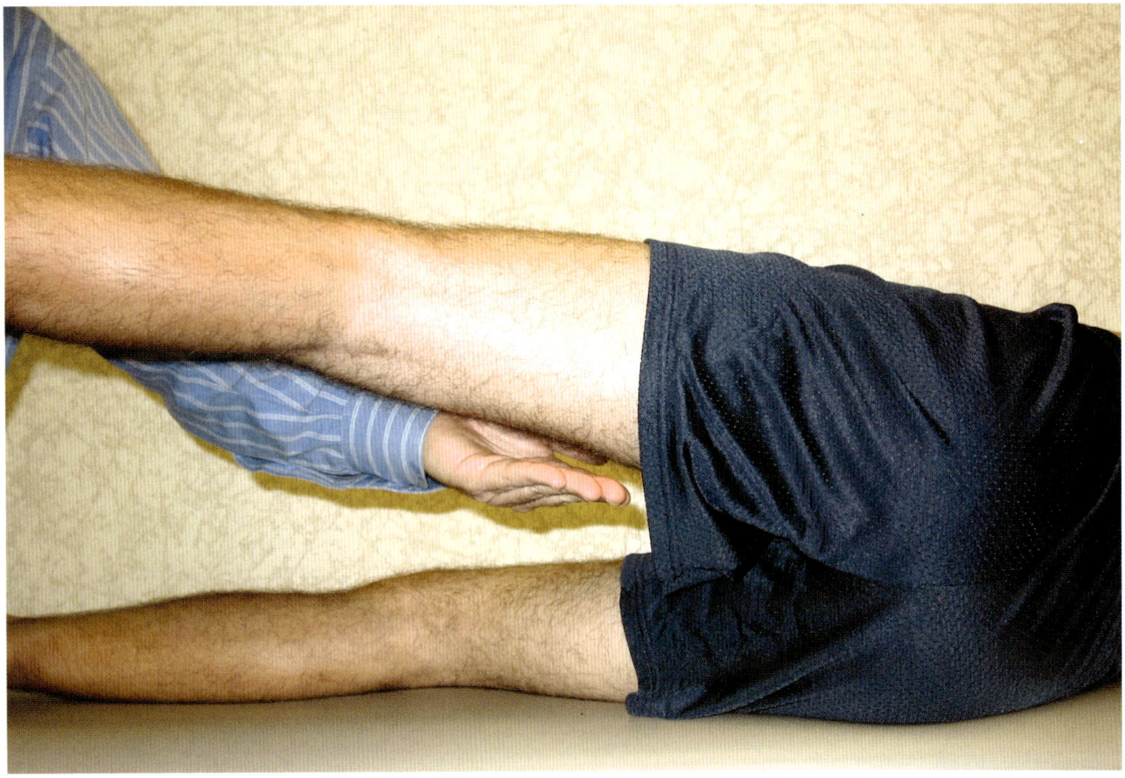

■ 그림 154-1. 장경골띠 구축시 Ober test

CHAPTER 155

딸깍 발음성 대퇴관절 증후군에서 딸깍발음 징후

The Snap Sign for Snapping Hip Syndrome

외측 대퇴관절 부위에 딸깍 거리는 느낌, 큰 대퇴돌기 부위의 날카롭고 갑작스런 통증이 특징이다. 장요근 힘줄이 큰 대퇴돌기 위 또는 장치골돌기(iliopectineus eminence) 위로 아탈구되어서 생기는게 딸깍하고 걸리는 느낌이다. 앉은 자세에서 일어서거나 빠른 걸음으로 걸을 때 가장 흔히 잘 나타난다. 종종 대퇴돌기 점액낭염이 동반되면 통증이나 기능장애가 더 심하다.

앉았다 일어서게 하거나 대퇴관절을 외전시키면 증상이 재현된다. 큰 대퇴돌기 위로 국소 압통이 있으면 점액낭염이 동반됨을 시사한다. 쪼그려 앉은 자세를 취하게 하거나 혹은 이 자세를 못 취하는 경우에는 등받이가 곧은 의자에 환자를 앉게 한다. 검사자는 손을 큰 대퇴돌기 위에 올려놓고 빠르게 일어선 자세로 바꾸도록 한다(그림 155-1A). 검사자 손위로 딸깍(snap)거리는 느낌이 느껴지면 양성이며, 이는 장요근 힘줄이 큰 대퇴돌기 위 또는 장치골돌기(iliopectineus eminence) 위로 아탈구됨을 의미한다(그림 155-1B). 심한 경우에는 딸깍 소리를 들을 수도 있다.

숨겨진 뼈병변이나 종괴를 배제하기 위하여 모든 환자에서 X선 검사를 한다. 환자의 임상양상에 따라 추가로 CBC, 요산, ESR, ANA을 한다. 무혈성 괴사나 종괴가 의심되면 MRI를 한다.

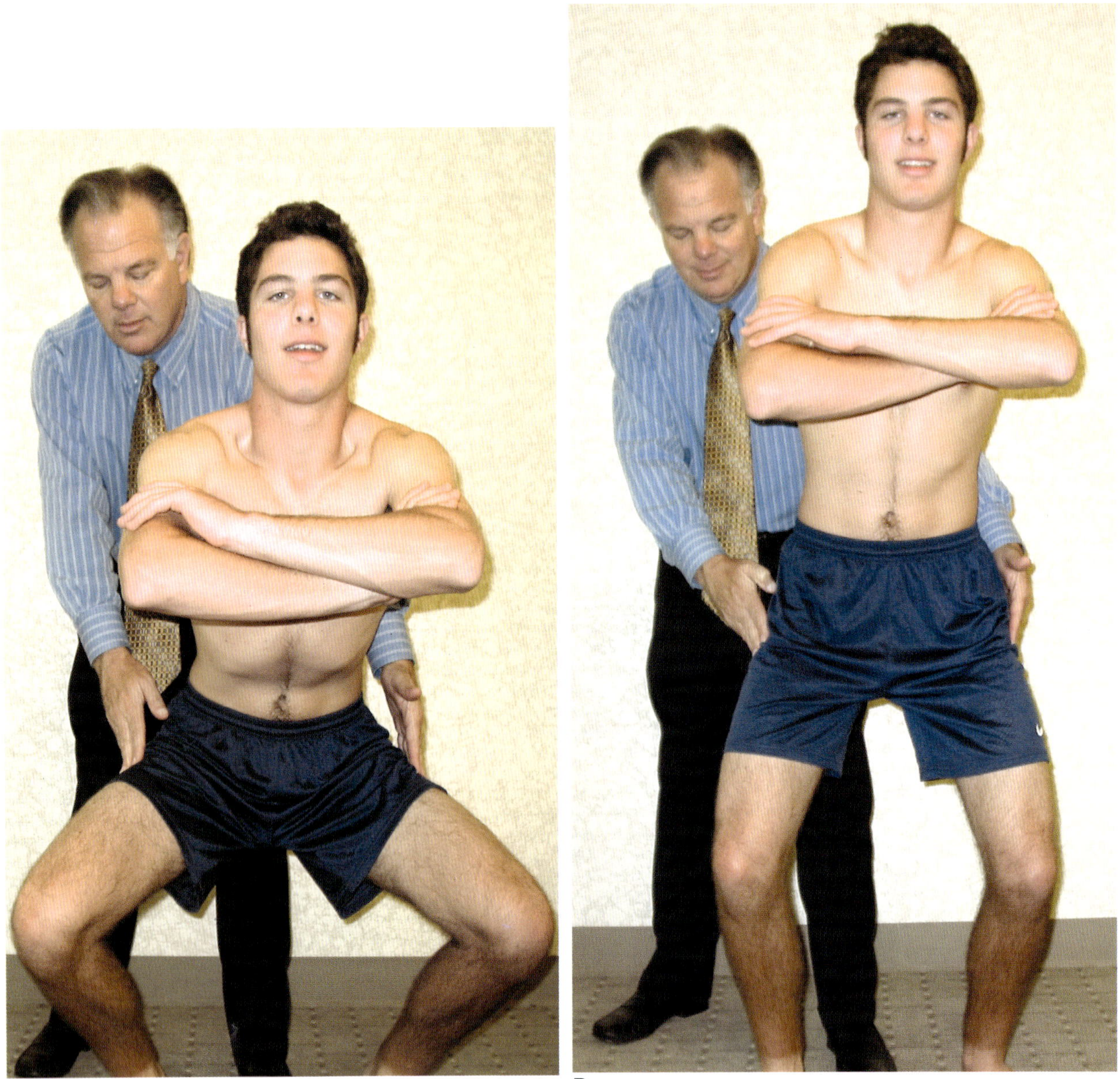

A B

■ 그림 155-1. A & B. 딸깍 발음 징후(Snap sign) 검사

SECTION 10

무릎

The Knee

CHAPTER

156 무릎의 기능해부학

Functional Anatomy of the Knee

많은 임상의들이 무릎은 비교적 단순히 굴곡과 신전운동을 하는 경첩관절이라는 생각으로 진찰에 임한다. 무릎은 우리 몸에서 가장 큰 관절면과 용적을 가지고 있으며 굴곡 신전을 포함하여 놀랍도록 복잡한 운동을 조화롭게 행하는 부위이다. 무릎은 안동된 자세에서 잠금이 가능한 캠(회전운동을 왕복 또는 진동운동으로 바꾸는 장치)으로 간주하면 된다. 아주 간단한 운동을 할 때 조차도 경골위에서 대퇴골이 구르고 미끄러지는 일련의 조화로운 움직임이 일어난다. 이렇게 복잡한 운동을 하는 구조이므로 관절염이나 연골, 인대의 손상에 의한 경미한 해부학적 구조의 변화만 있어도 기능장애가 발생한다.

우선 무릎은 두 개의 분리된, 하지만 밀접한 관계가 있는 관절로 생각하는게 좋다: 대퇴-경골관절과 대퇴-슬개관절(그림 156-1). 이 두관절은 공통된 활액막을 공유하고 있으며 한 관절의 장애는 또는 다른 관절에도 영향을 준다.

대퇴골과 경골사이의 관절이 대퇴경골 관절이며, 두 뼈사이에 섬유연골성 조직인 내외측 반월판(meniscus)이 있다(그림 156-2). 반월판은 대퇴골에 가해지는 힘을 관절을 지나 경골에 전달하는 역할을 하며, 가해지는 힘의 정도에 따라 복잡한 움직임을 통하여 형태를 변화시키는 기능이 있다. 비교적 혈관분포가 없는 편이며 대부분의 영양공급을 활액막에서 받으므로 손상을 받는 경우는 치유가 힘들다.

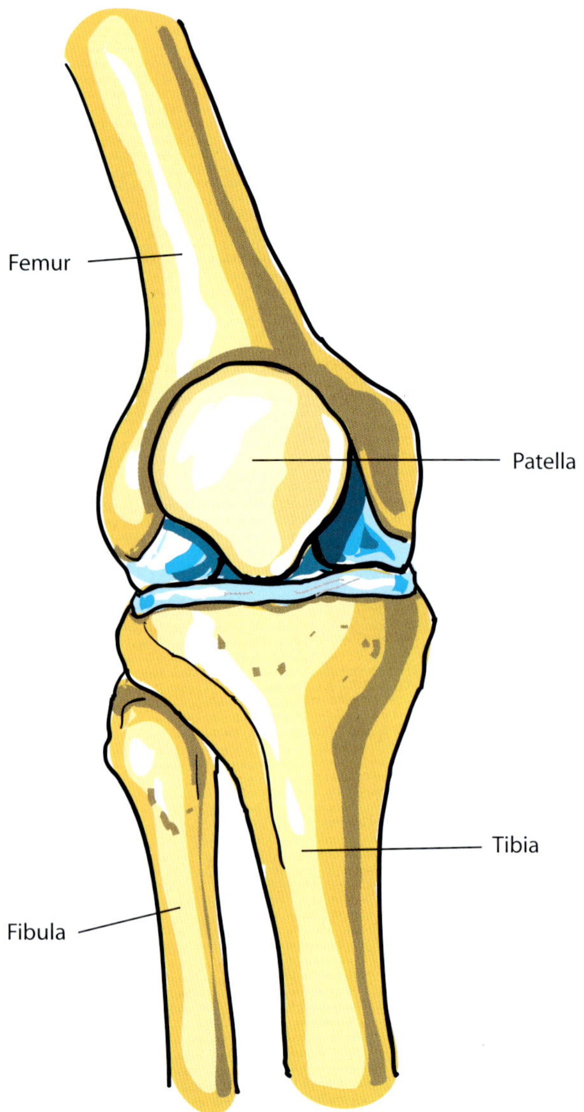

■ 그림 156-1. 두개의 분리된, 하지만 밀접한 관계가 있는 관절: 대퇴-경골관절과 대퇴-슬개관절

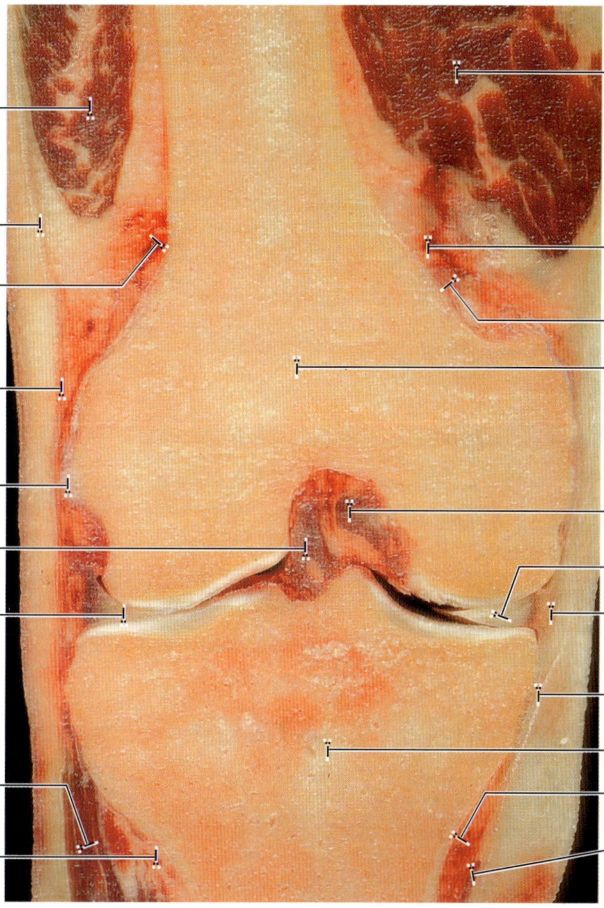

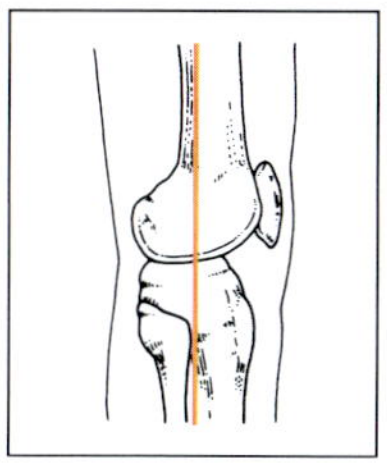

■ 그림 156-2. 무릎의 관상면

대퇴-슬개골 관절의 일차기능은 대퇴근 힘줄에 묻혀 있는 커다란 종자골인 슬개골을 사용하여 대퇴근육의 기계적인 장점을 향상시키는 것이다. 슬개골의 내측, 외측 관절표면은 대퇴골의 관절고랑과 접촉되어 있다(그림 156-3). 무릎을 펼 때에는 오직 슬개골의 윗쪽부분만 대퇴골관절면과 맞닿는다. 무릎을 구부릴 때에는 대퇴골의 활차고랑을 따라 슬개골이 움직이게 된다.

무릎관절의 안정성 유지 기능은 뼈구조는 별 기여를 하지 않으며 대부분 주위 인대와 근육이 담당한다. 주요 인대는 전후방 안정성을 담당하는 전후방 십자인대, 외반 및 내반 안정성을 담당하는 내외측 곁인대이다(그림 156-4). 이들 인대들은 모두 경골이 양방향으로 과다하게 회전하는 것을 방지해 주기도 한다. 이들 인대 외에 안정성에 기여하는 2차적인 인대들도 존재한다.

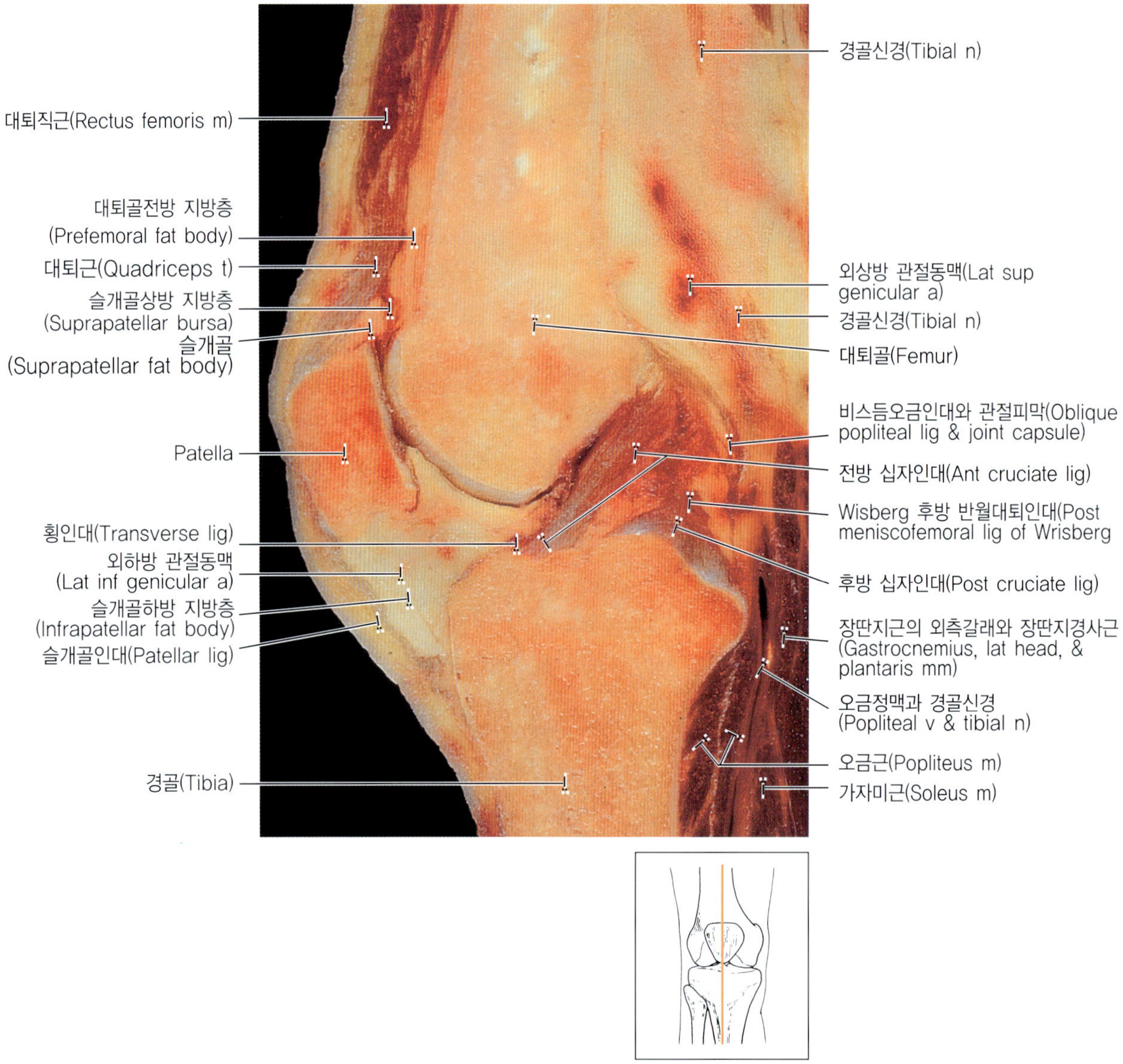

■ 그림 156-3. 무릎의 시상면

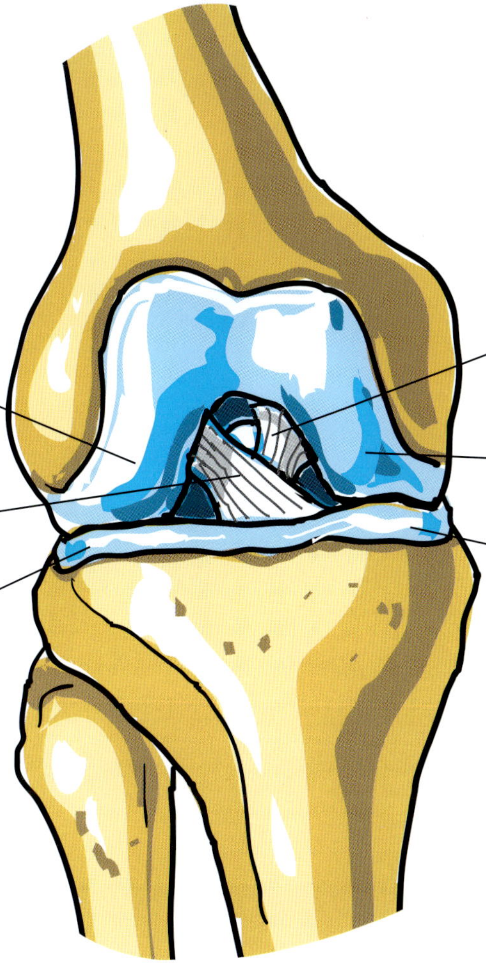

■ 그림 156-4. 무릎의 주된 인대

무릎을 펴는 주된 근육은 대퇴근이며 힘줄을 통해 슬개골에 부착된다. 내외측 넓은근의 섬유성 힘줄은 슬개골의 양측에 부착하므로 염좌 등이 오기 쉽다. 슬굽힘근(Hamstrin muscle)은 엉치를 구부리는 주근육이며 장딴지근, 대퇴비스듬근, 경골치골근의 도움을 받는다. 무릎을 구부린 상태에서 경골의 내회전은 내측슬굽힘근이, 외회전은 대퇴이두근이 담당한다.

무릎은 원활한 움직임을 위해 다양한 점액낭이 존재한다. 점액낭은 활액주머니로부터 형성되며 반복운동시 힘줄과 근육이 서로 쉽게 미끄러지도록 해 준다. 활액 주머니는 활액막으로 쌓여있으며 혈관이 풍부하게 존재하여 활액을 분비한다. 염증이 생기면 활액 생성이 증가하여 종창이 생긴다. 과다한 사용이나 잘못된 사용시 점액낭에 염증이 생기고 커지며 드물게 감염도 온다. 무릎은 공통 활액낭(synovial cavity)을 공유하고 있으므로 한 점액낭에 염증이 오면 전체 무릎에 기능장애와 통증이 온다.

CHAPTER

157 무릎의 관찰

Visual Inspection of the Knee

무릎은 덮고 있는 연조직이 적어서 무릎 이상과 통증의 원인을 관찰만으로도 알 수 있는 구조이다. 우선 선자세와 걷는 자세에서부터 관찰을 시작한다. 체중부하 상태에서 외번 및 내번 정도, 뼈구조의 이상을 관찰하도록 한다(그림 157-1). 대퇴근의 위축이 있는지 보도록 하고 만일 위축이 의심되면 무릎을 쭉 편자세에서 슬개골 상방 12 cm 부위에서 둘레를 재도록 한다. 점액낭염이나 건염을 시사하는 발적이 슬개골 상하방, 주변을 따라 있는지 본다.

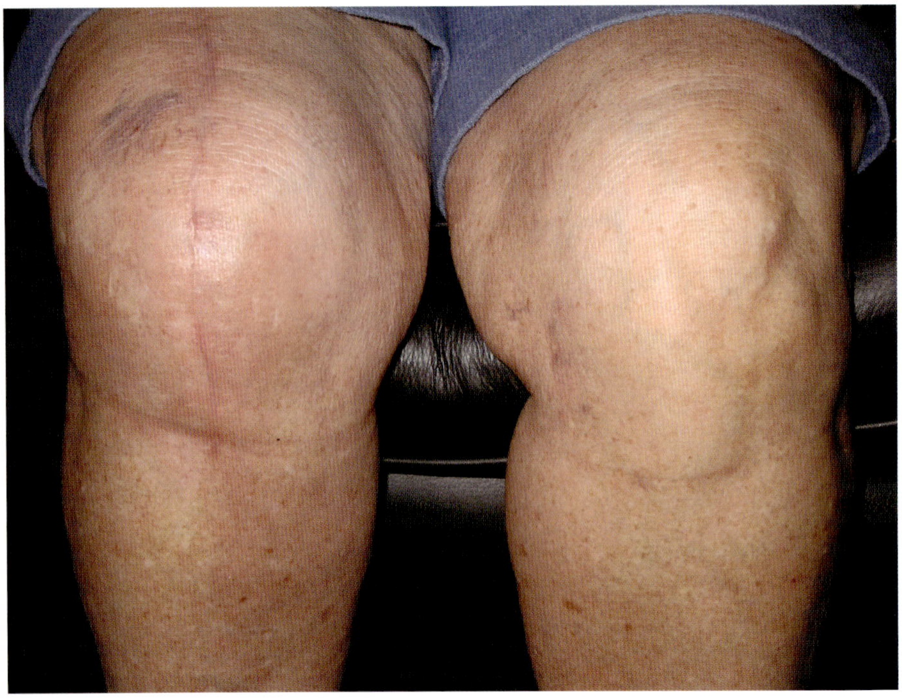

■ 그림 157-1. 무릎의 관찰

CHAPTER

무릎의 촉진 158

Palpation of the Knee

세밀한 촉진은 종종 무릎 이상과 통증의 원인에 대해 중요한 정보를 제공해 준다. 손으로 무릎을 만져보아 피부 온도가 상승되어 있으면 염증이나 감염을 시사한다. 슬개골위, 슬개골앞, 슬개골하방에 종창이 있으면 각각 해당부위의 점액낭염이 있는지 확인한다. 전반적인 관절내 삼출액 유무는 이학적 검사로 확인한다(제 162장). 그 다음에는 내외측 대퇴관절융기, 슬개골, 경골결절을 포함한 뼈구조들을 만져본다. 슬개골건염 또는 Jumper의 무릎을 확인하기 위한 촉진을 한다(그림 158-1). 오금부위에서 종괴나 베이커낭종이 있나 본다. 구부림, 폄, 내외 회전을 시켜서 운동제한이나 마찰음이 있나 본다.

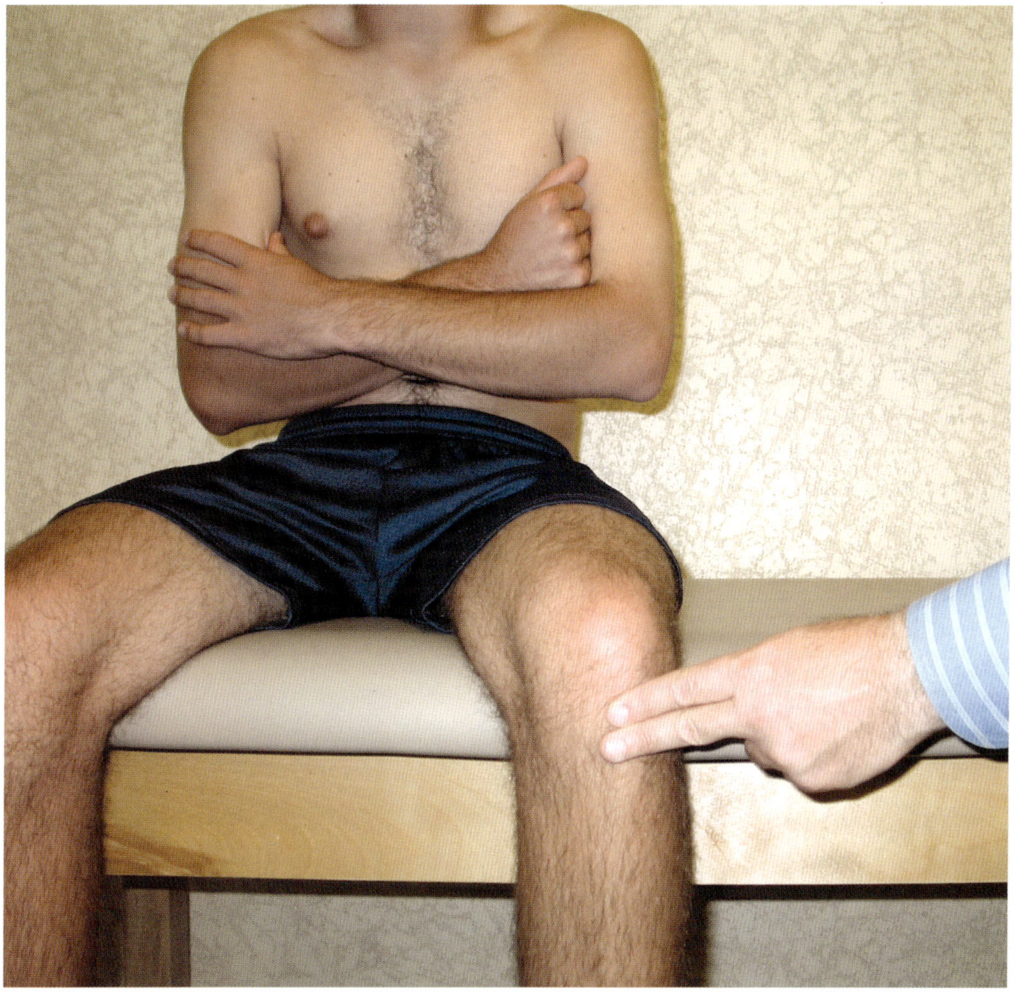

■ 그림 158-1. 무릎의 촉진

CHAPTER

159 무릎의 굴곡

Flexion of the Knee

엎드리게 해서 무릎 뒤에 종창이나 종괴가 있나 본다. 환자에게 구부릴 수 있는 최대한 구부려보도록 한다(그림 159-1). 구부림 정도를 양쪽에서 비교한다. 정상에서 구부림의 제한요소는 대퇴부나 종아리, 엉치의 연조직때문이다.

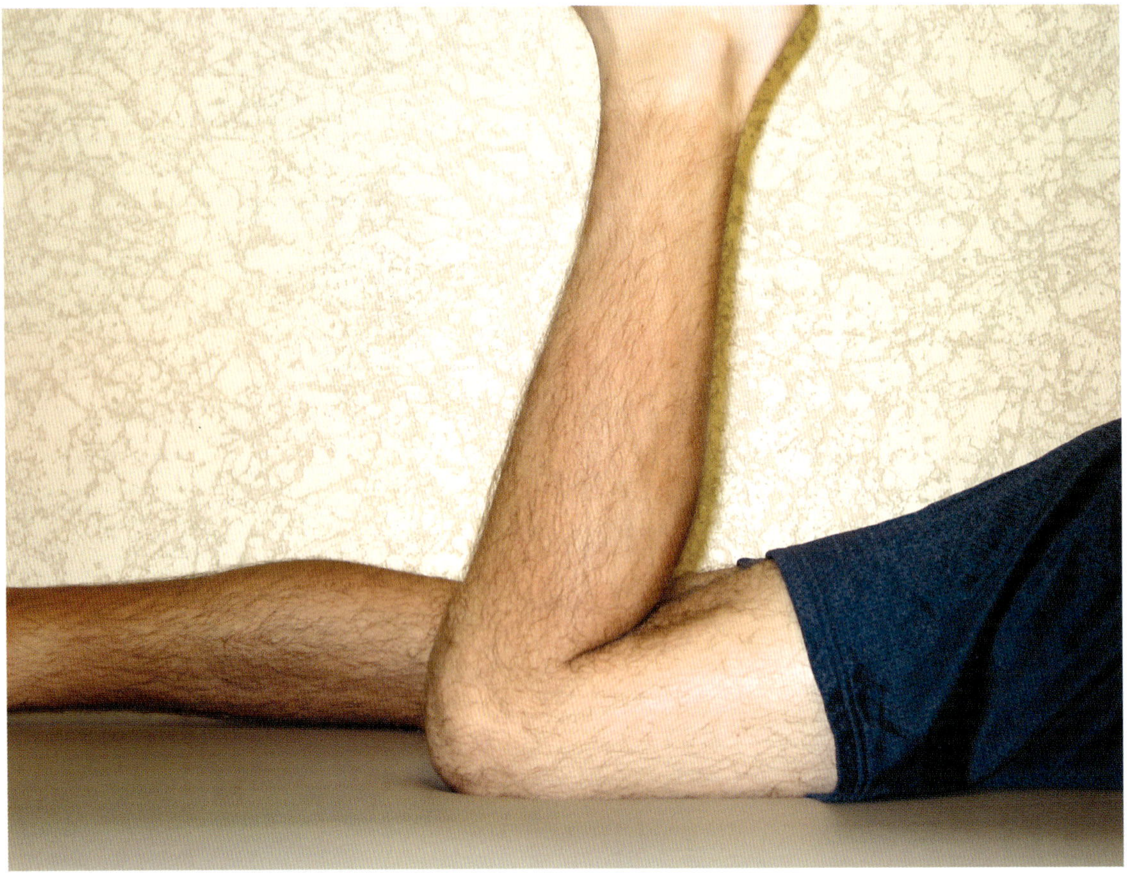

■ 그림 159-1. 무릎의 굴곡

CHAPTER

무릎의 폄 160

Extension of the Knee

테이블 가장자리에 앉혀서 무릎 앞에 종창이나 종괴가 있나 본다. 환자에게 펼 수 있는 최대한 펴보도록 하고(그림 160-1) 양쪽에서 비교한다. 일직선으로 0도까지 펴지는 게 정상이다.

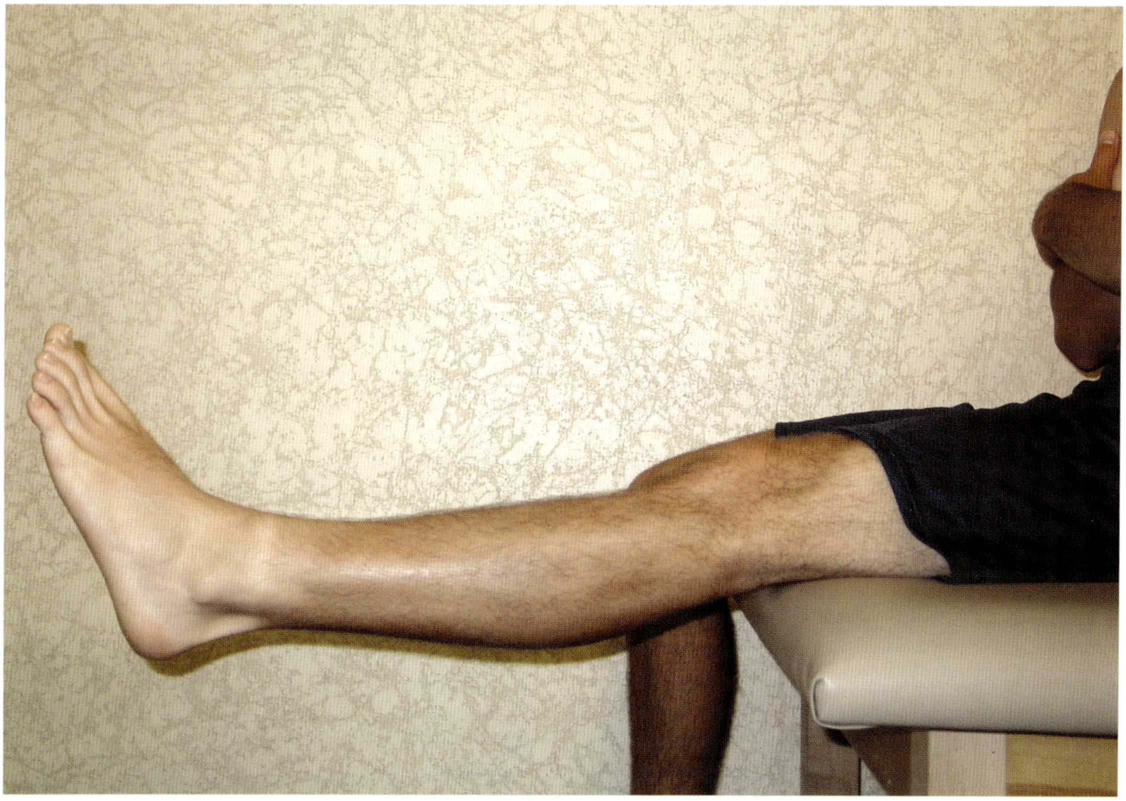

■ 그림 160-1. 무릎의 폄

CHAPTER

161 무릎의 회전

Rotation of the Knee

테이블 가장자리에 앉혀서 무릎 앞에 종창이나 종괴가 있나 본다. 환자에게 최대한 내회전할 수 있는 만큼 해보도록 하고(그림 161-1) 양쪽에서 비교한다. 외회전의 경우도 마찬가지로 반복한다. 회전운동시 통증이 있으면 내외측 곁인대의 염좌나 점액낭염을 시사한다.

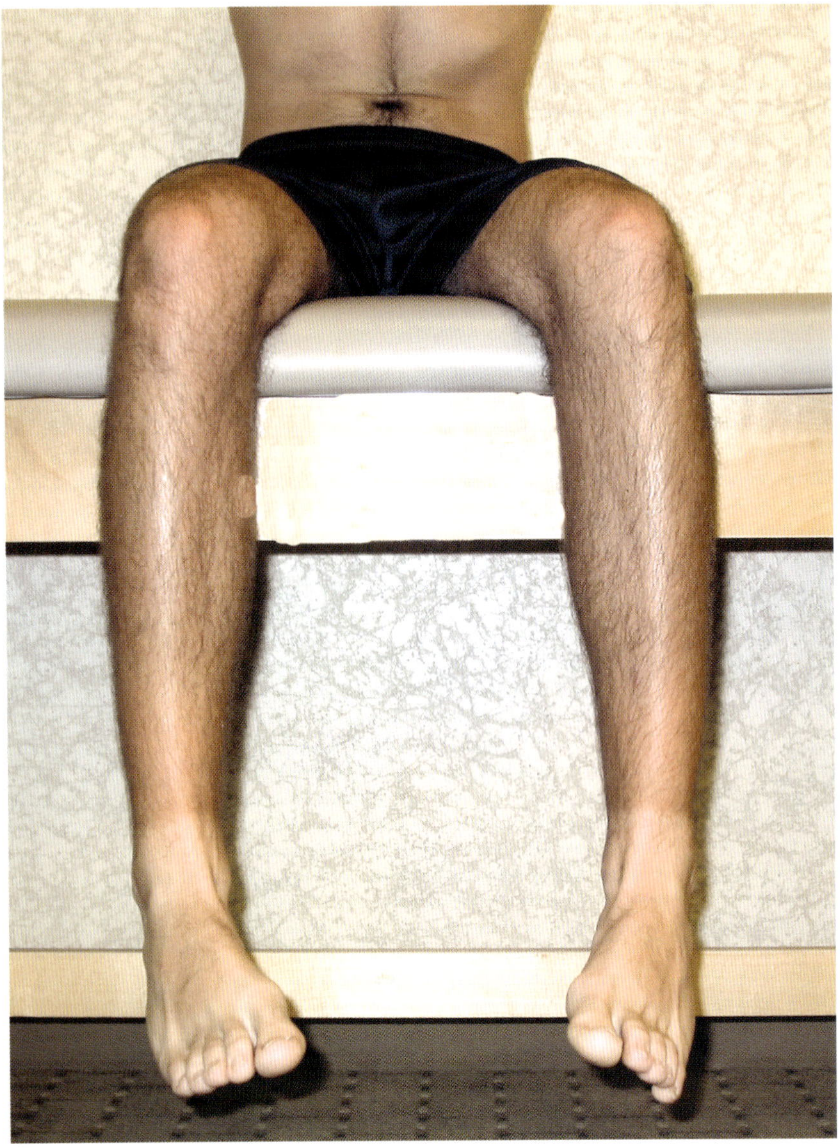

■ 그림 161-1. 무릎의 내회전(Internal Rotation)

CHAPTER 162

소량의 삼출액에서 솟음징후

The Bulge Sign for Small Joint Effusions

무릎 삼출액의 유용한 진단법이다. 바로 누워서 무릎을 쭉펴고 긴장을 풀도록 한다. 그림처럼 내측 슬개골 경계부위로부터 손가락을 슬개골 상방으로 쥐어짜듯이 하면서 삼출액이 슬개골상방으로 이동되도록 한다(그림 162-1). 다음에 슬개골 상방에서부터 슬개골 외측경계를 따라 삼출액을 밑으로 쥐어짜듯이 움직이도록 한다. 삼출액이 있는 경우에는 내측 슬개골 경계부위가 솟아오르게 된다.

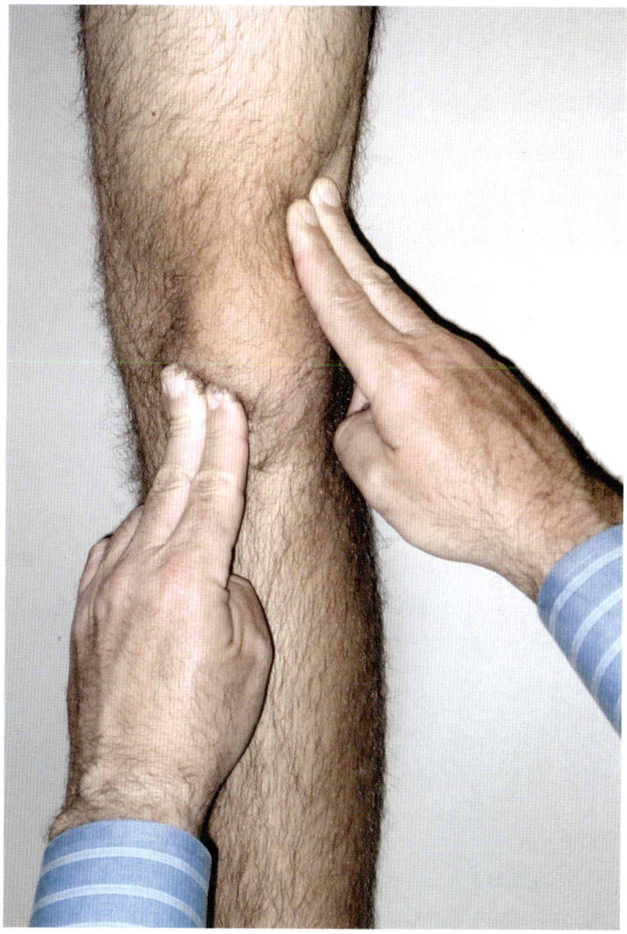

■ 그림 162-1. 소량의 삼출액 존재시 솟음징후

CHAPTER

163 대량의 삼출액에서 부유검사

The Ballottement Test for Large Joint Effusions

무릎 삼출액의 유용한 진단법이다. 바로 누워서 무릎을 쭉 펴고 긴장을 풀도록 한다. 슬개골 상방부위를 쥐고 누르면서 삼출액이 슬개골 상방에서부터 관절내로 이동하게 하면 슬개골이 솟아오르게 된다(그림 163-1A, 163-2A). 이 상태에서 슬개골을 살짝 살짝 누르면서 부유감이 있나 본다(그림 163-1B, 163-2B). 쉽게 부유감이 느껴지면 양성이다.

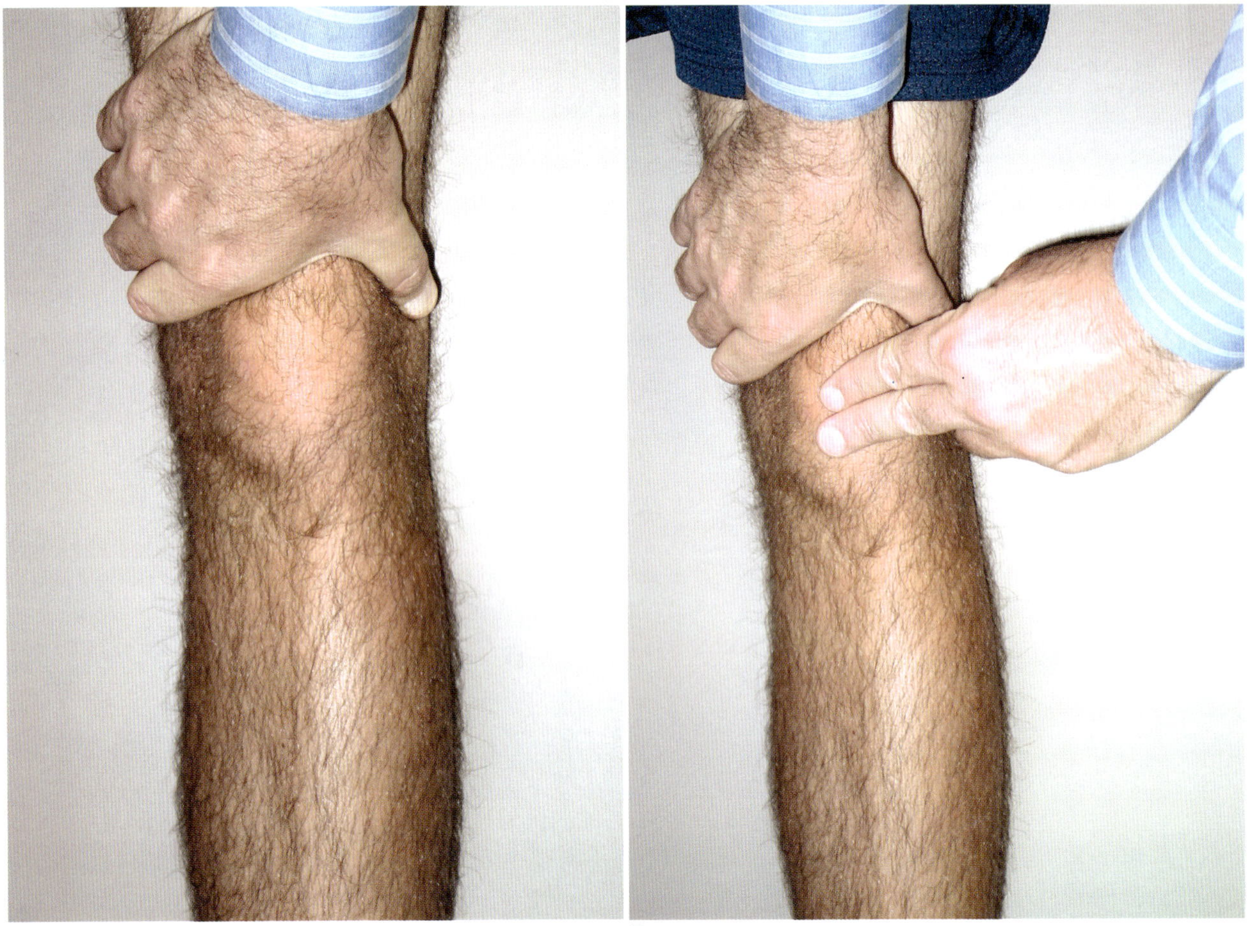

A B

■ 그림 163-1. 부유검사(Ballottement test)

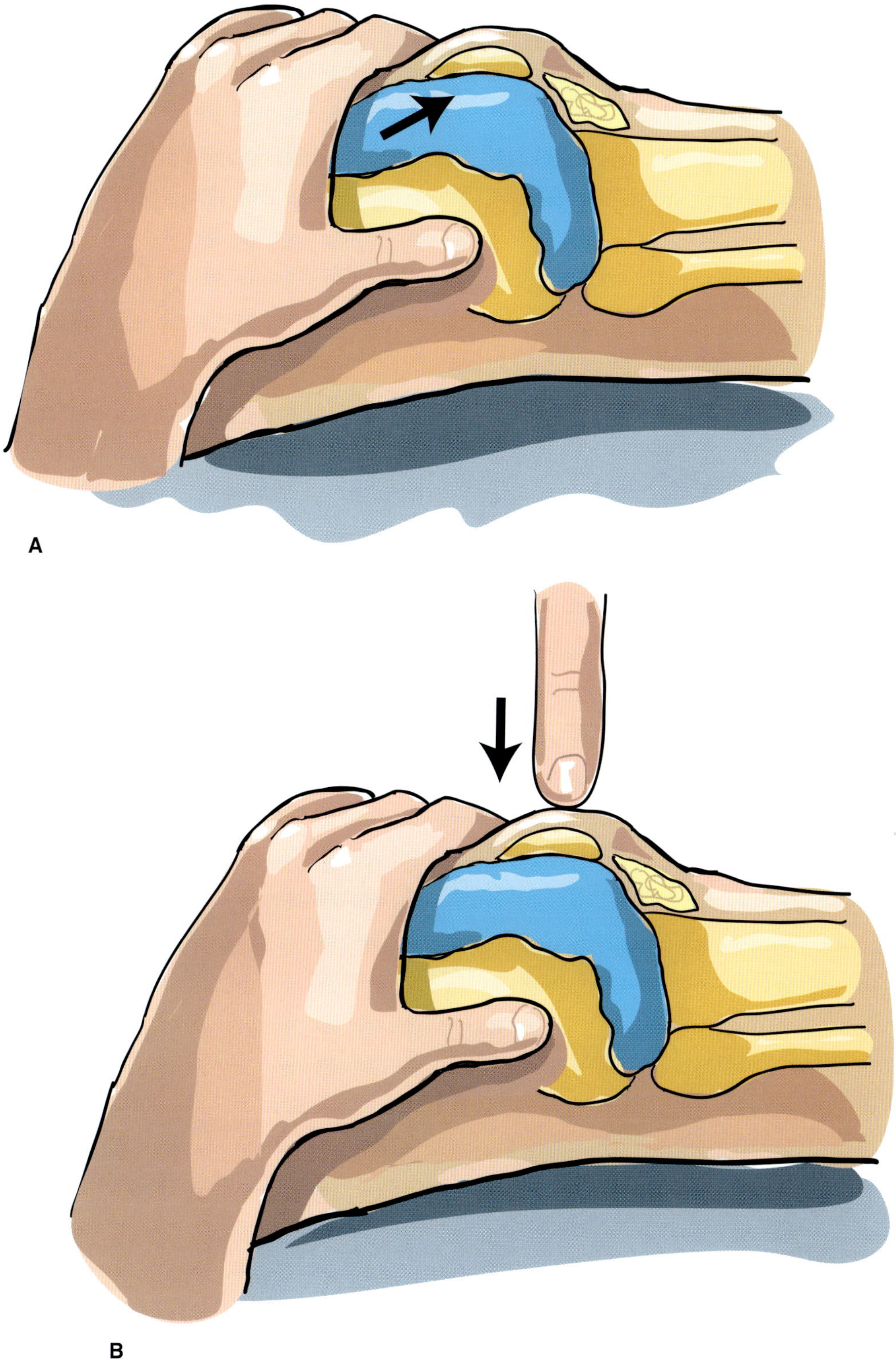

■ 그림 163-2. A: 활액이 슬개골상방방에서부터 관절내로 이동하게 한다. B: 슬개골의 부유감을 확인한다.

CHAPTER

164 내측곁인대에 대한 외반검사

The Valgus Stress Test for Medial Collateral Ligament Integrity

내측곁인대의 통합성 진단에 유용한 검사이다. 누워서 무릎을 35도 정도 구부리게 하고 다리에 긴장을 풀도록 한다. 검사자의 한 손은 무릎 위에 위치하여 다리를 안정시키고 다른 손으로 하지를 잡고 바깥으로 잡아 당기면서 무릎관절 내측의 벌어짐(widening)과 통증이 있나 본다(그림 164-1). 양쪽에서 비교한다.

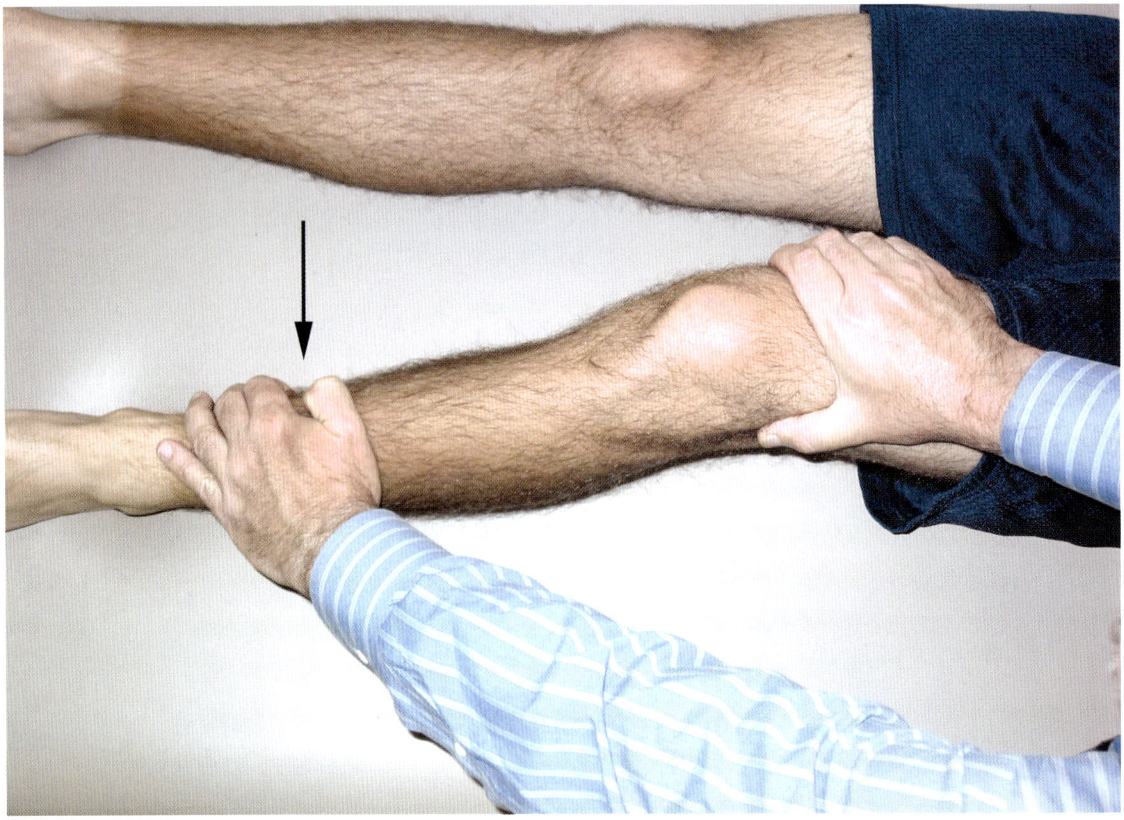

■ 그림 164-1. 내측곁인대에서의 외반검사

CHAPTER 165

외측곁인대에 대한 내반검사

The Varus Stress Test for Lateral Collateral Ligament Integrity

외측곁인대의 통합성 진단에 유용한 검사이다. 누워서 무릎을 35도 정도 구부리게 하고 다리에 긴장을 풀도록 한다. 검사자의 한 손은 무릎 위에 위치하여 다리를 안정시키고 다른 손으로 하지를 잡고 안쪽으로 밀면서 무릎관절 외측의 벌어짐(widening)과 통증이 있나 본다(그림 165-1). 양쪽에서 비교한다.

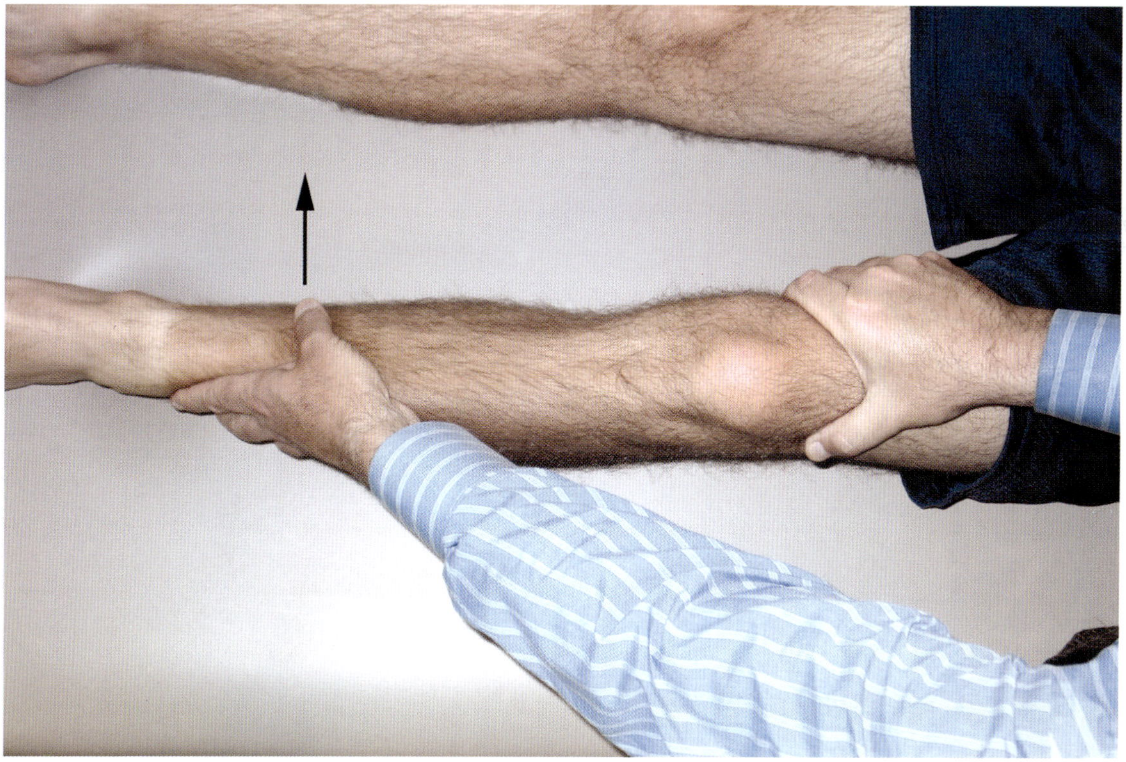

■ 그림 165-1. 외측곁인대에서의 내반검사

CHAPTER

166 전방십자인대에서 전방서랍검사

The Anterior Drawer Test for Anterior Cruciate Ligament Integrity

전방십자인대의 통합성 진단에 유용한 검사이다. 슬굽힘근(Hamstrin)이 이완되도록 머리에 베개를 받히고 눕도록 한다. 환자의 발바닥이 테이블에 닿게 하면서 엉치를 45도 정도 구부린다. 양손으로 환자의 무릎아래 다리를 잡고 무릎을 안정시킨 채로 전방으로 잡아당긴다(그림 166-1). 전방으로 5 mm 이상 움직이면 양성이다.

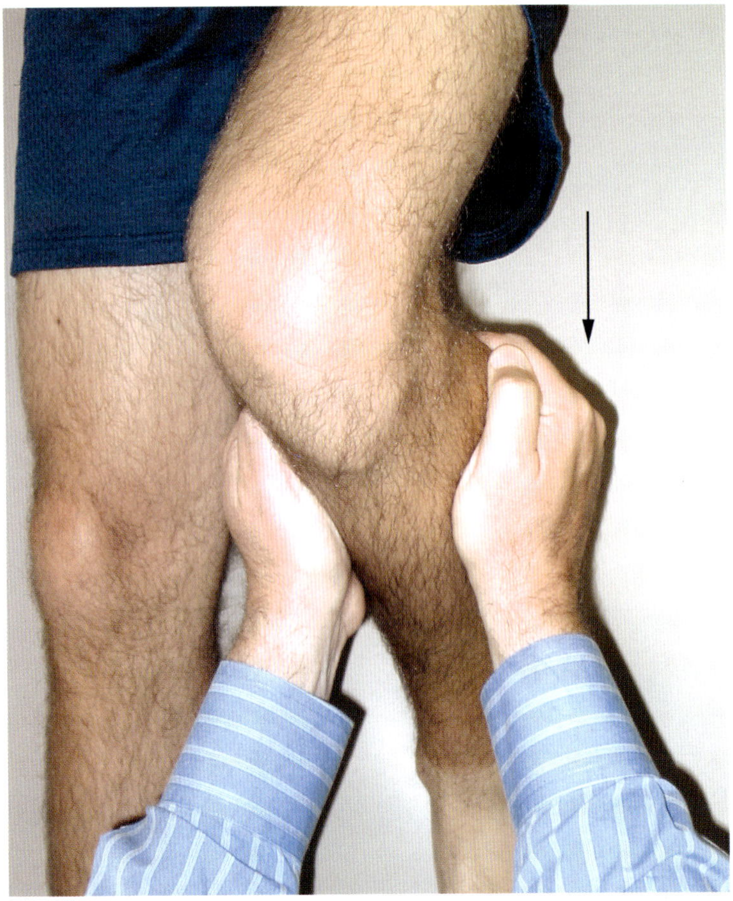

■ 그림 166-1. 전방십자인대에서 전방서랍검사

CHAPTER 167

후방십자인대에서 후방서랍검사

The Posterior Drawer Test for Posterior Cruciate Ligament Integrity

후방십자인대의 통합성 진단에 유용한 검사이다. 슬굽힘근(Hamstrin)이 이완되도록 머리에 베개를 받히고 눕도록 하다. 환자의 발바닥이 테이블에 닿게 하면서 엉치를 45도 정도 구부린다. 양손으로 환자의 무릎아래 다리를 잡고 무릎을 안정시킨 채로 후방으로 힘을 주어 민다(그림 167-1). 후방으로 5 mm 이상 움직이면 양성이다.

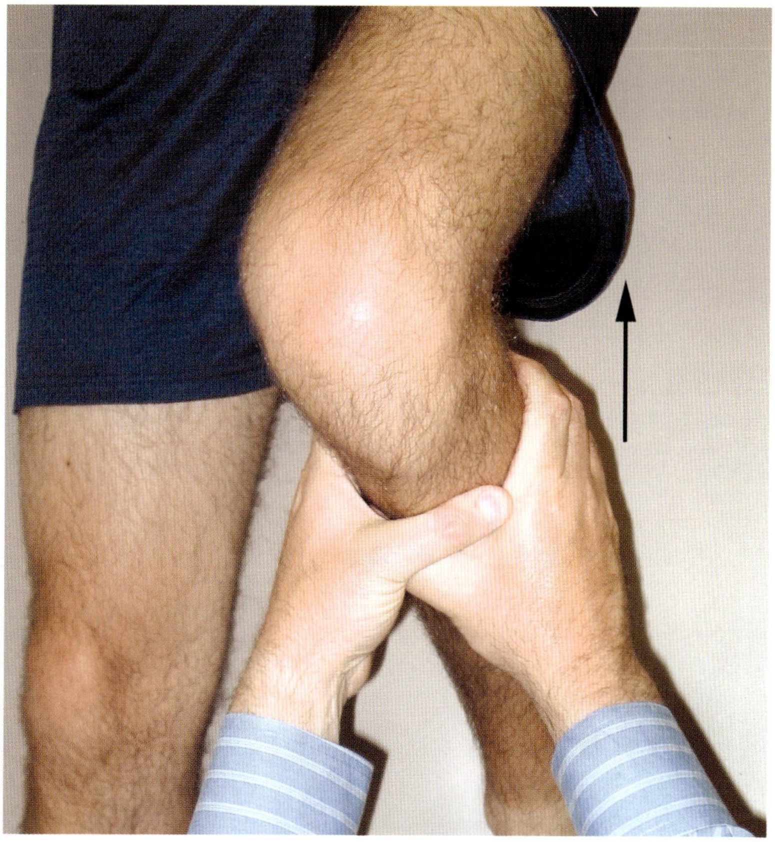

■ 그림 167-1. 후방십자인대에서 후방서랍검사

CHAPTER

168 전방십자인대에서 Lachman 검사

The Lachman Test for Anterior Cruciate Ligament Integrity

전방십자인대의 통합성 진단에 유용한 검사이다. 슬굽힘근(Hamstrin)이 이완되도록 머리에 베개를 받히고 눕도록 하다. 환자의 대퇴골을 지지해주면서 엉치를 30도 정도 구부린다. 환자의 무릎을 구부리게 하고 대퇴골의 안정을 유지하면서 경골의 후내측에 전방압력을 가한다(그림 168-1). 전방으로 5mm 이상 움직이면 양성이다.

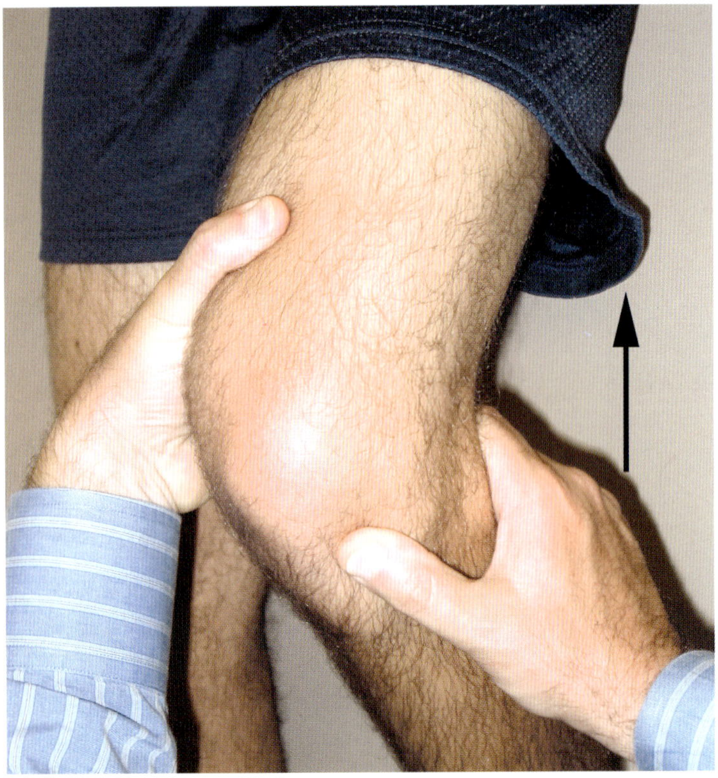

■ 그림 168-1. 전방십자인대에서 Lachman검사

CHAPTER 169

전방외측 회전 불안정성을 위한 선회축 전위 검사

The Pivot Shift Test for Anterolateral Rotary Instability

전방십자인대의 통합성 진단에 유용한 검사이다. 환자의 발목과 발을 검사자의 겨드랑이밑에 견고하게 위치시키고 바로 누운 자세를 취하게 한다. 환자의 무릎은 20도 정도 구부리게 하고 경골은 내회전이 되도록 하면서 환자의 하지를 바깥으로 잡아 당긴다(그림 169-1). 전방십자인대 기능 부전이 존재하면 경골이 전방으로 아탈구 된다. 환자의 무릎을 40도 정도까지 더 구부리게 하면 장결골띠(iliotibial band)가 팽팽해지면서 전방으로 전위되는 경골을 잡아 당겨주므로 아탈구 정도가 감소된다.

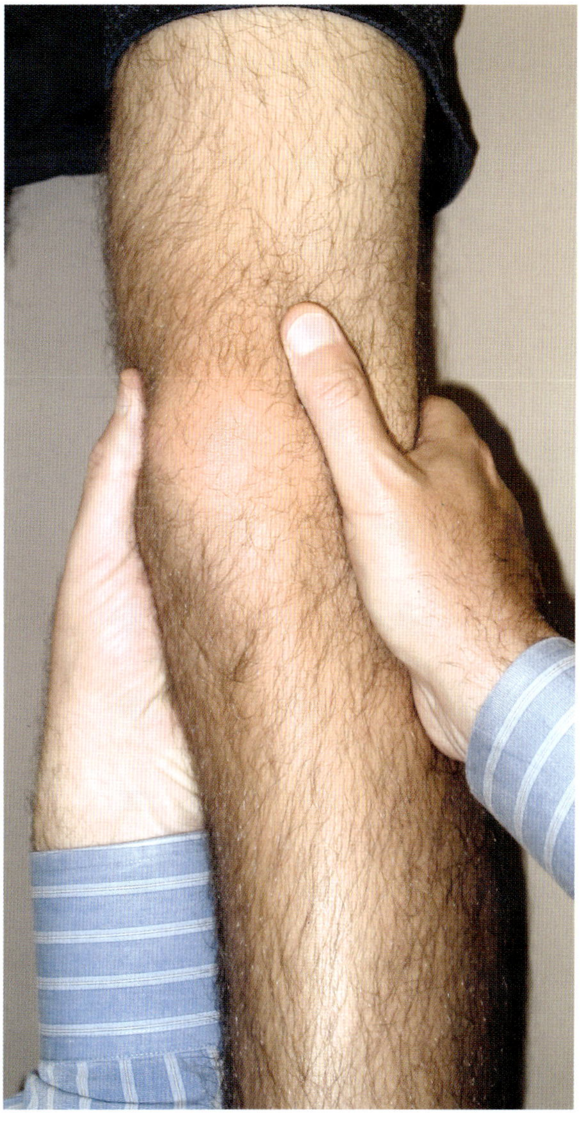

■ 그림 169-1. 전방십자인대에서 Pivot Shift 검사

CHAPTER

170 슬개대퇴 통증 증후군에서 Perkins 검사

The Perkins Test for Patellofemoral Pain Syndrome

무릎 전방 통증을 호소하는 환자의 원인에 슬개대퇴 관절이 기여하는지를 알기 위한 검사이다. 무릎을 약간 구부리게 하고 바로 누운 자세를 취하도록 한다. 긴장을 풀도록 하고 슬개골을 내측, 외측으로 움직여본다(그림 170-1). 통증이 있으면 양성이다.

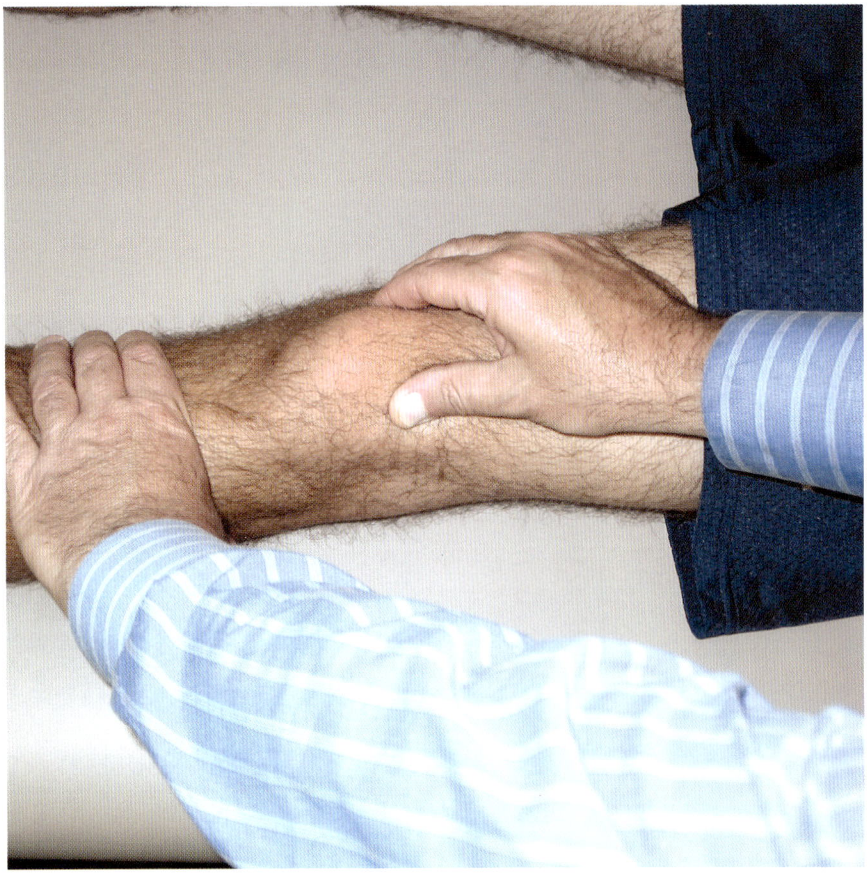

■ 그림 170-1. 슬개대퇴 증후군에서의 Perkin 검사

CHAPTER 171

외측 슬개골 아탈구 시의 Fairbank 불안검사

The Fairbanks Apprehension Test for Lateral Patellar Subluxation

무릎 전방 통증을 호소하는 환자의 원인에 슬개골의 아탈구가 기여하는지를 알기 위한 검사이다. 무릎을 30도 정도 구부리게 하고 바로 누운 자세를 취하도록 한다. 긴장을 풀도록 하고 슬개골의 중앙, 내측경계에서 외측을 향해 밀면서 환자가 불안해하는 징후가 보이면 양성이다(그림 171-1).

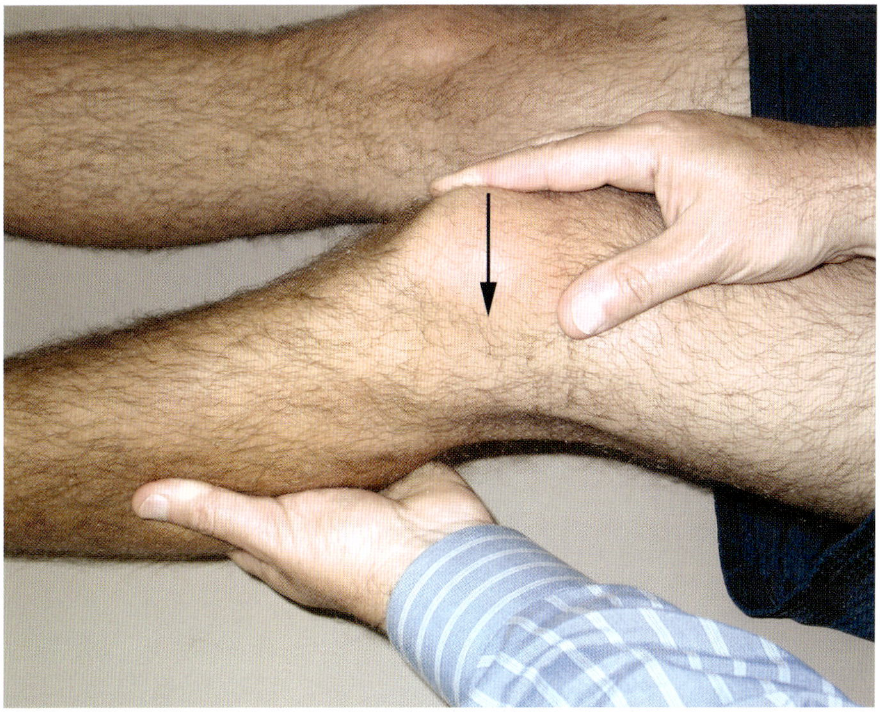

■ 그림 171-1. 외측 슬개 아탈구에서의 불안 검사(Apprehension test)

CHAPTER

172 반월판 파열 진단을 위한 McMurray 검사

The McMurray Test for Torn Meniscus

무릎 통증을 호소하는 환자의 원인에 반월판의 파열이 기여하는지를 알기 위한 검사이다. 무릎을 최대한 구부리게 하고 바로 누운 자세를 취하도록 한다. 긴장을 풀도록 하고 환자의 발목을 쥔 상태에서 무릎위에 다른 손을 올려놓고 내회전, 외회전, 신전시키면서 딸깍 소리가 느껴지거나 들리면 양성이다.

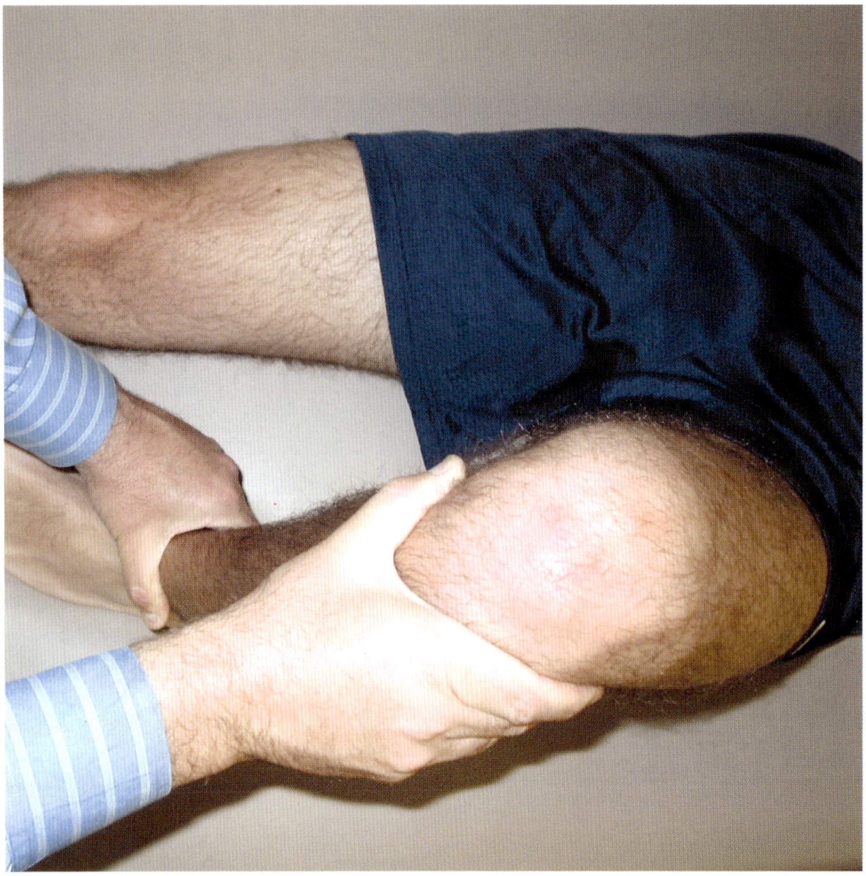

■ 그림 172-1. 반월판 파열 진단을 위한 McMurray 검사

CHAPTER

173

반월판 파열 진단을 위한 Apley Grinding 검사

The Apley Grinding Test for Meniscal Tear

무릎 통증을 호소하는 환자의 원인에 반월판의 파열이 기여하는지를 알기 위한 검사이다. 엎드린 자세에서 무릎을 90도 구부리게 하고 다리에 긴장을 풀도록 한다. 이 자세에서 환자의 발바닥을 밑으로 누르면서 하지를 내회전, 외회전시킨다(그림 173-1). 통증이 오거나 잠김(locking), 딸깍 소리가 느껴지거나 들리면 양성이다.

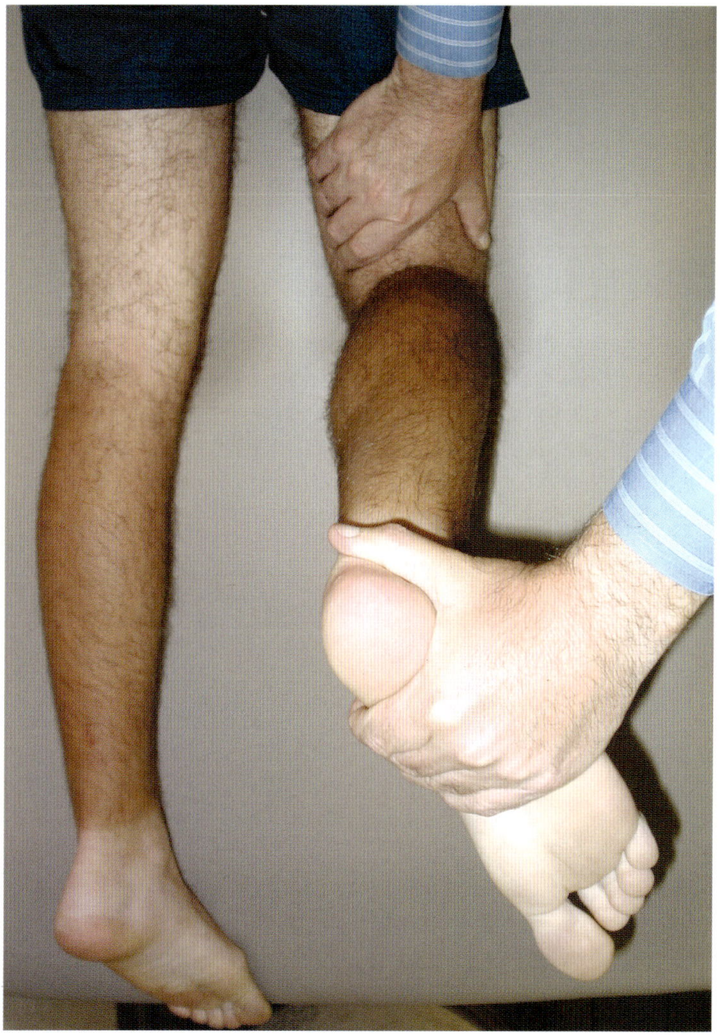

■ 그림 173-1. 반월판 파열 진단을 위한 Apley Grinding 검사

CHAPTER

174 무릎에서 기인하는 통증 병변들

An Overview of Painful Conditions of the Knee

우선 초기 이학적 검사로 감별진단의 범위를 좁히고 그에 맞는 추가 이학적 검사, 실험실검사, 영상학적 검사를 하여 기능장애와 통증의 원인을 확인하도록 한다. 물론 이학적 검사에 앞서 통증과 기능장애의 흔한 원인들을 숙지하고 있는 것이 매우 중요하다. 무릎병변들은 서로 비정상 소견이 겹치고 여러 요인이 얽혀 있어서 원인질환에 대한 절대적인 분류가 있는 것은 아니지만 표 174-1은 원인을 감별하고 흔치 않은 질환들을 놓치지 않도록 하는데 매우 큰 도움이 된다. 표의 질환 중에서 가장 흔하게 놓칠 수 있고 잘못된 진단과 치료가 행해지는 질환은 전신성 질환, 교감신경 중재에 의한 통증, 다른 부위로부터 전이되는 질환들이다.

표 174-1. 무릎통증의 흔한 원인들

Localized Bony or Joint Space Pathology	Periarticular Pathology	Systemic Disease	Sympathetically Mediated Pain	Referred from Other Body Areas
Fracture Primary bone tumor Primary synovial tissue tumor Joint instability Localized arthritis Osteophyte formation Joint space infection Hemarthrosis Villonodular synovitis Intra-articular foreign body Osgood-Schlatter disease Chronic dislocation of the patella Patellofemoral pain syndrome Patella alta	Bursitis Tendinitis Adhesive capsulitis Joint instability Muscle strain Muscle sprain Periarticular infection not involving joint space	Rheumatoid arthritis Collagen vascular disease Reiter's syndrome Gout Other crystal arthropathies Charcot's neuropathic arthritis	Causalgia Reflex sympathetic dystrophy Inguinal hernia	Lumbar plexopathy Lumbar radiculopathy Lumbar spondylosis Fibromyalgia Myofascial pain syndromes Entrapment neuropathies Intrapelvic tumors Retroperitoneal tumors

CHAPTER 175

반막모양근 부착 증후군 진단을 위한 Twist 검사

The Twist Test for Semimembranosus Insertion Syndrome

내측 무릎관절 후방에 압통이 있으면서 반막모양근이 붙는 경골의 후방 내측 융기(medial condyle) 부위를 촉진시 심한 통증이 있으면 의심할 수 있다(그림 175-1). 과다한 사용이나 잘못된 사용 후, 종종 과격한 운동 후에 잘 온다. 미식축구 같은 운동시 직접적으로 채이거나 태클을 당한 경우도 발생한다. 장딴지근의 내측갈래와 내측대퇴골 관절융기사이에 있는 반막모양 점액낭(semimembranous bursa)의 염증, 반막 모양근 힘줄의 염증이 같이 동반되면 통증이 더욱 심하다.

바로 누운 자세에서 환자의 발목과 발을 검사자의 겨드랑 밑에 견고하게 위치시킨다. 환자의 무릎을 20도 정도 구부리고 검사자의 엄지로 반막모양근이 붙는 경골 후방 융기를 누르면서 경골을 내회전, 외회전시킨다(그림 175-2). 회전시 엄지손가락 밑에서 국소 압통이 나타나면 양성이다.

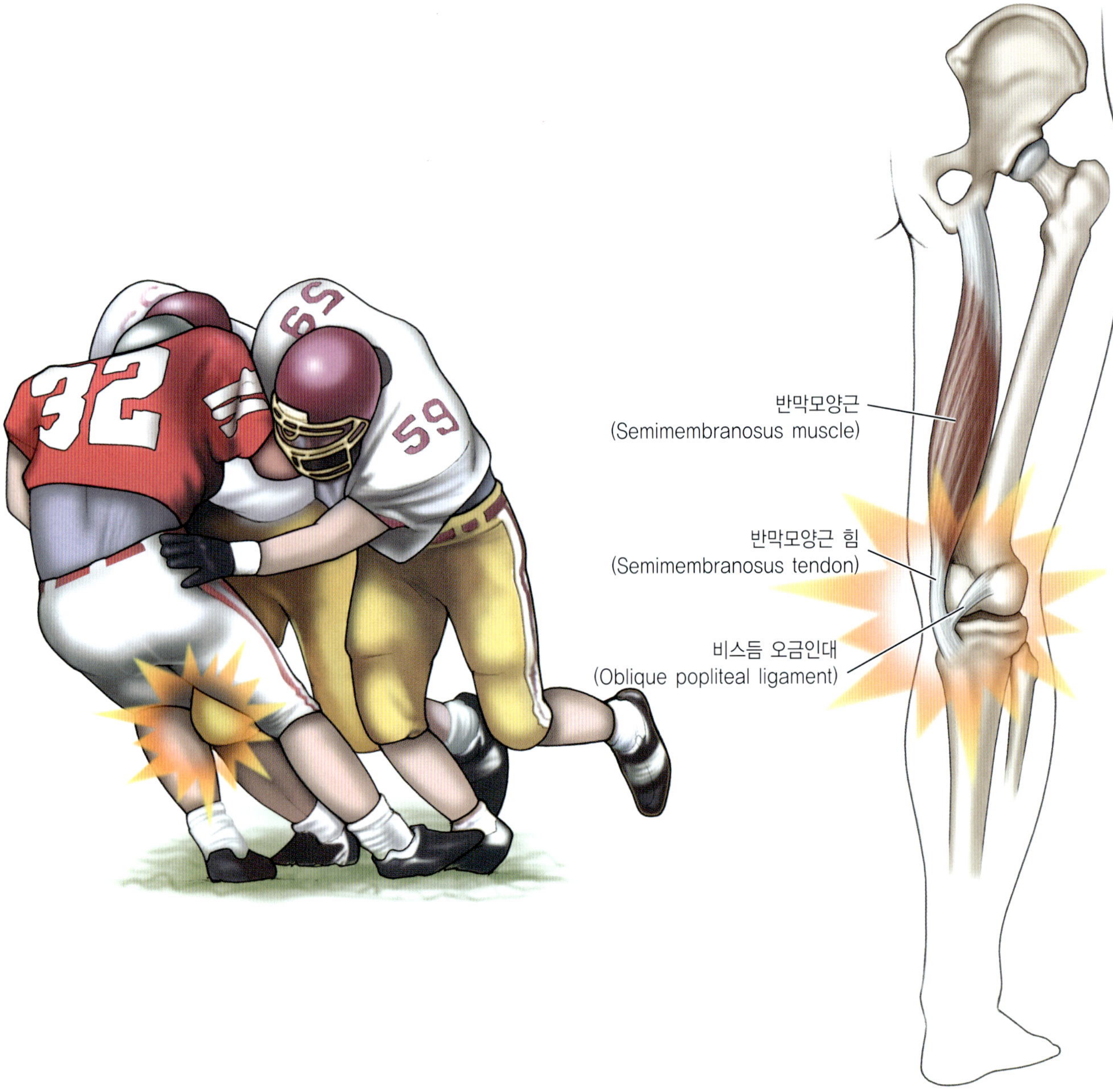

■ **그림 175-1.** 반막모양근 부착 증후군

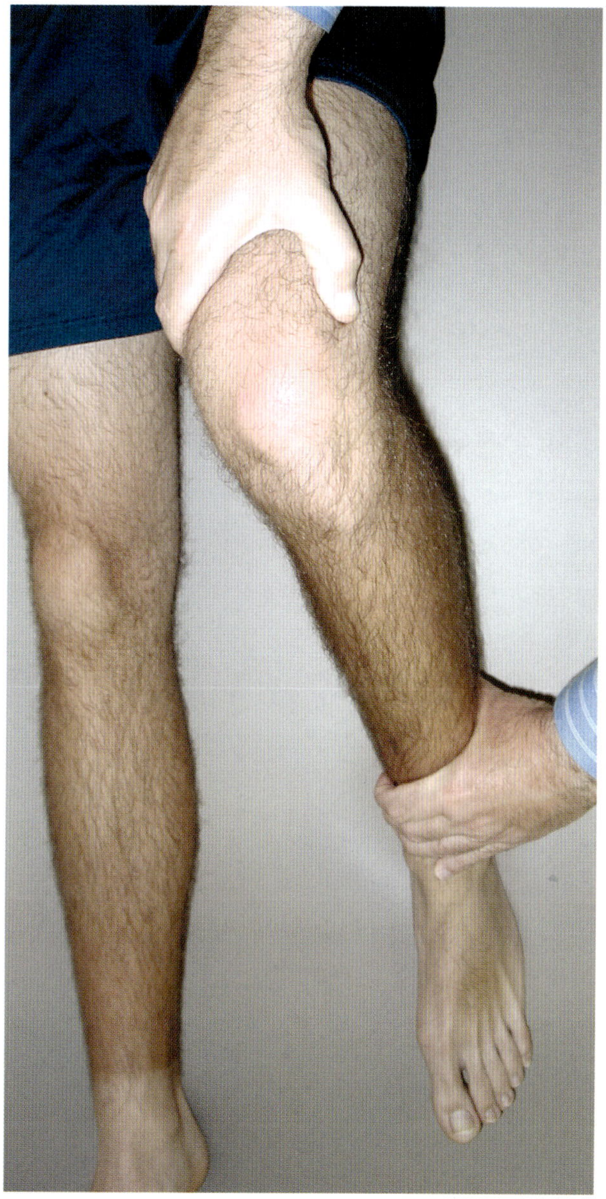

■ 그림 175-2. 반막모양근 증후군에서 Twist 검사

CHAPTER

176 대퇴사두근 확장부 증후군의 진단을 위한 신전 검사

The Knee Extension Test for Quadriceps Expansion Syndrome

대퇴사두근의 힘줄은 내측, 중간층, 외측 넓은근과 대퇴직근의 4힘줄로 이루어져 있다. 이들 근육은 무릎의 일차적인 신전근이며 그 힘줄들은 모여서 매우 강한 단일 힘줄을 형성한다. 또 이 힘줄들은 슬개골을 감싸면서 그 주위로 확산되어 내측, 외측 띠(retinaculum)를 형성하여 무릎관절을 강화하는데 도움을 준다(그림 176-1). 무릎부위로 확산된 대퇴사두근의 힘줄섬유들을 확장부(expansion)이라 부르며 염좌가 잘 오며, 힘줄자체는 염

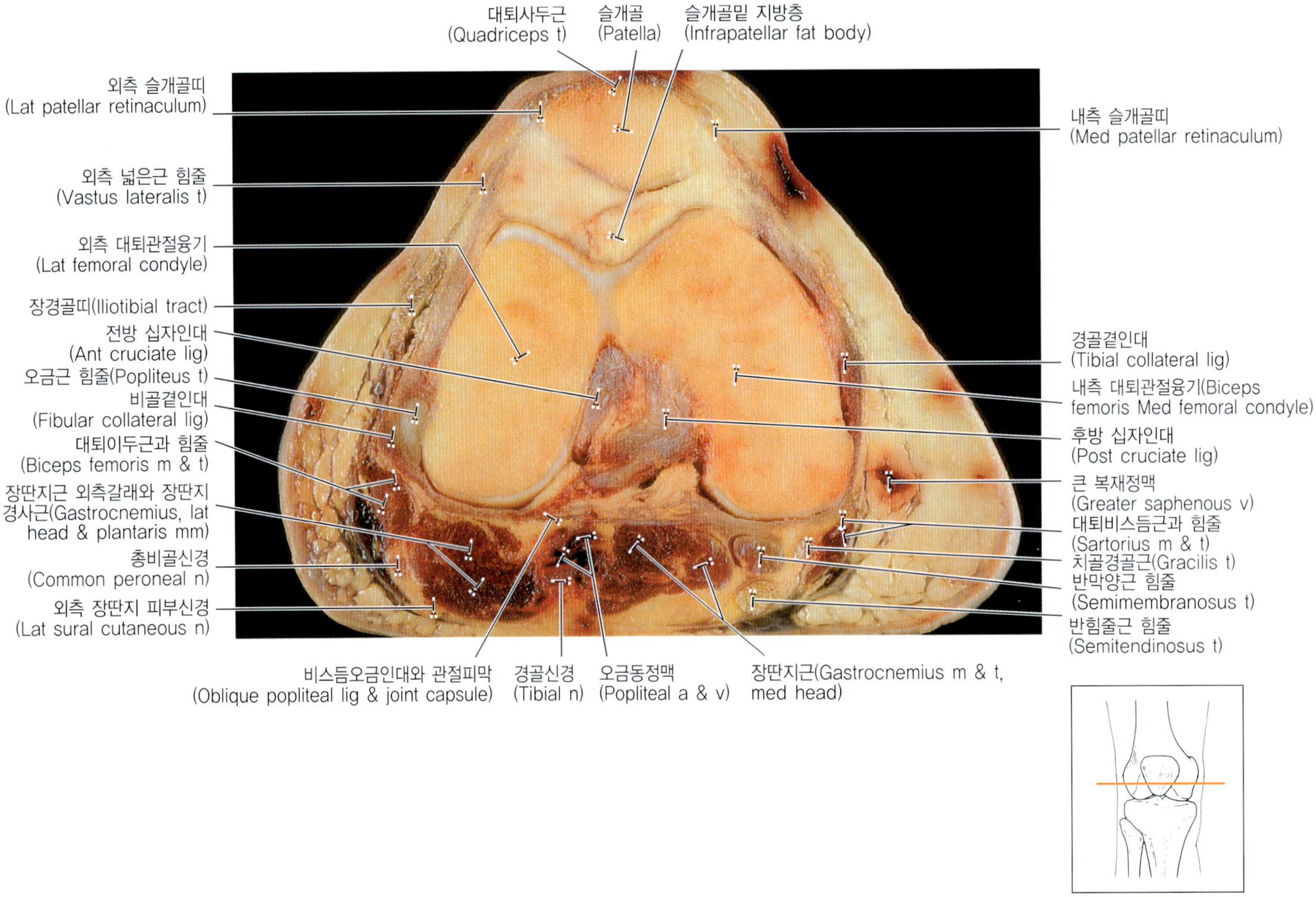

■ 그림 176-1. 대퇴사두근 확장부위

증이 잘 온다. 대퇴사두근 힘줄은 급성 석회성 건염이 잘 오며 급성 염좌가 잘 동반된다. 석회성 건염은 X선 소견상 슬개골의 전상방에 특징적인 구레나룻 모양을 보인다.

대퇴 확장부 증후근은 슬개골 상방부위의 통증이 특징이다. 마라톤 같은 과다 사용이나 잘못된 사용, 풋볼시 발차기나 머리에 직접 받치는 경우가 일반적인 원인이다. 슬개골 상방부위에서도 내측에 통증이 흔하며 같은 부위에 압통이 있다. 비탈길이나 계단을 내려갈 때 더 통증이 심하다. 무릎을 사용하는 활동으로 악화되며 휴식이나 더운 찜질로 완화된다. 지속적이고 뻐근한 통증이며 간혹 불면증의 원인이 된다.

이학적 검사상 무릎 신전검사가 양성이다. 누운 자세에서 무릎을 최대한 구부리게 하고 검사자의 엄지를 환자 슬개골의 상방-내측부위에 댄 상태에서 저항을 주면서 무릎을 펴도록 한다(그림 176-2). 이때 날카로운 통증이 있으면 양성이다.

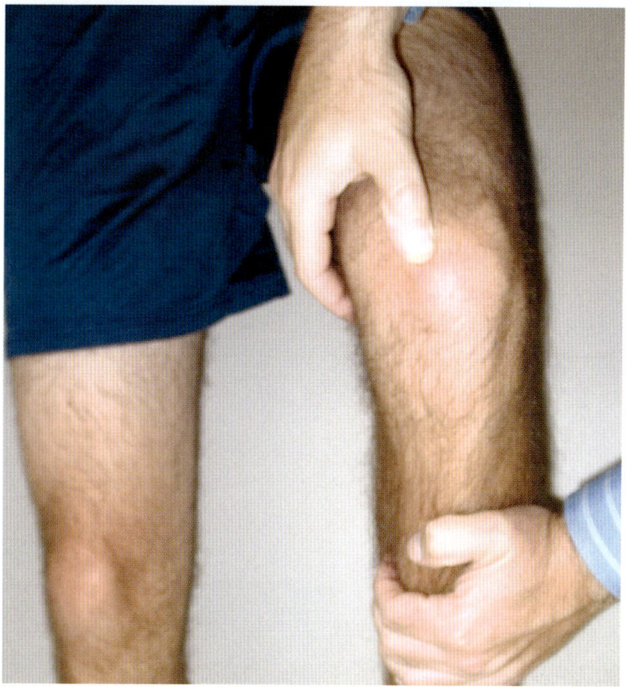

■ 그림 176-2. 무릎 신전검사(knee extension test)

CHAPTER

177 무릎의 점액낭염

Bursitis of the Knee

많은 양의 물리적 스트레스가 가해지고 운동범위가 복잡 다양한 관절이므로 점액낭염이 가장 흔히 발생하는 부위이다. 점액낭은 활액주머니(synovial sac)으로부터 형성되며 반복운동시 힘줄과 근육이 부드럽게 미끄러지도록 해준다. 활액 주머니는 활액막으로 쌓여있으며 혈관이 풍부하게 존재하여 활액을 분비한다. 염증이 생기면 활액 생성이 증가하여 종창이 생긴다. 과다한 사용이나 잘못된 사용시 점액낭에 염증이 생기고 커지며 드물게 감염도 온다. 환자마다 점액낭의 크기와 수, 위치가 다양하지만 해부학적 연구에 근거해 가장 많은 문제와 통증을 유발하는 점액낭은 슬개골상방(suprapatellar), 슬개골전방(prepatellar), 표층 및 심층 슬개골하방(superficial and deep infrapatellar), 거위발(pes anserine) 점액낭이다. 점액낭염 진단시에는 무릎은 공통 활액낭(synovial cavity)을 공유하고 있으므로 한 점액낭에 염증이 오면 다른 점액낭염도 동반이 잘되어 전체 무릎에 기능장애와 통증이 오며 다른 병변도 흔히 동반됨을 염두에 두어야 한다. 본 장에서는 임상에서 흔히 보는 점액남염에 대해 기술하기로 한다.

슬개골상방 점액낭염 (Suprapatellar bursitis)

대퇴사두근육과 힘줄 밑의 슬개골 밑에서 시작하여 상방으로 확장된 점액낭이다(그림 177-1). 중간층 넓은대퇴근(vastus intermedius)의 작은 부분에 해당하는 슬관절근(genu articularis)에 의해 고정되어 있다. 단일 주머니로 되어 있기도 하지만 일부에서는 다엽성으로 여러 소주머니로 되어 있기도 하다. 급성 상해나 반복적인 경미한 손상에 예민하다. 급성 손상은 주로 무릎에 대한 직접적인 타격, 슬개골 골절, 고르지 않거나 단단하지 않은 바닥에서의 무리한 달리기, 무릎을 꿇고 일을 해야 하는 직업 등시 잘 온다. 염증이 만성적인 경우에는 석회화가 올 수도 있다.

대개 슬개골 상방이면서 무릎전방에 통증을 호소하며 대퇴전방으로 방사통이 올 수도 있다. 종종 무릎을 꿇거나 계단 내려오기를 못한다. 아침에 처음 일어날 때에 무릎의 가동 운동이 날카롭게 걸려 장애가 오는 증상을 호소하기도 한다. 관절염, 대퇴사두근의 건염과 종종 동반이 되며, 이들 병변이 동반되면 임상양상이 혼돈될 수 있다.

이학적 검사상 슬개골 상방 무릎 전방에 국소압통이 나타날 수 있다. 무릎을 수동적으로 구부리거나 저항을 주어 능동적으로 펴게 하면 통증이 재현된다. 이 검사시 갑자기 저항을 풀면 통증이 아주 심해진다. 슬개골 상방에 종창이 나타나고 눌러보면 푸석푸석하며 움푹 들어가는 느낌(boggy feeling)이 난다. 가끔 감염이 오면 오한과 열이 나고 국소에는 발적와 색변화가 온다.

슬개골전방 점액낭염 (Prepatellar bursitis)

슬개골과 피하지방 사이에 위치한다(그림 177-1). 단일 주머니로 되어 있기도 하지만 일부에서는 다엽성으로 여러 소주머니로 되어 있기도 하다. 급성 상해나 반복적인

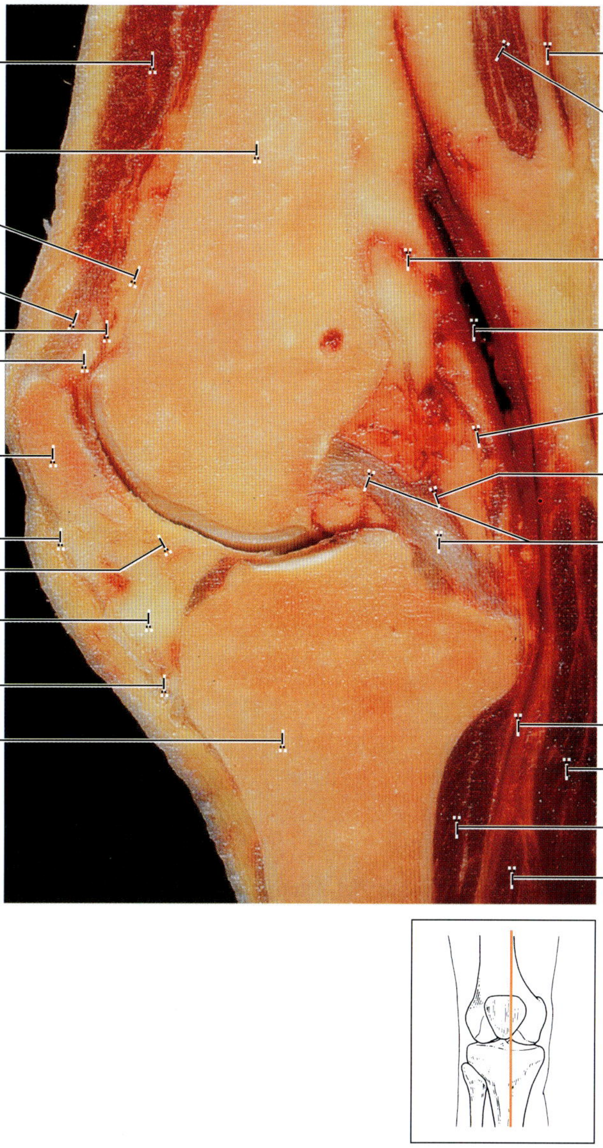

■ **그림 177-1.** 무릎의 시상면

경미한 손상에 예민하다. 급성 손상은 주로 무릎에 대한 직접적인 타격, 슬개골 골절, 고르지 않거나 단단하지 않은 바닥에서의 무리한 달리기, 마루를 닦을 때처럼 무릎을 꿇거나 기어야 하는 일을 해야 하는 직업 등시 잘 와서 가정부의 점액낭염이라고도 한다(그림 177-3). 염증이 만성적인 경우에는 석회화가 올 수도 있다.

대개 슬개골 전방에 통증을 호소하며 위아래로 방사통이 올 수도 있다. 종종 무릎을 꿇거나 계단 내려오기를 못한다. 아침에 처음 일어날 때에 무릎의 가동 운동이 날카롭게 걸려 장애가 오는 증상을 호소하기도 한다. 관절염, 관절주위 건염과 종종 동반이 되며, 이들 병변이 동반되면 임상양상이 혼돈될 수 있다.

이학적 검사상 슬개골 전방에 국소압통, 슬개골 주위의 종창과 삼출액이 나타날 수 있다. 무릎을 수동적으로 구부리거나 저항을 주어 능동적으로 펴게 하면 통증이 재현된다. 이 검사시 갑자기 저항을 풀면 통증이 아주 심해진다. 가끔 감염이 오면 오한과 열이 나고 국소에는 발적과 색변화가 온다.

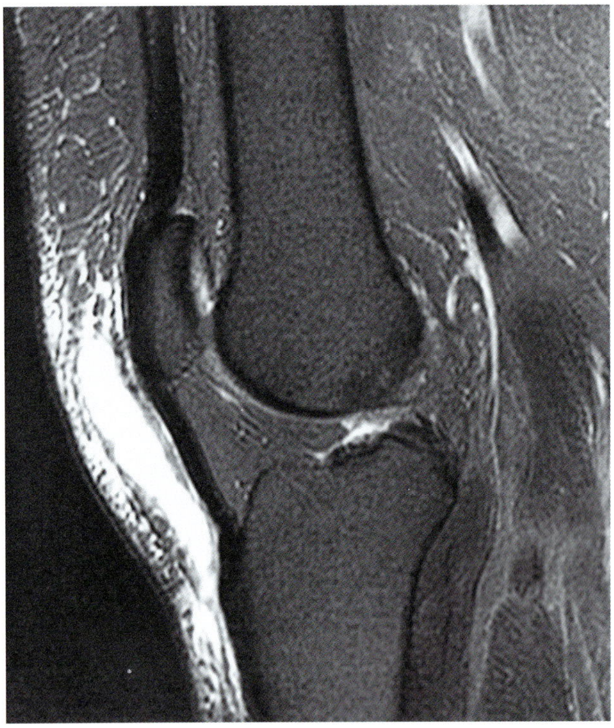

■ 그림 177-2. 슬개골 전방 점액낭염.
시상면에서 고속 스핀 에코-T2W 영상에서 슬개골 전방에 삼출액이 보인다.

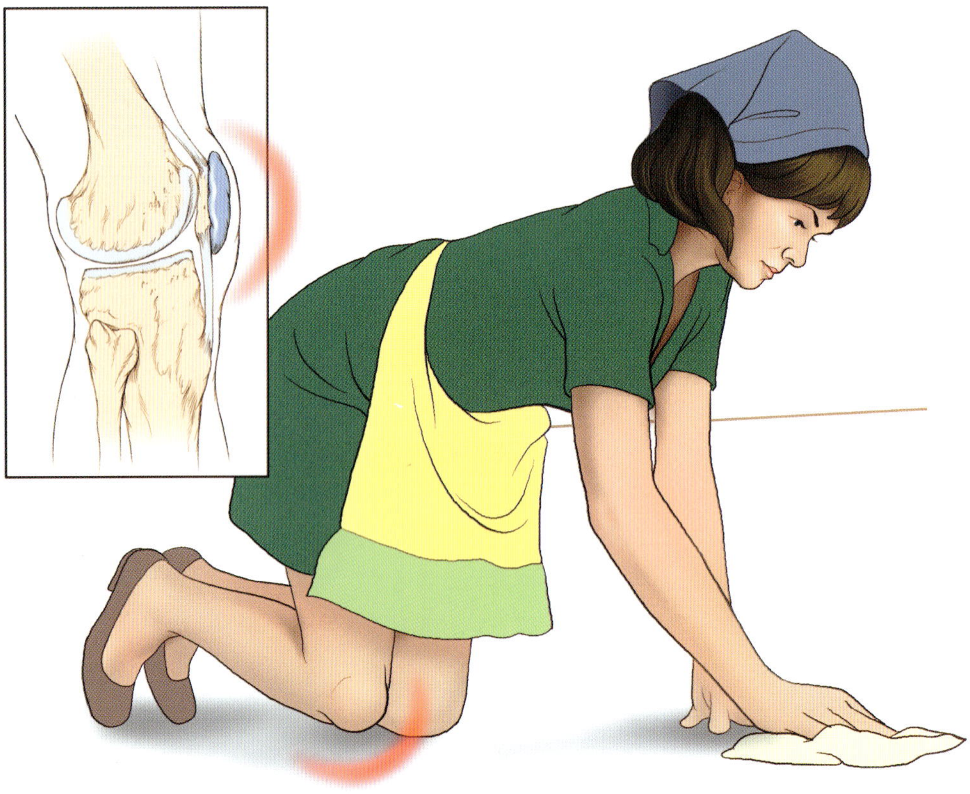

■ 그림 177-3. 바닥에서 무릎을 오랫동안 꿇고 일하는 직업에서 많이 발생하므로 가정주부의 점액낭염이 라고도 한다.

표층 및 심층 슬개골하방 점액낭염
(Superficial and deep infrapatellar bursitis)

표층점액낭은 슬개골 인대의 윗부분과 피하지방 사이에 위치한다(그림 177-4). 심층 점액낭은 슬개골인대와 경골사이에 위치한다(그림 177-5). 단일 주머니로 되어 있기도하지만 일부에서는 다엽성으로 여러 소주머니로 되어 있기도 하다. 급성 상해나 반복적인 경미한 손상에 예민하다. 급성 손상은 주로 무릎에 대한 직접적인 타격, 슬개골 골절, 오래동안 무리한 달리기, 마루를 닦을 때처럼 무릎을 꿇거나 기어야 하는 일을 해야 하는 직업 등시 잘 생긴다. 염증이 만성적인 경우에는 석회화가 올 수도 있다.

대개 슬개골 하방의 무릎 앞으로 종창과 통증을 호소하며 아래로 방사통이 올 수도 있다. 종종 무릎을 꿇거나 계단 내려오기를 못한다. 아침에 처음 일어날 때에 무릎의 가동 운동이 날카롭게 걸려 장애가 오는 증상을 호소하기도 한다. 관절염, 관절주위 건염과 종종 동반이 되며, 이들 병변이 동반되면 임상양상이 혼돈될 수 있다.

이학적 검사상 슬개골 하방, 무릎앞에 국소압통, 슬개골 밑으로 주위의 종창과 삼출액이 나타날 수 있다. 무릎을 수동적으로 구부리거나 저항을 주어 능동적으로 펴게 하면 통증이 재현된다. 이 검사시 갑자기 저항을 풀면 통증이 아주 심해진다. 가끔 감염이 오면 오한과 열이 나고 국소에는 발적과 색변화가 온다.

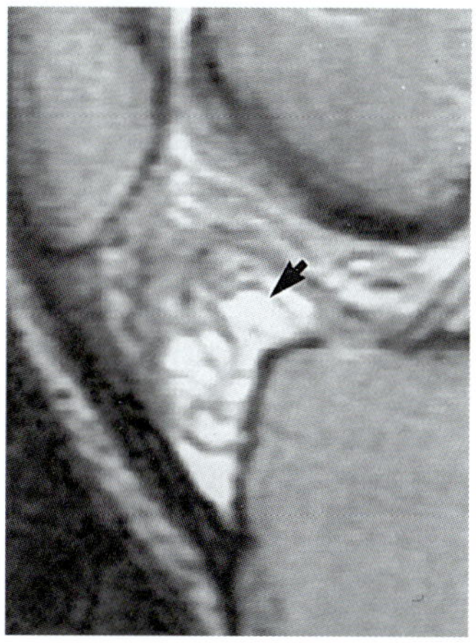

■ 그림 177-5. 심층 슬개골 하방 점액낭염 고신호강도의 삼출액 소견이 보임

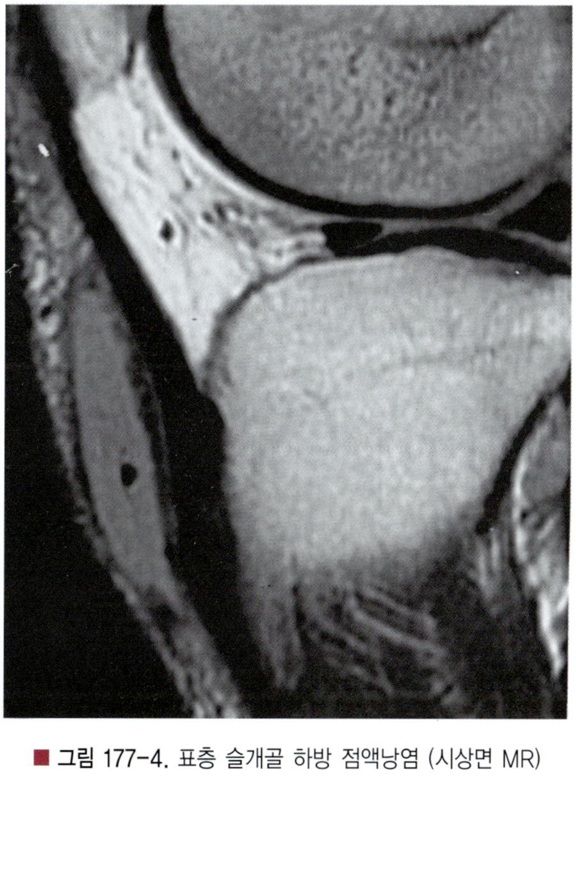

■ 그림 177-4. 표층 슬개골 하방 점액낭염 (시상면 MR)

거위발 점액낭염 (Pes anserine bursitis)

경골의 내측에 붙는 대퇴비스듬근(sartorius), 치골경골근(gracilis), 반힘줄근(semitendinous)의 힘줄들인 거위발모양 힘줄(pes anserine) 밑에 위치한다(그림 177-6). 슬개골과 피하지방 사이에 위치한다(그림 177-1). 단일 주머니로 되어 있기도 하지만 일부에서는 다엽성으로 여러 소주머니로 되어 있기도 하다.

내측 무릎관절위에 통증이 오며 수동적으로 관절을 내번 혹은 외번회전시 통증이 심해진다. 무릎관절을 구부리면서 외회전 시켜야 하는 활동을 할 때 통증이 악화된다. 쉬거나 더운 찜질을 하면 완화된다. 종종 기거나 계단 내려오기를 못한다. 뻐근한 통증 성격이며 불면증의 원인이 되기도 한다. 점액낭염, 건염, 관절염, 무릎의 내적장애(internal derangement)가 동반되면 임상양상에 혼돈이 온다. 내측 무릎관절 부위에 스트레스가 오래 가해진 경우에는 종종 내측곁인대의 병변이 동반된다. 염증이 만성적인 경우에는 석회화가 올 수도 있다.

이학적 검사상 관절선 하방 거위발모양 힘줄 부착부위

에 국소압통, 주위의 종창과 삼출액이 나타날 수 있다. 저항을 주어 무릎을 능동적으로 구부리게 하면 통증이 재현되며 이 검사시 갑자기 저항을 풀면 통증이 아주 심해진다. 아주 드물지만 감염이 오기도 한다.

점액낭염이 있는 모든 환자에서 X선 검사는 필요하며, 점액낭이나 관련 구조물인 인대나 힘줄의 석회화를 볼 수 있다. 내적장애(internal derangement)나 종괴가 의심되면 MRI를 한다. 근전도 검사는 말초신경병증, 신경근병증과 감별하는데 도움을 준다.

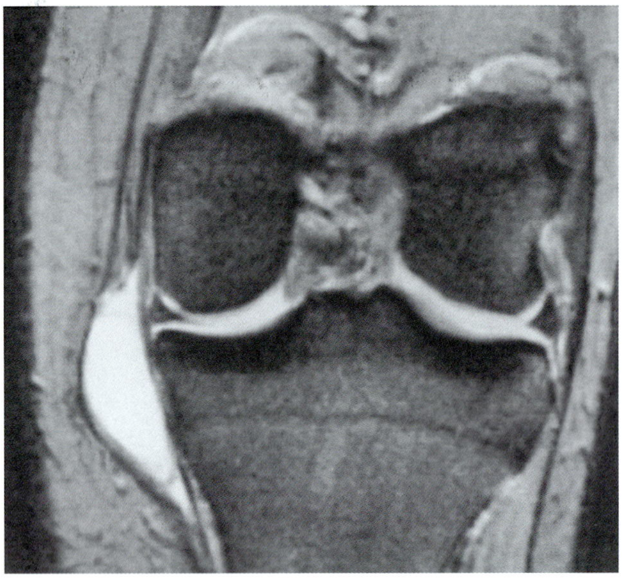

■ 그림 177-6. 거위발모양 점액낭염.
관상면에서 관절선의 바로 하방에 삼출액이 보인다.

CHAPTER 178

슬굽힘근 건염 진단을 위한 힘줄 삐걱거림 징후

The Creaking Tendon Sign for Hamstring Tendinitis

슬굽힘근의 근-건 부착부위는 두 가지 이유에서 건염이 잘 온다. 첫째, 무릎은 체중이 부하된 상태에서 반복적인 움직임을 하는 관절이고, 둘째, 혈류의 공급이 원활하지 않은 편이라 반복적인 경미한 손상시 잘 낫지 않기 때문이다. 염증이 지속되면 힘줄 주위에 석회화가 올 수 있으므로 더욱 치료에 어려움이 생긴다. 만일 이들 근육의 부착부위에 만성적인 염증이 생기면, 운동이나 주사치료로 인한 갑작스런 손상에 의하여 건 파열이 올 수도 있다. 관절 주위 점액낭염이 흔히 동반되므로 기능장애나 통증이 더 심한 양상을 보이기도 한다.

증상발현 양상은 대개 급성이며 과다한 사용이나 잘못된 사용 후에 나타난다. 장거리 달리기, 무용 손상, 하지강화를 위한 운동기구의 무리한 사용 등이 유발요인이 될 수 있다. 지속적이고 심한 양상이며 불면증의 원인이 되기도 한다. 환자는 무릎을 약간 구부리는 자세를 취하여 통증이 덜 오도록 하는 절뚝걸음을 걷는다. 힘줄 부착부위를 촉진하며 심한 통증을 호소하며, 외측보다는 내측 힘줄부위에 병변이 더 잘 생긴다. 무릎을 쭉 펴고 엎드린 자세에서 검사자는 힘줄 부착부위를 촉진하면서 환자에게는 무릎을 구부리도록 한다(그림 178-1). 검사자의 손에 힘줄이 삐걱거리는 느낌이 느껴지면 양성이다.

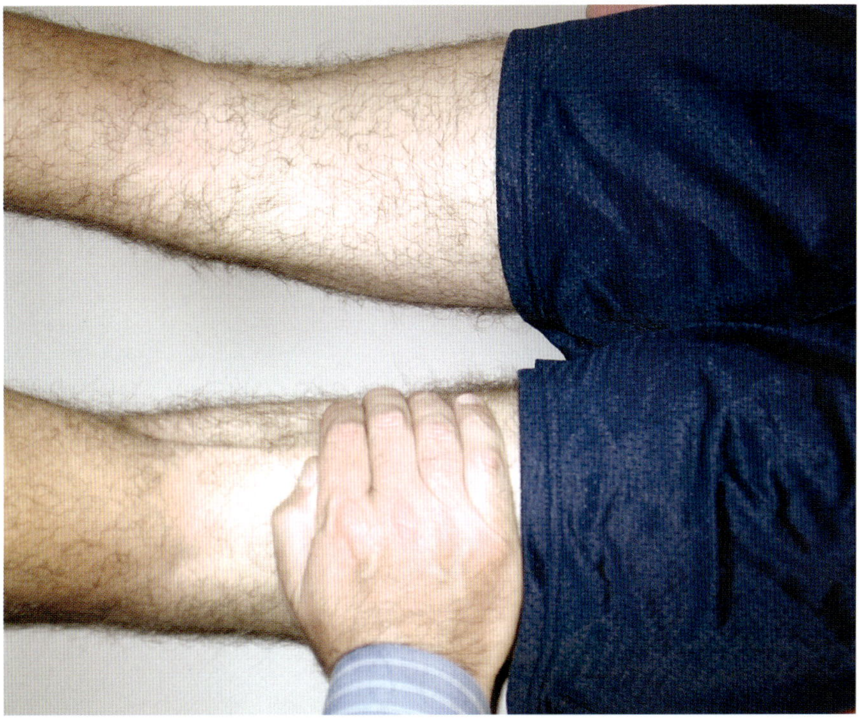

■ 그림 178-1. 슬굽힘근 힘줄에서의 삐걱거림 (creaking) 유발

CHAPTER

179 베이커 낭종 진단시의 융기 징후

The Bump Sign for Baker Cyst of the Knee

오금의 내측에 비정상적인 활액막이 고인 것이며, 무릎관절로부터 과다한 활액막의 생성으로 낭종성 주머니가 형성된다(그림 179-1). 이 주머니는 종종 관절과 교통되며, 일방통행 밸브효과로 인하여 점점 커진다. 종종 내측 반월판의 파열, 내측 슬굽힘근(medial Hamstring)의 건염이 베이커 낭종 발생의 유발요인이 된다. 류마티스 관절염 환자에서 특히 잘 생긴다(그림 179-2).

무릎 뒤쪽에 꽉 찬 느낌을 호소하며 종종 덩어리가 있는 듯하고 무릎을 구부리면 더 확실하게 나타난다. 점점 크기가 커지거나 종아리 부위로 갈라져 내려가기도 한다. 이는 류마티스 관절염 환자에서 잘 오며 종아리로 갈라져 내려갈 대의 통증이 마치 혈전성 정맥염(thrombophlebitis)으로 오진되어 항응고제가 처방되기도 한다. 가끔은 쪼그려 앉았다 일어나기 같은 동작 후에 자연적으로 터지기도 한다.

이학적 검사상 오금 내측에 낭종성 종창이 보이는데 이를 융기 징후(Bump sign)라 한다. 류마티스 관절염 환자에서는 낭종이 매우 크다. 쪼그려 앉았다 일어나기, 걷기 같은 동작으로 통증이 악화되며 휴식과 더운 찜질로 완화된다. 지속적이고 뻐근한 양상이며 불면증의 원인이 되기도 한다. 자연적으로 터져서 하지에 발적과 생변화가 생겨 혈전성정맥염처럼 보이기도 한다. Homan 징후는 음성이며 코드(cord)는 안 만져진다. 가끔 내측 슬굽힘근 건염과 혼동된다. 내적장애(internal derangement)나 종괴가 의심되면 MRI가 필요하며, MRI는 베이커 낭종 확인에도 유용하다.

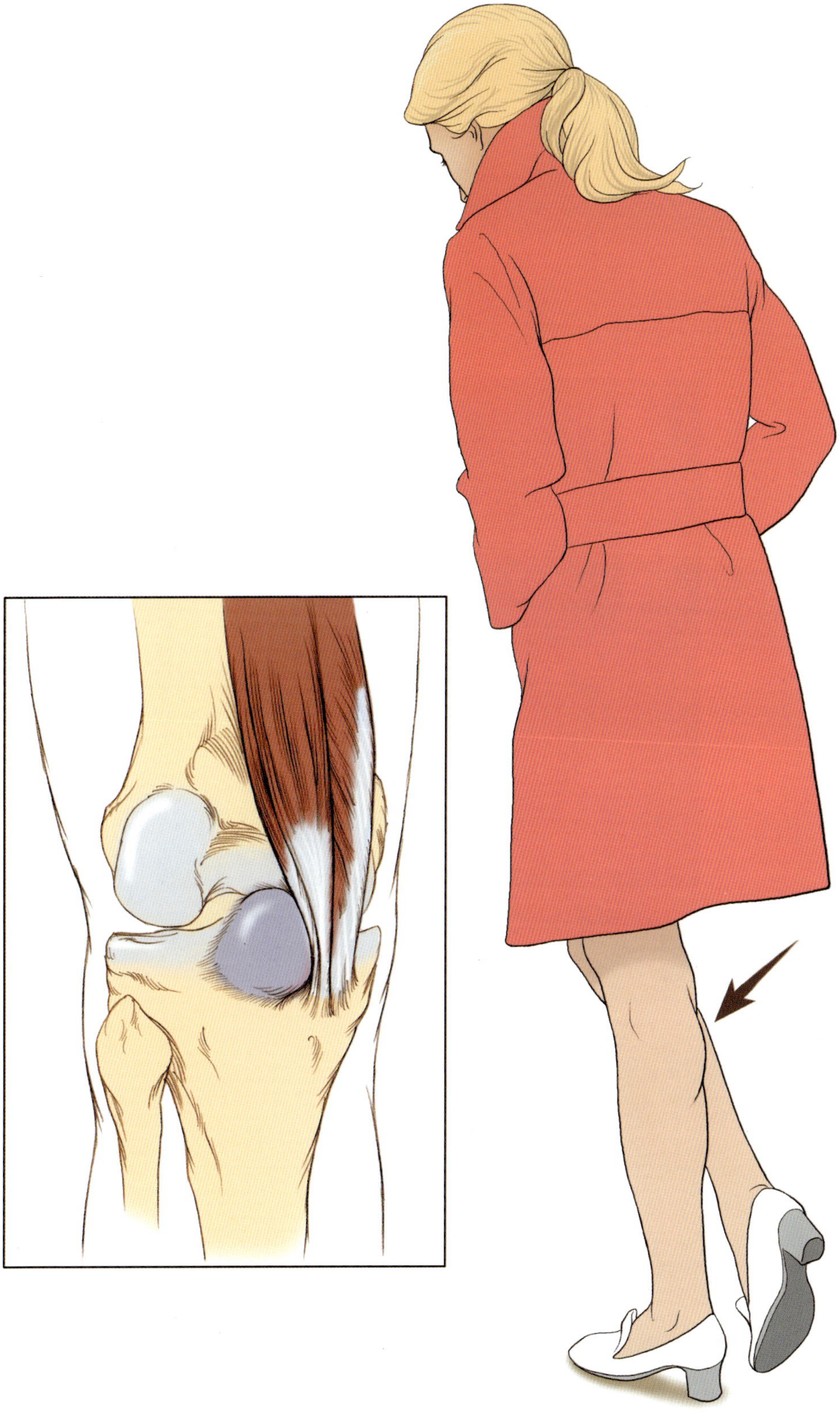

■ 그림 179-1. 환자들은 종종 무릎 뒤에 꽉 찬 느낌이나 덩어리가 있는 느낌을 받는다.

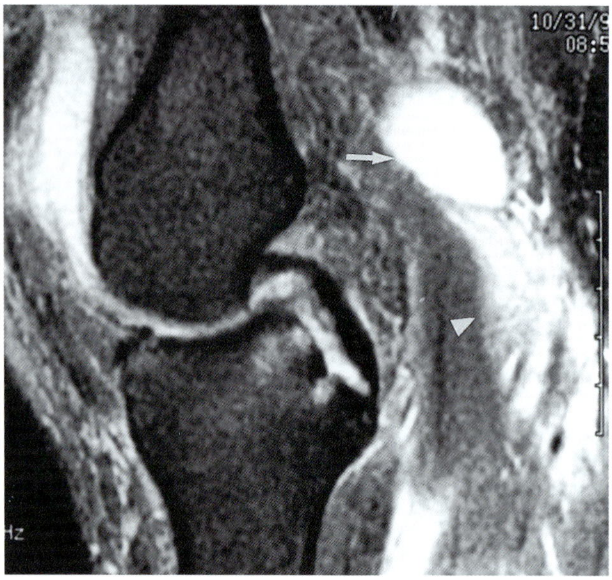

■ 그림 179-2. 류마티스 관절염에서 활액낭종의 MRI 시상면의 지방억제 고속스핀 에코 영상에서 활액낭종(화살표)이 보이며 삼출액이 터져나와(화살촉) 낭종의 파열을 시시한다.

SECTION

11

발목과 발

The Ankle and Foot

CHAPTER

180 발목과 발의 기능해부학

Functional Anatomy of the Ankle and Foot

기능해부학을 가장 잘 이해하려면 발목과 발을 3개의 서로 다른 단위, 즉 발굽골(calcaneus)와 목말골(talus)로 이루어진 뒷발(hindfoot), 5개의 발목뼈(tarsal bone)으로 이루어진 중간발(midfoot), 발바닥뼈(metatarsal)와 발가락뼈로 이루어진 앞발(forefoot), 로 구성된 구조물로 생각하여야 한다(그림 180-1). 이들 단위는 기능적으로 서로 다르지만 고도의 미세한 협력작용을 통하여 정상적인 발의 기능을 수행하게 된다.

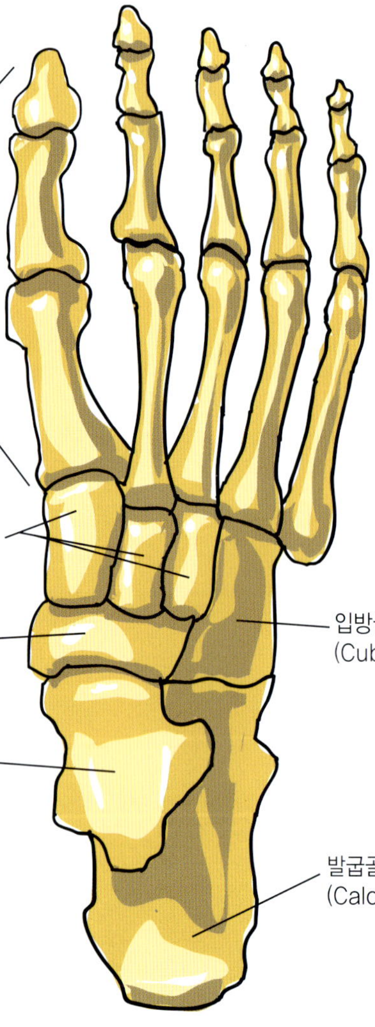

■ 그림 180-1. 발과 발목

뒷발(The hindfoot)

경골과 비골사이의 원위부 관절은 경첩관절로 거의 움직임이 없으며, 목발골과의 사이에서 보행에 필요한 족굴곡와 배굴곡이 이루어진다. 목말골의 양쪽으로 내측 및 외측 복사가 형성되어 발목을 안정시키고 회전을 방지한다(그림 180-2). 발목관절은 주위에 내측으로는 삼각인대, 외측으로는 외측곁인대(뒤목말비골인대, 발굽비골인대, 앞목말비골인대로 구성)가 발목을 보강한다. 이들 인대는 경미한 손상에도 염좌가 잘 와서 발목의 흔한 통증원인이다.

목말발굽관절은 30도 정도의 내번, 15~20도 정도의 외번 운동을 가능케 해주며 이로 인해 편평하지 않은 바닥에서의 보행을 가능하게 해 준다.

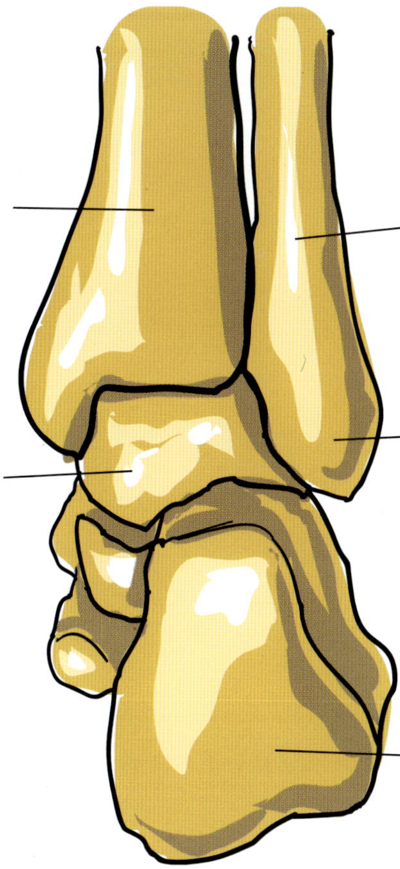

■ 그림 180-2. 뒷발

중간발 (The midfoot)

중간 발바닥관절(midtarsal joint)은 발굽입방골 관절과 목말발배골 관절로 구성되며, 20도 정도의 내전운동과 10도 정도의 외전운동이 가능하게 해 준다. 이로인해 발목의 유연성이 증가되며 등산이나 발바닥뼈 관절사이의 미끄러짐 운동을 보조해 준다.

앞발 (The forefoot)

발바닥-발가락 관절은 족골곡과 배굴곡 운동을 하며, 엄지에서는 80~90도 정도의 배굴곡과 40~50도 정도의 족굴곡, 나머지 발가락에서는 40도 정도의 배굴곡과 35~40도 정도의 족굴곡 운동이 가능하다.

첫마디 발가락사이 관절은 배골곡은 안되지만 50도 정도의 족골곡은 가능하다. 끝마디 발가락 사이관절은 25도 정도의 배굴곡과 40~50도 정도의 족굴곡이 가능하다.

CHAPTER

181 발목과 발의 시진

Visual Inspection of the Ankle and Foot

발목과 발은 시진만으로도 진단이 가능한 여러 손상이 잘 생기는 곳이다. 신발을 벗게하고 선자세와 누운 자세에서 요족(pes cavus), 편평족(pes planus) 같은 기형이 있나 발목과 발을 먼저 관찰한다. 류마티스 관절염 같은 질환시에 보이는 전형적인 발적, 종창, 궤양, 결절, 발톱변화, 뼈기형 등이 있나 본다(그림 181-1, 2). 아킬레스건에서 류마티스성 결절이 없는지, 통풍성 결절(gouty tophi)은 없는지 살펴본다. 발가락에서는 티눈(corn), 굳은살(못)(callus), 통풍성 결절 또는 뼈기형이 없나 본다(그림 181-3, 4).

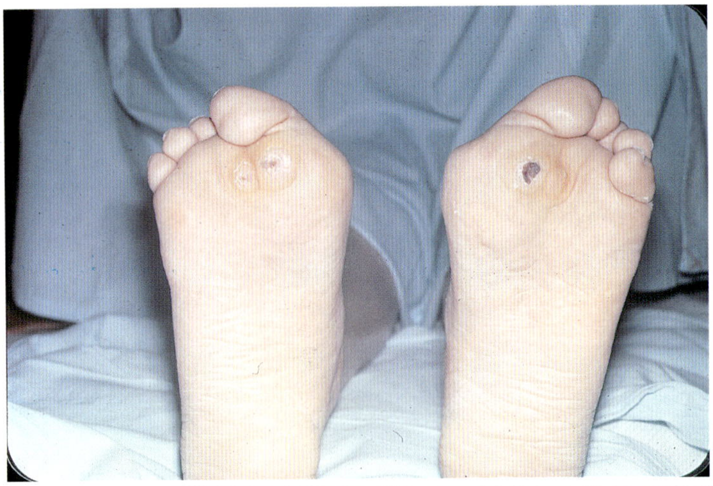

■ 그림 181-1. 류마티스성 앞발

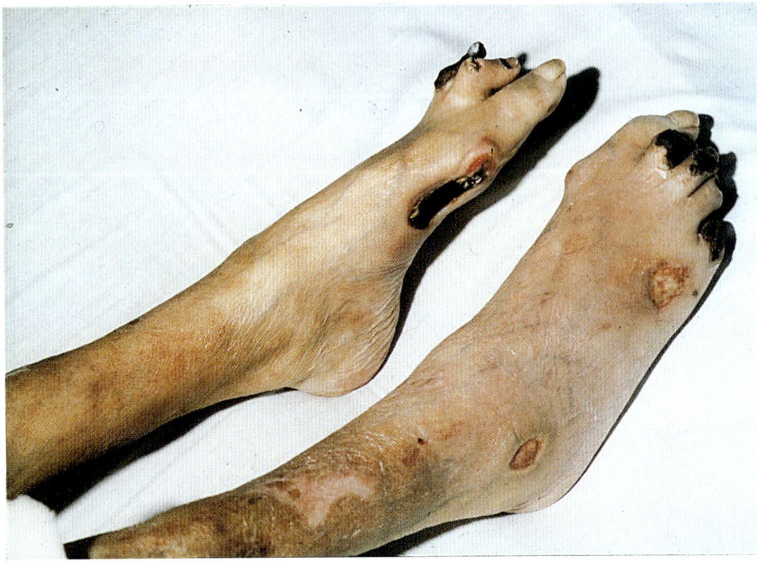

■ 그림 181-2. 류마티스 관절염에서 발가락끝의 경색 (infarction)

■ **그림 181-3.** 발의 뼈기형

A. 첫번째 발바닥발가락뼈 관절 주위 뼈나 조직이 커져서 건막류(bunion, hallux valgus) 형성. 대개 첫번째 엄지 관절에 눈으로 보이는 융기가 있다. 엄지발가락이 두번째 발가락 방향으로 편위기형을 일으키며 주위 조직에 종창과 압통이 있다.

B. 새끼발가락 기저부에 소건막류(bunionette) 형성. 발바닥뼈가 발에서 멀어지는 방향으로 굽어지면 발가락은 내측으로 굽어지며 주위에 종창과 융기가 생긴다.

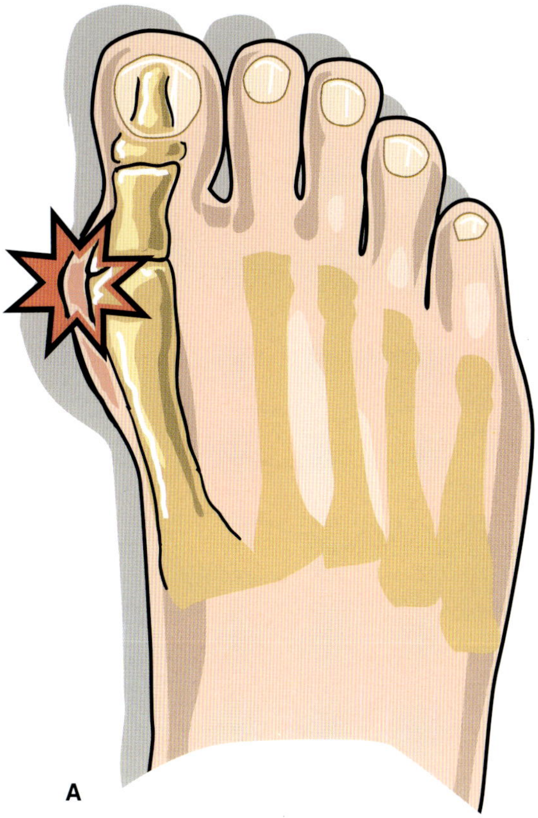

A

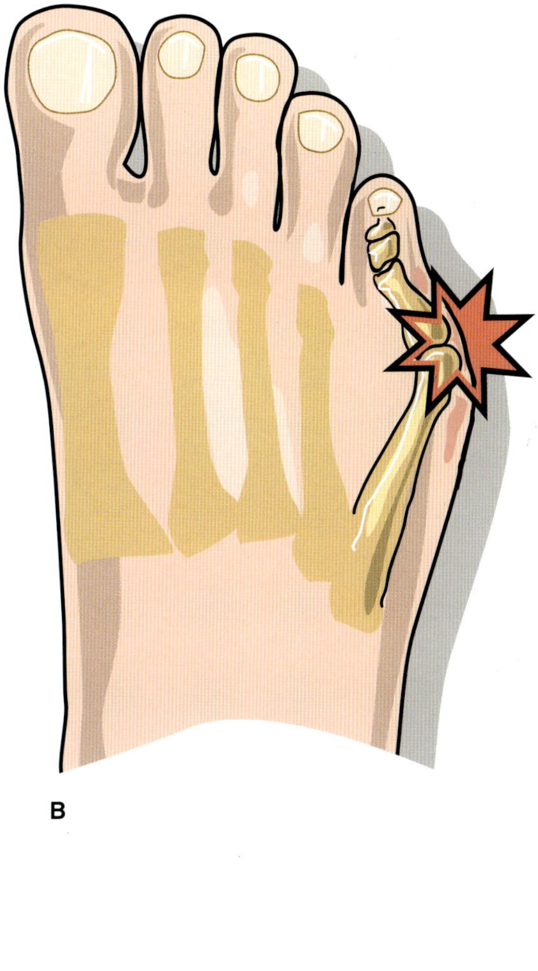

B

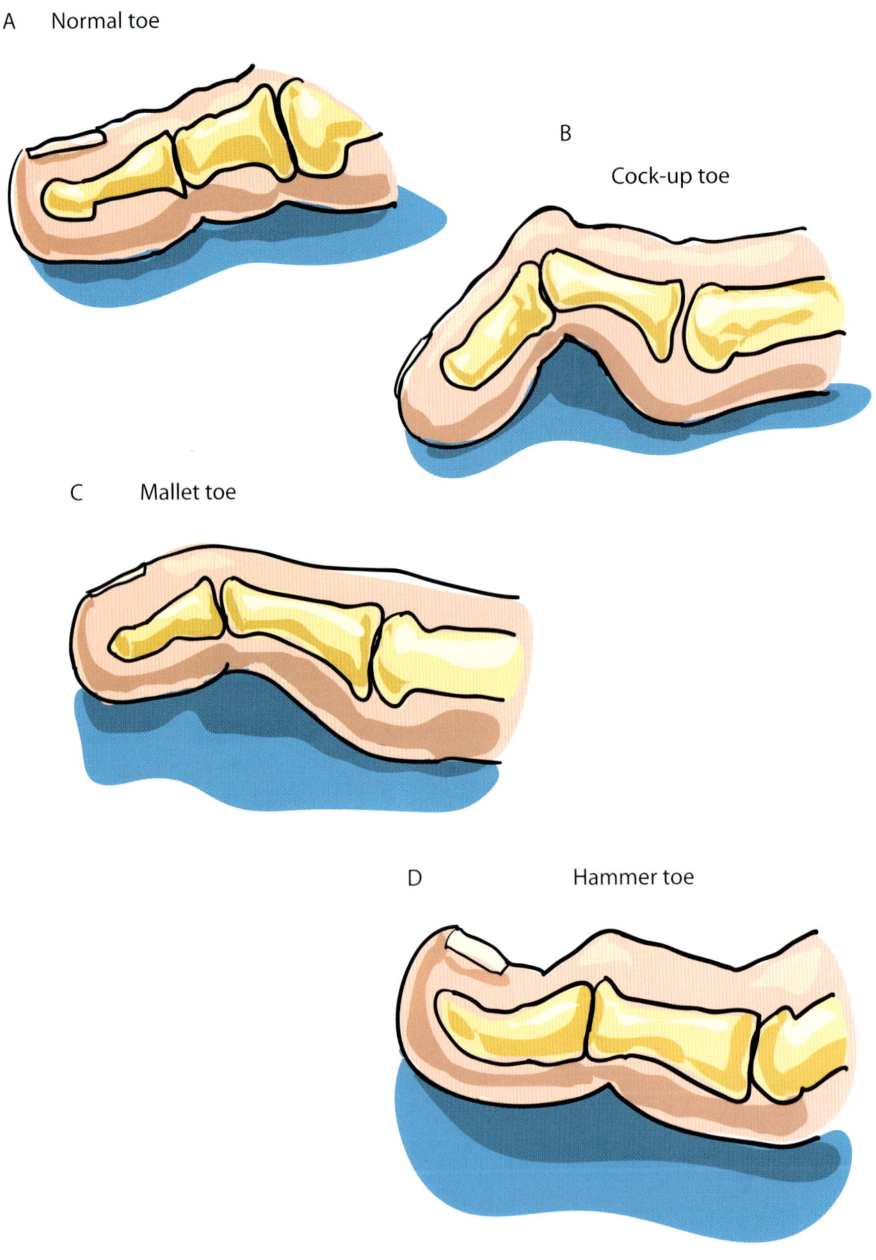

■ 그림 181-4. 발가락의 다양한 기형들

CHAPTER

발목과 발의 촉진 182

Palpation of the Ankle and Foot

역시 진단에 많은 정보를 제공한다. 환자의 신과 양말을 벗기고 진찰 테이블에 편하게 앉히도록 한다. 발목을 약간 족굴곡 자세로 놓고 관절의 전방을 부드럽게 촉진한다(그림 182-1). 관절 삼출액이나 활막의 두꺼워짐이 없나 만져본다. 건막염시에는 관절을 가로 질러 압통과 선모양의 종창이 존재한다. 외측 및 내측 복사 점액낭염은 각 복사위의 촉진에 의한 압통으로 쉽게 진단할 수 있다.

아킬레스건에서는 결절이나 부착부위 건염이 있나 본다. 발굽골뒤의 점액낭염시에는 아킬레스건 원위부 촉진시 종창이 만져진다. 발굽골밑 점액낭염이나 발굽골 골극(calcaneal spur)에 의한 발바닥 통증이 있나 만져본다. 또 발바닥근막염이나, 또는 손에서 Dupuytren구축에 해당하는 발바닥의 결절성 섬유종증식(fibromatosis)이 있나 본다.

다음은 중간 발바닥 관절을 엄지를 사용하여 발등쪽을 촉진한다. 주의깊게 촉진하면 뼈의 기형이나 활막의 두꺼워짐을 쉽게 알 수 있다(그림 182-2).

발바닥발가락 관절과 발가락사이 관절은 각각 따로 촉진하되, 뼈기형, 통증, 활막의 두꺼워짐이 있나 본다. 양손의 엄지로 가장 잘 촉진된다(그림 182-3).

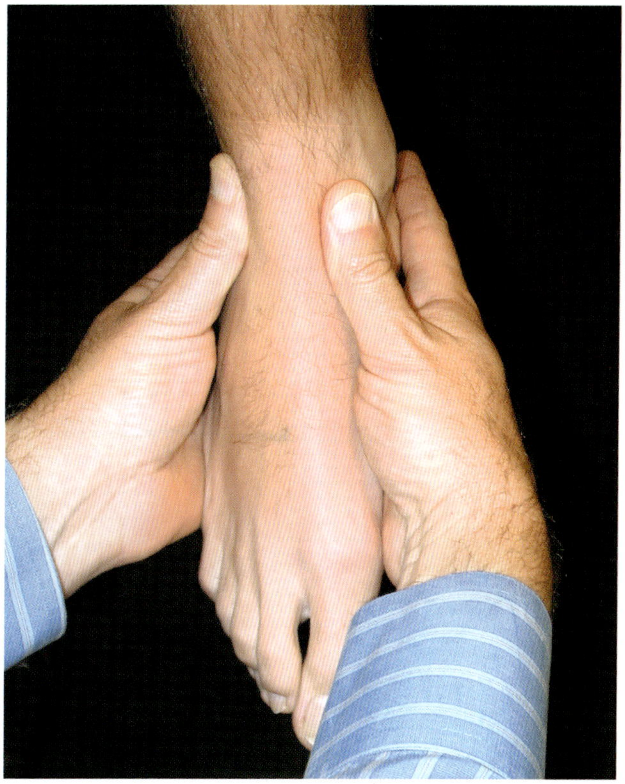

■ 그림 182-1. 발목의 촉진

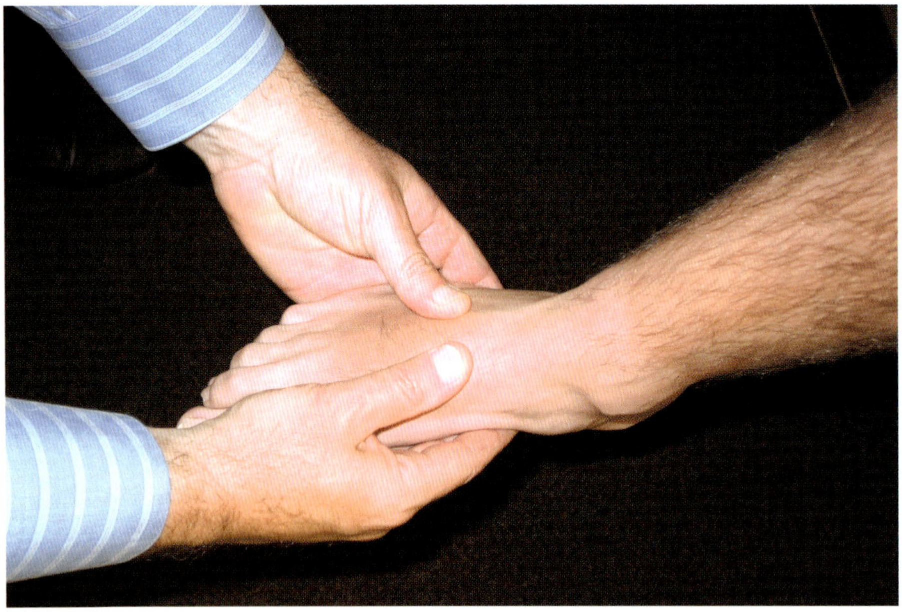

■ 그림 182-2. 중간 발바닥뼈관절 (midtarsal joint)의 촉진

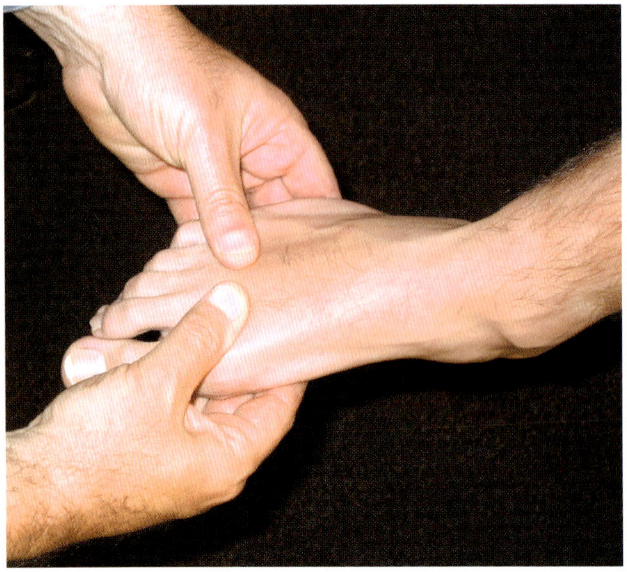

■ 그림 182-3. 발바닥발가락 관절과 발가락사이관절

CHAPTER

발목 관절 삼출액 진단시 파동검사 183

The Wave Test for Ankle Joint Effusion

류마티스관절염이나 다른 콜라겐-혈관성 질환시 잘 생긴다. 발목은 인대가 강하고 힘줄이 많아서 소량의 삼출액은 놓치기 쉽지만, 다량의 삼출액은 파동검사로 진단이 된다.

신과 양말을 벗고 진찰 테이블 끝에 편하게 앉아서 병변쪽 발을 중립적인 약간의 족굴곡 위치가 되게 한다. 그림처럼 한쪽 관절쪽을 누른 상태에서 반대손으로 발목의 전외측에 압력을 가하면서 삼출액이 이동되는지 만져본다(그림 183-1).

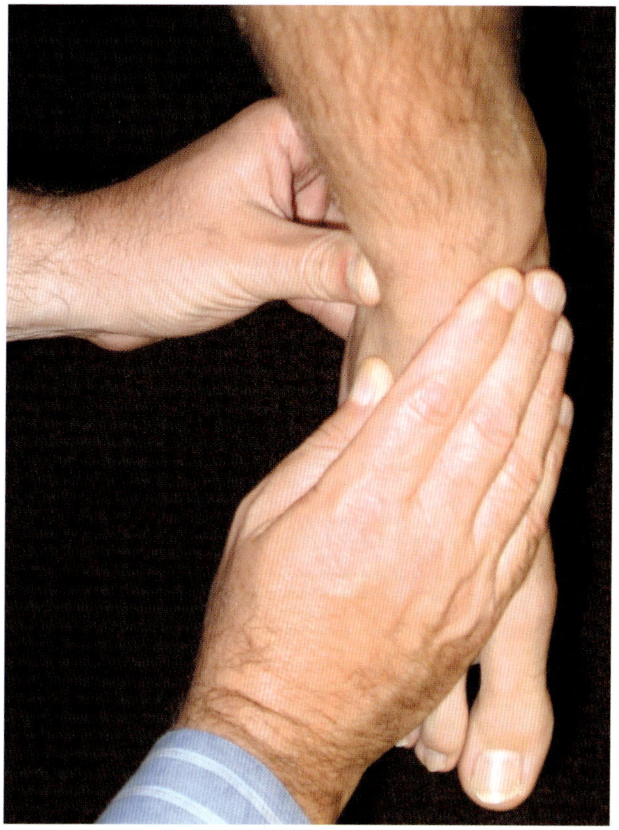

■ 그림 183-1. 발목 관절 삼출액 진단시 파동검사(Wave test)

CHAPTER

184 전방 목말비골 인대 부전증 진단시 전방서랍검사

The Anterior Drawer Test for Anterior Talofibular Ligament Insufficiency

신과 양말을 벗고 진찰 테이블 끝에 편하게 앉아서 병변쪽 발을 중립적인 약간의 족굴곡 위치가 되게 하고, 원위부 경골과 비골을 손으로 쥐어 안정을 시킨다. 검사자는 다른 손으로 환자의 목발골과 발굽골을 받치듯이 쥐고 견고하게 앞으로 당긴다(그림 184-1). 5 mm 이상 앞으로 움직이면 양성이며 인대의 기능부전을 강력히 시사한다. MRI를 하여 인대병변의 정도와 다른 병변의 존재를 정확히 파악할 수 있다(그림 186-2).

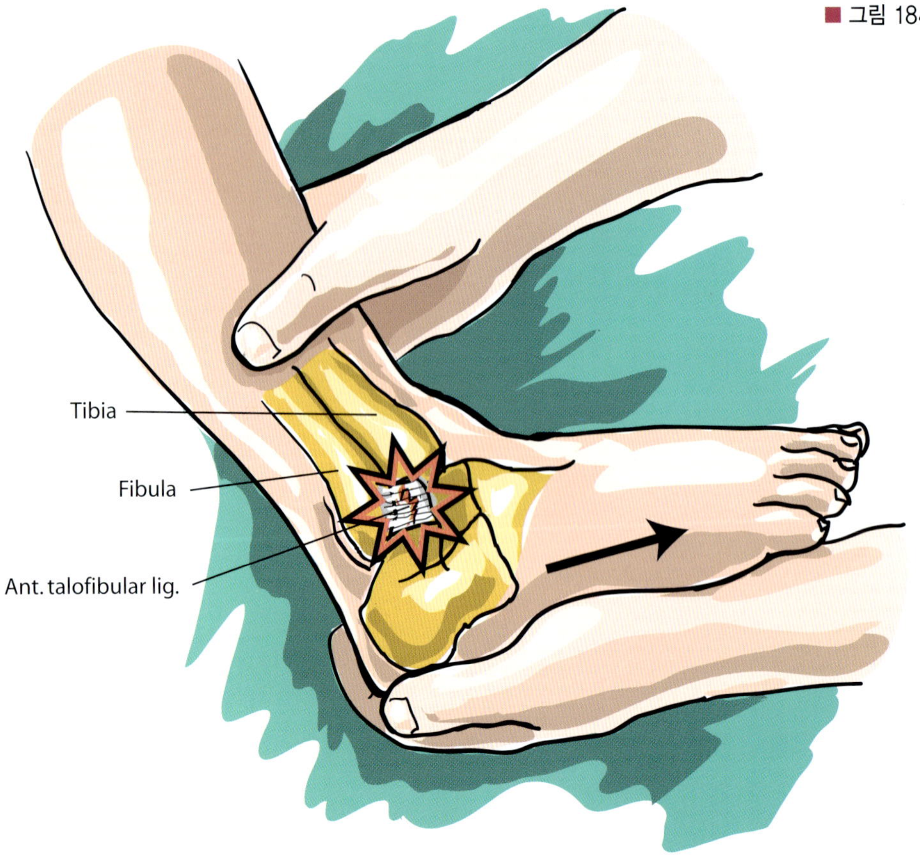

■ 그림 184-1. 전방 서랍검사(Anterior drawer test)

CHAPTER 185

삼각인대 기능부전 진단시 외번검사

The Eversion Test for Deltoid Ligament Insufficiency

갑작스런 발목의 회내전이나, 장거리 달리기나 부드럽거나 울퉁불퉁한 바닥을 걸을 때처럼 반복적인 미세손상에 의해 병변이 잘 생긴다. 삼각인대는 두층으로 되어 있으며 둘 다 내측복사의 위에 붙는다. 이 중 심부층은 목말골의 내측몸통 아래에, 얕은 층인대는 내측 목말골, 목말받침돌기(sustenaculum tali), 발굽골, 발배골결절(navicular tuberosity)에 붙는다. 삼각인대에 염좌가 오면 내측복사 바로 아래에 통증을 호소한다. 발목을 족굴곡 또는 배굴곡시키는 활동은 통증을 악화시킨다.

진찰상 내측 복사위에 국소압통이 있으며, 급성손상의 경우는 인대위로 점상출혈이 보일 수 있다. 인대 기능부전이 있으면 발목 외번검사가 양성이다.

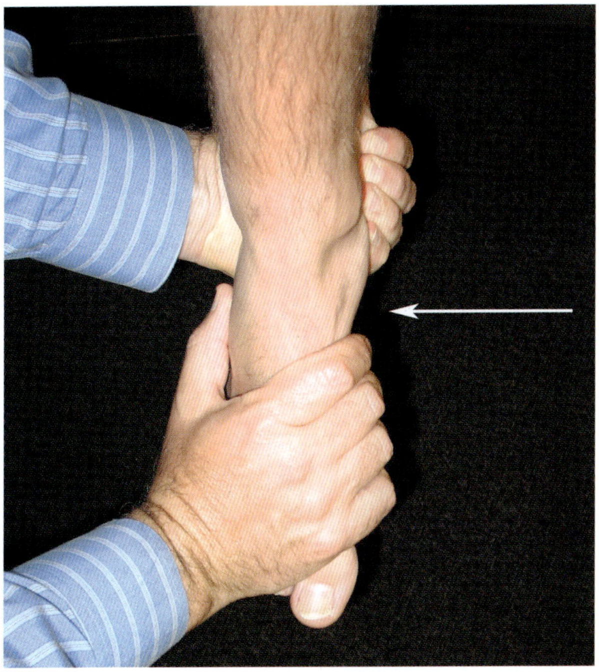

■ 그림 185-1. 발목 외번검사

신과 양말을 벗고 진찰 테이블 끝에 편하게 앉아서 병변쪽 발을 중립적인 약간의 족굴곡 위치가 되게 하고, 원위부 경골과 비골을 손으로 쥐어 안정을 시킨다. 검사자는 다른 손으로 환자의 목말골과 발굽골을 받치듯이 쥐고 견고하게 외번(eversion)을 시킨다(그림 185-1). 내측복사부위에 국소통증이 생기면 양성이다. 앞으로 당긴다(그림 184-1). 확진과 동반된 골절이나 점액낭염을 배제하려면 X선 검사나 MRI를 한다(그림 185-2).

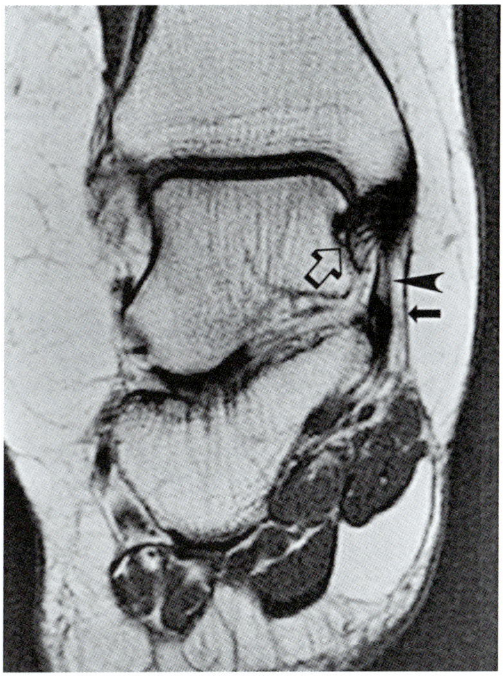

■ 그림 185-2. 정상인의 내측 발목인대의 T1 관상면 영상. 두층의 인대가 보인다. 심부 경골목말인대는 가로무늬 모양을 한다(열린 화살표). 표층의 경골목말인대(화살촉) 역시 수직 무늬 모양을 한다. 경골발굽인대 표층의 가늘고 수직의 저신호강도 영상은 굽힘근지지띠(flexor retinaculum)이다(화살표).

CHAPTER

186 전방 목말비골 인대 기능부전 진단시 내번검사

The Inversion Test for Anterior Talofibular Ligament Insufficiency

갑작스런 발목의 내번이나, 장거리 달리기나 부드럽거나 울퉁불퉁한 바닥을 걸을 때처럼 반복적인 미세손상에 의해 병변이 잘 생긴다. 외측 복사의 전방경계에서부터 목말골의 외측면으로 주행하는 인대이다. 이 인대에 손상을 받은 환자들은 외측복사 바로 아래에 통증을 호소한다. 발목을 족굴곡 및 내번시키는 활동은 통증을 악화시킨다.

진찰상 외측 복사위에 국소압통이 있으며, 급성손상의 경우는 인대위로 점상출혈이 보일 수 있다. 인대 기능부전이 있으면 발목 내번검사가 양성이다.

신과 양말을 벗고 진찰 테이블 끝에 편하게 앉아서 병변쪽 발을 중립적인 약간의 족굴곡 위치가 되게 하고, 원위부 경골과 비골을 손으로 쥐어 안정을 시킨다. 검사자는 다른 손으로 환자의 목말골과 발굽골을 받치듯이 쥐고 견고하게 내번(inversion)을 시킨다(그림 186-1). 외측복사부위에 국소통증이 생기면 양성이다. 앞으로 당긴다(그림 184-1). 확진과 동반된 골절이나 점액낭염을 배제하려면 X선 검사나 MRI를 한다(그림 186-2).

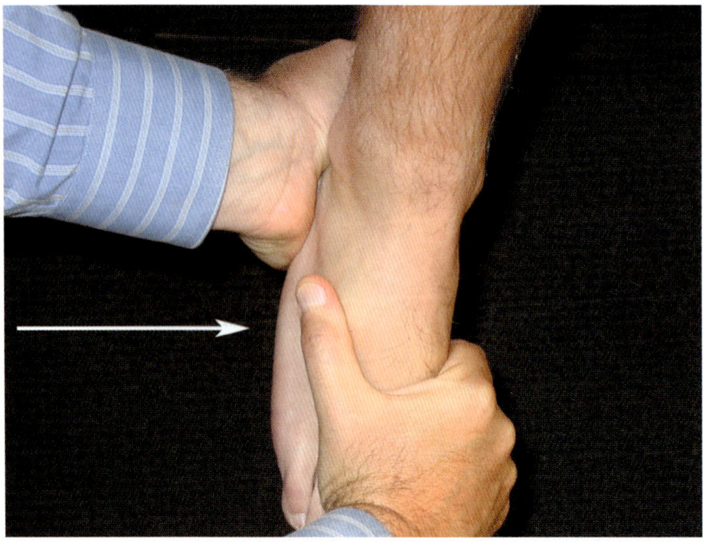

■ 그림 186-1. 발목 내번검사

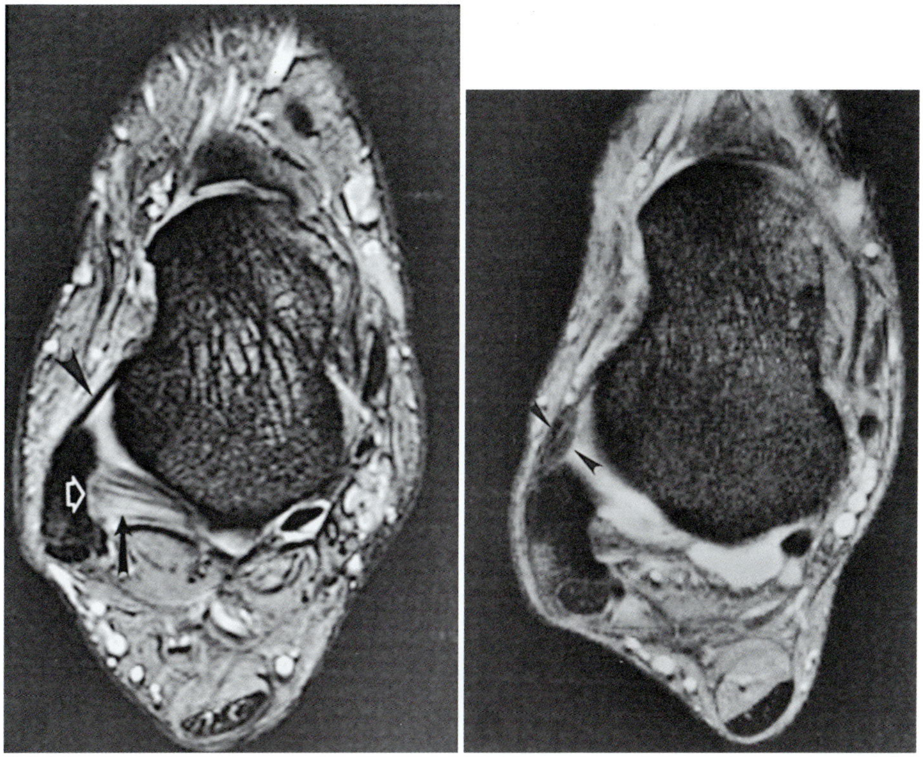

A B

■ 그림 186-2. 발목의 T2 횡단면 영상
A. 전방 목말비골 인대(화살촉)와 가로무늬 모양의 후방 목말비골인대가 복사오목 (malleolus fossa) 레벨에서 잘 보인다(열린 화살표).
B. 다른 환자에서 전방 목말비골 인대가 매우 두꺼워져 있으며(화살촉), 저신호 강도를 보인다. 이는 이전의 인대파열로 섬유화와 반흔이 있음을 시사한다.

CHAPTER

187 전방 발목 터넬 증후군에서의 Tinel 징후

The Tinel Sign for Anterior Tarsal Tunnel Syndrome

심부 비골신경(deep peroneal nerve)이 발목의 표층 근막을 주행시 그 밑에서 압박될 때에 생긴다(그림 187-1). 가장 흔한 압박의 원인은 발등의 손상이다. 꽉 죄이는 신발을 신을 때나 원예작업시 쪼그리고 구부리고 하는 작

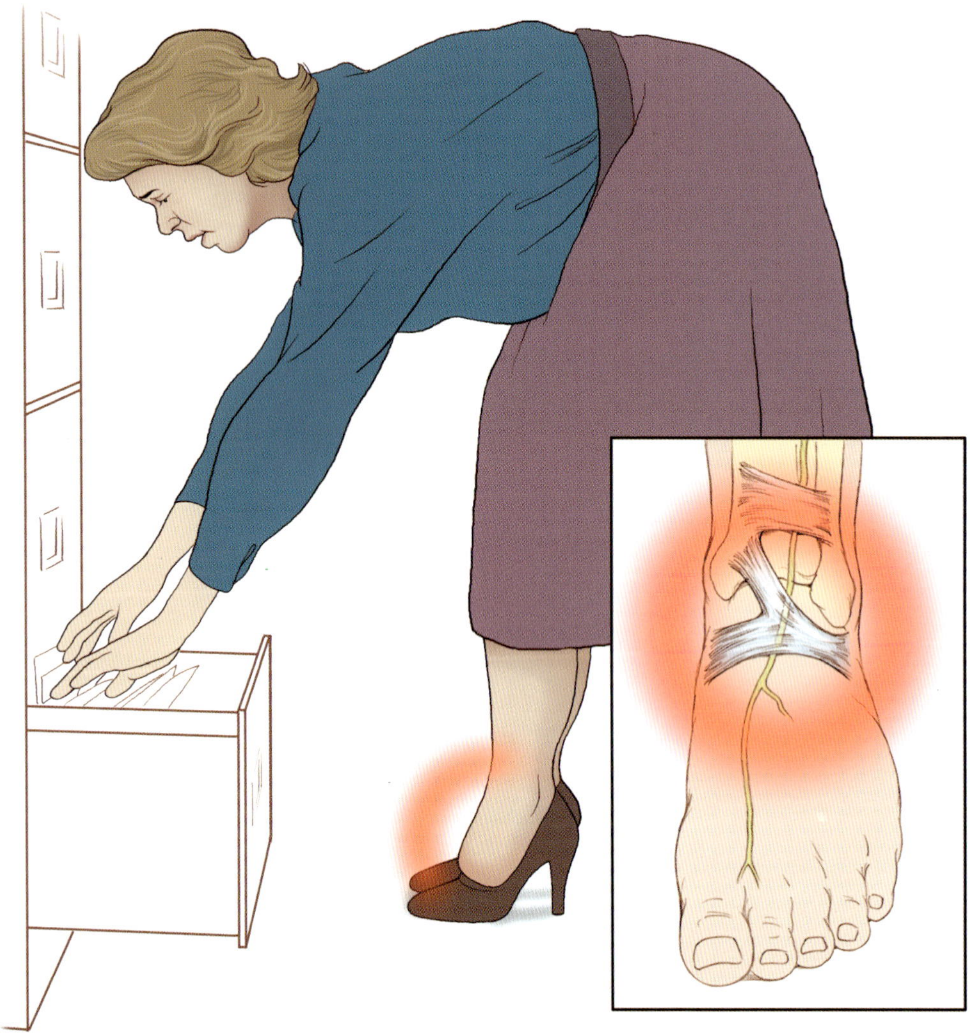

■ 그림 187-1. 전방 발목 터넬 증후군 환자는 발등 심부의 뻐근한 통증을 호소하며, 짧은 발가락 폄근 약화, 심부 비골신경 분포 부위의 감각마비를 보인다.

업시 같은 발의 족굴곡(plantar flexion) 과다운동이 요인이 된다. 임상적으로 전방 발목터넬 증후군보다는 후방 발목 턴넬 증후군이 훨씬 흔하다.

신경이 포획되면 일차적으로 통증, 감각마비, 이상감각이 발등에 오며 첫번째 발가락 사이로 방사된다, 이러한

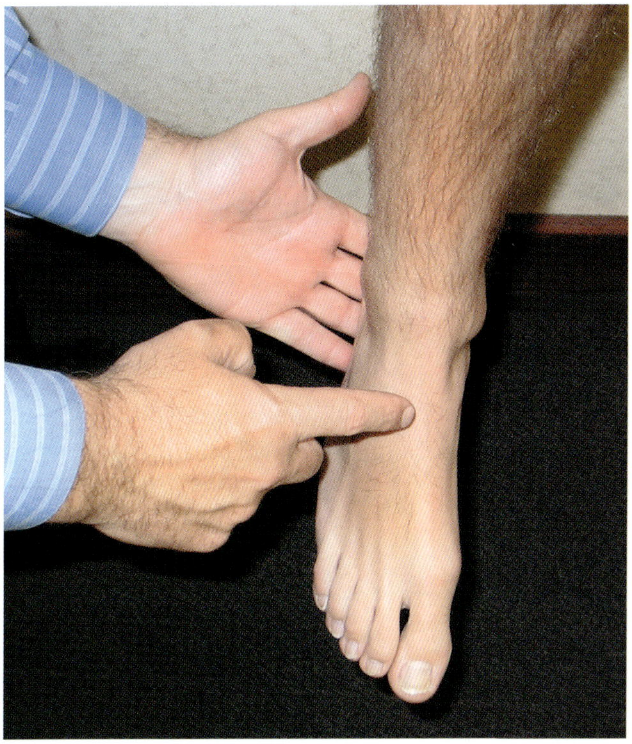

■ 그림 187-2. Tinel 징후

증상들은 발목의 근위부로 방사되기도 한다. 심부 비골신경의 원위부 외측분지에 병변이 안 생기는 경우는 운동장애는 안 생긴다. 수근관 증후군의 경우처럼 야간에 발의 통증이 온다. 환자들은 종종 발을 외번 상태로 유지하면 증상이 완화된다고 말한다.

발등의 심부 비골신경 부위에 압통이 있으며 근막 밑에 비골신경이 주행하는 발등동맥 바로 내측에서 Tinel 징후가 양성이다(그림 187-2). 능동적으로 족굴곡을 하면 증상이 종종 재현된다. 심부비골신경의 외측분지에도 병변이 오면 짧은 발가락 폄근에도 근력약화가 온다.

종종 발목관절염, 요추신경근병증, 당뇨성 다발말초신경병증과 감별이 필요하다. 발목관절염의 경우는 X선 검사상 관절염의 소견이 보인다. 요추신경근병이 있는 대부분의 환자는 요통과 함께 심부건반사, 운동 및 감각변화가 있지만 전방 발목 터넬 증후군 환자는 건반사 변화는 없으며 운동 및 감각변화는 원위부 심부 비골신경 분포지역에 국한된다. 당뇨성인 경우는 심부 비골신경 분포지역에 국한되기 보다는 대칭적으로 양발에 전반적으로 감각변화가 온다. 요추신경근병증과 심부 비골신경 포획이 종종 동반되는 소위 double crash 증후군이 있음을 염두에 두어야 한다. 종종 전방 발목 터넬 증후군은 당뇨환자에서도 잘 나타남을 알고 있어야 한다.

이들 질환을 감별하는데 근전도가 도움이 된다. 잠재된 뼈 병변을 배제하기 위하여 모든 환자에서 X선 검사가 필요하다. 환자의 임상양상에 따라 CBC, 요산, ESR, ANA 검사를 하고 관절 불안정이나 공간을 차지하는 종괴 병변이 의심될 때에는 MRI를 한다.

CHAPTER

188 후방 발목 터널 증후군에서의 Tinel 징후

The Tinel Sign for Posterior Tarsal Tunnel Syndrome

후방 경골신경(posterior tibial nerve)이 발목의 후방 발목 터넬을 지날 때에 압박이 되어서 생긴다. 후방 발목 터넬은 굴곡근지지띠, 발목의 뼈들, 인대(lacunate ligament)로 구성된다. 터넬내부에는 후방 경골신경외에 후방 경골동맥, 건막염이 잘 올 수 있는 후방 경골 굴곡근 힘줄들이 지나간다. 가장 흔한 후방 경골신경의 압박의 원인은 골절, 탈구, 분쇄손상이다. 후방 경골동맥의 혈전성 염증(thrombophlebitis)도 원인이 된다. 류마티스 관절염 환자에서는 발생위험이 더 높다. 후방 발목 터넬 증후군은 전방 발목터넬 증후군보다 더 유병율이 높다.

수근관 증후군의 경우처럼 발바닥에 통증, 이상감각, 감각마비가 온다. 이러한 증상은 발목 근위부로도 방사가 될 수 있다. 후방 경골신경의 내측 및 외측 발바닥 분지는 발 내재근을 지배한다. 따라서 이들 근육에 약화가 오면 발가락 굴곡근의 약화와 발의 불안정이 온다. 종종 수근관 증후군의 경우처럼 야간에 발의 통증이 온다.

내측 복사부위의 후방 경골신경 위로 압통이 있으며 내측 복사의 밑과 뒤에서 Tinel 징후가 양성이다(그림 188-2). 발목의 능동적 내번시 증상이 재현된다. 후방 경골신경의 내측 및 외측 분지에도 병변이 오면 짧은 발가락 굽힘근과 발 내재근의 약화도 온다.

종종 발목관절염, 요추신경근병증, 당뇨성 다발말초신경병증과 감별이 필요하다. 발목관절염의 경우는 X선 검사상 관절염의 소견이 보인다. 요추신경근병이 있는 대부분의 환자는 요통과 함께 심부건반사, 운동 및 감각변화가 있지만 후방 발목 터넬 증후군 환자는 건반사 변화는 없으며 운동 및 감각변화는 후방 경골신경 분포지역에 국한된다. 당뇨성인 경우는 후방 경골신경 분포지역에 국한되기보다는 대칭적으로 양발에 전반적으로 감각변화가 온다. 요추신경근병증과 후방 경골신경 포획이 종종 동반되는 소위 double crash 증후군이 있음을 염두에 두어야 한다. 종종 후방 발목 터넬 증후군은 당뇨환자에서도 잘 나타남을 알고 있어야 한다.

이들 질환을 감별하는데 근전도가 도움이 된다. 잠재된 뼈 병변을 배제하기 위하여 모든 환자에서 X선 검사가 필요하다. 환자의 임상양상에 따라 CBC, 요산, ESR, ANA 검사를 하고 관절 불안정이나 공간을 차지하는 종괴 병변이 의심될 때에는 MRI를 한다(그림 188-3).

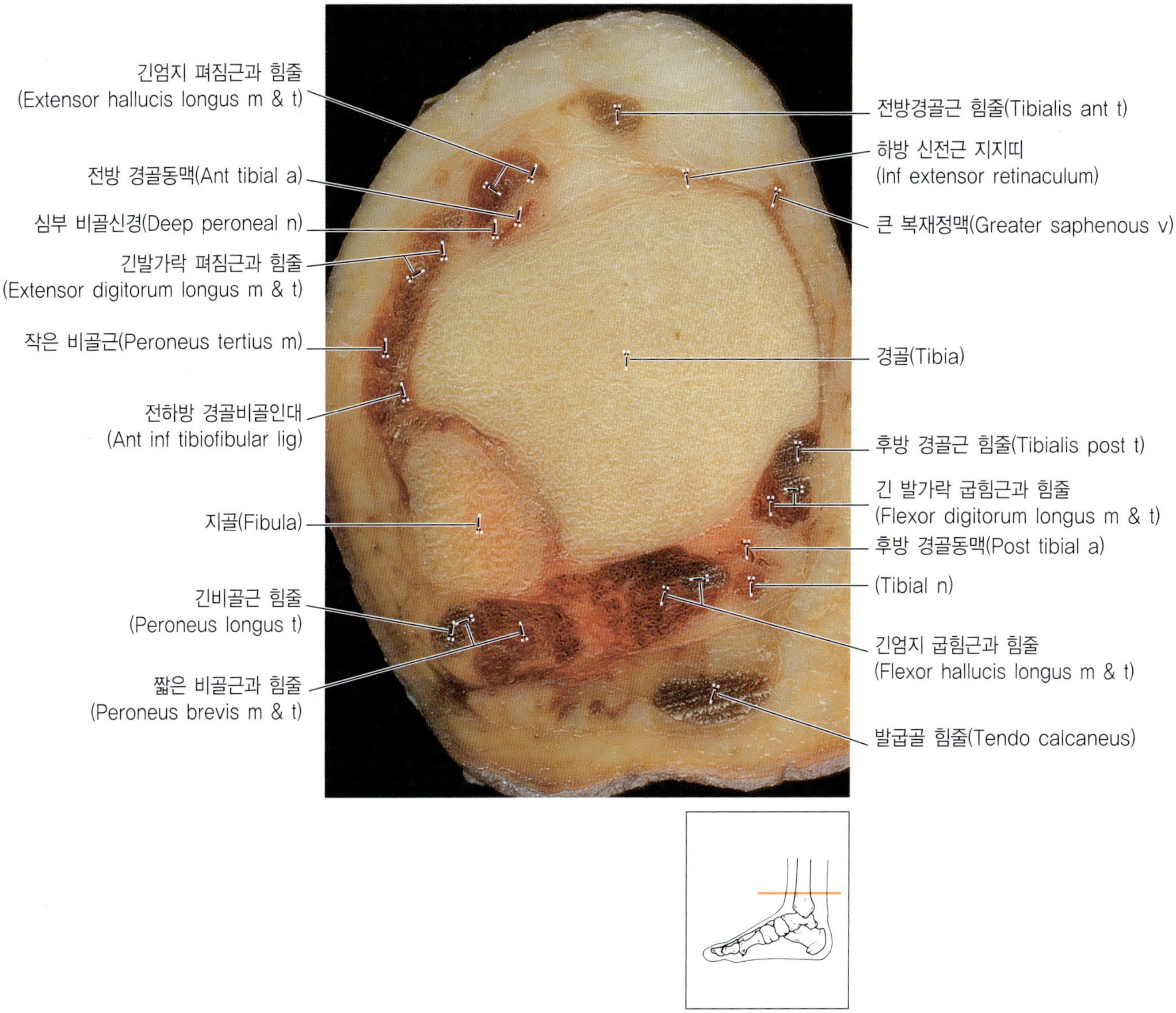

■ 그림 188-1. 후방 발목 터널의 구조

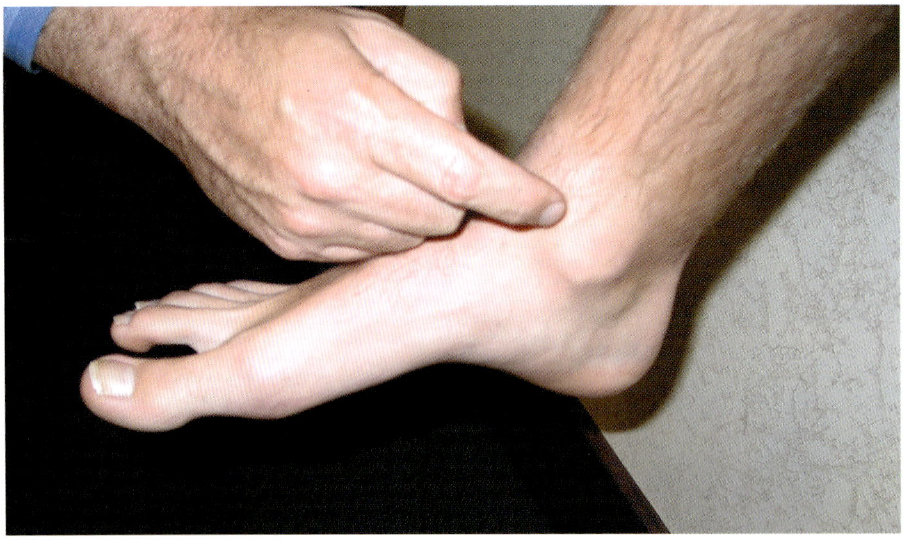

■ 그림 188-2. 후방 발목 터널 증후군에서 Tinel 징후

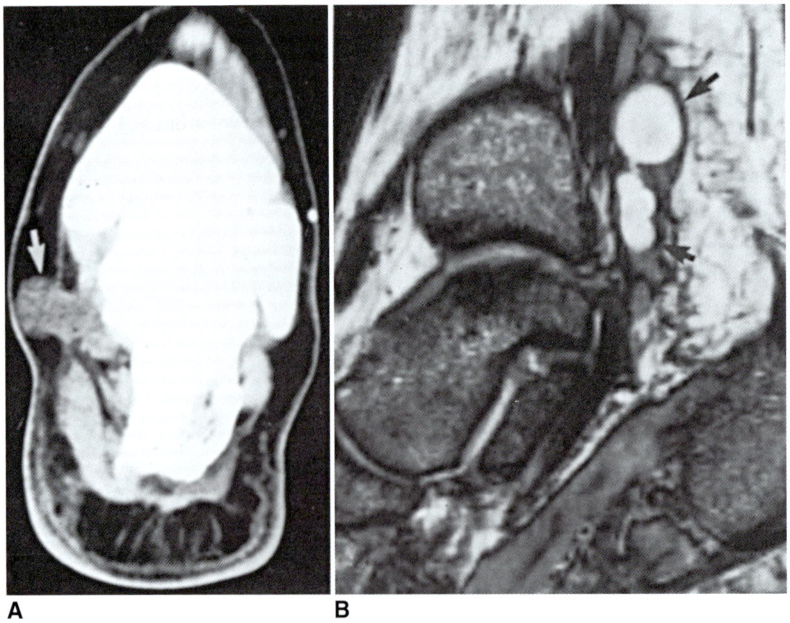

■ 그림 188-3. 후방 경골신경의 포획. 48세 환자에서 발목의 내후방에 강글리온(화살표)이 보인다.

CHAPTER 189

아킬레스 건염에서 삐걱거림 징후

The Creak Sign for Achilles Tendinitis

아킬레스건은 발굽골 부착부나 그로부터 5 cm 상방의 협부에서 건염이 잘 생긴다. 아킬레스 건은 반복적인 움직임이 잘 일어나는 부위이며 혈류가 적은 이유로 미세한 손상인 경우에도 치유가 잘 안 된다. 급성 아킬레스건염의 경우는 달리기가 흔한 유발요인이다. 종종 점액낭염이 잘 동반되어 통증과 기능장애가 더 심하게 나타난다. 염증이 지속되면 건 주위에 칼슘이 축적되며 치료가 더 힘들게 된다. 염증이 온 힘줄에 순상이 계속 일어나면 결국 건파열이 오기도 한다.

발병은 대개 급성이며, 발목관절의 과다사용이나 잘못된 사용후에 온다. 테니스 경기의 경우처럼 달리기나 갑작스런 멈춤과 출발 같은 활동이 유발요인이다. 운동 전에 장딴지근이나 아킬레스건의 잘못된 스트레칭도 유발요인이다. 통증은 지속적이고 심하며 발목후방에 국한되고 불면증도 흔하다. 보행시 병변이 온 힘줄이 족굴곡되지 않토록 하는 자세를 취한다. 진찰 테이블 옆에 발이 자유롭게 흔들거리도록 앉은 자세에서 한손으로는 아킬레스건을 잡고 다른 손으로는 발을 수동적으로 족골곡 및 배굴곡을 시킨다(그림 189-1). 만일 이 운동시 힘줄에서 삐걱거리는 느낌을 느끼면 삐걱거림 징후 양성이다.

모든 환자에서 X선 검사를 한다. 환자의 임상양상에 따라 CBC, 요산, ESR, ANA 검사를 한다. MRI는 아킬레스건 손상의 정도 평가와 힘줄에 반복적인 손상을 가하는 골극, 아킬레스 점액낭염 존재를 평가하는데 도움을 준다.(그림 189-2).

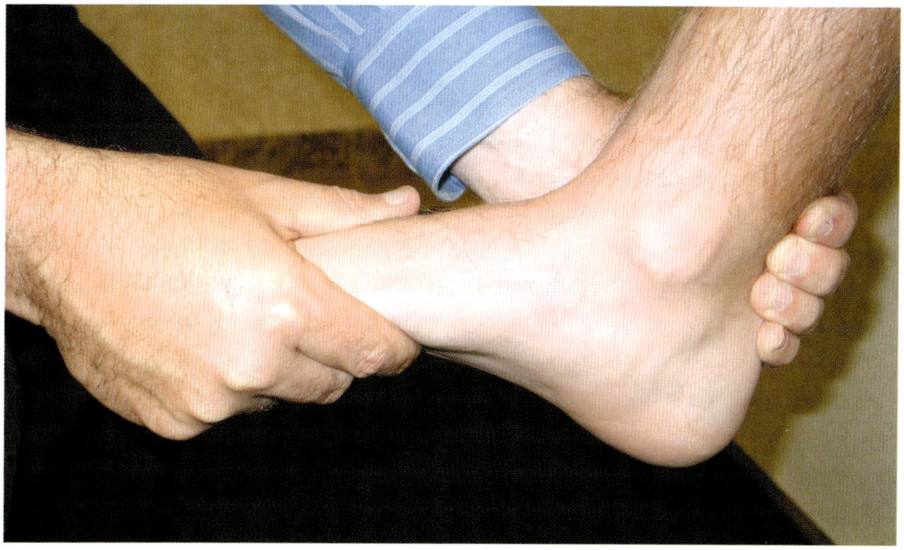

■ 그림 189-1. 아킬레스건염에서 삐걱거림 징후(creaking sign)

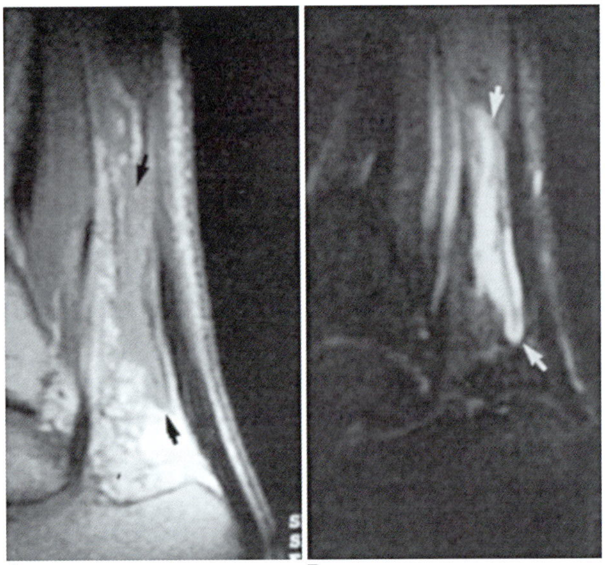

A B

■ 그림 189-2. 아킬레스건 주위염
축구선수의 T1 영상에서 아킬레스건 전방 지방층에 중간정도 강도의 불규칙한 음영(화살표)이 보인다(A). 아킬레스건 전방에 고신호 음영(화살표)이 아킬레스건 전방에 보인다(B).

CHAPTER 190

발바닥 근막염에서 발굽골 점프 징후

The Calcaneal Jump Sign for Plantar Fasciitis

발굽골(calcaneus)의 발바닥 면에 통증과 압통이 특징이다. 여자에서 2배 더 호발하며 발바닥 근막의 염증이 원인이다. 염증은 국소적으로 일어나기도 하며, 류마티스관절염이나 라이터 증후군, 통풍의 경우처럼 전신적으로 일어나기도 한다. 비만, 장기간 맨말로 가정용 슬리퍼 착용, 고강도의 유산소 운동 등도 유발요인이다. 잠에서 처음 깰 때에 통증이 제일 심하게 나타나며 오랫동안 걷거나 서 있을 때에 악화된다.

누운 자세에서 검사자는 검지손가락으로 내측 발바닥의 발굽골 결절부위를 세게 누르면(그림 190-1) 심한 통증이 재현되면서 발을 움츠린다. 발바닥 근막의 전방 주행부위에서도 압통이 있을 수 있다. 발가락을 배굴곡시켜서 발바닥 근막이 팽팽해진 상태를 만들어 촉진을 하면 압통이 더 심하다.

뼈 병변과 종괴를 배제하기 위하여 모든 환자에서 X선 검사를 한다. 환자의 임상양상에 따라 CBC, PSA, ESR, ANA 검사를 한다. MRI는 발바닥 근막염의 확진, 종괴, 골절, 종양을 배제하는데 유용하다(그림 190-2).

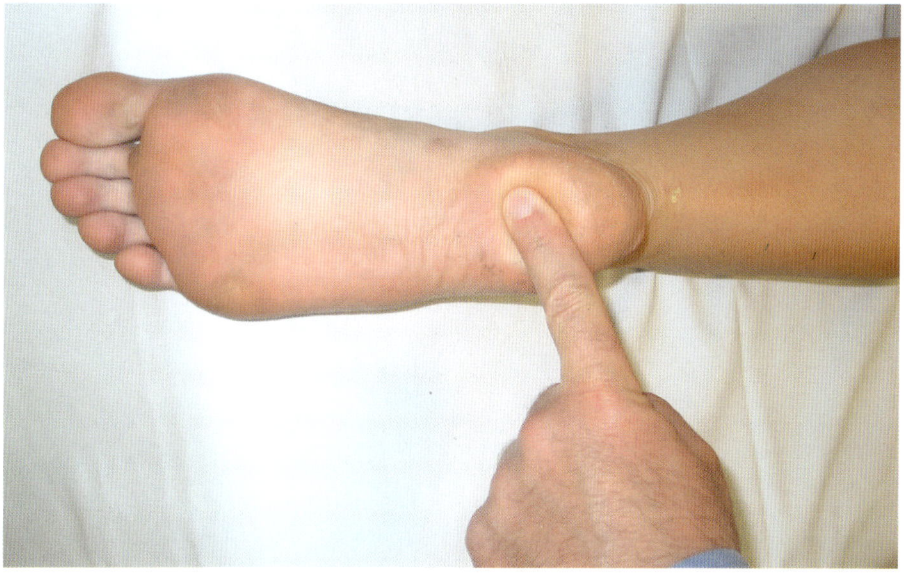

■ 그림 190-1. 발바닥 근막염에서 발굽골 점프 징후 검사

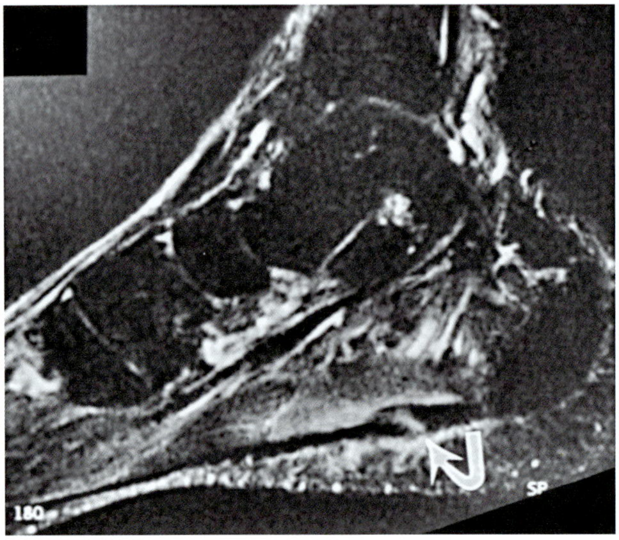

■ 그림 190-2. 발바닥 근막 파열.

Morton 신경종에서 Mulder 징후

The Mulder Sign for Morton Neuroma

CHAPTER **191**

앞발에서 통증을 유발하는 가장 흔한 원인 중의 하나이다. 앞발 발바닥에 압통과 타는 듯한 통증과 병변이 있는 두 발가락으로 방사되는 통증성 저림증이 특징이다. 발가락 사이 신경주위의 섬유증이 원인이다. 3, 4번째 발가락 사이 신경이 호발부위이지만 2, 3번째 발가락 사이와 드물게는 4, 5번째 발가락 사이에도 생긴다. 신발안에 돌이 들어있는 것 같은 느낌을 호소하며 장거리를 걷거나 사서 있을때에 악화되고 잘 안맞는 신발을 신을 때에도 흔히 악화된다. 건막류나 작은 건막류, 망치발가락의 경우처럼 꽉 죄이는 신발을 신는 것이 아주 흔한 유발요인이다.

Mulder 징후 검사를 하려면 누운 자세에서 한손으로는 발가락 사이 공간을 세게 누르면서 다른 손으로 두 발바닥 머리 사이를 쥐어 짜듯이 하며, 이때에 통증이 재현된다(그림 191-1). 통증이 발바닥뼈 머리에 국한되는 발바닥뼈 통증(metatarsalgia)과는 달리, Morton 신경종의 경우는 병변이 온 발가락 사이 공간에 압통이 국한되며 이상 감각도 그 부위로만 방사된다. 보행시에 체중부하에 의한 통증을 피하기 위하여 통증성 보행(antalgic gait)를 한다.

모든 환자에서 스트레스 골절, 염증이 온 종자골 확인을 위하여 X선 검사를 한다. 환자의 임상양상에 따라 CBC, ESR, ANA 검사를 한다. MRI는 Morton 신경종의 확인, 관절 불안정, 잠재된 종괴나 종양이 의심시에 유용하다(그림 191-2). X선 검사에서 놓칠 수 있는 스트레스 골절이나 종자골의 골절이 의심되면 방사선 동위원소 뼈 촬영을 한다.

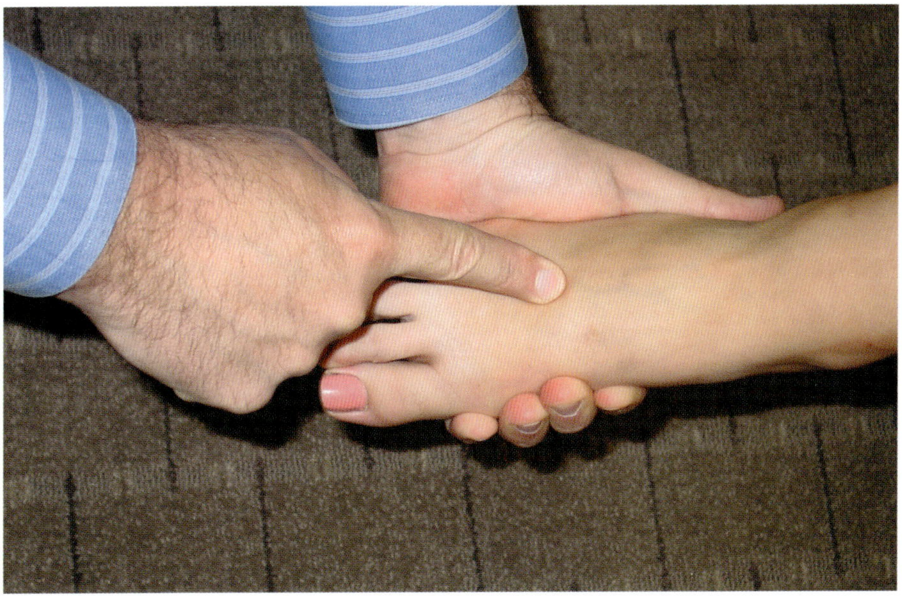

■ 그림 191-1. Morton 신경종에서 Mulder 징후

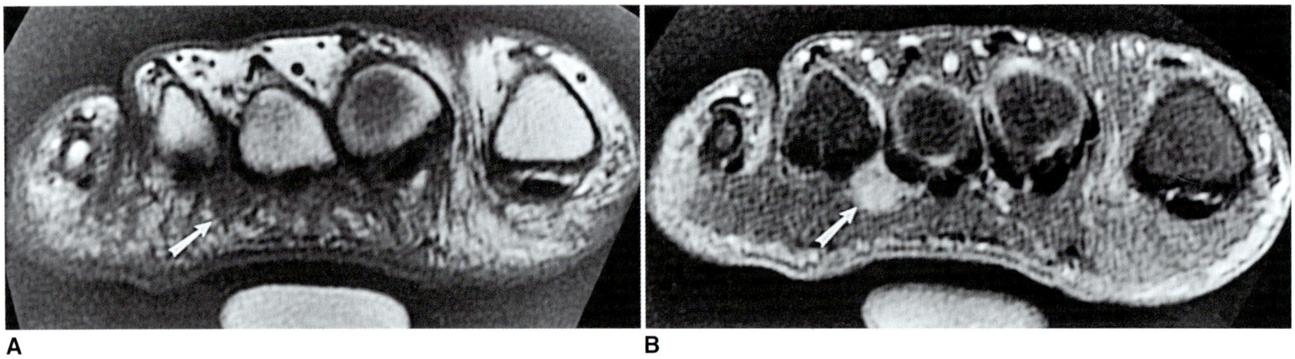

■ 그림 191-2. A. T1 횡단 영상. 3번째 발가락 사이, 발바닥뼈 머리아래에 종괴가 보인다(화살표).
B. 지방 억제 T1 조영영상. 종괴가 더 분명히 보인다(화살표).

INDEX

ㄱ

ㄴ

ㄷ

ㅁ

ㅂ

ㅅ

ㅇ

ㅈ

ㅊ

D

E

F

G

H

I

J

T

U

V

W

Y

이영진 교수

- 1983년 연세대학교 의과대학 졸업
- 가정의학과, 신경과 전문의

- 현, 포천중문의대 척추-관절 만성통증센터 소장
  강남차 바이오메디칼센터 부원장
  포천중문의대 대체의학대학원 부원장
  가정의학교실 교수

- 현, 대한 IMS학회 이사장
  대한 남성갱년기학회 부회장
  대한 보완대체의학회 부회장

PHYSICAL DIAGNOSIS OF PAIN

통증원인의 진단법

인 쇄	2006 년 10월 10일
발 행	2006 년 10월 25일
저 자	STEVEN D. WALDMAN, MD, JD.
역 자	이영진
발행자	김정찬
발행처	도서출판 정담 서울시 송파구 가락동 10-2 동원빌딩 4층 TEL : 443-2683, 2791 FAX : 430-7370
등 록	제 22-135호
웹사이트	www.jdb.co.kr
ISBN	89-8085-328-9 93510